同一症例の経過・画像・病理で紐解く

臨床神経病理ワールド

[著]
宇高不可思・秋口一郎

金芳堂

はじめに

"症例を覚えることです"
"知らない疾患は診断できない"
"画像診断は虚像である"

恩師 亀山正邦先生(1924〜2013)の言葉

　筆者が臨床医としてスタートした時代は，ちょうど，X線CTが導入された直後で，間もなく，それまでの症候と病理の対比に加えて，CT画像と病理の対比が臨床病理研究のメインテーマになった．やがてMRIが登場，瞬く間に普及し，今度はMRIと病理の対比が盛んに行われた．国内外で多くの論文発表がなされ，その成果は教科書の1行1行の記載に凝縮されて常識となった．今日，わが国のCT，MRIの人口当たり普及率は世界一であり，日常の臨床でこれらの画像診断が殆どルーチン検査として診療向上に役立っていることは喜ばしい限りである．

　しかし，剖検数は減少を続け，脳を直接観察できる機会は減る一方である．また，神経病理学の主な研究主題は異常蛋白の染色や遺伝子解析などとなっていることとも相まって，一般の病院で臨床医が脳病理を観察できる機会は極めて少なくなっている．そのような状況の中で，画像と病理の対比アトラスを作成することは長年の念願であった．優れた画像の書や病理の書は沢山出版されているけれども，画像と病理を実際の写真で対比して体系的に記載した書は殆どないからである．画像と病理の対比という本書のテーマは30年以上も前に亀山正邦先生から頂いたものであり，幾度か発表の機会があった．

　カラーアトラスとしての作成を強くお勧め下さったのは共著者の大先輩秋口一郎先生で，構想がまとまったのは20年前，以後，秋口先生との共著のかたちで筆を進めたが，多忙な中，少しでも多くの疾患を網羅するために実に長い時間を要した．

　今日の真実が明日の誤りとして訂正を要求されるのは科学の常である．しかし，新しいものだけが重要で古いものは全て無価値というわけではない．とりわけ，神経症候学，神経解剖学，病理形態学に関しては古い症例の記載がかけがえのない価値を持つことも少なくない．また，学術的には希少疾患の報告が重んじられる傾向があるが，ありふれた疾患の観察が無意味というわけでもない．特に，初学者にとっては，日常遭遇することの多い脳血管障害や転移性脳腫瘍などの多様な病変の諸相の観察も価値がある．何を今更，画像と病理なのかと言われるかも知れないが，顧みられることのない古いスライドの一枚一枚は，病苦の末に身をもって病の実相を教えてくれた無数の患者さん達の貴重な記録であり，文学的表現を借りれば，「"自分のも載せて下さい"という幾多の剖検霊の聲に背中を押されて」，遅々とではあるが筆を進め，ようやく完成の日を迎えることができた．

　本書は長期間にわたる多くの方々のご指導・ご協力の賜である．亀山正邦先生，秋口一郎先生はじめ医局同門の方々，臨床病理研究・画像とマクロ病理対比の最前線であった東京都養育院附属病院（現都健康長寿医療センター）で1980年代，多くの標本観察の機会

はじめに

を与えて下さった朝永正徳先生，東儀英夫先生，山之内博先生，住友病院での長い勤務で終始ご協力頂いた脳神経内科西中和人主任部長，度々の脳切・CPC でお世話になった辻村崇浩元病理部長，藤田茂樹病理部長ほか歴代の病理スタッフおよび自・他科の諸先生方，執筆に適した環境をご支援下さった松澤佑次名誉院長・最高顧問，金倉譲院長はじめ，ご縁のあった全ての方々に深謝する．その一部ではあるが，脳神経内科に在籍された方々のお名前を以下に記して感謝の印としたい．

本書が臨床神経学，神経病理学，脳・脊髄の画像診断に携わる脳神経内科医・神経放射線科医，そして，病院の CPC 担当者や脳神経内科専門医試験を受験する方々など，多くの方々のお役に立つことを望んで止まない．

2025 年 3 月　亀山正邦先生十三回忌を前にして

宇高不可思

住友病院神経内科で共に働いた方々：
1987 年以降の在籍者（敬称略，アイウエオ順，87 年以前の同門赴任者含む）

相野博司，青原健太，青柳信寿，浅井宏英，阿部和夫
和泉唯信，井上治久，井上穣，植村健吾，宇高不可思
垂髪祐樹，梅田美幸，梅村ゆりあ，漆谷真，大石直也，
岡田信久，小川慈，沖良祐，奥宮清人，織田雅也，
柿原知人，景山卓，亀山正邦，河合真，河田怜子，
川村和之，金本元勝，神末怜，北原義介，木村裕子，
清原佳奈子，久堀保，兒玉光生，小東竜二，小松研一，
齊藤聡，坂口裕香，澤田秀幸，塩谷早紀子，篠江隆，
柴田益成，進藤克郎，高橋牧郎，波呂敬子，武内俊明，
武山博文，田村曉子，當間圭一郎，富田芽依，前田周吾，
皆川栄子，中溝知樹，中村聖香，中村敬，西谷信之，
西中和人，西村公孝，濱田雄一，早川直希，平野博久，
博野信次，藤澤道子，古川貴大，細木聡，原ふみ，
松井秀彰，真屋キヨミ，三宅川和賀子，宮原淳一，六車彩子，
目崎隆弘，森千晃，依岡智子，山崎博輝，山村隆，林幼偉

目次

I はじめに　画像と病理で脳を診ることの重要性 ········ I

1　脳の画像と病理，それぞれの特徴 ········ 2
2　CT，MRI と脳病理の対比検討：その意義と限界 ········ 4
3　正常脳の MRI と対応するマクロ病理 ········ 5
4　正常脳の加齢変化 ········ 16
5　この本の構成と「そうだったのか」症例について ········ 18

II 脳血管障害と関連疾患 ········ 19

A 頭蓋内出血 ········ 20

1　脳内出血 ········ 20
　1）被殻出血 ········ 21
　2）視床出血 ········ 25
　3）混合型大出血と脳ヘルニア ········ 26
　4）橋出血 ········ 27
　5）小脳出血 ········ 28
　6）大脳皮質下出血 ········ 29
　7）その他の部位の出血 ········ 29
2　脳内微小出血，血管壊死，微小動脈瘤 ········ 31
3　脳アミロイド血管症による出血 ········ 37
4　脳動脈瘤とくも膜下出血 ········ 40
5　急性および慢性硬膜下血腫 ········ 46
6　脳表ヘモジデリン沈着症 ········ 50

B 虚血性脳血管障害 ········ 52

1　大脳皮質領域梗塞 ········ 53
　1）中大脳動脈（MCA）領域梗塞 ········ 53
　2）前大脳動脈（ACA）領域梗塞 ········ 57
　3）後大脳動脈（PCA）領域梗塞 ········ 59
　4）内頸動脈（ICA）閉塞 ········ 61
　5）リボン状の大脳皮質・皮質下白質梗塞と T1 高信号 ········ 64
　6）リボン状の皮質直下梗塞と T2 低信号 ········ 66
　7）大脳皮質限局小梗塞 ········ 67
2　大脳皮質下領域梗塞 ········ 69
　1）レンズ核線条体動脈領域のラクナ梗塞 ········ 69
　2）多発性ラクナ梗塞 ········ 76
　3）レンズ核線条体動脈領域の BAD 型梗塞 ········ 81
　4）線条体内包梗塞 ········ 82
　5）前脈絡動脈領域梗塞 ········ 84
　6）視床梗塞 ········ 85
3　境界域梗塞 ········ 87
4　椎骨・脳底動脈領域梗塞 ········ 91
　1）中脳梗塞 ········ 91
　2）橋梗塞 ········ 91
　3）延髄梗塞 ········ 96
　4）小脳梗塞 ········ 101
　5）脳底動脈閉塞症 ········ 106

5　虚血性白質病変 ········ 111

C 血管奇形その他 ········ 118

1　動静脈奇形，硬膜動静脈瘻 ········ 118
2　海綿状血管腫と静脈性血管腫 ········ 120
3　血管の発達異常，variation ········ 124
4　Arterial dolichoectasia，および，脳底動脈窓形成 ········ 128
5　動脈解離 ········ 130
6　血管周囲腔拡大 ········ 132
7　もやもや病 ········ 136
8　特殊な原因による脳血管障害 ········ 137
　1）脳空気塞栓症 ········ 137
　2）コレステロール塞栓症 ········ 137
　3）脳静脈洞・脳深部静脈血栓症 ········ 139
　4）CADSIL と CARASIL ········ 140
　5）可逆性後頭葉白質脳症 ········ 140
9　脳血管障害による錐体路二次変性 ········ 144
10　Guillain-Mollaret 三角の血管性病変と下オリーブ核偽性肥大 ········ 146

D 低酸素性虚血性脳症 ········ 151

1　成因と分類 ········ 151
2　病態と神経病理，特に選択的脆弱性について ········ 153
3　Stagnant hypoxia からの回復例における画像所見 ········ 154
4　Stagnant hypoxia 重症例における病理と画像所見の経時変化 ········ 155
　1）急性期 ········ 155
　2）亜急性期 ········ 159
　3）慢性期 ········ 161
5　Stagnant hypoxia で観察された，その他の特徴的所見 ········ 170
　1）脳幹の対称性壊死 ········ 170
　2）非対称性の大脳病変 ········ 170
　3）Peri-Rolandic area の虚血耐性 ········ 170

III 腫瘍と関連疾患　175

A 原発性脳・脊髄腫瘍　176
1 髄膜腫　176
2 び漫性星状膠細胞腫　183
3 膠芽腫　184
4 乏突起膠細胞腫　187
5 脳室上衣腫　188
6 Gliomatosis cerebri　189
7 髄芽腫　190
8 神経鞘腫　191
9 下垂体腺腫，頭蓋咽頭腫　193
10 囊胞，脂肪腫など　195
11 悪性リンパ腫　198

B 転移性脳腫瘍　199
1 出血を伴う転移性脳腫瘍　201

2 浮腫のない転移性脳腫瘍　204
3 囊胞性転移　205
4 粟粒性転移　207
5 症候学的に重要な部位への転移　211
6 治療後の変化　215
7 脳実質以外への転移　221
8 髄膜癌腫症　222
9 血管内大細胞型 B 細胞性悪性リンパ腫　231

C 悪性腫瘍に伴う神経障害　239
1 Trousseau 症候群　239
2 亜急性傍腫瘍性小脳変性症　243
3 放射線性白質脳症　249
4 傍腫瘍性自己免疫脳炎　250

IV 神経変性疾患　251

A 錐体路系疾患　252
1 筋萎縮性側索硬化症　252

B 錐体外路系疾患　265
1 パーキンソン病　265
2 進行性核上性麻痺　269
3 大脳皮質基底核変性症　277
4 脳内鉄蓄積を伴う神経変性症　280

C 小脳系疾患　281
1 多系統萎縮症　282
2 皮質性小脳萎縮症　293
3 遺伝性脊髄小脳変性症　295

D その他の変性疾患　300
1 神経軸索スフェロイドを伴う
　遺伝性び漫性白質脳症　300
2 神経核内封入体病　302

V 認知症疾患　309

A 変性性認知症　310
1 アルツハイマー病　310
　1）アルツハイマー病研究の変遷　310
　2）非 AD 型変性性認知症とアルツハイマー臨床症候群
　　　316
2 レビー小体型認知症　322
3 その他の認知症　330
　1）前頭側頭葉変性症　330
　2）その他　330

B 血管性認知症　336
1 血管性認知症のサブタイプ　336
2 ビンスワンガー病　346
3 脳アミロイド血管症関連認知障害　353

VI 炎症性疾患　361

A 感染症　362
1 細菌性髄膜炎・髄膜脳炎　362
2 脳膿瘍　370
3 敗血症関連脳障害および感染性心内膜炎　373
4 結核　377
5 神経梅毒　379
6 真菌症　379
7 ウイルス性脳炎　385

8 進行性多巣性白質脳症　388
9 プリオン病　392

B 膠原病，その他の炎症性疾患　400
1 全身性エリテマトーデスおよび
　抗リン脂質抗体症候群　400
2 Sneddon 症候群　405
3 神経ベーチェット病　409
4 神経サルコイドーシス　411

5	自己免疫性脳炎	412
6	自己免疫性下垂体炎	415
7	高好酸球性脳症	416
8	巨細胞性動脈炎，側頭動脈炎	418
9	肥厚性硬膜炎	419

▌C 脱髄性疾患　421

1 多発性硬化症　421

2 視神経脊髄炎関連疾患と
Myelin oligodendrocyte glycoprotein
antibody-associated disease　426

3 急性散在性脳脊髄炎と急性出血性白質脳炎　428

VII 代謝性脳障害，中毒，物質沈着　435

1 一酸化炭素中毒　436

2 低血糖脳症，および，高血糖性舞踏病　438

3 痙攣重積発作後の大脳皮質 DWI 高信号　438

4 ビタミン欠乏症　441
1) Wernicke 脳症　441
2) Marchiafava-Bignami 病　443
3) 亜急性連合性脊髄変性症　444
4) ペラグラ　445

5 肝性脳症　448

6 浸透圧性脳症　451

7 ミネラル沈着　452
1) 石灰沈着　452
2) マンガン沈着　453
3) 鉄沈着　453

8 先天性代謝異常症　461
1) 脂質代謝異常症　461
　a. 副腎白質ジストロフィー　461
　b. Krabbe 病（グロボイド細胞白質ジストロフィー）　462
　c. 異染性白質ジストロフィー　462
　d. 脳腱黄色腫症　462
2) 銅代謝異常症　463
3) ミトコンドリア脳筋症（ミトコンドリア病）　463
4) Alexander 病　464

VIII 脊髄・筋・末梢神経疾患　465

▌A 脊髄疾患　466

1 脊髄血管障害，他　466
1) 脊髄梗塞　466
2) 脊髄クモ膜下出血　471
3) 脊髄硬膜外血腫　471

2 先天異常，脊髄外傷，変性，他　473
1) 脊髄空洞症　473
2) 後縦靱帯骨化症　475
3) 頚椎症性筋萎縮症（Keegan 型筋萎縮）　477
4) 関節リウマチによる歯突起病変　478
5) 偽痛風に伴う Crowned dens 症候群　479

3 脊髄腫瘍　480
1) 良性腫瘍；神経鞘腫と髄膜腫　481
2) 膠芽腫　482
3) 脊髄原発性悪性リンパ腫　483
4) 肺癌の胸椎椎体転移　483
5) 脊髄横断症状を呈した肺腺癌の脊椎転移　484
6) 脊髄内の腫瘍浸潤　485

▌B 筋疾患　488

1 診断へのアプローチ　488

2 筋生検の有用性，筋生検でわかること　488
1) HE 染色でわかること　488
2) 組織化学でわかること　491
　(1) トリクローム染色でわかること　491
　(2) NADH dehydrogenase 染色でわかること　493
　(3) ATPase 染色でわかること　494
　(4) その他追加する染色　495
3) 免疫染色で診断できる疾患；　496

3 成人・高齢者特有のミオパチー　499
1) 封入体筋炎　499
2) 遠位型ミオパチー　502
3) 眼咽頭型筋ジストロフィーと眼咽頭遠位型ミオパチー　502
4) Mitochondrial encephalomyopathy　502

▌C 末梢神経疾患　510

1 症状の分布　510

2 解剖学的パターンはどうか？軸索性か脱髄性か？　511

3 末梢神経生検の適応と有用性　511
1) 神経核内封入体病　511
2) 自己免疫性自律神経節障害　521

あとがき　525
索引　527

そうだったのか Case

1 抗凝固薬（ヘパリン）投与下の心室細動治療中に生じた皮質下大出血 30
2 白血病により出現した局所性くも膜下出血・硬膜下血腫 48
3 被殻の陳旧性ラクナ梗塞 72
4 内頚動脈高度狭窄による多発梗塞, 3枝境界域梗塞 89
5 Wallenberg症候群で発症, 両側椎骨動脈閉塞による心肺停止から低酸素性虚血性脳症に至った後, 急死した症例 98
6 脳ヘルニアで死亡の上小脳動脈領域梗塞 104
7 脳底動脈血栓症による入院中の突然死 108
8 肺腺癌の治療中, 急速に認知機能低下をきたした症例 208
9 口蓋振戦よりmyorhythmiaが急速に上半身に拡大し, 1か月後に死亡した症例 212
10 小細胞肺癌の脳転移と治療後の経過 215
11 肺腺癌の脳転移巣の完全治癒から8年後に新たな転移巣が出現し死亡した症例 218
12 肺腺癌の治療中に, くも膜下出血を発症し急激な経過で死亡した症例 225
13 動揺性に多彩な精神神経症候を呈した頭蓋内T細胞性悪性リンパ腫 228
14 進行性の認知機能低下・歩行障害をきたした血管内大細胞型悪性リンパ腫 232
15 せん妄と脳神経麻痺を示し, 広範な大脳白質病変を生じた血管内大細胞型B細胞リンパ腫疑い例 235
16 急に見当識障害が出現しDWIで多発脳病変を認めた肺癌症例 241
17 亜急性に進行する歩行時のふらつきで脳血管障害の治療を受けた症例 247
18 上位運動ニューロンの変性が高度であったALS 259
19 原因不明の低血糖により意識障害をきたしたパーキンソン病 267
20 PSPとALSの合併例 274
21 せん妄で急性発症, パーキンソン症候群と認知症を呈し長期間経過した症例 327
22 血栓溶解療法による再開通後の遅発性血管性認知症 345
23 超急性の経過を辿った劇症型A群連鎖球菌（Streptococcus pyogenes）感染症 368
24 骨髄性白血病転化で骨髄移植を受けた例のムコール症 381
25 白血病に続発した真菌感染症 383
26 亜急性発症の前頭葉症候群から長期間経過したNPSLE 402
27 多様な精神神経症候を呈し, Sneddon症候群からSLEに移行した多発性脳梗塞例 406
28 急速な経過を辿った白質脳炎 430
29 四肢の筋力低下と嚥下困難で発症した高齢者ミオパチー 500
30 CO_2ナルコーシスで発症したミオパチー 504
31 振戦と一過性反復性運動障害を示した例 512
32 自律神経症状を伴い運動症候を主徴とする末梢神経障害例 514
33 長年の起立性低血圧症に幻視を認めた例 521

目次

Memo

1	脳幹虚血による突然死	110
2	DWI で広範多発性小高信号域を示す疾患	143
3	梗塞後の遠隔部位変化	150
4	ALS の初発症状や初発部位が語ること	263
5	見逃されている PSP，PSP と鑑別が必要な他疾患	272
6	"hot cross bun sign" と "midline linear hyperintensity"	292
7	神経変性疾患と排尿障害	292
8	小脳障害の多様性	299
9	神経変性疾患と突然死	304
10	Selective vulnerability と発生学的視点	306
11	Glymphatic system による睡眠中の A β除去．AD から PD・ALS の成因・治療研究へ	314
12	髄液産生吸収路 update─髄液と脳間質液および脳リンパは互いに交通する	319
13	高齢者パーキンソン病 /LBD の急増とその問題点	325
14	高齢者の総診救急神経学	326
15	変性疾患における封入体等，顕微鏡レベルの形態変	334
16	疾患共存 comorbidity は高齢者神経疾患の基本病態	356
17	高齢者てんかんと認知症の接点	357
18	上眼窩裂症候群，眼窩先端症候群	380
19	北欧の火事 Norse Fires	414
20	腫瘍性脱髄と脱髄疾患画像鑑別 A-J	425
21	Hurst 脳炎の悪夢	433
22	アルコールてんかん発作は離脱 / 誘発 / 急性 / 亜急性の 4 つに分けて考える	446
23	両側対称性中小脳脚病変	450
24	一過性の脳梁膨大部病変	450
25	MRI 脊髄病変診断のコツ	486
26	PMR の 7 不思議	508
27	中枢神経疾患と皮膚生検	518
28	NIID の七不思議	518

I

はじめに

画像と病理で脳を診ることの重要性

I はじめに

　今日，医療においても生命現象が情報化され，医師は患者の言葉や生身の人体情報よりも電子カルテ上に現れた諸データで診断し，わかった気持ちになる傾向がある．実際，CT や MRI などの画像を患者そのもの，脳そのものであるような感覚で診療しがちであるが，いくら精密になっても画像は機器が検知した電気信号を数値化し，計算機のなかで白黒の濃淡に置き換えて点の集合として描いた像，virtual な像である．したがって，画像診断や遺伝子検査が進歩し臨床診断が容易になった今日でも，病理学的検索の重要性は変わらない．この場合，高倍率の顕微鏡観察により得られる情報は多いが，病変を拡大して細かく見れば見るほど全体像，病変分布・局在の把握から遠ざかってしまうので，低倍率のマクロ病理所見の意義が見直されている[1-3]．

　しかし，剖検数は年々減少し，大学や研究施設でない一般病院においては，例え教育病院として CPC が定期開催されていても，脳切や病理標本を観察する機会は極めて少ない．神経病理専門の施設・部門においても剖検数は減少している．したがって，貴重な剖検情報に関しては，可能な限り"画像と病理の両方で脳を診て"それらの情報を共有する必要がある．画像と病理の有用性と限界を考慮しつつ，事後に両者の対比を行うことで，疾患への理解が深まり，ひいては臨床レベルの向上に役に立つことが期待されるからである．

1　脳の画像と病理，それぞれの特徴

　神経画像はどこまで神経病理を反映できるか，両者から得られる情報の違い，それぞれの特徴は何か，という問題がある．

　形態画像は病的な変化を信号や吸収値の変化として描出することができ，CT は比較的高い空間分解能により冠状断や矢状断の再構成が可能で，出血・骨・石灰化の描出に優れる．MRI は高いコントラスト分解能により，CT よりも組織の性状の違いをより明瞭に描出でき，水の拡散や血流など共通の性質を有する組織・状態や，鉄やマンガンなど特定の物質の沈着を可視化できる．MRIの基本的な撮像法による画像情報については，**表 1-1** の拡散強調像（DWI）高信号，**表 1-2** の T2 強調像（T2WI；以下 T2）低信号，**表 1-3** の T1 強調像高信号（T1W1；以下 T1）で示されるような病理病態に留意する必要がある．

　機能画像は RI を用いたシンチグラフィーによる血流情報，ドパミントランスポーター，心臓交感神経，アミロイド，タウなどの描出情報により，形態画像よりも鋭敏に病的な変化を画像化・定量化できる．

　一方，画像診断の限界もある．形態変化が乏しい初期の段階では形態画像のみでは異常所見を示さないこと，様々な原因による変性や白質病変などは非特異的変化として同じように描出されること，などである．

　したがって確定診断のためには原則として病理診断は必須である．マクロの観察だけでも多くの情報が得られ，また，実際に顕微鏡を覗いてみると，画像では見えてこない大量の情報が含まれていることに気付く．画像に対応した病理像が示され，臨床に対応した脳内病態が具体的にイメージできるという利点がある．一方，経時的観察で臨床経過に即応した変化を捉え，血流など機能的な変化を捉えることはできないし，脳内の 3 次元の病変分布を描出することも困難である．

　臨床画像診断と病理診断の解離という現象もありうる．特に変性疾患においては病歴・症候・画像が同じように見えても別の疾患であることが稀でない．試料を採取し，異常蛋白や遺伝子解析を行う必要がある．同じ症候であっても原因疾患や蓄積物質，遺伝子は同じではないし，同じ遺伝子異常でも表現型が異なることは稀でない．

1 脳の画像と病理，それぞれの特徴

表 1-1　DWI で高信号を示すもの

水分子の Brown 運動が制限され拡散が遅い状態を示す．急性期脳梗塞にみられる細胞障害性浮腫と細胞外液の粘稠度上昇，CJD における灰白質の海綿状態，類上皮腫や脳膿瘍のような高粘稠，あるいは，細胞密度の高い液体などが該当する．

急性期脳梗塞
脳膿瘍
細胞密度の高い腫瘍
脳炎
プリオン病
痙攣重積後
可逆性後頭葉白質脳症（PRES）
可逆性脳梁膨大部病変を伴う脳炎・脳症（MERS）
可逆性脳血管攣縮症候群（RCVS）
活動性脱髄の一部
層状壊死
低血糖
外傷・び漫性軸索損傷
ミトコンドリア病
遺伝性・代謝性脳症の一部（ALD，HDLS，NIID など）

表 1-2　T2 で低信号を示すもの

細胞密度の高い組織，線維化組織，骨皮質や密な石灰化，急性期出血や慢性期出血などが該当する．

出血（deoxyhemoglobin，hemosiderin，ferritin）
　　　急性期出血，陳旧性出血，cavernous hemangioma，superficial siderosis
高蛋白濃度の液体を含む囊胞
線維成分の多い組織，細胞密度の高い腫瘍
生理的鉄沈着（brain iron，ferritin，hemosiderin）
　　　淡蒼球，黒質，赤核，歯状核，視床，被殻，尾状核
過剰鉄沈着
　　　PKAN，Parkinson 病，MSA
石灰化
メラニン
血流（flow void）
脂肪

表 1-3　T1 で高信号を示すもの

脂肪，出血，メラニンなどが高信号を示すが，脂肪は脂肪抑制法で鑑別できる．出血はヘモグロビンの化学変化に応じて経時的に信号強度が大きく変化する．

脂肪
亜急性期脳出血（2wk 〜 6mo，methemoglobin による）
血栓
高蛋白濃度の液体（ラトケ囊胞，頭蓋咽頭腫）
下垂体後葉
層状壊死
メラニン
石灰化
常磁性体金属の存在する組織（Cu，Mn，Gd など）

神経変性疾患の形態画像情報は変性部位の萎縮や信号強度変化などに限られており，血管障害や腫瘍などと比べると目立たない変化にとどまることが多い．したがって，画像診断が診断に寄与する割合はさほど大きくない．図 1-1 に神経変性疾患における病態と診断手段との関連を階層構造として図示した．臨床症候の背景にある病変局在・分布は神経症候学と画像診断によって推定でき，死後にはマクロ病理で確定する．顕微鏡下のミクロ病理観察では封入体等の変性疾患に特有の所見が見られる場合があり，特殊染色によって異常蛋白の蓄積を知ることができ分子医学情報と照合することができる．臨床的には PET など RI 検査で脳全体の異常蛋白の蓄積状態をある程度知ることができる．異常蛋白蓄積の背景にある遺伝子変異は遺伝子検査で知ることができ，病気の経過と予後の推測に役立つ．これら異なる次元での診断の集合が一人の患者の総合診断となる．

　脳の画像と病理，それぞれの特徴を念頭に置いたうえで，画像を前にして，画像所見の背景にある病理学的変化，病変の質，症候学に対応する病変分布，臨床に対応した脳内の病態をイメージしながら読影を行うべきである．

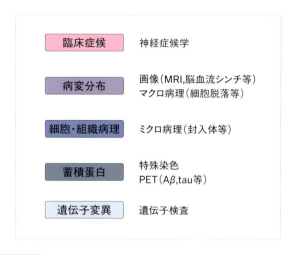

図 1-1　神経変性疾患の病態と診断手段の階層構造（模式図）

2　CT，MRI と脳病理の対比検討：その意義と限界

　画像と病理では，観察原理が基本的に異なっているので両者を対比した場合に完全に一致することはあり得ない．画像のスライスと病理スライスの違いについてみると，画像は厚さが mm サイズの voxel で構成されたものの面への投影図であり，病理はマクロではスライス組織表面の観察，ミクロでは $10\,\mu m$ 程度の薄切スライス切片を顕微鏡下に観察している．この場合，病理標本作成過程でパラフィン包埋ブロックからミクロトームで切り出していく際に肝心の病理情報が切り込まれてしまい，脳割面で見えていた情報が失われ期待した病理像が得られないことも少なくない．画像の断面については水平断が一般的だが，必要に応じて冠状断，矢状断も追加できる．しかし，病理では水平，冠状，矢状のどれか一つしか選べない．また，撮像時と死亡後の脳切時の時間差があることから，生前の画像ではみられなかった末期の病変が，病理で初めて発見されることもしばしばある．このように，両者の対比には限界があるが，それらによって画像・病理対比の意義が減じる訳ではない．むしろ，お互いがお互いを補完する関係にあると言うことができる．

画像のコントラストは物理的数値の差に由来し，病理像における特異性は高くない．拡散強調像（以下，DWI），T2強調像（以下，T2），Fluid Attenuated Inversion Recovery法（以下，FLAIR），T1強調像（以下T1），T2*強調像（以下T2*）など基本的な撮像法での病理対比は尽されているが，今後も，新しい画像技術が出現すれば，その度に，新たに両者の対比検討が必要になる．病理所見のフィードバックがあって初めて画像所見への理解が深まり，診断精度の向上を期待することができる．

3 正常脳の MRI と対応するマクロ病理

脳切（脳割；Brain Cutting）は一般的には大脳皮質下諸核の同定に優れ，変性疾患の診断に適した冠状断で行われる．冠状断は穿通枝などの垂直軸を走行する血管支配の同定にも適している．一方，ルーチンの脳画像検査は水平断面が普通であり，水平断での画像病理対比が必要とされる場合がある．前・中・後大脳動脈領域の脳血管障害やALSなどの内包病変分布を知るのにも水平断が適している．ただし，進行性核上性麻痺や多系統萎縮症などで脳幹の萎縮を観察するのには矢状断も有効である．

図1-2に脳の外観を，図1-3〜図1-11にMRIと対応する脳割面を示す．図1-3〜図1-6は大脳の冠状断，図1-7，図1-8は大脳の水平断，図1-9は大脳の矢状断，図1-10は小脳の水平断と矢状断，図1-11は脳幹の水平断である．

I はじめに

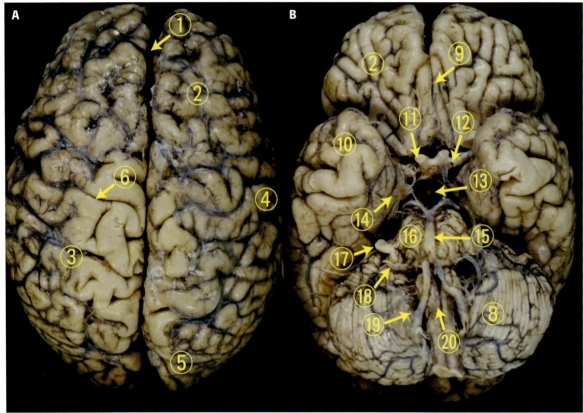

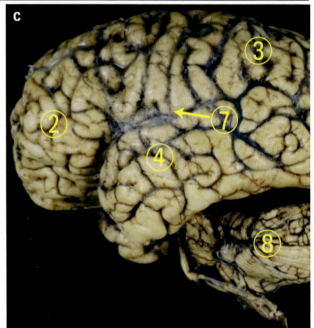

図 1-2　大脳の外観

A：大脳の穹窿面．
B：大脳の底面．
C：脳の側面．
　①大脳縦裂．
　②前頭葉．
　③頭頂葉．
　④側頭葉．
　⑤後頭葉．
　⑥中心溝．
　⑦シルビウス裂．
　⑧小脳．
　⑨嗅神経．
　⑩側頭極．
　⑪視神経．
　⑫内頚動脈．
　⑬乳頭体．
　⑭鉤．
　⑮脳底動脈．
　⑯橋．
　⑰三叉神経．
　⑱顔面・聴神経．
　⑲椎骨動脈．
　⑳延髄．

3 正常脳のMRIと対応するマクロ病理

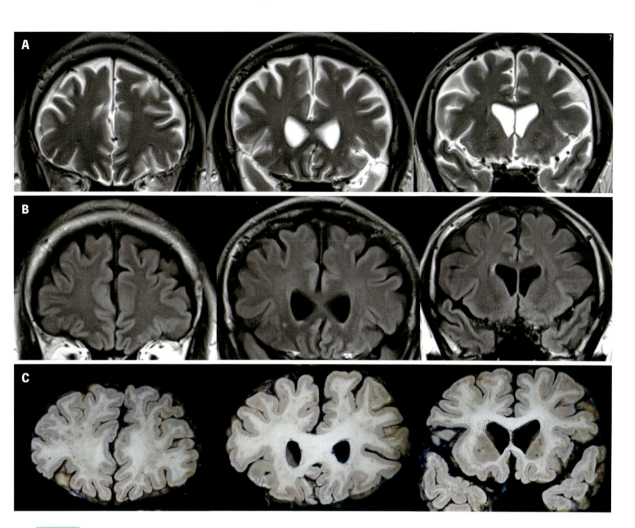

図 1-3　大脳の冠状断MRIと病理
A：T2．
B：FLAIR．
C：それぞれに対応する冠状断割面．

Ⅰ　はじめに

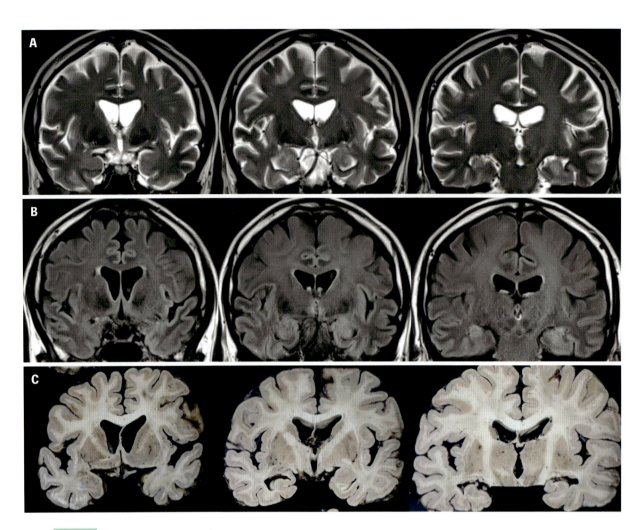

図 1-4　大脳の冠状断 MRI と病理

A：T2.
B：FLAIR.
C：それぞれに対応する冠状断割面.

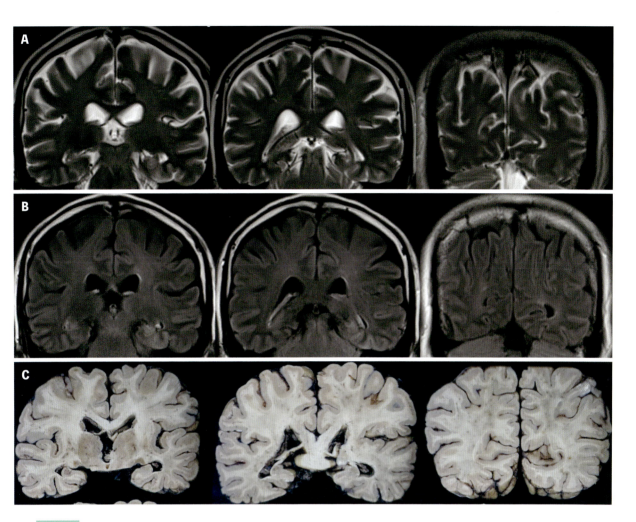

図 1-5　大脳の冠状断 MRI と病理
A：T2.
B：FLAIR.
C：それぞれに対応する冠状断割面.

I はじめに

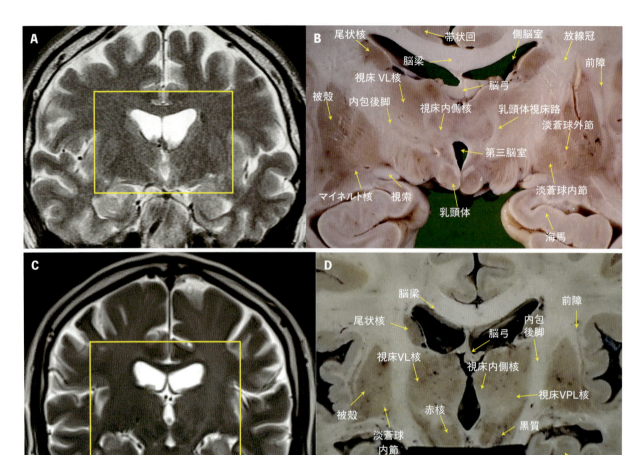

図 1-6　冠状断と重要構造

A：乳頭体を通る面での冠状断 T2.
B：A の □ で囲った部位に対応する冠状断割面．被殻，尾状核，淡蒼球，視床，乳頭体，乳頭体視床路，脳梁，放線冠，内包後脚，脳弓，海馬，視索，前障などが認められる．
C：A よりやや後方，視床を通る面の冠状断 T2.
D：C の □ で囲った部位に対応する冠状断割面．被殻，尾状核，視床，脳梁，脳弓，海馬，内包後脚，前障，赤核，黒質などが認められる．

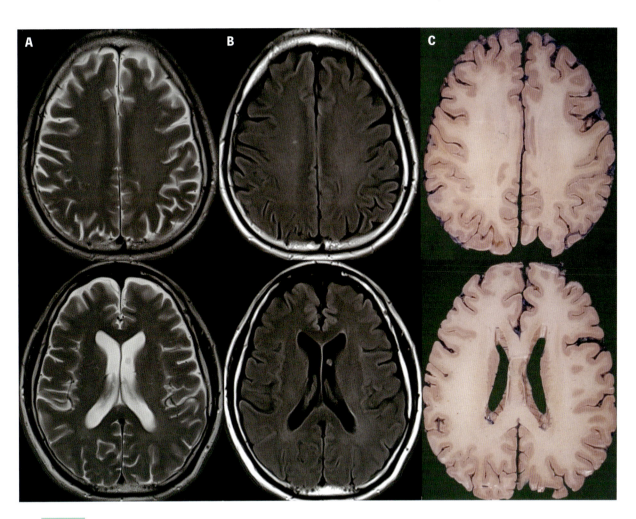

図 1-7 大脳の水平断 MRI と脳割面
A：T2．
B：FLAIR．
C：それぞれに対応する水平断割面．

I はじめに

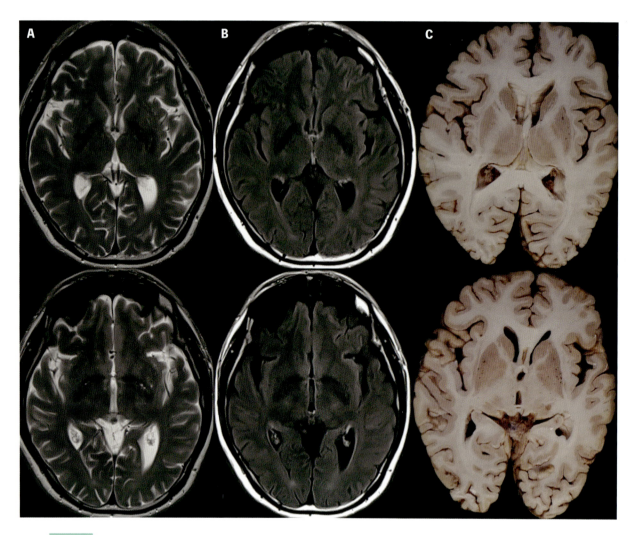

図 1-8 大脳の水平断 MRI と脳割面

A：T2.
B：FLAIR.
C：それぞれに対応する水平断割面.

3 正常脳のMRIと対応するマクロ病理

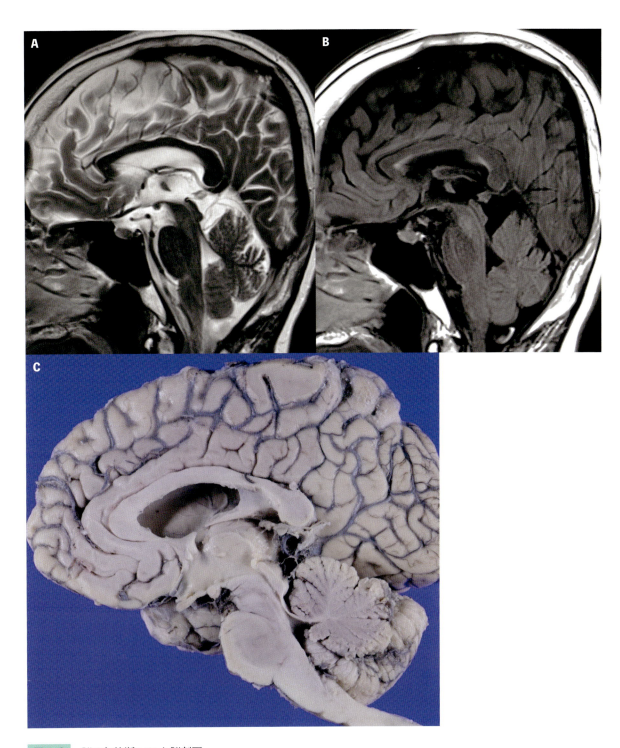

図 1-9 脳の矢状断MRIと脳割面
A：T2.
B：FLAIR.
C：対応する矢状断割面.

I はじめに

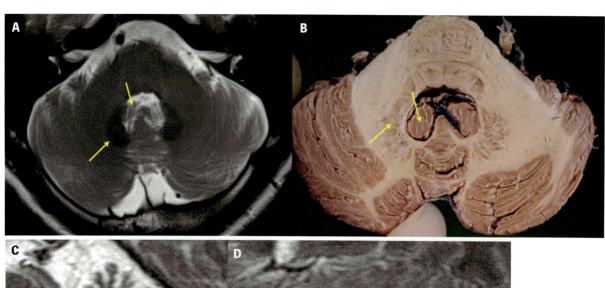

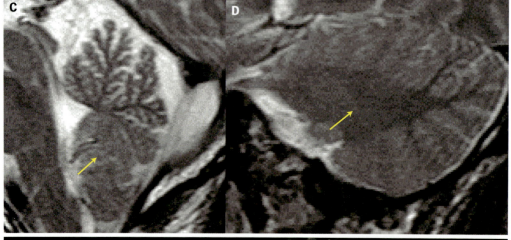

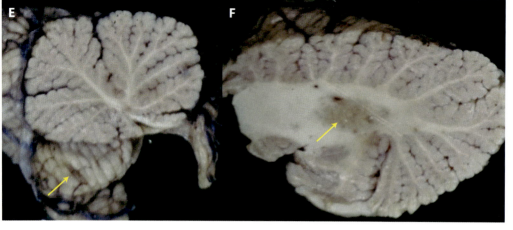

図 1-10　小脳のMRIと脳割面

A ：水平断 T2.
B ：病理.
AB ：小脳扁桃（矢印上）と歯状核（矢印下）を示す．歯状核は淡蒼球や赤核，黒質などと同様，生理的鉄沈着のためやや低信号を示す．
CD ：T2.
CE ：小脳虫部の矢状断．矢印は小脳扁桃．
DF ：小脳半球矢状断．矢印は歯状核．

3 正常脳のMRIと対応するマクロ病理

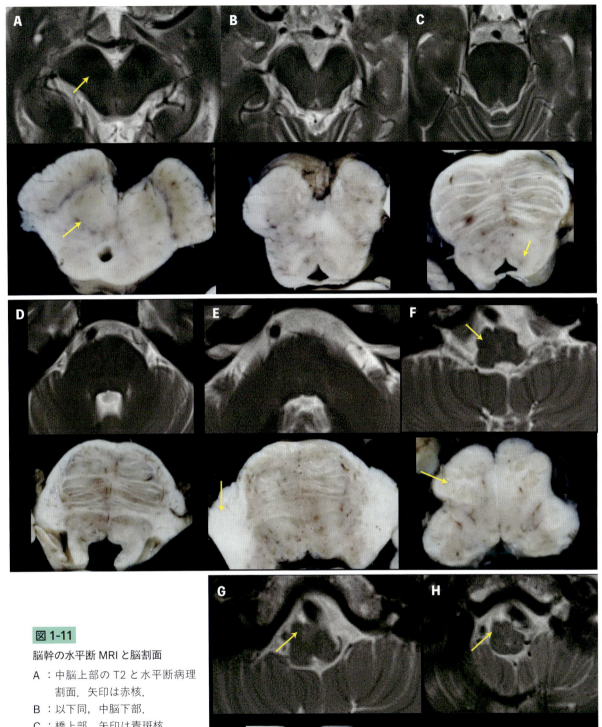

図 1-11

脳幹の水平断 MRI と脳割面

A：中脳上部の T2 と水平断病理割面．矢印は赤核．
B：以下同．中脳下部．
C：橋上部．矢印は青斑核．
D：橋中部．
E：橋下部．矢印は中小脳脚．
F：延髄上部．矢印は下オリーブ核．
G：延髄中部．
H：延髄下部．
GH の矢印は延髄錐体．

4 正常脳の加齢変化

　加齢による神経細胞の変性・減少とグリア細胞による置換により，脳重量は減少する．男性では，30歳代から90歳代の間に脳重量が200g以上の減少を示す（**表 1-4**）[4]．神経細胞脱落の程度は部位によって差が大きい．70歳代～90歳代にかけての新皮質の神経細胞の脱落は著明で，前中心回・上側頭回の第2・第4層の小細胞の減少は90歳までに半減する．辺縁系・被殻・小脳プルキンエ細胞は25％以上の減少，青斑核・黒質の細胞は35％程度減少するが，前庭核，下オリーブ核では殆ど減少しない．画像では，加齢とともに脳溝・脳室の拡大が緩徐に進行し，白質の軽いT2・FLAIR高信号域や血管周囲腔の拡大などが認められるようになる（**図 1-12**，**図 1-13**）．

表 1-4 加齢による神経系の変化（文献4より引用）

部位	変化
脳（脳の重量）	30歳代から60～70年間に233g減少
海馬	27％の神経細胞脱落とグリオーシス
前角細胞数および感覚神経節	25％の減少
神経細胞の細胞質	リポフスチン顆粒の蓄積の増加
神経節	アミロイドの蓄積
血管と血流	小血管の硬化性変化，脳血流の低下
神経伝達物質	アセチルコリン，ノルアドレナリン，ドパミン，GABA濃度の低下
筋肉と末梢神経	骨格筋線維細胞の減少，末梢神経の有髄線維の減少，髄鞘と軸索の萎縮

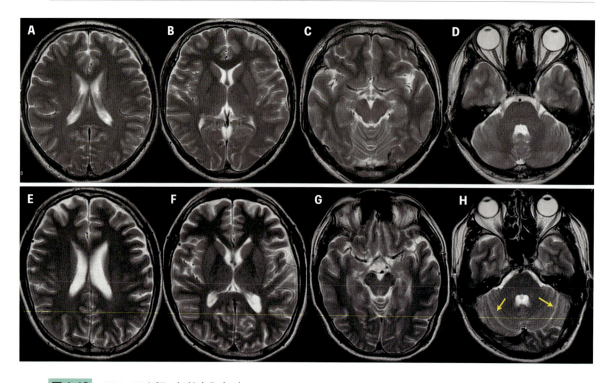

図 1-12 MRIでみた脳の加齢変化（T2）
A-D：25歳男．E-H：49歳男．両者に大きな差はないが，脳室はやや大きく，小脳の第一裂の僅かな開大が認められる（H：矢印）．

4 正常脳の加齢変化

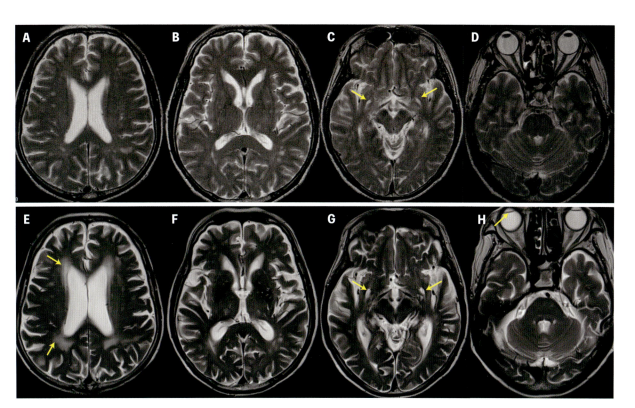

図 1-13 MRI でみた脳の加齢変化（続き）

A-D：70歳男．図1-12と比較すると脳室拡大，大脳皮質溝の拡大が目立ち，白質の点状高信号域（"虚血性白質病変"）が散在している．Cの矢印は基底核基部の血管周囲腔拡大．

E-H：同じ人の92歳時．認知症はなくADLは完全自立．脳室拡大，大脳皮質溝の拡大は更に強くなり，側脳室周囲白質病変が出現（Eの矢印）．基底核基部の血管周囲腔拡大はより目立つ（Gの矢印）．Hでは軽度の小脳萎縮がみられる．矢印は白内障手術後の人工レンズ．

5　この本の構成と「そうだったのか」症例について

　"画像"と"病理"をキーワードとして，疾患毎に概要，臨床症候，病理，画像所見について記載し，これから神経疾患の診療や画像診断を学ぶ方々，神経内科専門医を目指す方々のお役に立てるよう配慮した．

　本来，同一例での画像病理対比例のみで構成すべきであるが，それは困難であり，類似例の画像，病理をも加えた．研究施設ではない一般病院で多くの症例を網羅する事は難しく，筆者が卒業以来今日に至るまで常勤・非常勤の施設で経験した症例に加え，恩師亀山正邦先生が遺された浴風会病院，東京都養育院附属病院，京都大学医学部脳神経内科と関連施設などの症例のスライドの一部も活用させて頂いた．ディジタル化される以前のカラースライドは写真撮影後，画像処理ソフトで画質を調整したが，色調の補正は十分ではない．また，大幅なトリミングを行ったので倍率は敢えて記載しなかった．

　臨床神経病理の理解，画像理解や臨床への応用を意図し，同一例で画像と病理所見を対比できた中の教訓的な例を選んで，「そうだったのか」症例として提示した．その多くは住友病院のCPCで検討された症例である．

文献
1）　新井信隆. マクロ神経病理学アトラス. 医学書院, 2019.
2）　Uchihara T, Iwasaki Y, Takao M, et al. Neuropathology 2022: 42; 341-342.
3）　Udaka F. Neuropathology 2022: 42; 367-378.
4）　Sirven JI, Malamut BL. Clinical Neurology of the Older Adult. Lippincott Williams & Wilkins, 2002.

II

脳血管障害と関連疾患

Ⅱ　脳血管障害と関連疾患

A　頭蓋内出血

頭蓋内出血は頭蓋骨で囲まれた空間内に出血をきたす疾患の総称で，脳内出血の他に，くも膜下出血，硬膜外出血，硬膜下出血などがある．

1　脳内出血

脳内出血の原因は高血圧性小血管障害によるものが最も多いが，脳動脈瘤破裂，外傷，脳血管奇形，脳アミロイド血管症（CAA），白血病，出血性素因，抗凝固薬内服，脳腫瘍など様々な原因がある．

脳内出血は一般に神経線維の走行に沿って広がり組織を損傷する．血腫は次第に凝固して塊状となり，周囲組織を圧迫するとともに周辺に浮腫を形成する．これらの変化は数日でピークを迎え2～3週間で消退する．出血後1週間程経過すると血腫内の赤血球のヘモグロビンは崩壊してヘモジデリンに変化し，マクロファージに貪食される．慢性期になると血腫は分解，吸収され，数か月～数年後には血腫壁が黄褐色のスリット状空洞あるいは嚢胞を形成する（図 2-1 ～図 2-4）．

CT は急性期から高濃度を示すが，経過とともに辺縁部から高濃度が減退し慢性期には低濃度を示す．MRI 信号の変化はより複雑で，赤血球が血管外に漏出すると赤血球内のヘモグロビンはオキシヘモグロビン，デオキシヘモグロビンへと変化し，磁場が不均一になるため T2WI（以下 T2）で著明な低信号を示す．亜急性期には酸素分圧の高い血腫周辺部よりメトヘモグロビンへの酸化が進み，T1WI（以下 T1）で辺縁部から高信号になり中心部に向かって進行する．亜急性期前半にはメトヘモグロビンの不均一な分布のため T2 で低信号を示すが，後半になると溶血によりメトヘモグロビンの血腫内分布が均一になり，水分含量増加を反映して T2 で高信号を示す．続いて，メトヘモグロビンはヘモジデリンに変化して血腫周辺部でマクロファージに貪食される．ヘモジデリンの沈着部位は T2 で低信号を示す．慢性期にはマクロファージにより溶血した血腫中心部は次第に吸収され縮小するが，ヘモジデリンは数年後でも残存し T2 で低信号，T2* ではより鮮明な低信号域として描出される（表 2-1，図 2-4）[1]．

表 2-1　ヘモグロビンの代謝過程と CT，MRI 所見

存在部位	代謝産物（磁気特性）	CT 所見	MRI 所見	
			T2 強調画像	T1 強調画像
赤血球内	oxy Hb（Fe^{2+}／反磁性）	高濃度	軽度高信号	等～軽度低信号
赤血球内	deoxy Hb（Fe^{2+}／常磁性）	高濃度	低信号	等～軽度低信号
赤血球内	met Hb（Fe^{3+}／常磁性）	高～低濃度	低信号	高信号
溶血	met Hb（Fe^{3+}／常磁性）	高～低濃度	高信号	高信号
マクロファージ内	hemosiderin（Fe^{3+}／常磁性）	低濃度	低信号	等～軽度低信号

A 頭蓋内出血　　1 脳内出血

　脳内血腫診断におけるMRI所見の要点は，超急性期を除くとT1での高信号とT2での低信号であり，超急性期はその逆で軽度のT1低信号とT2高信号（灰色）を示し，CTは常に高信号，T2*は常に低信号を示す．しかし，辺縁部と中央部では信号強度が異なり，DWIでは急性期の出血が新規梗塞と紛らわしい高信号を呈する場合があるので，急性期・超急性期の診断には同時にCTが必須である．

　高血圧性脳内出血の原因は長期間の高血圧によって生じた脳内小動脈（穿通枝；直径40〜200μm）の血管壊死（フィブリノイド壊死）により壁が脆弱化して破綻することによると考えられる．好発部位は高血圧性小血管病変が多発する被殻，視床，小脳歯状核，橋底部である．

1）被殻出血（図2-1〜図2-4）

　内包の外側に血腫が生じるので外側型とも呼ばれる．最も頻度が高く，中大脳動脈の穿通枝であるレンズ核線条体動脈の破綻により生じる．血腫が小さい場合は無症候（図2-1）あるいはラクナ梗塞様の症候を示すが，大きい場合は頭痛，意識障害，片麻痺，けいれんなどをきたす（図2-2）．一部の例（神経所見が中等度，21ml以上，圧迫所見高度）で手術適応がある（図2-3）．

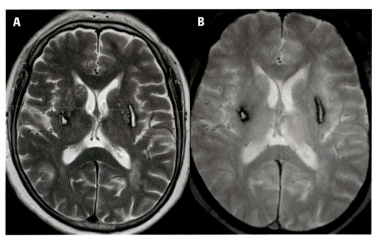

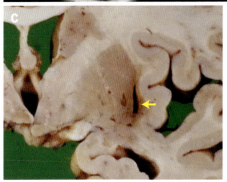

図 2-1　被殻の陳旧性小出血
AB：71歳女．高血圧，糖尿病加療中．脳血管障害既往なし．偶然発見された無症候性陳旧性被殻出血．
A：T2．
B：T2*．ヘモジデリン沈着によるリング状の低信号域が両側にみられ，T2より明瞭．
C：類似例の冠状断脳割面．血腫は吸収されスリット状になっている（矢印）．褐色色調はヘモジデリン沈着を示す．

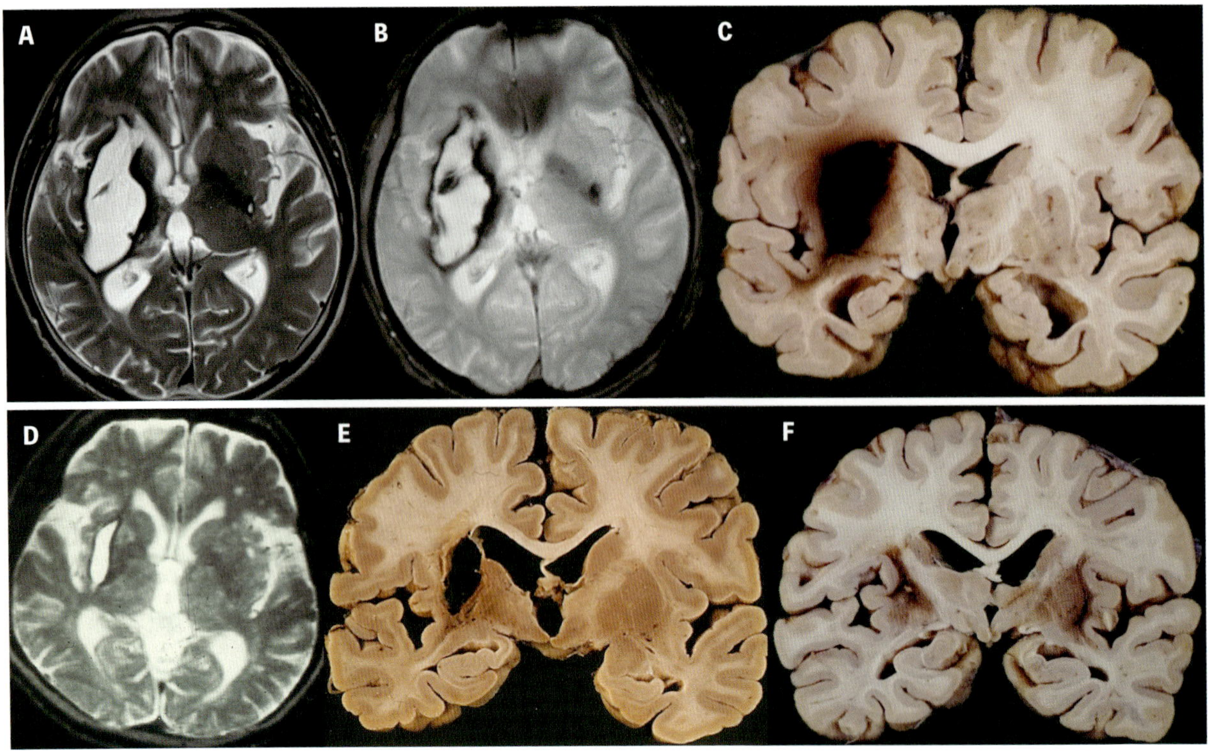

図 2-2 被殻出血

AB ：57歳男．高血圧，糖尿病，冠動脈硬化症で抗血小板薬使用中に発症した被殻の大出血．救命できたが高度の片麻痺を残す．

A ：T2.

B ：T2*．血腫周囲の低信号はヘモジデリン沈着を示す．反対側の被殻後方にも陳旧性小出血がみられる．

C ：類似例の冠状断脳割面．

D ：中等大の陳旧性被殻出血の T2．嚢胞化した古い血腫で水と同じ高信号を示す．

E ：類似例の冠状断脳割面．血腫は吸収され嚢胞化している．

F ：中等大の陳旧性両側性被殻出血．長い時間を経て血腫は吸収されスリット状になっている．

A 頭蓋内出血　　　1 脳内出血

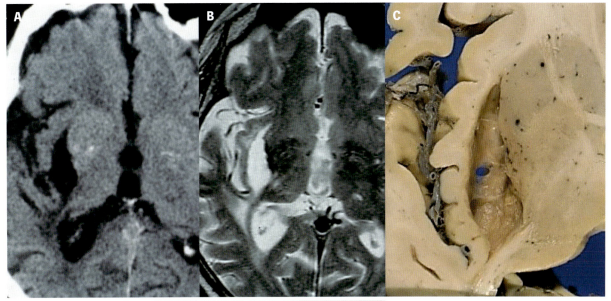

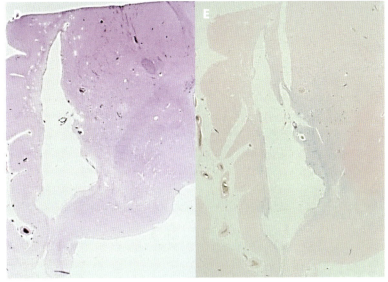

図 2-3　被殻出血（吸引術後）

67歳男．高血圧，糖尿病，慢性腎不全で人工透析中，中等大の被殻出血を発症．血腫吸引術後も右片麻痺，構音障害を残し10年以上経過．急性心筋梗塞で死亡．
A：CT．吸引術後長期経過し血腫の跡は空洞化．
B：T2では空洞周囲の低信号域は明らかでない．
C：同一例，同部位の水平断脳割面．血腫は完全に除去され，壁の色調もやや褐色調を帯びるのみ．
D：同部位切片のHE染色．
E：同Perl染色．空洞の壁に鉄反応軽度陽性で血腫由来のヘモジデリンが僅かに残存していることを示す．

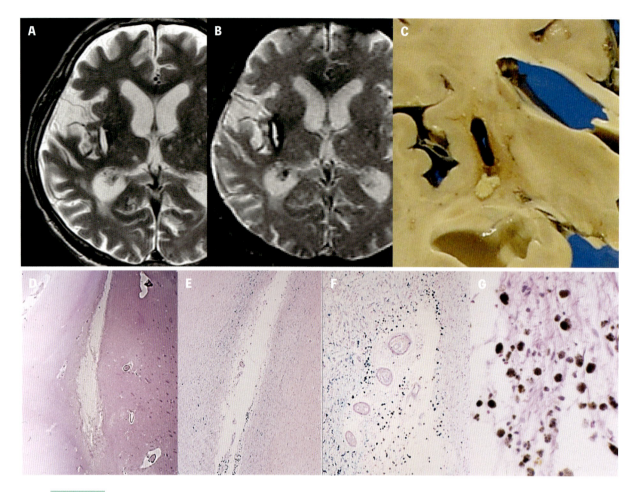

図 2-4 被殻出血とヘモジデリン沈着

66歳男．慢性腎炎による腎不全で腹膜透析中，基底核・内包・視床のラクナ梗塞を2回発症の後，左被殻出血により顔面を含む片麻痺と構音障害を発症．2年後に肺炎で死亡．
A：1年後の水平断 T2.
B：同 T2*.
C：同一例の冠状断脳割面．スリット状の嚢胞を形成し壁周囲は褐色調を帯びている．
D：同一例，空洞部位の HE 染色．
E：同 Perl 染色．壁の鉄反応陽性．
F：同 Perl 染色拡大．周囲組織の鉄反応陽性，穿通動脈の肥厚・狭窄，血管周囲腔拡大．
G：HE 染色強拡大．ヘモジデリンを貪食した多数のマクロファージがみられる．

2) 視床出血(図2-5)

　　内包の内側に生じるので内側型とも呼ばれる．後大脳動脈の穿通枝である視床膝状体動脈や視床穿通動脈からの出血であることが多い．視床後外側部に好発し，運動障害よりも感覚障害を呈する．外側核群や内側核群を傷害すると視床症候群（Dejerine-Roussy症候群：反対側の感覚障害・片麻痺・運動失調と持続ないし発作性の疼痛）や認知症を来し，脳室に穿破すると二次性に水頭症を起こすことがある．

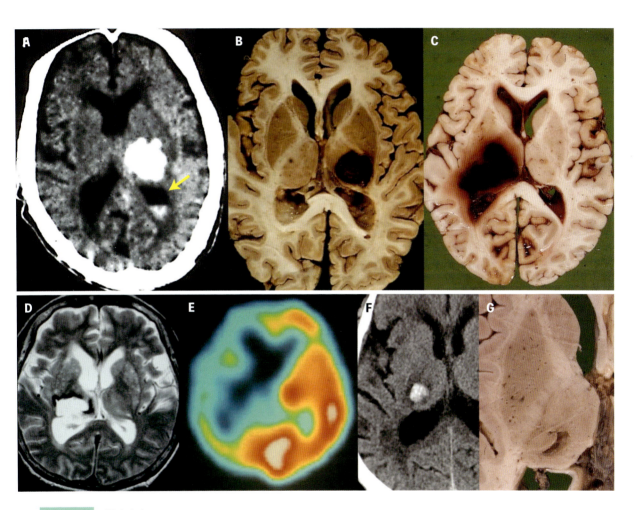

図 2-5 視床出血
A：視床出血急性期のCT．同側の側脳室後角内に少量穿破(矢印)．
B：同じ例の水平断脳割面．
C：亜急性期の視床大出血水平断脳割面．脳室内に穿破．
D：視床出血後に高度認知症の後遺症を残した中等大視床出血のT2．
E：同じ例の慢性期SPECT．同側大脳半球全体の血流減少が著明．
F：視床小出血急性期のCT．
G：類似例．慢性期の水平断脳割面．

3) 混合型大出血と脳ヘルニア（図2-6）

　　致死的な大出血は内側型と外側型が合併した混合型が大部分であり，血腫および脳浮腫のため脳ヘルニアを生じて脳幹や後大脳動脈を圧迫し二次性後頭葉梗塞（図2-6C）や二次性脳幹出血（Duret出血）（図2-6DE）をきたすことがある．

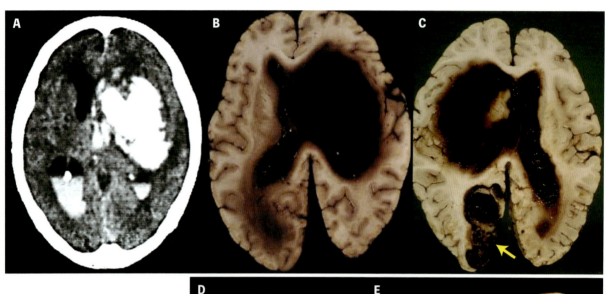

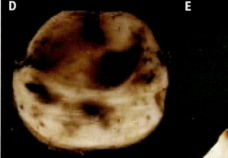

図2-6　混合型大出血と二次病変

発症7日後に死亡した混合型大出血（ABD）．
- A：水平断CT．
- B：同じ例の水平断脳割面．血腫は脳室内穿破し鋳型状に充満．
- C：類似例．脳圧亢進によるヘルニアで後大脳動脈が圧迫されて生じた二次性の後大脳動脈領域出血性梗塞（矢印）．発症直後のCTでは認められず，数日遅れて生じた．
- D：ABと同じ例の橋水平断割面．脳ヘルニアによる二次性脳幹出血（Duret hemorrhage）．一次性の橋出血と異なり，多数の小出血巣が不規則に融合している．
- F：類似例．中脳から脳幹にかけて広範に生じた脳ヘルニアによる二次性脳幹出血．

A 頭蓋内出血　　　1 脳内出血

4) 橋出血（図2-7）

　脳底動脈傍正中枝の破綻により橋中心部に血腫をきたすことが多い．出血が橋全体に及ぶ重症例では昏睡，呼吸障害，四肢麻痺などを呈し生命予後が不良である（**図2-7AB**）．軽症例では感覚障害や眼症候が出現する．また，海綿状血管腫破綻など高血圧性以外の出血も稀ではなく，その場合，血腫は限局性で被蓋部に好発し予後は良好なことが多い（**図2-90**）．

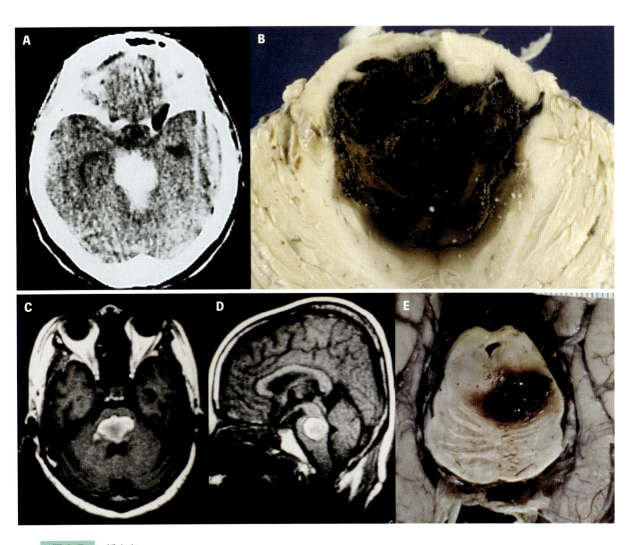

図2-7　橋出血
A：数時間後に死亡した重症例のCT．
B：類似例の水平断割面．
CD：類似例．直接死は免れたが尿閉を伴う慢性植物状態で固定．T1．
E：血腫がより限局した類似例の病理．

5）小脳出血（図2-8）

上小脳動脈の分枝が灌流する歯状核周辺が好発部位である．悪心，嘔吐，頭痛，めまい，麻痺がないのに立てない・歩けないなどが主症状である．一般に血腫が3cm以上になると重症で，一部には減圧術の適応がある．

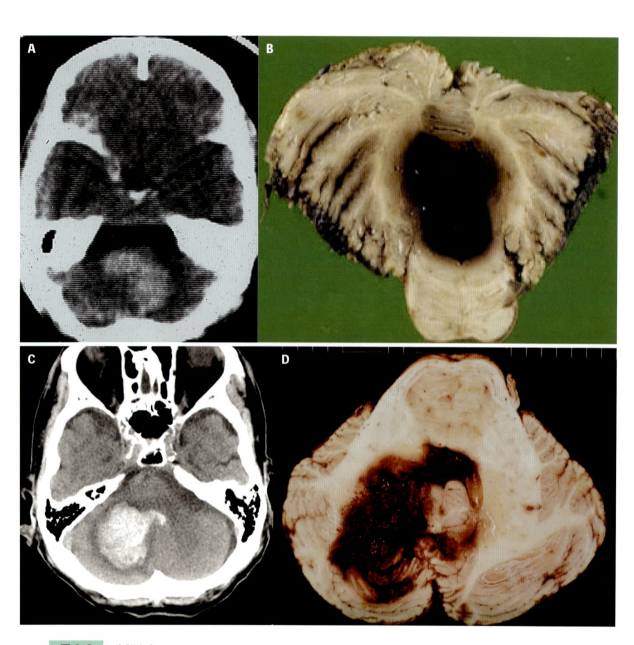

図2-8　小脳出血
A：急性期死亡例のCT．
B：類似例の水平断割面．
C：眩暈と体幹失調で発症した小脳出血のCT．手術で救命できた．
D：類似例の割面．

6) 大脳皮質下出血（図2-9A, 図2-17）

脳葉型出血とも呼ばれ，被殻出血，視床出血に次いで多い．原因は，高血圧性が約半数を占める．高血圧性以外ではCAAによる反復性皮質下出血が有名である．病巣部位に一致した巣症状を呈するが無症状のことも珍しくない．

7) その他の部位の出血（図2-9）

上記の部位以外にも小出血を生じることがある．高血圧性，海綿状血管腫，頭部外傷などのほか，原因不明の例も少なくない．

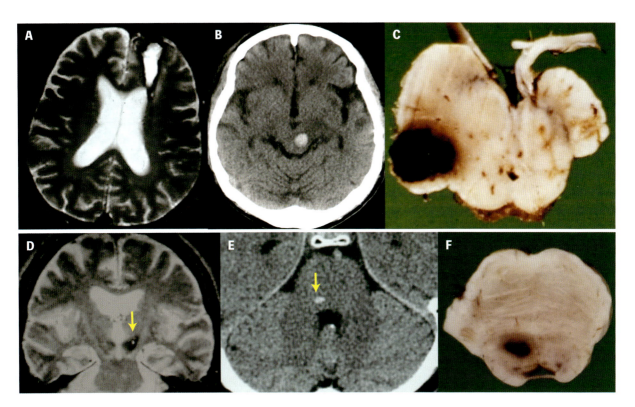

図2-9　その他の部位の出血

D以外は何れも出血原因を特定できなかった．

A：64歳男．高血圧なし．尿失禁と歩行障害で発症，過活動膀胱のみが後遺症の前頭葉皮質下出血慢性期T2．
B：中脳出血．高血圧，慢性腎不全で人工透析，冠動脈バイパス術後ワーファリン内服中に嘔吐，構音障害，意識障害で発症．
C：類似例の病理．
D：頭部打撲後に発症した視床下核から大脳脚に及ぶ出血の慢性期T2．20日後よりヘミコレア・ヘミバリスムを生じた．
E：一過性尿閉を呈した青斑核付近の微小出血の急性期CT．
F：類似例の病理．

II 脳血管障害と関連疾患

そうだったのか Case 1
抗凝固薬（ヘパリン）投与下の心室細動治療中に生じた皮質下大出血

症例	67歳，男
既往歴	高血圧を指摘されていたが放置．
経過	午後3時頃に食事中，突然の胸背部痛と悪心を自覚．顔面蒼白，冷汗も出現したため救急搬送．心原性ショックを伴う急性心筋梗塞と診断，間もなく意識消失，昏睡状態となり，治療抵抗性の心室細動を生じたため，ヘパリン投与下，経皮的心肺補助装置装着，低体温療法，冠動脈ステントを施行した．しかし，翌日，瞳孔不同が出現，数時間後には瞳孔散大し，頭部CTで後頭葉皮質下の大出血を認めた（**図 2-10**）．搬送2日後に死亡した．

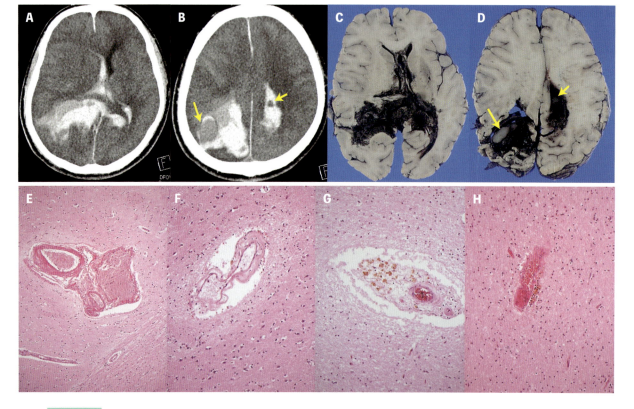

図 2-10 脳のCTと病理

AB ：CT．右大脳皮質下の大出血で脳室穿破，正中変位を生じ，脳室は血腫で充満．長短矢印の円形部分は血腫の中にあって脳実質と等濃度を示した．

CD ：肉眼病理所見．右大脳皮質下の大出血で脳室穿破，正中変位を生じ，脳室は血腫で充満．血腫は後頭葉皮質を破り，くも膜下腔に漏出．CTで血腫内にみられた等吸収域（両矢印）は血腫内のフィブリン析出であった．

E-H：顕微鏡所見（HE染色）．高血圧性小血管病変の強拡大．
E ：小動脈硬化，壁肥厚と血栓．
F ：中膜血管壊死と拡張．
G ：血管壊死の周囲のヘモジデリン顆粒．
H ：微小出血．

| **A** 頭蓋内出血 | **2** 脳内微小出血，血管壊死，微小動脈瘤 |

診断	抗凝固薬投与下の皮質下大出血．
ポイント	①未治療の高血圧があり，血管壊死，微小動脈瘤が確認されたことから，病因には高血圧性小血管病と抗凝固薬の両者がかかわっていたと考えられる．
	②近年，抗血小板薬や抗凝固薬の普及により，脳出血患者のおよそ３割はこれら薬物内服者と見積もられていることに留意．

2 脳内微小出血，血管壊死，微小動脈瘤 （図2-11～図2-16）

　T2* で点状の低信号域として描出される画像用語としての脳微小出血（cerebral microbleeds；CMB）は，高血圧性血管壊死・微小動脈瘤などの高血圧性小血管病や CAA などによって小血管が破綻してできた病理上の微小出血に対応する．その分布は高血圧性の場合は基底核・視床などの大脳深部，大脳白質，小脳歯状核，橋底部などが多く，CAA 由来の場合は大脳皮質，特に後頭葉，側頭葉が主である．

　高血圧性 CMB の病理像は，急性期の微小出血，慢性期微小出血のヘモジデリン沈着，ラクナ梗塞周囲をヘモジデリン沈着が取り囲む像などであり [2-3)]，出血の反復と考えられる像も認められる（**図2-11**，**図2-12**，**図2-15**，**図2-16**）．

　CMB は脳の小血管病が存在することを示す重要なマーカーである．使用機種，磁場強度，撮像シーケンスなどによって検出感度は異なるが，健常者でもみられ加齢とともに増加する [4)]．血管系危険因子や脳血管障害のある例では高頻度で，虚血性脳血管障害や出血性脳血管障害既往患者，CAA 例などでは過半数～8割程度に認められる．

　CMB が存在すると抗凝固薬や抗血小板薬投与に伴う脳内出血リスクが高いことは臨床的に重要である [5)]．また，CMB の大部分は無症候であるが，部位によっては症候を呈することがある（**図2-13**）．CMB を年単位で経時的に観察するとサイズの縮小や新規病変の出現などが認められる（**図2-13**）．

　T2* では微小出血のサイズが病理上の実際の大きさよりも平均1.5倍程度過大に描出される"blooming effect"（病変境界に生じるアーチファクト）がある（**図2-14**）．SWI では T2* より検出力が高いが静脈も描出されるため，血管像としての連続性を追跡することなどで血腫と鑑別する必要がある．

II 脳血管障害と関連疾患

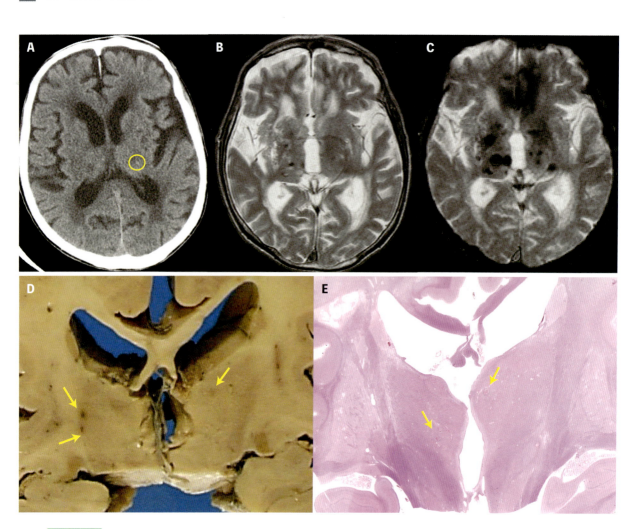

図 2-11　高血圧性微小出血

77歳男．高血圧，多発性ラクナ梗塞既往あり，肺癌で死亡．被殻・視床の微小出血散在例．
A：CT．被殻・視床の多発性ラクナ梗塞を示す点状の低吸収域に加え，よく見ると点状の高吸収域(○印)も認め，新しい微小出血が示唆される．
B：T2．
C：T2*．微小出血を示す点状低信号域が散在．T2*ではより大きく明瞭に描出．
D：同じ例の冠状断脳割面．視床に微小出血(褐色の点状病変)が散在(矢印)．
E：ほぼ同じ割面の大切片HE染色．矢印の部位が微小出血に合致，実測値は直径1.5〜2mm．

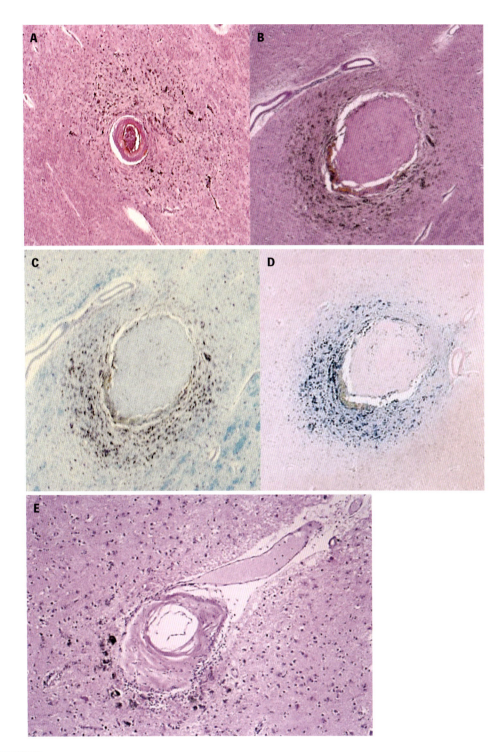

図 2-12 高血圧性微小出血（図 2-11 の続き）

A：図 2-10E の左側矢印部位強拡大．壁が肥厚した最小動脈周囲のヘモジデリン沈着．
B：同，右側矢印部位強拡大．血栓で閉塞した微小動脈瘤と周囲のヘモジデリン沈着．
C：同 KB 染色．
D：同 Perl 染色．鉄反応陽性で高血圧性小血管障害による出血の跡であることがわかる．
E：近傍に見られた血管壊死と周囲のヘモジデリン沈着．

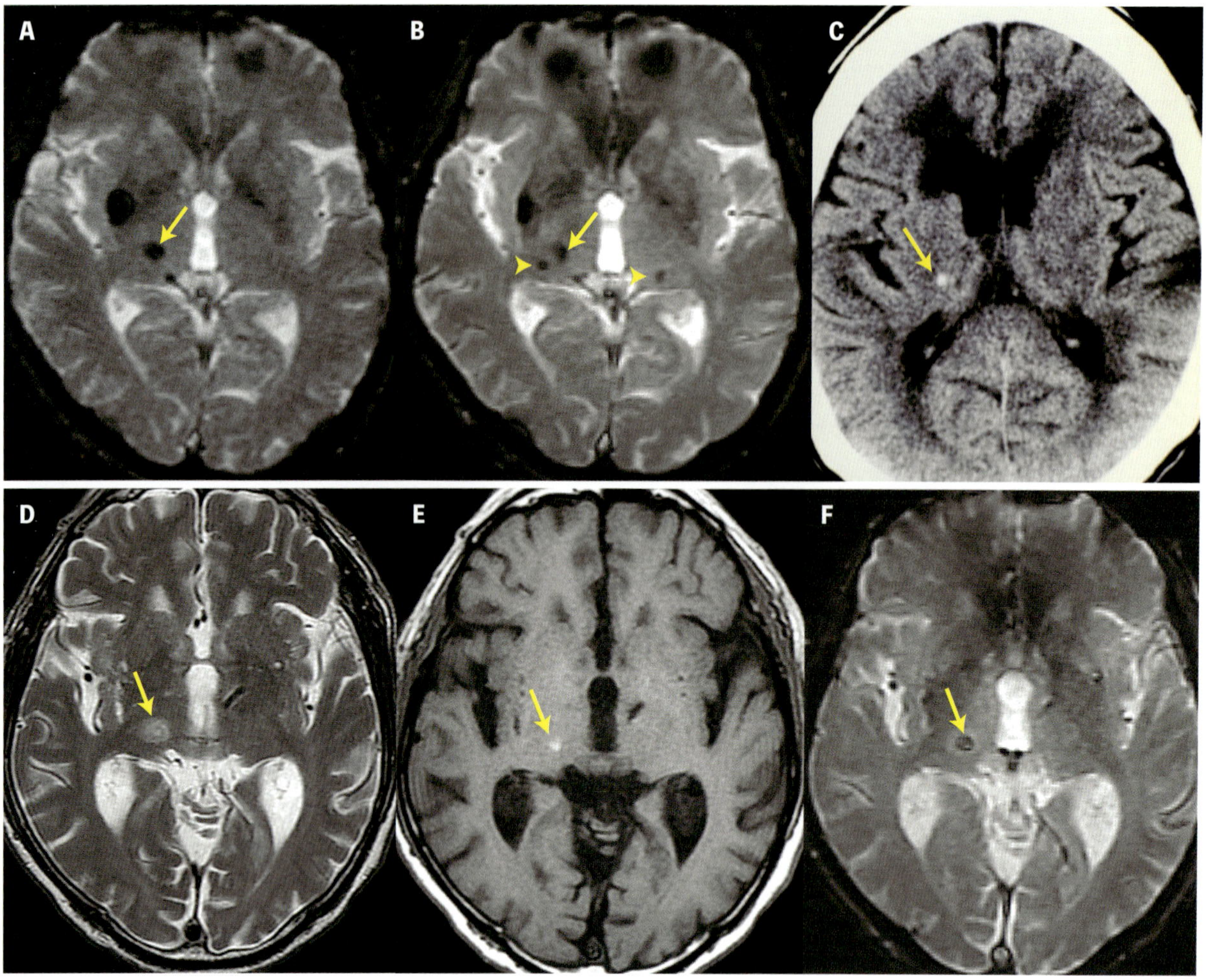

Ⅱ 脳血管障害と関連疾患

図 2-13 症候性微小出血 3 例（AB，C，D-F）

AB ：60 歳男．2 か月前から手掌・口症候群を呈した症候性微小出血．

A ：T2．視床腹側核（VPL・VPM 核）の低信号域が責任病巣（矢印）．他に同側被殻外側にも陳旧性微小出血巣を認める．

B ：同じ例，6 年後の T2．A と比較すると視床と被殻の病変は縮小したが，両側視床に新たに新病変（矢頭）が出現．

C ：類似例の CT．68 歳女．手掌口症候群で発症した急性期の視床腹側核微小出血．大きさとタイミングによっては CT で微小出血発症を捉えることができる．

D-F：Pure sensory stroke を呈した症候性微小出血（矢印）．80 歳男，高血圧既往なし．発症時間を特定できる口唇含む左顔面・上肢遠位のしびれ感が生じ他医の CT，DWI で異常なくラクナ梗塞疑いで抗血小板薬が処方されていた．

D ：T2．E：T1．F：T2*．

これらより，視床腹側核の微小出血と診断．

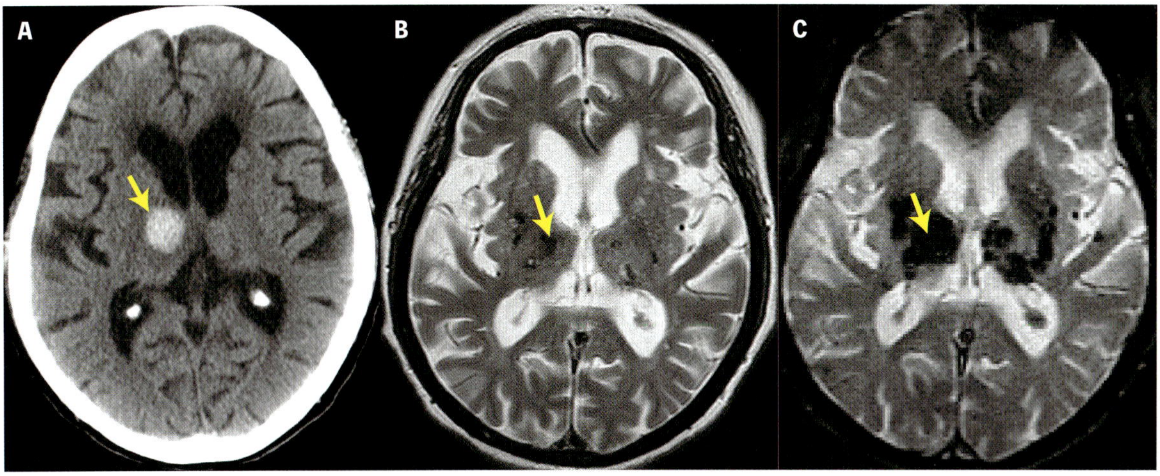

A 頭蓋内出血　　　2 脳内微小出血，血管壊死，微小動脈瘤

図 2-14　視床前核の小出血

66歳女．高血圧，慢性腎不全で15年来人工透析．2年前，右視床前核の出血を発症し中等度認知症を残した，"strategic hemorrhagic dementia" というべき例．破綻した血管は anterior thalamoperforating artery (tuberothalamic artery) と推定．
A：発症直後のCT．右視床前核の出血（矢印）．B：2年後のT2．CTで2cm大であった血腫は1cm以下の低信号域になっている（矢印）．他にも小出血の跡が視床・被殻に複数見られる．C：2年後のT2*．右視床前核の出血の跡はCTと同等の大きさに描出され（矢印），"blooming effect" を示す．他にも多くの微小出血が認められる．

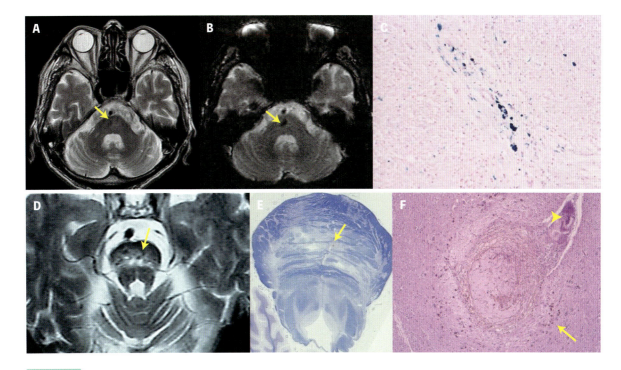

図 2-15　橋底部の無症候性微小出血（図 2-4 と同じ例）

A：T2．橋底部に点状低信号域を認める（矢印）．B：同T2*．点状低信号域がより明瞭（矢印）．
C：同一例．矢印部位に相当する部位の病理．Perl 染色拡大像．陳旧性出血を示す鉄反応が陽性．
D-F：類似例．橋の微小出血とラクナ梗塞．D：T2．橋底部に点状の高信号域（矢印）と低信号域が散在．
E：KB 染色病理．少し大きめの3個のラクナ梗塞巣とともに微小出血（矢印）が認められる．
F：E の矢印部位の HE 染色強拡大．元の穿通動脈（矢頭）が拡張して微小動脈瘤（矢印）になり，血栓で閉塞．周囲には出血の跡であるヘモジデリン沈着が認められる．

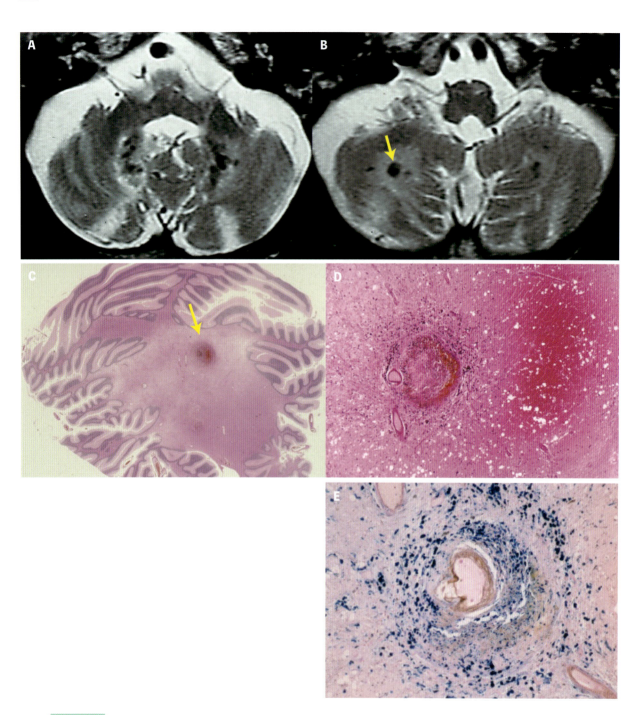

図 2-16　小脳の微小出血

A：T2．両側小脳歯状核に微小出血を示す点状の多発性低信号を認める．
B：Aより少し尾側断面のT2．やや大きい出血部位（矢印）の周辺は高信号を示し組織障害が示唆される．
C：同一例のHE染色大切片．Bの矢印部位に対応する微小出血（矢印）．
D：Cの矢印部位拡大．内部にフィブリノイド壊死を示す血管，周囲にリング状の出血とヘモジデリン顆粒があり，さらにその周囲に新たな出血巣がみられる．
E：同部位のPerl染色強拡大．壊死血管周囲の古い出血によるリング状の鉄反応が陽性．出血を繰り返していることがわかる．

3 脳アミロイド血管症による出血 (図2-17, 図2-18)

　脳アミロイド血管症（cerebral amyloid angiopathy；CAA）は脳内出血の10〜20%に関係し，高齢者に好発し，アルツハイマー病では特に高頻度でみられる．高齢者における側頭葉や後頭葉皮質・皮質下出血の原因の多くはCAAであり，しばしば再発性，多発性である（図2-17）．ボストン診断基準では，55歳以上で他の出血原因がなく，脳葉型，皮質あるいは皮質下に限局する多発性出血（小脳出血を含む）例では臨床的にほぼ確実（probable CAA），脳葉型，皮質あるいは皮質下の出血が単発の場合は疑い（possible CAA）とされる[6]．

　CAAは脳小血管病に属し，大脳皮質や軟膜を走行する小・中の動脈の中膜にアミロイドβが沈着し血管壁が変性・脆弱化するために生じる．アミロイド物質はCongo redで淡赤色に染まり，A-β蛋白の免疫染色が陽性である．CAAの分布は高血圧性血管壊死が基底核・視床・小脳等の深部に分布するのとは対照的に，大脳新皮質，髄膜，時には小脳皮質にもみられる．CAAによる壁の脆弱化で血管が破綻することにより前述の皮質下出血や皮質の微小出血以外にも，皮質の局所性くも膜下出血やその後の限局性皮質ヘモジデローシスを生じる（図2-18）．出血以外の病変としては，皮質の微小梗塞，虚血性白質病変，血管周囲腔拡大，CAA関連炎症などが知られている[7]．

　高血圧症を伴わず反復する皮質下出血の場合には診断は容易であるが，CAAに高血圧性小血管病を合併することもまれではなく，血管壁のアミロイド沈着と血管壊死の共存も観察される（図2-18G）．CAAによるものと紛らわしい多発性出血例もあり慎重な診断が必要である（図2-19）．

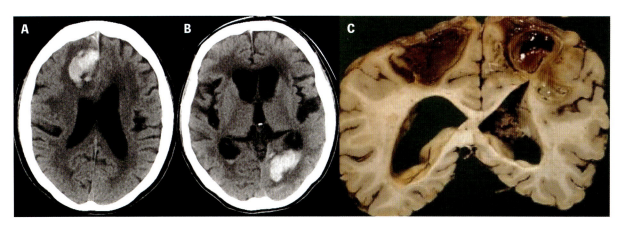

図2-17　アミロイド血管症による多発性大脳皮質下出血

AB：82歳女．軽度アルツハイマー病であったが，急性発症の無為を呈した前頭葉皮質下出血に罹患後，高度認知症になり(A)，2年後，頭痛と痙攣で発症した後頭葉皮質下出血を合併し全介助となった(B)．合併するCAAによる反復性出血と考えられる．
C：別の例の冠状断脳割面．左右半球皮質下に陳旧性出血を認める．

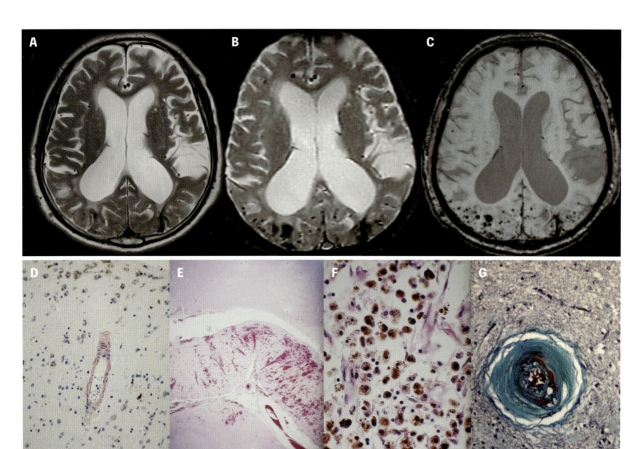

> **図 2-18** 脳アミロイド血管症による皮質微小出血とヘモジデリン沈着

87歳男，アルツハイマー病とCAAの合併例.

- A：T2. 後頭葉皮質に線状の低信号域，皮質下の高信号域を認め，皮質の出血性梗塞，皮質下白質の虚血性病変が示唆される.
- B：T2*. 後頭葉に微小出血を示す点状低信号域が多発している.
- C：SWI. Bより明瞭に多発性低信号域，皮質の線状低信号域が認められる.
- D：類似例の後頭葉皮質下 Congo red 染色．小血管壁でアミロイド沈着陽性.
- E：別の類似例の後頭葉皮質出血性梗塞．HE 染色.
- F：同部位強拡大．ヘモジデリン貪食マクロファージの集簇.
- G：別の CAA 例にみられた白質内血管の壁肥厚，内弾性板・平滑筋変性．MTC 染色.

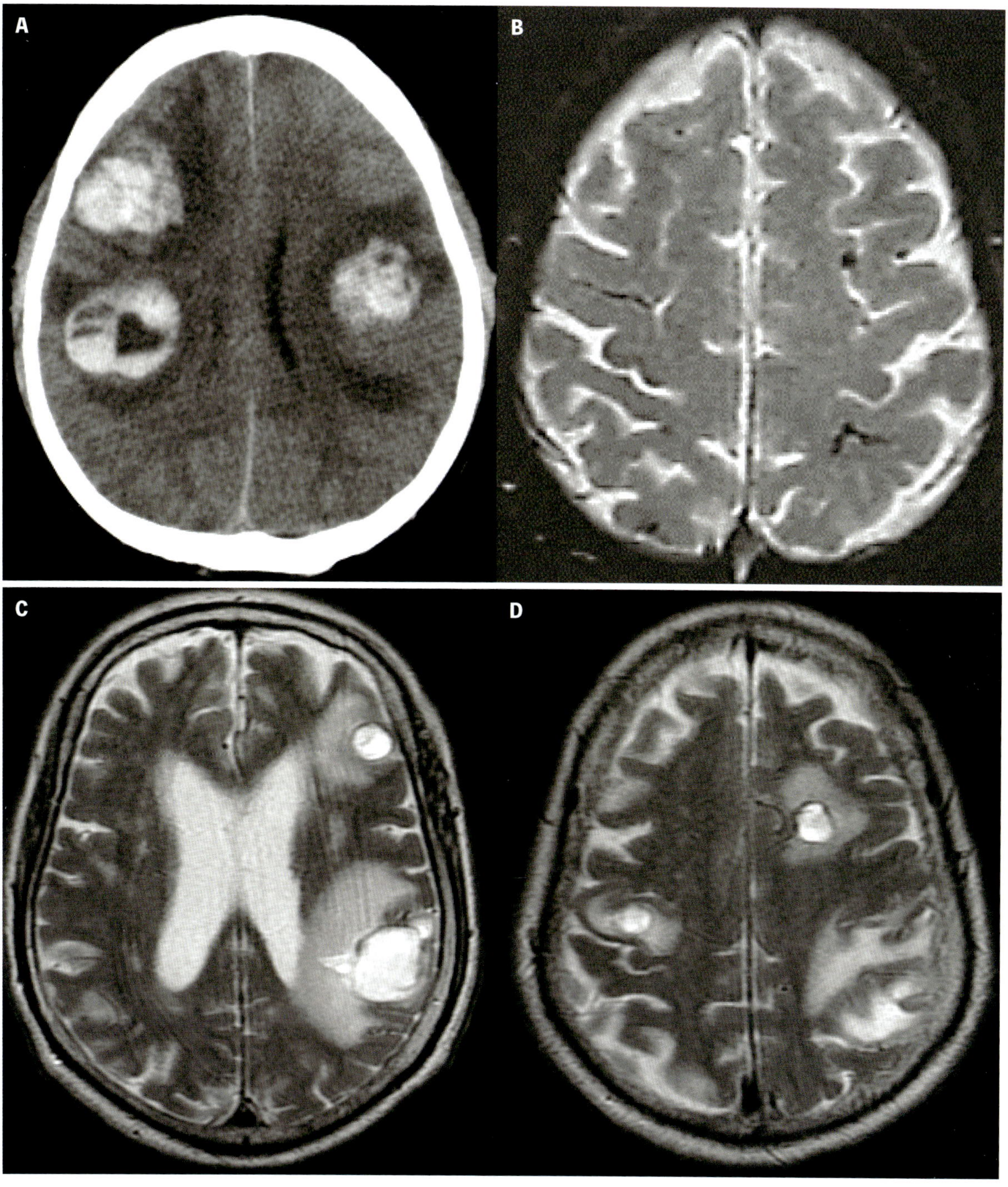

A 頭蓋内出血　　　　　　　**3** 脳アミロイド血管症による出血

図 2-19　多発性皮質下出血など CAA との鑑別が必要な出血例

A：急性骨髄性白血病に合併した多発性脳出血の CT．出血傾向が生じ皮質下出血が同時多発．周囲に浮腫を伴う．CAA による多発性皮質下出血と紛らわしい．

B：感染性心内膜炎に伴う septic embolism により生じた局所くも膜下出血と微小出血．CAA による局所くも膜下出血や微小出血と紛らわしい．

CD：糖尿病，高血圧，慢性腎不全の患者．冠硬化症に対する PCI 後，突然の意識障害，右不全片麻痺，構音障害が出現．同時多発出血で転移性腫瘍などを疑ったが経過は良好で血腫は吸収され，精査の結果，アルツハイマー病に伴う CAA が出血の原因と診断された．

4 脳動脈瘤とくも膜下出血 （図2-20～図2-24）

　非外傷性のくも膜下出血は脳底部動脈の分岐部に好発する脳動脈瘤の破裂によるものが多数を占める．出血は通常，脳底部から Sylvius 裂を通って穹窿部に拡大するが，脳実質内や脳室内に波及することもある．破裂動脈瘤は内頚動脈，前大脳動脈，中大脳動脈に多く，なかでも，前交通動脈（A-com），内頚動脈・後交通動脈分岐部（IC-PC）が特に多い．未破裂脳動脈瘤は内頚動脈が過半数を占める．多発例もまれでない．嚢状動脈瘤は壁の発育が悪く内腔が嚢状に拡大したもので，壁の中膜筋層が薄く，内弾性板は欠損し，動脈硬化や壁の壊死，壁内への出血，血栓形成などもみられる（図2-20DE）．アテローム硬化による紡錘状動脈瘤は椎骨脳底動脈領域に好発するが破綻することは稀である．しかし，動脈瘤はしばしば巨大となり破裂せずに腫瘤として周囲を圧迫する（図2-21）．

　くも膜下出血の急性期診断にはまず CT が用いられ，出血の分布から破裂動脈瘤の部位を推定できる（図2-22）．しかし，軽微な出血では偽陰性のこともあり，また，亜急性期になると診断困難のため，より高感度の MRI（FLAIR，T2*）も組み合わせて慎重に診断すべきである．動脈瘤の診断には MRA，3D-CTA，DSA を用いる．

　くも膜下出血後の正常圧水頭症は1～2か月後に2～3割に生じる．出血により頭蓋内くも膜下腔，血管周囲腔が広範に閉塞されて髄液循環障害を生じ脳室が拡大するため，正常圧水頭症の古典的3徴候である歩行障害，尿失禁，認知症をしばしば呈する．

　頭部 CT で脳室拡大，髄液侵入を示す側脳室前角周囲の低吸収域（PVL）がみられ，シャント術が行われず長期経過した例の病理では側脳室壁ミエリン減少とグリオーシスが認められる（図2-24）．

A 頭蓋内出血　　　4 脳動脈瘤とくも膜下出血

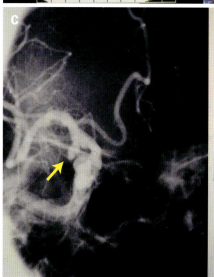
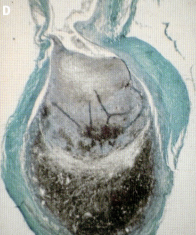
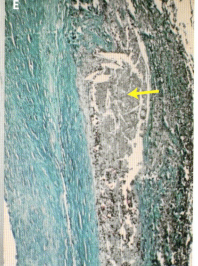

図 2-20　IC-PC 動脈瘤とくも膜下出血

A：IC-PC 動脈瘤破裂によるくも膜下出血の CT．
B：類似例の脳底部病理．
C：未破裂 IC-PC 動脈瘤の血管造影検査（矢印）．
D：未破裂 IC-PC 動脈瘤の組織（MTC 染色）．血栓形成と壁の壊死（矢印）．
E：同拡大．壁の古い出血（矢印）．

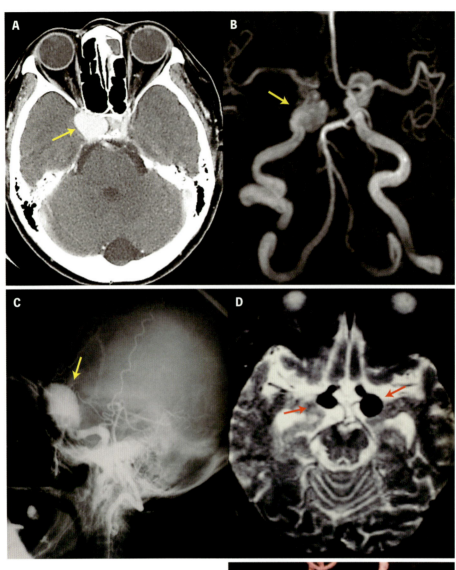
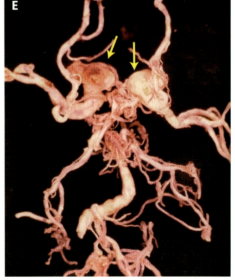

図 2-21　巨大内頚動脈瘤

A：巨大内頚動脈瘤の CT（矢印）．
B：類似例の MRA（矢印）．
C：血管造影（矢印）．
D：両側巨大内頚動脈瘤（矢印）の T2．
E：類似例病理（矢印）．

A 頭蓋内出血　　　　　　　　　4 脳動脈瘤とくも膜下出血

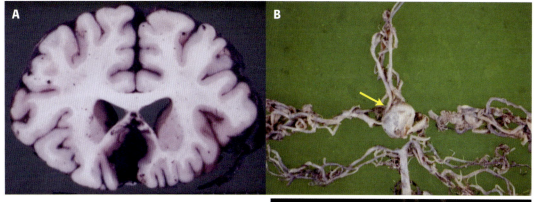
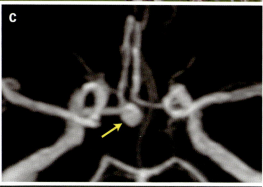
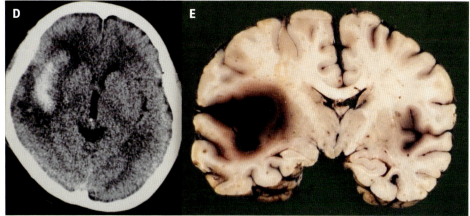
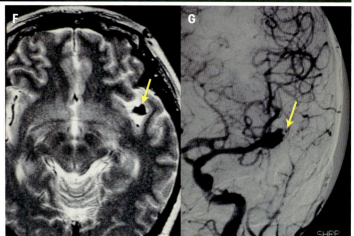

図 2-22

前交通動脈瘤破裂および中大脳動脈瘤破裂とくも膜下出血

A：前交通動脈瘤破裂によるくも膜下出血．脳前額断面．
B：未破裂前交通動脈瘤（矢印）．
C：類似例の MRA（矢印）．
D：中大脳動脈瘤破裂によるくも膜下出血の CT．
E：類似例の脳割面．血腫は脳内に拡大．
F：偶然発見された未破裂中大脳動脈瘤の MRI（矢印）．
G：同じ例の血管造影（矢印）．

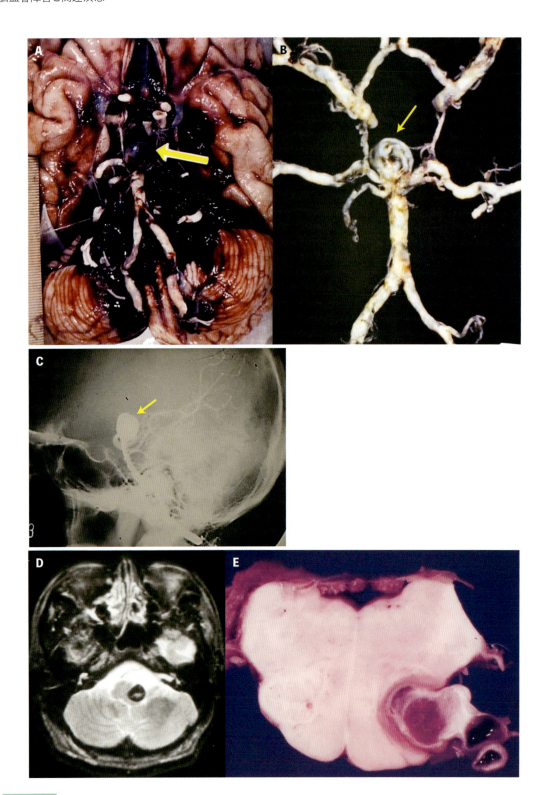

図 2-23 椎骨・脳底動脈瘤とくも膜下出血

A：脳底動脈先端部動脈瘤(矢印)の破裂によるくも膜下出血.
B：脳底動脈先端部動脈瘤(矢印)の病理.
C：脳底動脈先端部動脈瘤(矢印)の血管造影.
D：椎骨動脈瘤のT2. 瘤が延髄を圧迫している.
E：類似例の病理. 瘤が実質内にめり込んで圧迫している.

A 頭蓋内出血　　　4 脳動脈瘤とくも膜下出血

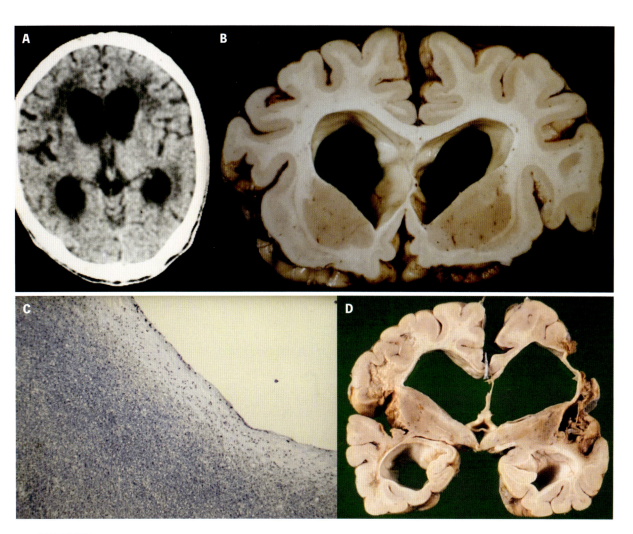

図 2-24　くも膜下出血後の正常圧水頭症

A：くも膜下出血後の正常圧水頭症の CT．脳室拡大と PVL．
B：類似例の脳割面．
C：同，側脳室壁のミエリン減少とグリオーシス（KB 染色）．
D：くも膜下出血後の正常圧水頭症による慢性植物状態で数年経過した例の脳割面．高度の脳室拡大，脳梁菲薄化，白質壊死．

5 急性および慢性硬膜下血種 (図2-25, 図2-26)

くも膜と硬膜の間に血液が貯留する状態が硬膜下血腫であり，急性硬膜下血腫と慢性硬膜下血腫がある．急性硬膜下血腫は脳挫傷や裂傷部位，あるいは，大脳表面から上矢状洞に入る架橋静脈や脳表の動静脈の損傷で生じ，画像診断では三日月状またはレンズ状の血腫として描出される（**図2-25**）．

慢性硬膜下血腫は同じく架橋静脈や脳表の静脈からの緩徐な出血で生じるが，軽度の頭部外傷後1〜2か月後に発現し，両側性のことも稀ではない．

出血は凝固し難く吸収も遅く，半流動性の血腫を包んで被膜が形成される．

硬膜側の被膜は外膜，くも膜側は内膜と呼ばれ，ヘモジデリン沈着を伴う線維性肉芽組織からなる（**図2-26**）．

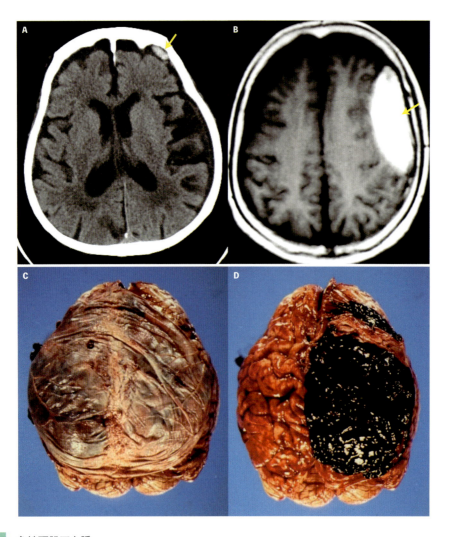

図2-25 急性硬膜下血腫

A：頭部打撲後に発見された無症状の急性硬膜下血腫(矢印)例のCT．B：中等症例のT1．レンズ状の高信号域が血腫(矢印)．C：死亡に至った急性硬膜下血腫重症例．硬膜外には血腫はない．D：同じ例で硬膜をめくると血腫が姿を表す．

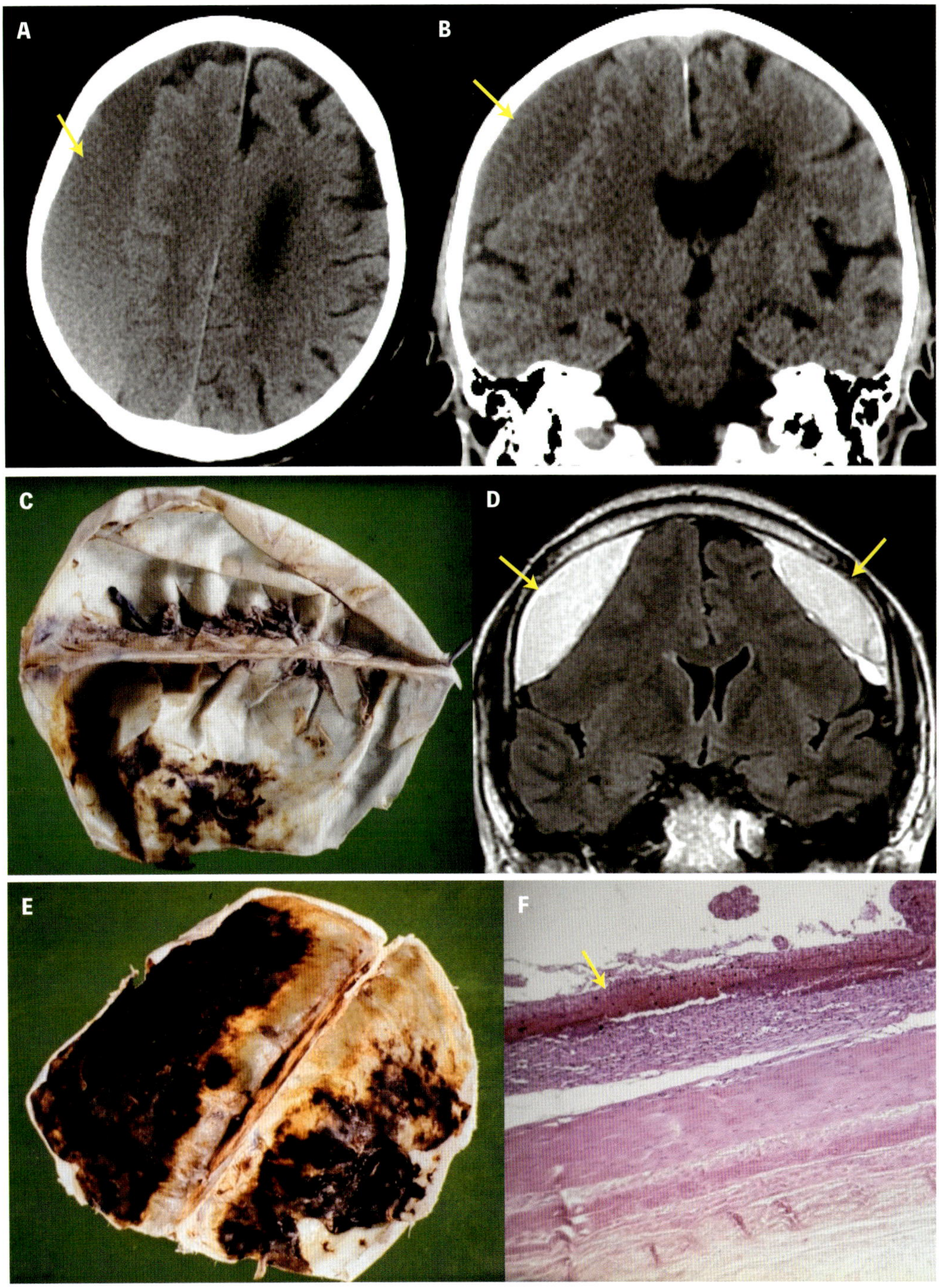

A 頭蓋内出血　　　　**5**　急性および慢性硬膜下血種

図 2-26　慢性硬膜下血腫

AB　：慢性硬膜下血腫（矢印）の CT．
C　：剖検時に発見された慢性硬膜下血腫の痕跡（硬膜内側の黒褐色着色部）．
D　：両側慢性硬膜下血腫の FLAIR．
E　：類似例の病理．
F　：硬膜の断面．内膜に陳旧性の血腫（矢印）を認める（HE 染色）．

47

Ⅱ 脳血管障害と関連疾患

そうだったのか Case 2

白血病により出現した局所性くも膜下出血・硬膜下血腫

症例	69 歳，男
既往歴，家族歴	特記事項なし．
経過	20 日程前から倦怠感，食思不振があり，近医で白血球著明増多と血小板減少を指摘され来院．NK 細胞性急性リンパ性白血病，腫瘍崩壊による多臓器不全と診断，加療開始．出血傾向があり，皮下出血をきたしていた．3 日後，突然，両上肢に交代性の振戦様不随意運動が出現し，注意力も低下したため CT，MRI 施行．CT で大脳鎌沿いに硬膜下血腫を疑わせる高濃度域，右前頭葉弁蓋部の脳溝に出血を疑わせる高濃度域を認めた．MRI は，T2，FLAIR で上記病変が高信号に描出され FLAIR ではより明瞭であった．脳波は全般性に徐派化，不規則 δ 波や多数の鋭波が両半球で認められ代謝性脳症を疑わせる所見であった．振戦も注意力低下も一過性で翌日には完全に回復した．1 週間後，全身状態悪化とともに意識障害とミオクローヌス様不随意運動が全身性・左右非同期性に出現し，2 日後に死亡した．
診断	出血傾向に伴う大脳鎌の硬膜下出血，前頭葉皮質の局所性くも膜下出血
ポイント	①一過性の神経症候の原因は代謝性脳症の可能性もあり，責任病巣が画像と病理で確認された 2 種の出血性病変であるとは断定できない．
	②本例のような画像を示す大脳鎌の病変の鑑別対象は大脳鎌の脂肪腫，髄膜腫，石灰化などである．
	③大脳皮質の局所性くも膜下出血の診断には FLAIR の感度が最も高い．血液が髄液で希釈された際，CT では Hct27％で大脳皮質と等信号になり，FLAIR では 9％でも皮質より高信号に描出されるとの実験結果がある[1]．

文献　1）　Noguchi K, Seto H, Kamisaki Y, et al. Comparison of fluid-attenuated inversion-recovery MR imaging with CT in a simulated model of acute subarachnoid hemorrhage. AJNR Am J Neuroradiol 2000; 21: 923-927.

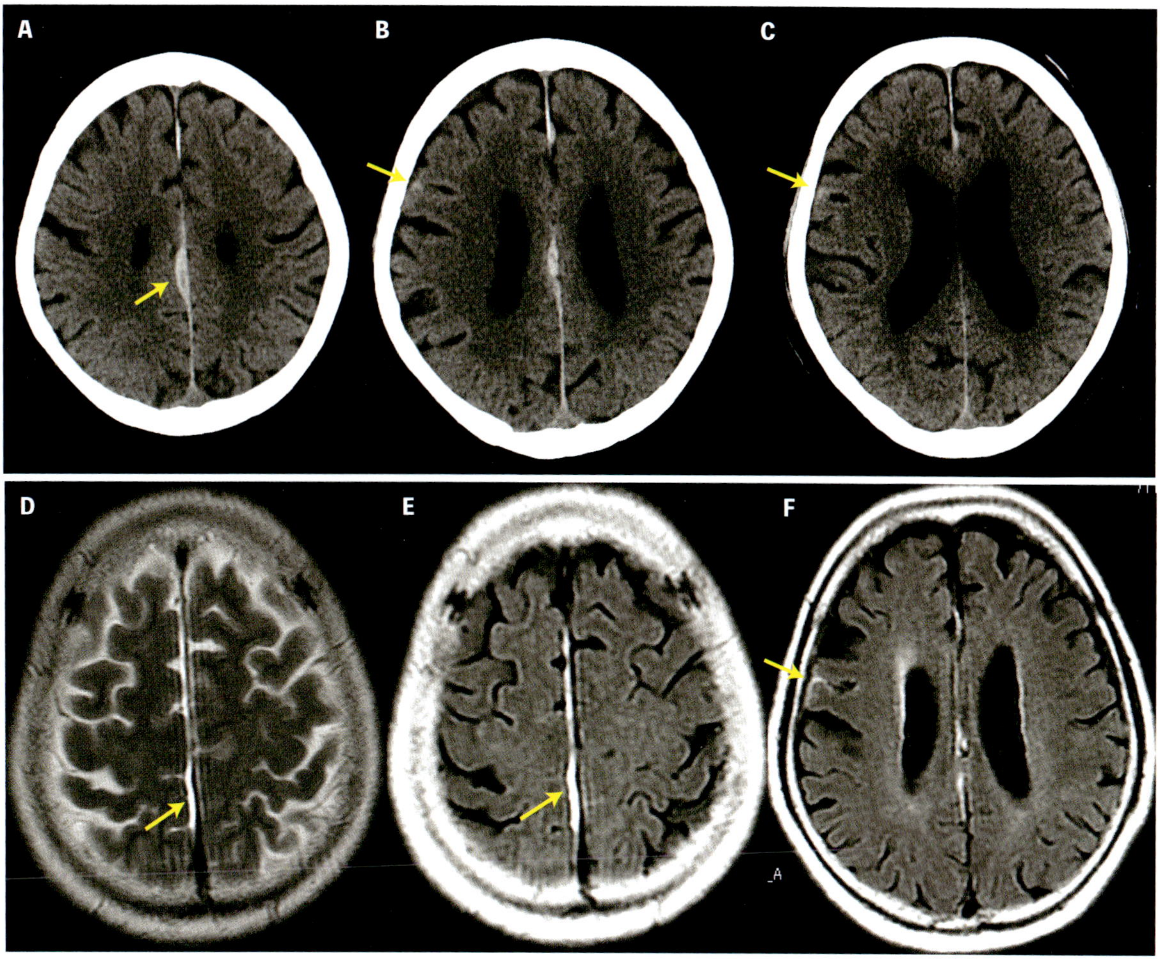

A 頭蓋内出血　　　　　　　　　　5 急性および慢性硬膜下血種

図 2-27　CT，MRI
ABC：CT．大脳鎌（A 矢印），前頭葉皮質（BC 矢印）の高濃度部位．
DEF：MRI．大脳鎌（D 矢印；T2，および E 矢印；FLAIR），前頭葉皮質（F 矢印；FLAIR）で高信号を示す．

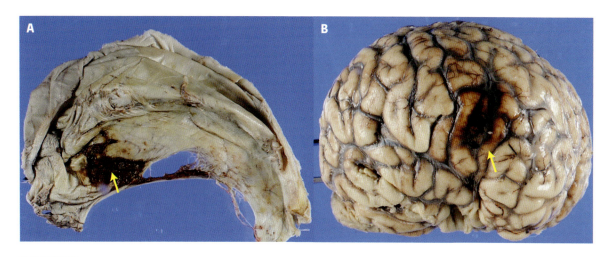

図 2-28　マクロ病理
AB：図 2-27 に相当する大脳鎌後方（矢印）に硬膜下出血，前頭葉皮質（矢印）に局所性くも膜下出血を認める．

Ⅱ 脳血管障害と関連疾患

6　脳表ヘモジデリン沈着症 （図 2-29）

　脳表ヘモジデリン沈着症（superficial siderosis, marginal hemosiderosis）は外傷，腫瘍，CAA，血管奇形などによりクモ膜下腔へ持続的にあるいは反復して出血し，赤血球中の鉄がヘモジデリンとして小脳，脳幹，大脳，脊髄の軟膜下や上衣下に沈着する進行性の疾患である．症候としては感音性難聴，小脳性運動失調，錐体路障害，嗅覚低下，認知機能障害，脊髄症候などを呈する古典型と，殆ど，あるいは全く症候を示さず皮質などのごく一部にヘモジデリン沈着がみられる限局型に大別される．出血の原因は不明のことも多いが，古典型では硬膜損傷などの脊髄硬膜病変（duropathy）が重要である．限局型の原因としては CAA が重要であり，くも膜下出血，脳出血，脳血管奇形，脳腫瘍なども原因となる．

　ヘモジデリン沈着は病理所見を反映して，T2 では脳溝に沿って縁取るように低信号として描出されるが，T2* ではそれがより明瞭となる．Susceptibility weighted image（SWI）ではさらに明瞭となるが，磁化率変化に鋭敏になるため副鼻腔，乳突蜂巣などの空気による artifact の影響を受けやすくなる．

文献

1) Bradley WG Jr. Radiology 1993; 189: 15-26.

2) Fisher M, French S, Ji P, et al. Stroke 2010; 41: 2782-2785.

3) Tatsumi S, Shinohara M, Yamamoto T. Cerebrovasc Dis 2008; 26: 142-146.

4) 秋口一郎，山本康正．脳卒中を診るということ．金芳堂，2021. pp259-262.

5) Greenberg SM, Vernooij MW, Cordonnier C, et al. Lancet Neurol 2009; 8: 165-174.

6) Knudsen KA, Rosand J, Greenberg SM, et al. Neurology 2001; 56: 537-539.

7) Charidimou A, Boulouis G, Gurol ME, et al. Brain 2017; 140: 1829–1850.

| A 頭蓋内出血 | 6 脳表ヘモジデリン沈着症 |

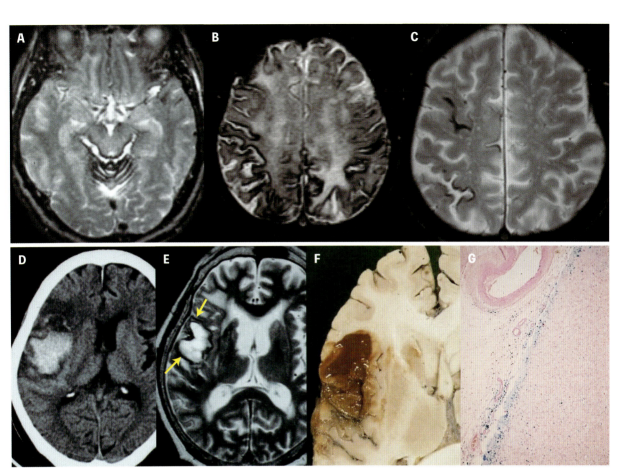

図 2-29 脳表ヘモジデリン沈着症

A：限局型脳表ヘモジデリン沈着症．T2*．ふらつき，顔面しびれ感，軽度の小脳性運動失調を認めたのみであった．
B：古典型脳表ヘモジデリン沈着症．T2*．運動失調，難聴，中等度認知症を示す．何れも出血源は不明．
C：アルツハイマー病患者に見られた CAA による限局型脳表ヘモジデリン沈着．T2*．
D：弁蓋部皮質下出血亜急性期の CT．血腫は niveau を形成．
E：同じ例の慢性期 T2．血腫に接する大脳皮質に低信号の縁取り（矢印）が認められる．
F：同部位の水平断脳割面．チョコレート色の血腫．
G：血腫近傍の大脳皮質表層にも脳表ヘモジデリン沈着による鉄反応が陽性．Perl 染色．本例は脳表ヘモジデリン沈着症ではないが，脳出血による脳表のヘモジデリン沈着が認められた例で参考のために提示した．

Ⅱ　脳血管障害と関連疾患

B 虚血性脳血管障害

　脳梗塞とは，脳血管の狭窄あるいは閉塞により，その支配領域の組織が虚血性壊死に至った病変である．原因となる血管病変には，アテローム性動脈硬化，高血圧性細動脈硬化，アミロイド血管症などがあり，閉塞機序は，アテローム血栓または塞栓，心原性塞栓，感染症その他の原因による塞栓などがある．

　梗塞は出血を伴うか否かで貧血性梗塞と出血性梗塞に大別される．前者の主な原因は動脈狭窄，血栓，急激な低血圧などであり，後者は塞栓症とその栓子融解，移動による再開通が原因のことが多い．

　脳梗塞巣はホルマリン固定標本でも健常組織に比べて柔らく，脳軟化症とも呼ばれる．急性期を過ぎると融解と液化が生じ，3週間程度で空洞化が始まり，数か月後には完全に空洞化する．組織学的には，数時間後には神経細胞の虚血性変化（好酸性萎縮，核の濃縮），浮腫が現れ，数日の間に単球や好中球の浸潤，髄鞘崩壊，マクロファージが出現し，1週後にはアストロサイトの増生が目立つようになり，数か月後には空洞はグリア組織で囲まれる．

　脳梗塞の診断および治療適応の判断には画像が決定的な役割を果たす．とりわけ急性期のDWIは新規の梗塞巣を明瞭に描出できるため有用であるが，2割程度は高信号を呈さない．慢性期には壊死組織がT2，FLAIRで高信号，T1では低信号を示し，出血性梗塞はT2* やSWIで診断できる．MRI信号の変化を**表2-2**[1] に示す．

表2-2　脳梗塞の経時的変化

病期	DWI	ADC	T2	FLAIR
発症直後(0〜0.5時間)	所見なし	所見なし	所見なし	所見なし
急性期(0.5〜24時間)	高信号	低信号	所見なし	＜4.5時間信号なし ＞4.5時間高信号
急性期(1〜7日以内)	高信号	低信号へ	高信号	高信号
亜急性期(1〜3週間)	高信号から低信号へ	低信号から等信号へ	高信号	高信号
慢性期(1か月以降)	低信号	等信号	高信号	高信号

1 大脳皮質領域梗塞

1) 中大脳動脈（MCA）領域梗塞

MCA 領域梗塞は皮質枝領域梗塞の中で最も頻度が高い．MCA は走行部位により，水平部の M1，分岐しシルビウス裂内を走行する M2，弁蓋部の M3，脳表に出た後の分枝 M4 に分類される．皮質枝の灌流領域は前頭葉の側・下部（皮質運動野，側方注視中枢，運動性言語野など），頭頂葉（皮質感覚野，角回，縁上回），側頭葉上部，島，穿通枝は被殻，尾状核頭部・体部，淡蒼球外節，内包後脚，放線冠など広範である．主要な分枝動脈は前中心動脈，中心動脈，前頭頂動脈，後頭頂動脈，角回動脈，後側頭動脈などで，それぞれの閉塞により局所症候を示す（**図 2-30 〜 図 2-32**）．

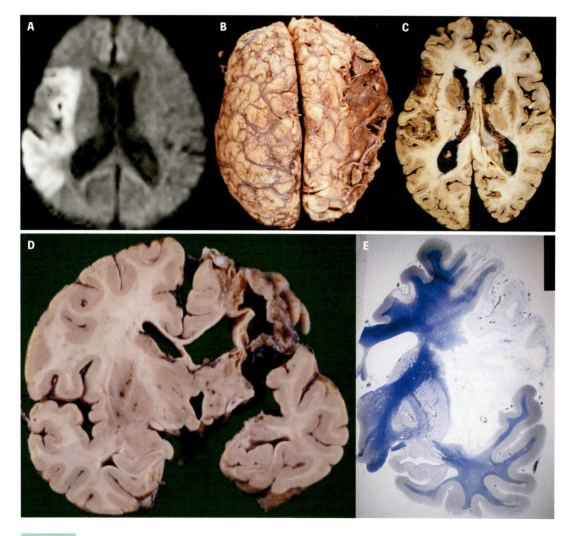

図 2-30 中大脳動脈領域梗塞（1）アテローム血栓性脳梗塞
A：中大脳動脈閉塞急性期の DWI 水平断．B：類似例の脳外観．C：別の類似例．水平断割面．陳旧性梗塞で一部は出血性梗塞．D：類似例の冠状断割面．E：別の類似例．KB ルーペ像冠状断．この例では被殻は梗塞を免れている．

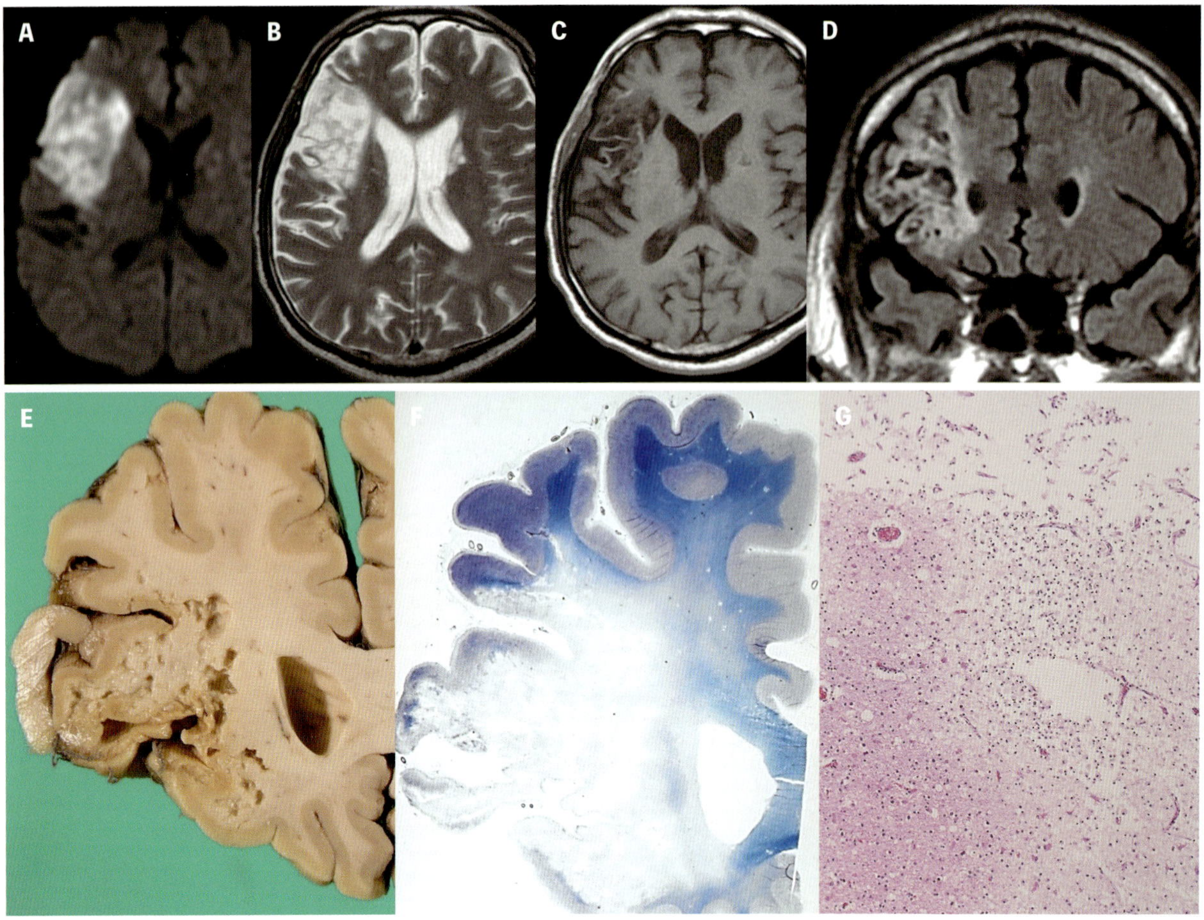

Ⅱ　脳血管障害と関連疾患

図 2-31　中大脳動脈領域梗塞（2）．心原性塞栓による梗塞

59 歳男．ネフローゼ症候群，高血圧，脂質異常症．突然の意識障害で発症，心原性塞栓による MCA 領域前部の分枝閉塞（中心及び前中心動脈，insular branch）と診断．他部位にも梗塞巣多発．卒中発作後の認知症（post stroke dementia），アパシーを残し，4 か月後，消化管出血で死亡．

A ：急性期 DWI．

B ：慢性期 T2．陳旧性梗塞による嚢胞形成．

C ：慢性期 T1．大脳皮質の一部が軽度高信号を示す．

D ：慢性期 FLAIR 冠状断．

E ：D と同一面の病理割面．

F ：KB 染色ルーペ像．FLAIR 像所見をよく反映するが，割面で肉眼的に認められる軟化巣よりも広範な白質の淡明化を示す．

E ：梗塞巣の HE 染色像．壊死，脂肪顆粒細胞，グリオーシスを認め，慢性期脳梗塞の組織像である．

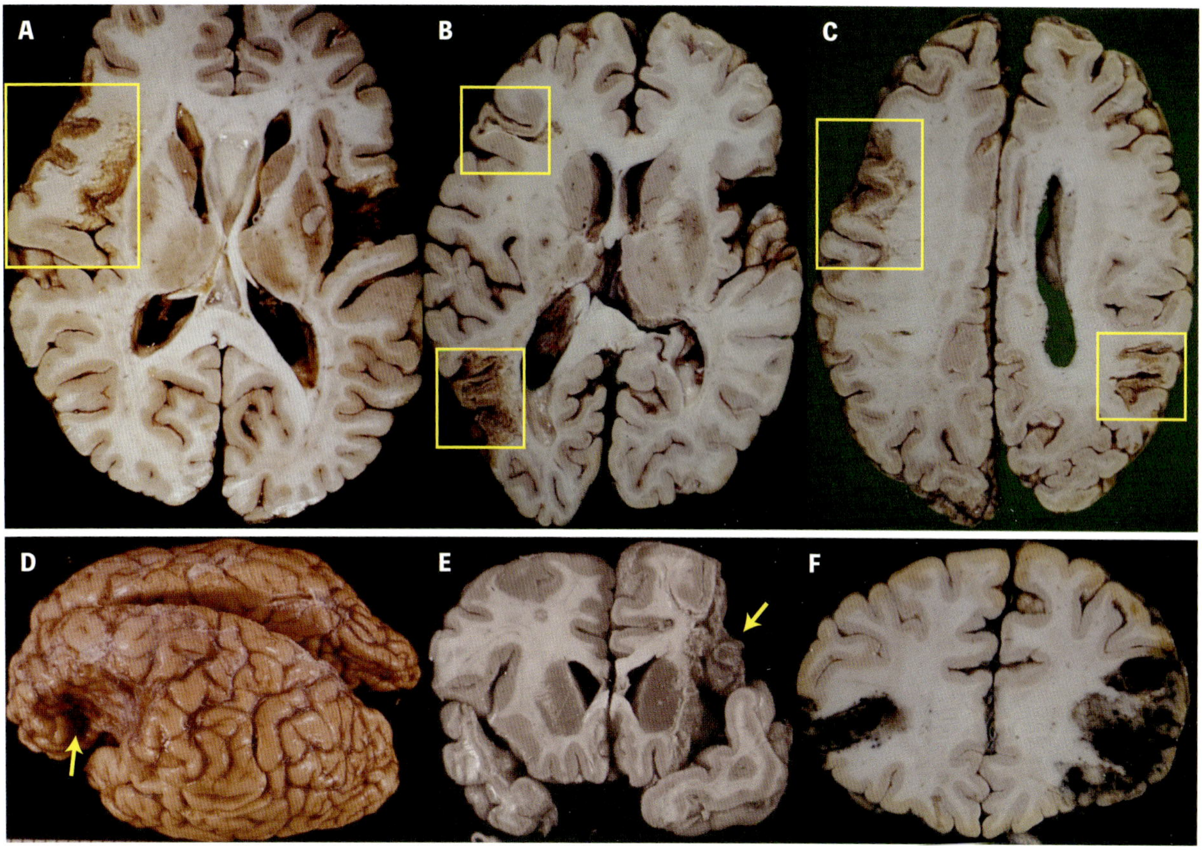

B　虚血性脳血管障害　　　　　1　大脳皮質領域梗塞

図 2-32　中大脳動脈分枝閉塞による陳旧性梗塞

A　：中心動脈領域梗塞.

B　：前中心動脈および後側頭動脈領域.

C　：中心動脈および角回動脈領域.

DE　：前中心動脈領域梗塞の外観および割面.　梗塞巣（矢印）は融解, 囊胞化し組織欠損を生じている.

F　：左右前中心動脈領域梗塞.　中枢性自律神経障害により急性心筋梗塞様の心電図所見を示した.

II　脳血管障害と関連疾患

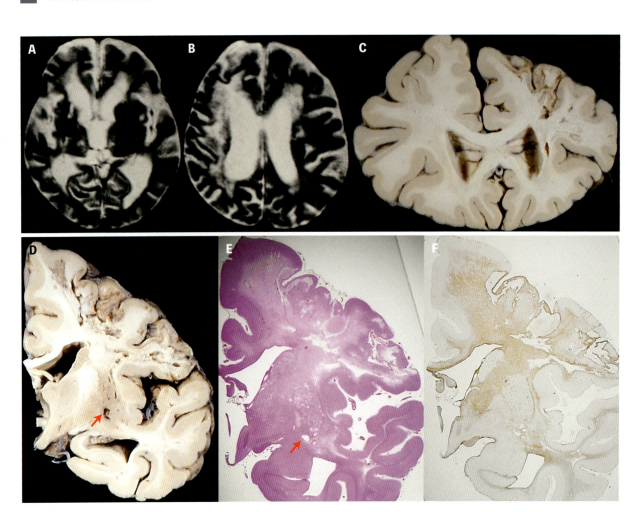

図 2-33　多発性小梗塞による血管性パーキンソン症候群に中大脳動脈閉塞が合併した例

66歳女．口舌ジスキネジア，小刻み歩行出現．2年後，左片麻痺を発症し軽快退院したが，徐々に歩行障害が増悪．77歳時，肺癌で入院中，四肢筋力低下，下顎反射・四肢腱反射亢進，筋強剛，両手の静止時振戦，小刻み歩行あり血管性パーキンソン症候群と診断．入院中，顔面含む左片麻痺，右方への共同偏視，左同名半盲出現し寝たきりとなり，半年後に敗血症で死亡．

AB：T2．大小様々な多発性梗塞の所見．
C：前頭葉前額断割面．陳旧性梗塞を認める．
D：乳頭体レベルの割面．前頭葉皮質・皮質下の陳旧性梗塞．矢印はラクナ梗塞か血管周囲腔拡大かまぎらわしい．
E：同，HE染色ルーペ像．矢印は血管周囲腔拡大であった．
F：同，Holzer染色ルーペ像．Eで淡明化を示す白質の梗塞巣にび漫性グリオーシスを認める．

2）前大脳動脈（ACA）領域梗塞

　ACA 領域梗塞は MCA，PCA 領域に比べて稀である．ACA の皮質枝は眼窩前頭動脈，前頭極動脈，脳梁辺縁動脈，傍中心動脈，脳梁周囲動脈，Heubner 動脈などで，一側の ACA 閉塞では，下肢に強い対側の運動麻痺，失禁，失語，無為，原始反射などを呈する（図 2-34，図 2-35）．

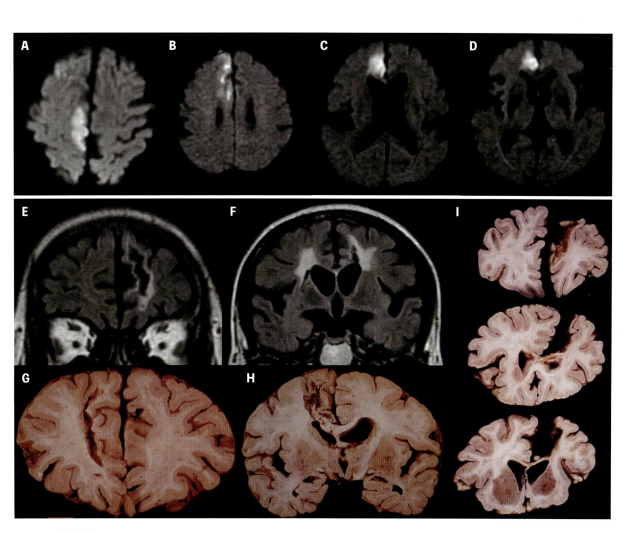

図 2-34　前大脳動脈領域梗塞

A：67 歳男．左下肢筋力低下，無為，数日間の尿失禁を呈した．DWI で運動野の足領域を灌流する脳梁周囲動脈領域に高信号域を認める．
B-D：77 歳男．片麻痺と構音障害，意識障害を示した．DWI で脳梁辺縁動脈領域に高信号域を認める．
EF：51 歳女．高血圧，糖尿病あり．アテローム血栓性の前大脳動脈閉塞による前頭葉梗塞．慢性期 FLAIR．
GH：類似例の脳割面．
I：別の類似例の脳割面．古い前大脳動脈灌流域梗塞部位は組織欠損をきたしている．

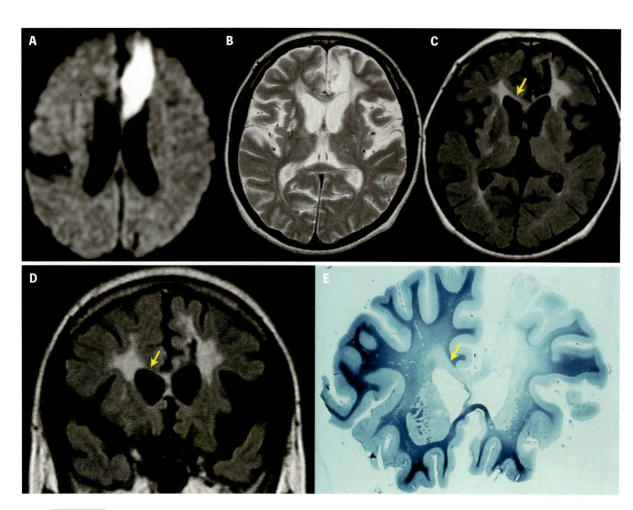

図 2-35 前大脳動脈領域梗塞と脳梁前部病変

A：図 2-34EF と同じ症例．急性期の DWI．
B-D：同例の慢性期の T2 および FLAIR．二次変性による反対側脳梁病変（矢印）．
E：類似例の冠状断 KB 染色ルーペ像．同様に一側性の病変であるが，脳梁の二次変性が対側に及んでいる（矢印）．

3）後大脳動脈（PCA）領域梗塞

　PCA の皮質枝は，前側頭動脈，後側頭動脈，頭頂後頭動脈，鳥距動脈，海馬動脈，脳梁膨大部動脈などである．後交通動脈分岐部より近位側からは多くの穿通枝が分岐し，視床，基底核，間脳，中脳を灌流している．PCA 主幹部の閉塞では，同名半盲，一過性の不全片麻痺，半身知覚鈍麻，優位半球障害では失語・失読，記銘力障害がみられる（図 2-36，図 2-37）．

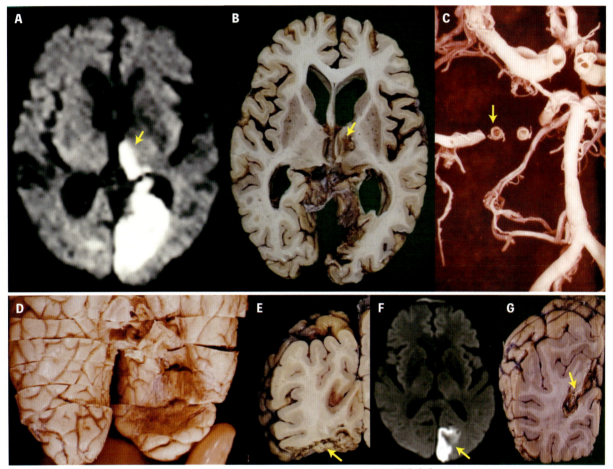

74M同名半盲

図 2-36　後大脳動脈領域梗塞

A：アテローム血栓性後大脳動脈閉塞症の急性期 DWI．
B：類似例（陳旧例）の水平断脳割面．A と同様，視床（矢印）も侵されている．
C：類似例の後大脳動脈閉塞（矢印）．
D：類似例の脳底面の梗塞分布．
E：類似例割面．灌流域の側頭葉下面が侵されている（矢印）．
F：後大脳動脈還流域の最も基本形で一次視覚野を栄養する鳥距動脈閉塞による鳥距溝梗塞（矢印）．急性期 DWI．
G：類似例慢性期の冠状断脳割面．鳥距溝梗塞（矢印）．

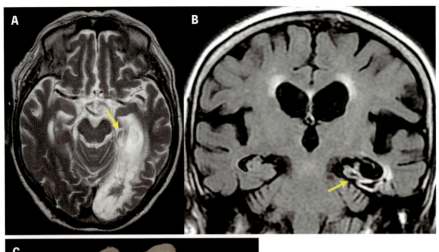
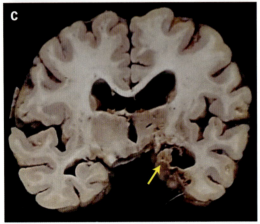
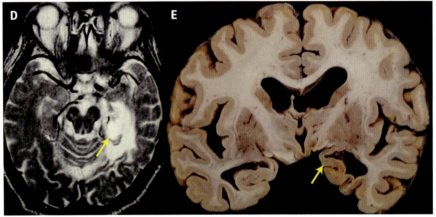

図 2-37　後大脳動脈閉塞症と海馬病変

AB：86歳女．左後大脳動脈閉塞で海馬（矢印）を含む後大脳動脈の全領域に梗塞を生じている．顕著な記銘力障害，意欲低下，視覚認知障害，右同名半盲を呈し，MMSE17/30，FAB9/18で急性発症の血管性認知症と診断．
A：慢性期T2水平断．
B：慢性期FLAIR冠状断．
C：類似例の脳割面．後頭葉底面に加え海馬（矢印）や視床も侵されている．
D：後大脳動脈皮質枝である海馬動脈閉塞による，海馬にほぼ限局した梗塞（矢印）．慢性期T2．
E：類似例の脳割面．海馬が限局性に侵されている（矢印）．

B 虚血性脳血管障害　　1 大脳皮質領域梗塞

4) 内頸動脈 (ICA) 閉塞

　血栓性と塞栓性，脳卒中型発症と緩徐進行型がある．無症候から発症2～3日後の死亡例まで多様である．梗塞病変は前・中大脳動脈全領域，中大脳動脈領域，境界域，終末領域などに大別される（図2-38，図2-39）．大脳の大梗塞により脳ヘルニアを生じる．とりわけ，出血性脳梗塞を生じると脳浮腫が強くなり脳ヘルニアをきたしやすい（図2-40）．

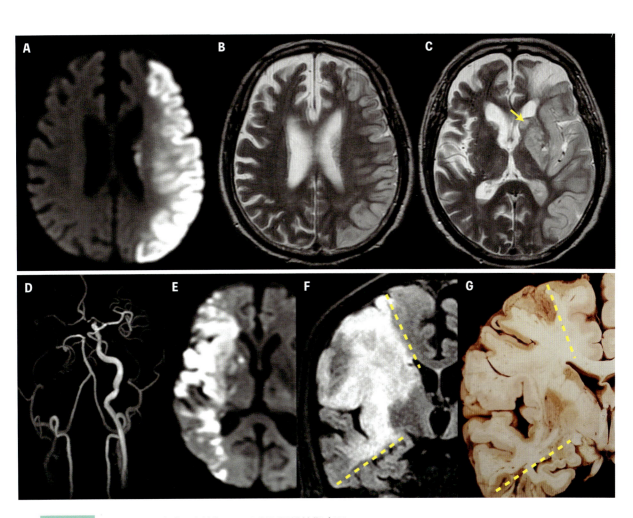

図2-38　内頸動脈閉塞症の急性期MRIと類似例慢性期病理

A-C：91歳男．心原性塞栓症．高血圧，糖尿病，僧帽弁閉鎖不全症で弁形成術後．顔面を含む片麻痺と意識障害で突然発症し共同偏視を認めた．
A ：発症翌日のDWI．
BC：T2．被殻・尾状核（矢印）含む中大脳動脈全領域の急性期梗塞巣．
D-F：類似例．85歳男．心原性塞栓．慢性心房細動，高血圧症，糖尿病，慢性腎不全で人工透析中．突然発症の意識障害と不全片麻痺を示した．
D ：MRA．内頸動脈閉塞．
E ：水平断DWI．
F ：冠状断DWI．
G ：類似例の冠状断病理割面．中大脳動脈全領域の梗塞巣を示す．点線で囲まれた部位がMCA領域．

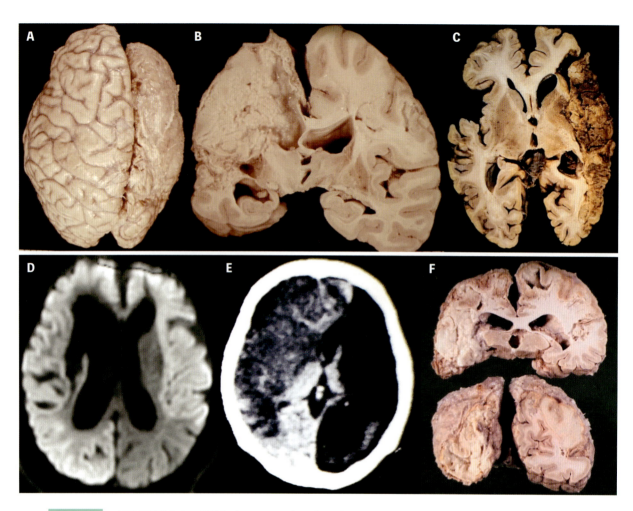

図 2-39　内頸動脈閉塞症の慢性期病理，および，両側性内頸動脈閉塞症

A：慢性期内頸動脈閉塞症の脳病理外観．前・中大脳動脈全領域の梗塞による高度の大脳半球萎縮．
B：同じ例の冠状断割面．
C：慢性期内頸動脈閉塞症の類似例水平断，中大脳動脈領域の出血性梗塞をきたしている．
D：両側性内頸動脈閉塞症の急性期 DWI．心房細動があったが陳旧性被殻出血を併存のため抗凝固薬を使用せず．相次いで両側の内頸動脈閉塞症閉塞を発症し急性期に死亡．
E：数年の間隔で出現した両側内頸動脈閉塞により両半球の広範な梗塞を来たし，慢性植物状態で長期生存した例の CT．
F：同じ例の病理冠状断割面．両側大脳半球の広範な陳旧性梗塞．

B 虚血性脳血管障害　　　　1 大脳皮質領域梗塞

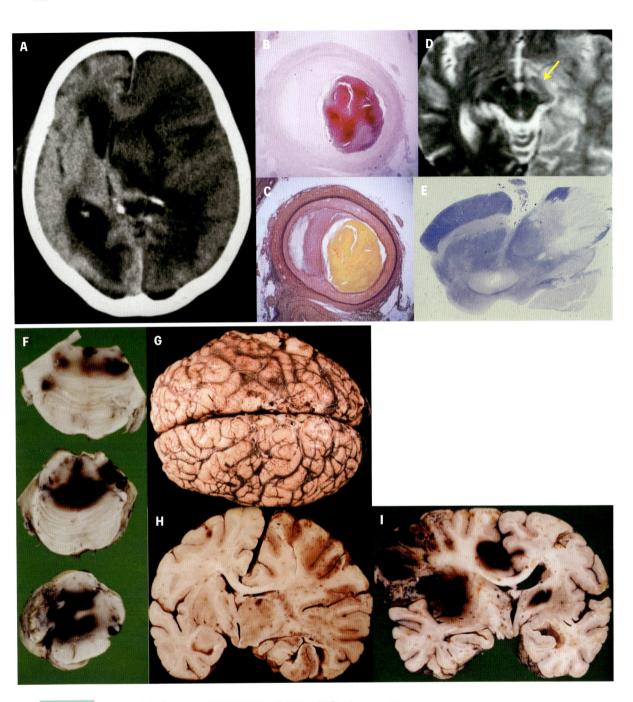

図 2-40　心原性塞栓症による内頚動脈閉塞，出血性大梗塞，脳ヘルニア

A：CT．病側大脳半球の大梗塞と続発する脳浮腫により脳ヘルニアをきたしている．
B：同例内頚動脈のアテローム硬化と塞栓による閉塞．HE 染色．
C：同，Elastica Van Gieson 染色．
D：同 T2．中脳レベル．病側の大脳脚が鉤ヘルニアにより障害されて高信号を示す（矢印）．
E：同病理．大脳脚の障害．KB 染色．
F：類似例の二次性脳幹出血病理像．
G：類似例の脳外観．半球の腫脹．
HI：出血性大梗塞の 2 症例．冠状断面．

63

5) リボン状の大脳皮質・皮質下白質梗塞とT1高信号

大脳皮質梗塞でT1において皮質がリボン状に高信号を示すことがある．低酸素性虚血性脳症の場合と同様の層状壊死で，マクロファージに貪食されたミエリン分解産物など脂質成分増加がT1信号短縮の原因と推測されるが，病変は皮質に留まらず，皮質下にも及んでいることがT2やFLAIR高信号，病理所見などからわかる（図2-41，図2-42）．

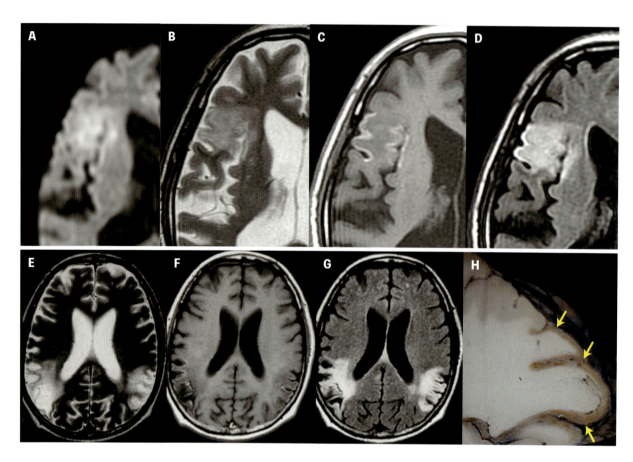

図2-41　T1で高信号を示す大脳皮質・皮質下白質梗塞

A-D：中大脳動脈分枝（中心動脈）領域の亜急性期梗塞．
A：DWI．皮質・皮質下の軽度高信号．
B：T2．皮質・皮質下の軽度高信号．
C：T1．皮質のリボン状高信号．
D：FLAIR．皮質のリボン状高信号および皮質下の高信号．皮質病変は層状壊死でその皮質下にも梗塞病変があることを示す．
E-G：中大脳動脈分枝（角回動脈）領域の両側性慢性期梗塞．
E：T2．皮質，皮質下の梗塞を示す．
F：T1．皮質に限局した高信号は層状壊死を示す．
G：FLAIR．皮質，皮質下の梗塞を示す．
H：類似例の病理．皮質は層状壊死（矢印より下の部位）で，皮質下も梗塞に侵されている．

B 虚血性脳血管障害　　　1 大脳皮質領域梗塞

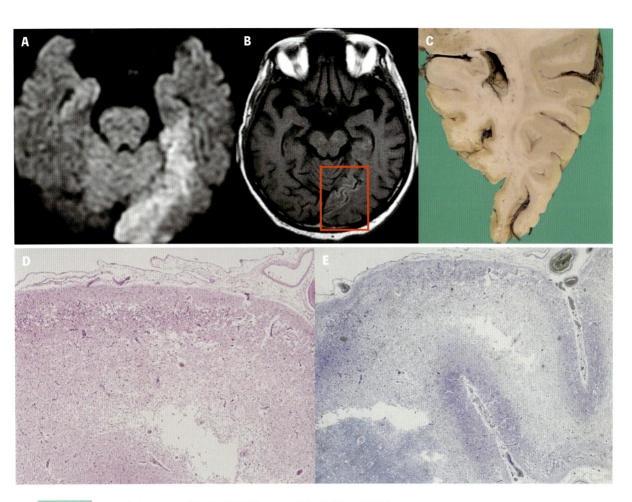

図 2-42　担癌患者に生じた後大脳動脈閉塞による皮質・皮質下白質梗塞

A：急性期 DWI．
B：慢性期 T1．皮質にリボン状高信号域を認める．
C：同じ例．□で囲んだ部分の病理割面．層状の皮質壊死と白質壊死．
D：大脳皮質病変部位の HE 染色．
E：KB 染色．慢性期の皮質層状壊死と白質壊死．T1 の皮質リボン状高信号域は壊死巣の脂肪顆粒細胞集積が原因と考えられる．

6) リボン状の皮質直下梗塞とT2低信号

　　皮質直下に認められるリボン状のT2低信号域を認めることがあるが，これは前出のT1高信号病変とは異なり出血性梗塞である（**図2-43**）．

　　なお，アルツハイマー病や血管性認知症に合併することの多い大脳皮質微小梗塞にはCAAによるものと塞栓性機序によるものがあり，両者ともに後頭葉に多い．塞栓性機序によるものはCAAによるものよりも大きくて皮質からはみ出していることも多く，より多発する傾向がある[2]．

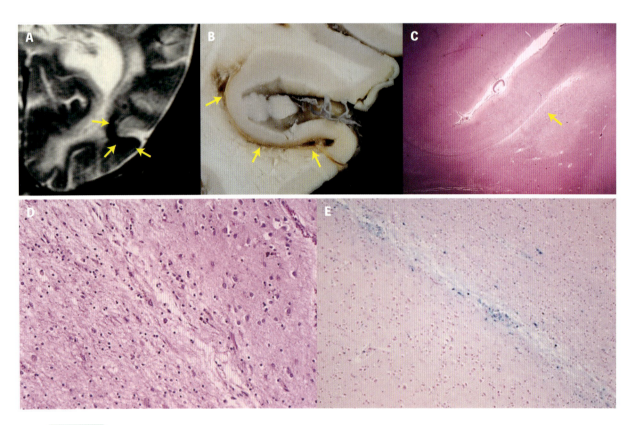

図2-43 T2で低信号を示すスリット状の皮質直下梗塞（図2-54と同例）

A：T2．後頭葉皮質の一部が低信号を示す（矢印）．
B：同部位の脳割面．皮質直下に褐色のスリット状出血性梗塞（矢印）．
C：同，HE染色．スリット状梗塞（矢印）．
D：HE染色拡大．陳旧性梗塞巣．
E：同Perl染色．梗塞巣に沿って鉄反応陽性で出血性梗塞のヘモジデリン沈着を示す．同部位はCongo red染色陰性でアミロイド血管症は否定され，同側の内頚動脈硬化が高度であったことからA to A emboliと推定．

7) 大脳皮質限局小梗塞

　大脳皮質運動野の手の領域（hand knob）あるいはその近傍の小梗塞で手の運動麻痺や TIA を示す例がある（図2-44）．病変の広がりによっては，手あるいは上肢全体の運動麻痺，手指に限局した運動麻痺，手の感覚障害を伴うものなどもあり，末梢神経障害との鑑別も必要である[3]．この部位は ACA の分枝および MCA の分枝により灌流されており，原因は心原性または A to A 塞栓症，ラクナ梗塞，血行力学的梗塞など多様である[4]．病変が小さいため CT では描出困難で，MRI でも急性期の DWI でなければ見逃しやすい．

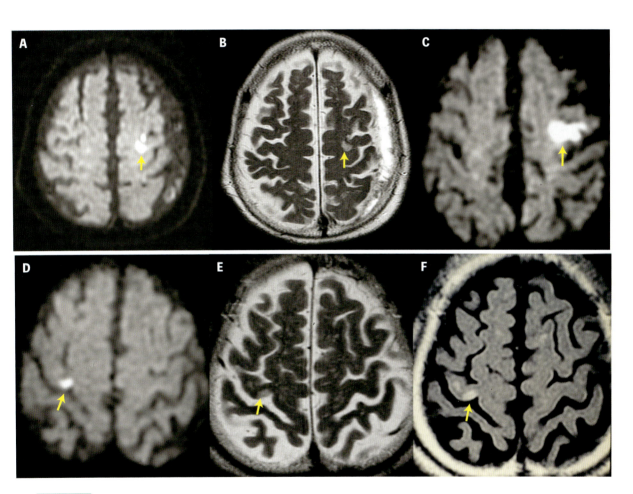

図2-44　大脳皮質運動野の限局性梗塞

AB：86歳男．高血圧，慢性硬膜下血腫既往あり．右手で一時食事ができなくなったが翌日は元に戻っていた．
A：DWI．Hand knob に限局した高信号域（矢印）．
B：同，T2．手の支配領域梗塞による手指の麻痺の TIA であったと考えられる．
C：少し大きめで上肢単麻痺をきたした例の DWI．
D-F：上肢単麻痺の TIA が10分続いた例．
D：急性期 DWI．
E：慢性期 T2．
F：慢性期 FLAIR．急性期の DWI でよく見えた病変も時間経過とともにわかりにくくなる（矢印）．

Ⅱ 脳血管障害と関連疾患

　運動野病変で痙攣を呈する例，中心後回一次感覚野の限局梗塞で様々な分布の頭頂葉皮質性感覚障害を呈する例がある（図2-45AB）．

　なお，特殊な機序として，汎発性血管内凝固症候群（DIC）の際には大脳皮質の虫食い型の多発性梗塞をきたすことが多い（図2-45C-F）．

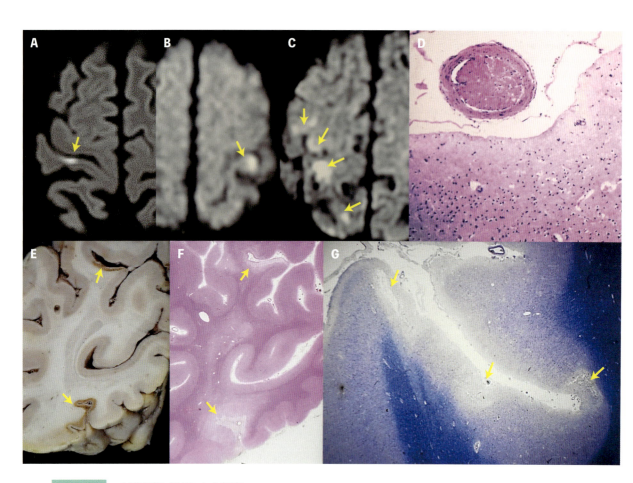

図 2-45　大脳皮質に限局した小梗塞

A：61 歳男．左手・上肢・頚部の異常知覚を呈した中心後回一次感覚野の限局梗塞（矢印）．DWI．
B：66 歳男．右前腕以遠のしびれ感と感覚低下を呈した中心後回一次感覚野の限局梗塞（矢印）．DWI．
C：52 歳女．Early seizure で発症．DWI で運動野を含む一側大脳皮質に小病変が多発．
D：担癌患者にみられた皮質梗塞と血管閉塞．HE 染色．
E-G：脳切時に発見された皮質限局小梗塞．末期に敗血症による DIC を来していた．DIC 例では皮質に虫食い状の多発性小梗塞（矢印）をきたすことが多い．
E：冠状断後頭葉脳割面．
F：同，HE 染色ルーペ像．
G：同，KB 染色拡大．皮質の虫食い状多発性小梗塞（矢印）．

| B | 虚血性脳血管障害 | 2 | 大脳皮質下領域梗塞 |

2 大脳皮質下領域梗塞

　大脳皮質下の梗塞パターンとしては，レンズ核線条体動脈，前脈絡動脈，視床動脈，Heubner 動脈領域梗塞が，単数の穿通枝による梗塞としてはラクナ梗塞と BAD 型梗塞があり，レンズ核線条体動脈の複数あるいは全領域の梗塞として線条体内包梗塞がある．そのほか，中大脳動脈皮質枝から分岐する穿通枝の髄質枝領域梗塞（半卵円中心）やレンズ核線条体動脈と髄質枝との境界領域に生じる深部型境界領域梗塞などがある．

1) レンズ核線条体動脈領域のラクナ梗塞

　ラクナ梗塞は脳の深部に生じる小梗塞で，高血圧性小血管病である lipohyalinosis や，microatheroma による一本の穿通枝の病変で生じると考えられる．

　被殻に最も多く，橋，視床，尾状核，内包，白質などにも認められるが無症候のものも少なくない．部位により特徴的な症候を呈する場合があり，pure motor hemiparesis，pure sensory stroke，ataxic hemiparesis，dysarthria clumsy hand syndrome などがよく知られている．

　Pure motor hemiparesis を呈するラクナ梗塞の代表的部位は内包後脚（**図 2-46**）であるが，他にも，錘体路の限局性小病変として，半卵円中心，放線冠，大脳脚，橋底部，延髄錘体などの部位の小梗塞がある．

　運動麻痺以外では，内包膝部梗塞による無為[5,6]，尾状核頭部梗塞（内包膝部・被殻前部に及ぶ場合も多い）による，無為，興奮，軽微な運動麻痺，構音障害，失語（左側），無視（右側）[7,8]（**図 2-47**）などがある．両側の内包梗塞では偽性球麻痺をきたすことが多い（**図 2-47D**）．

69

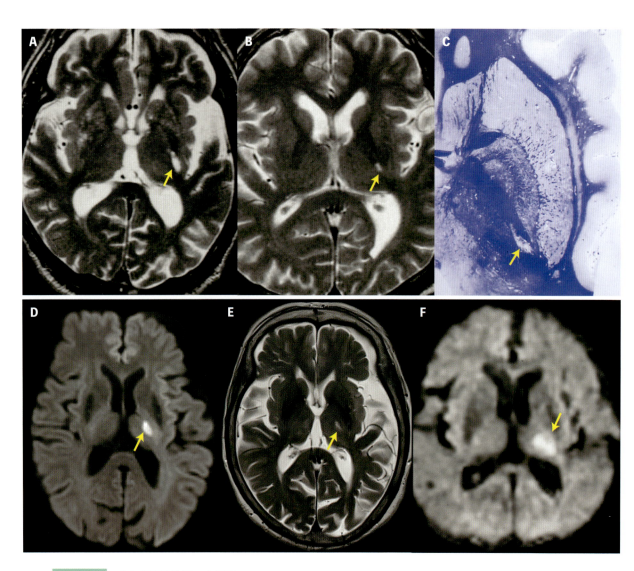

図 2-46　内包後脚錐体路の小梗塞

A：76歳男．一過性片麻痺をきたしBabinski徴候陽性．T2．
B：64歳男．一過性片麻痺でBabinski徴候陰性ないし偽陽性．T2．
C：類似例のKB染色水平断．内包個後脚に限局した小梗塞(矢印)で片麻痺をきたした．
DE：92歳女．内包に限局した小梗塞(矢印)で，右下肢脱力感と右上肢Barré徴候弱陽性のみ．DWI，T2．
F：片側下肢のataxic hemiparesisをきたした例．病変は内包後脚から視床VL核に及んでいる(矢印)．DWI．

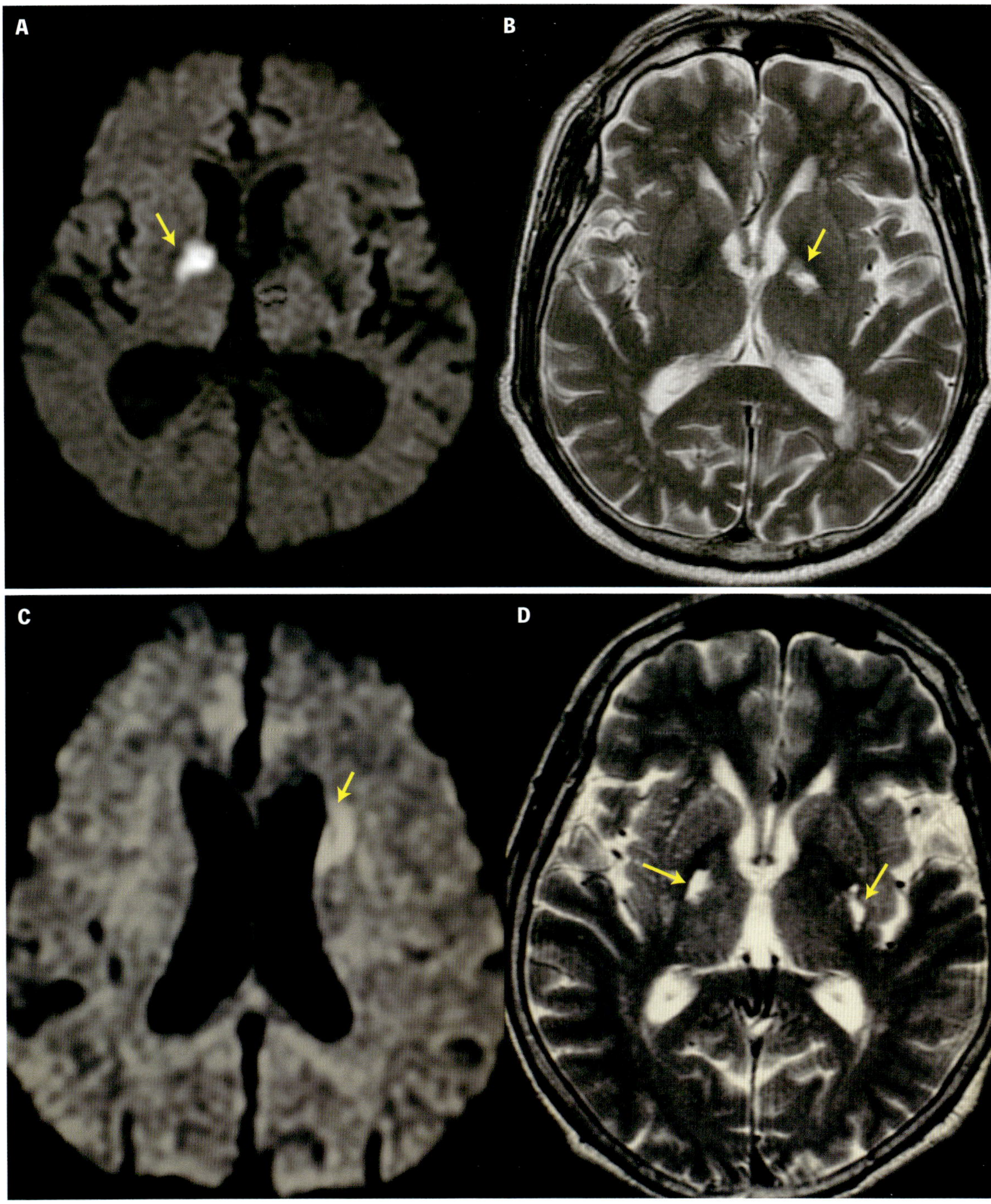

B 虚血性脳血管障害   2 大脳皮質下領域梗塞

図 2-47　尾状核，内包膝部の小梗塞，他

A：77 歳男．高血圧，糖尿病あり．急に傾眠，無為を呈す．DWI．淡蒼球と内包膝部の梗塞（矢印）．

B：69 歳男．意欲低下，仕事のミスが多いことに気付かれ慢性期の MRI で淡蒼球と内包前脚の梗塞（矢印）と判明．T2．strategic infarct dementia と診断．

C：心房細動あり．傾眠，興奮，易怒性，構音障害などで急性発症．尾状核梗塞（矢印）による異常行動と診断．DWI．

D：強制泣き，偽性球麻痺を呈した両側内包梗塞（矢印）．T2．

Ⅱ　脳血管障害と関連疾患

そうだったのか　Case 3

被殻の陳旧性ラクナ梗塞

症例　　70歳，男

既往歴　　10年前から高血圧を指摘されていたが放置．4年前に脳梗塞で右上肢麻痺をきたし，歯磨きができなかったが完全に回復した．以後，降圧薬，バイアスピリン内服．1年前，転倒し，頭部打撲後に慢性硬膜下血腫を発症したが，保存的治療で改善．

主訴　　労作時の前胸部圧迫感．

家族歴　　肺癌，乳癌．

経過　　狭心症の疑いにより循環器内科で心臓カテーテル検査を行い，高度の冠動脈硬化を認めた．コントロール不良の2型糖尿病，脂質異常血症の治療を開始した．抗血小板薬2剤処方を開始後に慢性硬膜下血腫が再発したため1剤に戻した．頭部CT，MRIで両側淡蒼球石灰化，被殻にラクナ梗塞を認めた．経皮的冠動脈形成術を行ったが，術後，頻拍性心房細動が出現し，せん妄状態となり，突然の心停止により死亡した．

剖検所見　　死因は急性心筋梗塞であった．慢性硬膜下血腫の跡があり，脳の肉眼所見は異常なし．水平断大脳割面では被殻にラクナ梗塞を認めたのみであった．

画像と病理の対比　図2-48，図2-49，図2-50 を参照．

ポイント　　完全に回復した右上肢麻痺の責任病巣は左被殻のラクナ梗塞で，それ以外の病巣は無症候であった．

72

B 虚血性脳血管障害　　2 大脳皮質下領域梗塞

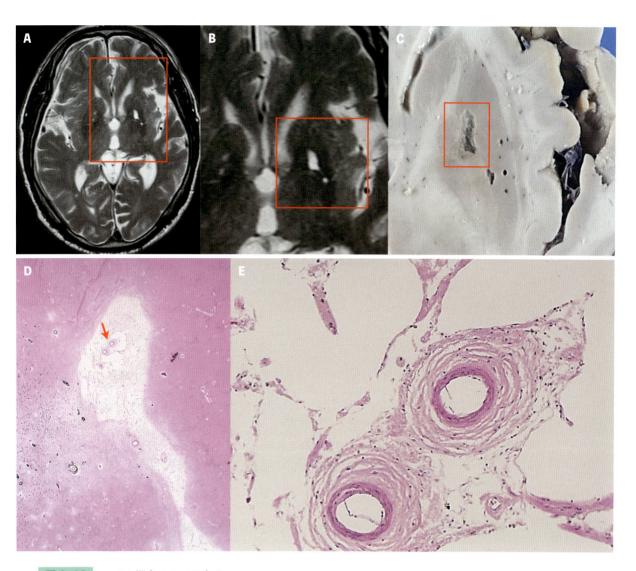

図 2-48　ラクナ梗塞の MRI と病理

AB ：T2.
B ：A の□で囲んだ部位の拡大．不規則形状の高信号域は被殻のラクナ梗塞．
C ：B の□で囲んだ部位の水平断脳割面．
D ：C の□で囲んだ部位の拡大．不規則形状，腔内に壊死産物と小動脈（矢印）を認める．淡蒼球の組織粗鬆化と青黒色の着色部位は偽石灰化．
E ：D の矢印部位拡大．小動脈壁の肥厚，壁線維化を認め，高血圧性小血管病の典型的所見である．

II 脳血管障害と関連疾患

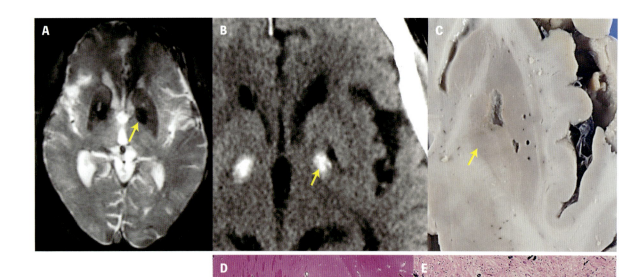

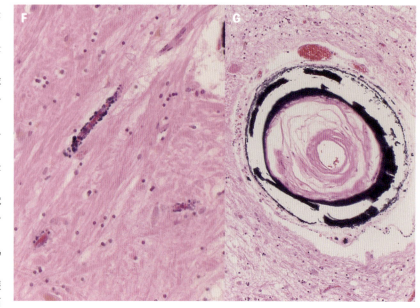

図 2-49

淡蒼球偽石灰化の画像と病理

- A：T2*．淡蒼球の低信号（矢印）．
- B：CT．淡蒼球の高吸収（矢印）は偽石灰化を示す．
- C：脳割面では同部位の淡蒼球に肉眼的異常を認めない（矢印）．
- D：同部位のHE染色ルーペ像．淡蒼球の組織粗鬆化と青黒色の点状着色部位（矢印）は偽石灰化．
- E：同部位の拡大．偽石灰の沈着は血管周囲に生じている．
- F：同，拡大．毛細血管壁の偽石灰沈着．
- G：小動脈壁の肥厚，中膜壊死，内外膜の線維化と偽石灰沈着．

B 虚血性脳血管障害　　　2 大脳皮質下領域梗塞

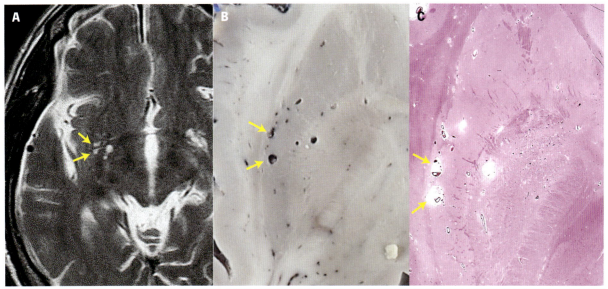

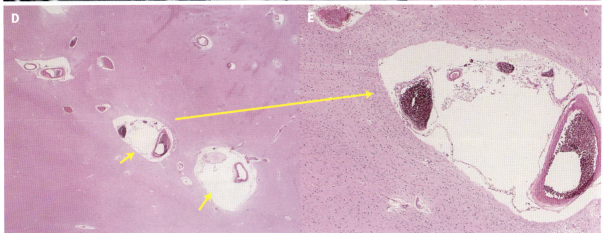

図 2-50　ラクナ梗塞か？　血管周囲腔拡大か？

A：T2．被殻外側部の点状高信号域（矢印）．ラクナ梗塞か血管周囲腔拡大か迷うところである．
B：同部位の脳割面．小孔は円形で内部に血管が見える．
C：同部位のHE染色ルーペ像．
D：Cの矢印部位拡大．
E：さらに拡大．小孔の周囲の組織は粗鬆化，グリオーシスを示し，腔内に壊死産物がみられることからラクナ梗塞と判断された．

2) 多発性ラクナ梗塞

ラクナ梗塞は多発することが多く，新規のラクナ梗塞例でもすでに無症候性の多発性ラクナ梗塞を認めることも少なくない．病変は多様で，囊胞性と非囊胞性（図2-51, 図2-52），血管周囲腔との異同や両者の合併した "lacunar and cribriform state" と言うべき状態（図2-53），微小出血混在例（図2-54），主幹動脈病変が高度の例（図2-54, 図2-55）などがある．

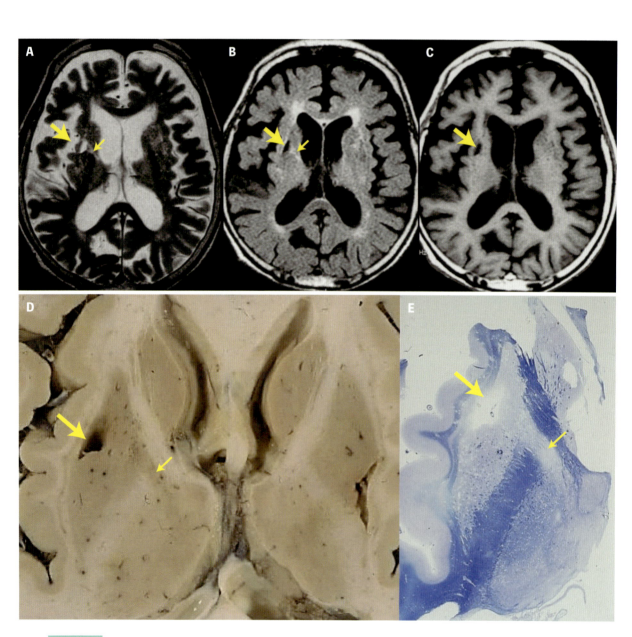

図2-51 被殻・内包の囊胞性および非囊胞性ラクナ梗塞

92歳女．高血圧，脂質異常症あり．T2(A)で囊胞性の小梗塞(ラクナ梗塞)に該当する被殻の高信号域(矢印大)とそれに接して非囊胞性小梗塞を示す線状の淡い高信号域(矢印小)を認める．前者はFLAIR(B)およびT1(C)で低信号(矢印大)，後者はFLAIR(B)で高信号(矢印小)，T1(C)で等信号を示す．
D：対応する脳割面．囊胞性の小梗塞(矢印大)と，褐色調の非囊胞性の小梗塞(矢印小)．
E：同部位のKB染色ルーペ像．囊胞性(矢印大)および非囊胞性(矢印小)の小梗塞．

B 虚血性脳血管障害　　2　大脳皮質下領域梗塞

　多発性ラクナ梗塞例が再発を繰り返し，血管性認知症に至る過程については，筆者らが初診時すでに無症候性多発性ラクナ梗塞を有する15例を10年以上追跡し，血管性認知症に至る過程を検討した結果，9例で認知症を発症し，その特徴として，症候性再発が少なくとも3回（平均1.4回），あるいは頻回のTIA（3例），主幹動脈病変高度例（5例），視診時からの全経過10〜24年（平均14年），初診時から認知症出現まで5〜22年（平均9.7年），認知症出現後死亡まで2〜13年（平均5.6年）という結果が得られた．認知症と相前後して生じた症候は，抑うつ，幻覚・妄想，せん妄，易怒性，前頭葉徴候，夜間頻尿，失禁，偽性球麻痺などであった．

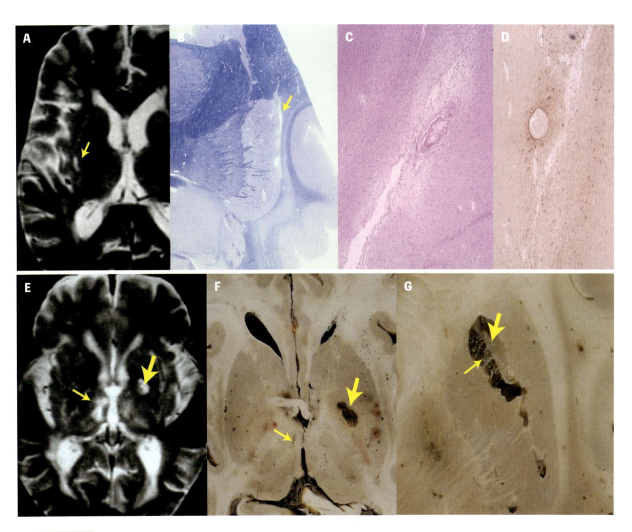

図 2-52　被殻・淡蒼球・視床のラクナ梗塞3例（A-D，EF，G）

A-D：60歳男．無症候の被殻ラクナ梗塞．高血圧．多発性骨髄腫で死亡．
A：T2．被殻後部外側にスリット状の高信号域（矢印）を認める．
B：冠状断KB染色ルーペ像．Aの矢印に相当する被殻外側のスリット状梗塞（矢印）．
C：Bの矢印部位のHE染色拡大．スリット状の陳旧性梗塞内部に壁の肥厚した小動脈がある．高血圧性小血管病の所見．
D：同部位のGFAP染色．梗塞巣および血管周囲のグリオーシス．
EF：81歳男．高血圧，糖尿病，多発ラクナ．全身の動脈硬化高度で解離性大動脈瘤による塞栓性腸間膜動脈閉塞症で死亡．脳底動脈90％，中大脳動脈50％狭窄を認めた．
E：T2．淡蒼球（矢印大）および視床（矢印小）の高信号域．
F：対応部位の水平断脳割面．淡蒼球（矢印大）および視床（矢印小）の梗塞．
G：類似例．被殻梗塞．嚢胞化した梗塞巣の内部に小動脈（矢印大）と網状の壊死産物（矢印小）がみられる．

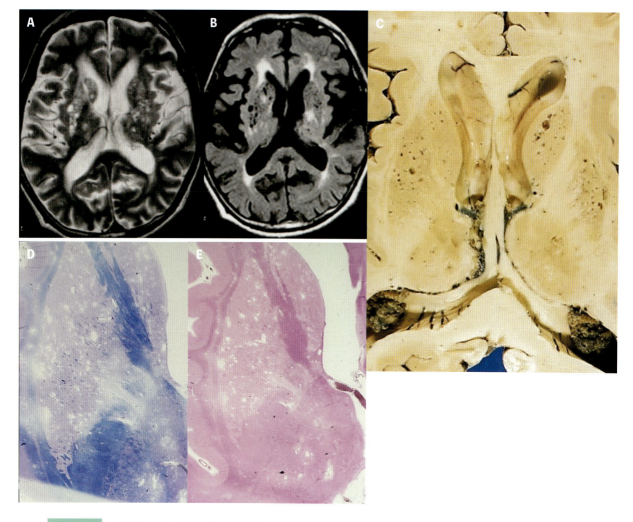

図 2-53　多発ラクナおよび血管周囲腔拡大

A-E：81歳男．高血圧，脂質異常症，パーキンソン病あり．急性心筋梗塞にて死亡．
A ：T2．基底核，視床の多発性点状高信号域．
B ：FLAIR．基底核，視床の点状病変は多くが周辺に高信号を伴わない低信号，一部は高信号を示す．なお，FLAIR で低信号の周りに高信号を伴う場合は虚血巣周辺のグリオーシス示すことが多い．
C ：対応する水平断脳割面．基底核，視床に多数の小窩が認められる．
DE ：同，HE および KB 染色ルーペ像．ラクナ梗塞と血管周囲腔拡大（état criblé/cribriform state；篩状態）が混在．

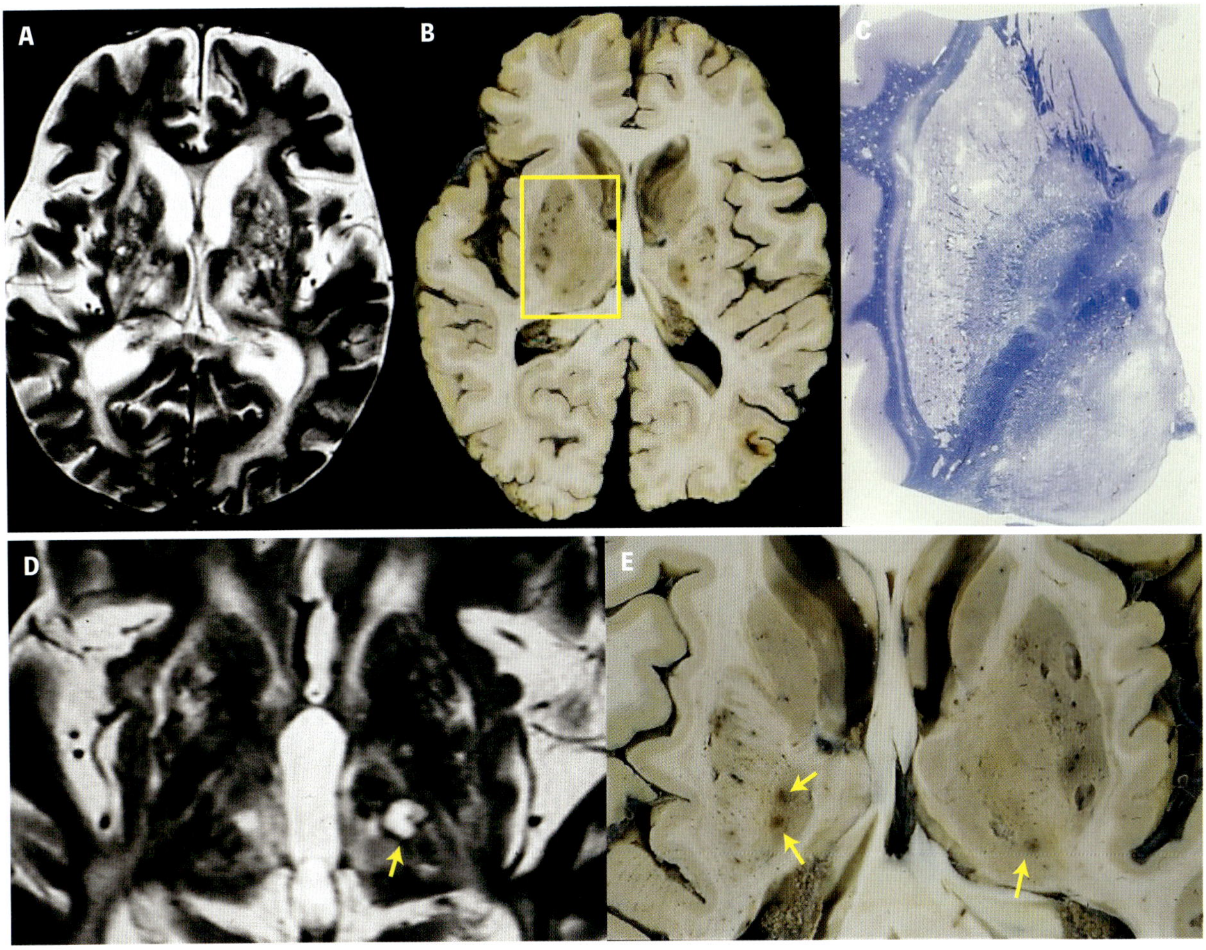

B 虚血性脳血管障害 　　　2 大脳皮質下領域梗塞

図 2-54 　多発ラクナおよび多発性微小出血

A-E：63 歳男．高血圧，IGT あり．Dysarthria clumsy hand syndrome で初発し入院．両側基底核の多発ラク
　　　ナ，橋の出血性梗塞，右内頚動脈閉塞などを認めた．歩行障害，偽性球麻痺による嚥下障害のため入退院を
　　　繰り返し，79 歳時，誤嚥性肺炎で死亡．経過を通じ認知症なし．頭蓋内主幹動脈の高度狭窄・閉塞，椎骨・
　　　脳底動脈の拡張性アテローム硬化と狭窄，脳底動脈壁出血，多発ラクナに加え，基底核・視床・橋・小脳歯
　　　状核などに微小出血を認め，大血管障害と小血管障害が合併した所見であった．

A ：T2．基底核・視床の点状多発性高信号・低信号域．
B ：対応する水平断脳割面．多発ラクナと褐色の微小出血が散在．
C ：同，基底核・視床の KB 染色ルーペ像．多発ラクナ．
D ：A より 1 スライス下の T2．視床に点状の高信号域，低信号域，低信号で囲まれた高信号域（矢印）を認める．
E ：対応する断面の水平断脳割面．多発ラクナに加え，褐色の微小出血（矢印）が散在．

79

II 脳血管障害と関連疾患

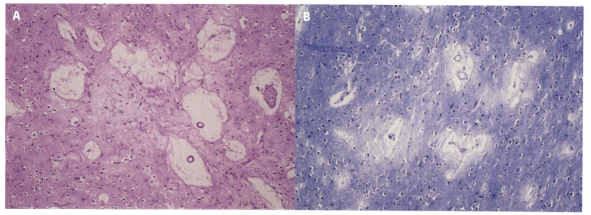

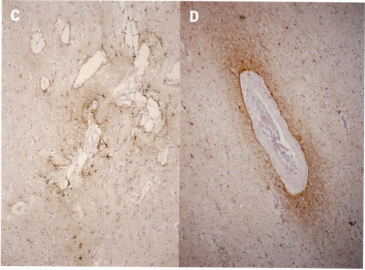

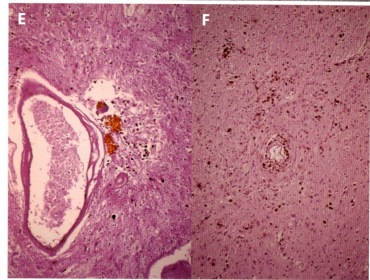

図 2-55　図 2-54 の続き

A：被殻の HE 染色．
B：同 KB 染色．微小血管周囲性の軟化，血管周囲腔拡大，白質の淡明化を認め，lacunar & cribriform state というべき状態である．
C：同，微小血管周囲軟化巣の周囲のグリオーシス．GFAP 染色．
D：同，壁の肥厚した小血管周囲のグリオーシス．GFAP 染色．
EF：被殻および視床の微小出血．褐色のヘモジデリン沈着．HE 染色．

3) レンズ核線条体動脈領域の BAD 型梗塞

穿通枝自体の病変ではなく中大脳動脈からの穿通枝分岐部位近傍にあるアテロームプラークによる閉塞で生じる梗塞で, branch atheromatous disease (BAD 型梗塞, 分枝粥腫症) と呼ばれる[9-12]．

BAD 型梗塞はレンズ核線条体動脈に沿って細長い形状を示し水平断では数スライスにもわたる (図 2-56). 病変が前方寄りの場合は被殻や尾状核頭部の病変を生じ, 症候は軽微であるが, 後方寄りで内包が障害されると高度の片麻痺を呈し, 経過も進行性で機能予後は不良のことが多い (図 2-56C). また, 同一の症候を繰り返す内包領域の脳虚血発作 "Capsular warning sign" を示すことがある[13-15]．

病因と考えられる穿通枝分岐部近傍のアテロームプラークは, 通常の MRA では描出が難しいが, 高分解能 MRI を用いたプラークイメージングで描出が可能である[16]．これらの方法により,

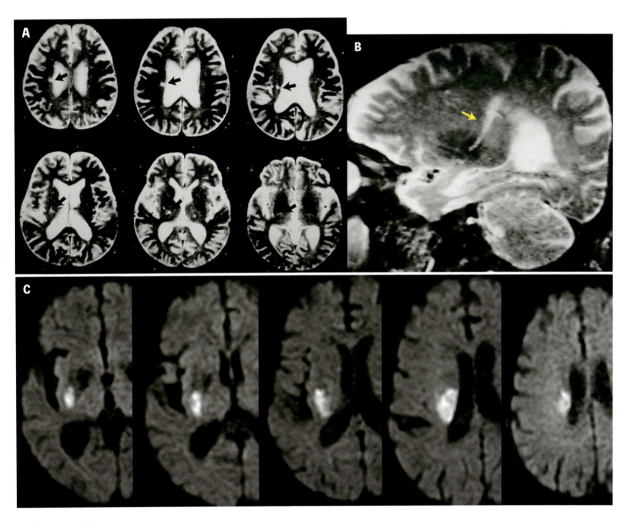

図 2-56 レンズ核線条体動脈領域の BAD 型梗塞

AB：BAD 型梗塞(branch atheromatous disease)の水平断および矢状断 T2. 中大脳動脈水平部より分岐した穿通枝領域に限局した高信号域(矢印)．75 歳男, 50 歳頃から糖尿病, 高血圧あり. 軽い片麻痺の既往.

C：大きめの BAD 型梗塞の DWI. 86 歳女. 高血圧, 多発ラクナあり. 急性発症の片麻痺と Babinski 徴候を示す. 被殻後部, 側脳室近傍の錐体路が障害されている. MRA では MCA 狭窄所見は認めなかった.

大きさではなく成因によってラクナ梗塞やBAD型梗塞を正確に診断し，より有効な治療に繋げることが期待される[17]．

4）線条体内包梗塞

線条体内包梗塞（striatocapsular infarction）はレンズ核線条体動脈のほぼ全領域にわたる複数あるいは同領域全体の梗塞である（**図2-57，図2-58**）[18]．最大径が20〜30mmに達する大きな皮質下梗塞で，尾状核頭部・被殻・内包の全域が障害される場合は片麻痺のほか，しばしば半側空間無視や失語などの皮質症候を示す．被殻や尾状核に限局する場合の症候は軽微である．病因は塞栓によるMCA水平部の閉塞が最も多く，アテローム硬化性狭窄・閉塞による場合もある．

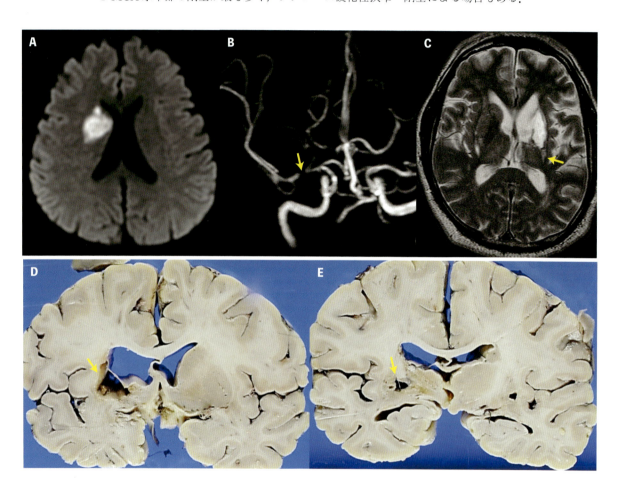

> **図 2-57** 線条体内包梗塞 striatocapsular infarction．アテローム硬化高度2例（AB，C-E）
> AB：60歳女．高血圧，高コレステロール血症あり．慢性骨髄性白血病でニロチニブを10年以上服用．手指巧緻運動障害で発症．Barré徴候（±）以外異常認めず．
> A ：急性期DWI．
> B ：MRA．中大脳動脈水平部（M1）に狭窄所見（矢印）を認め，アテローム血栓性梗塞と診断．
> C-E：類似例．心筋梗塞にて死亡時71歳男．高血圧あり，喫煙なし，心房細動なし．MRAでM1狭窄なし．57歳時に片麻痺を発症したが完全回復していた．
> C ：慢性期T2．被殻と内包前脚の高信号域は梗塞巣の囊胞化を示す．内包後脚にも淡い高信号域が認められる（矢印）．
> DE：同例の冠状断脳割面．脳動脈硬化高度．尾状核，被殻，淡蒼球，視床外側部，内包後脚に梗塞巣（矢印）を認め，脳幹部には錐体路二次変性がみられたが，臨床的には片麻痺は完全に回復していた．

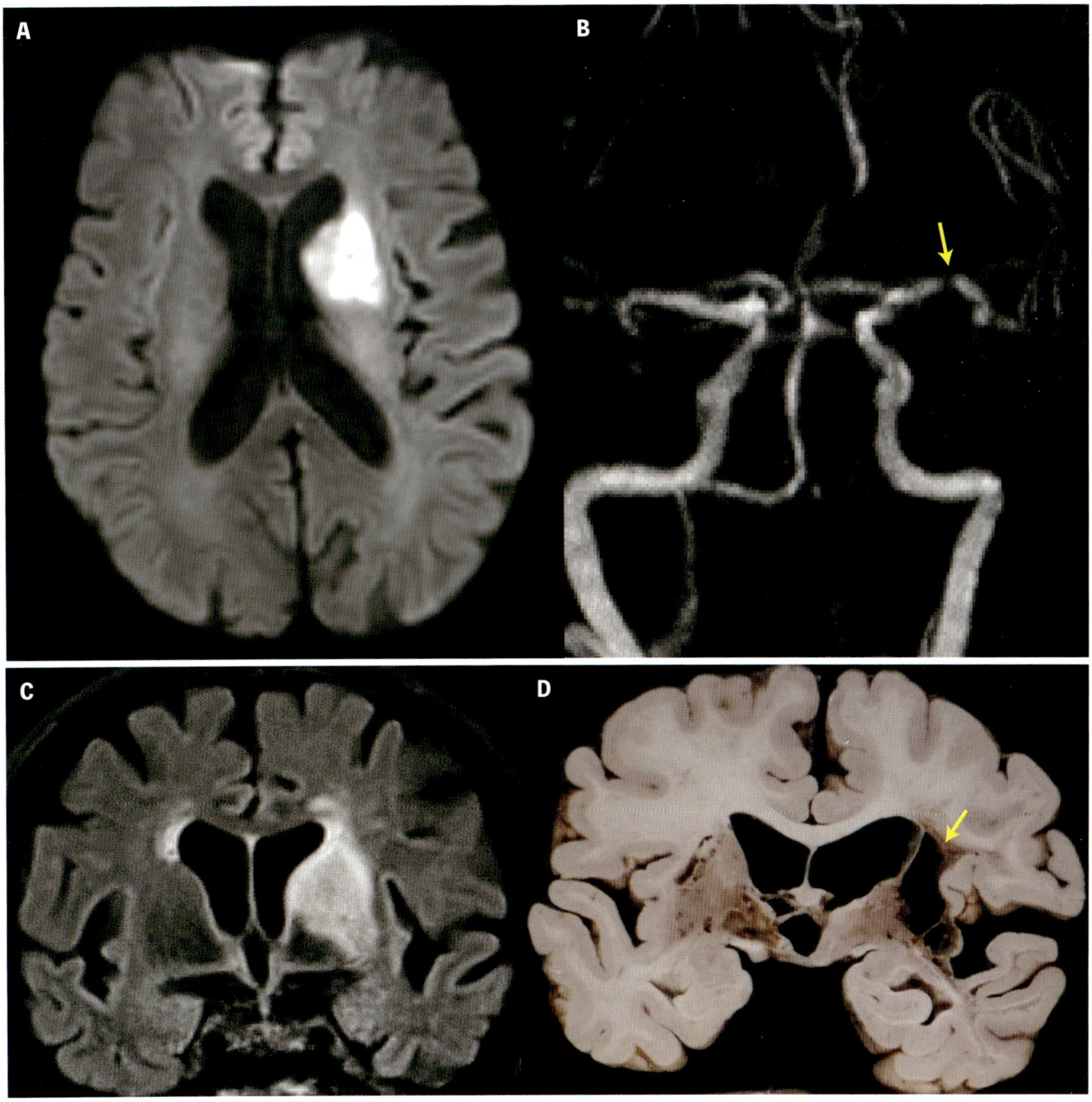

B 虚血性脳血管障害　　2 大脳皮質下領域梗塞

図 2-58　線条体内包梗塞 striatocapsular infarction．脳塞栓（AF）例

A-C：83 歳女．高血圧，心房細動あり．無為，辻褄の合わない会話，体幹の傾斜，Barré 徴候などで突然発症．
A ：DWI．
B ：MRA．M1 の狭窄所見（矢印）．
C ：冠状断 DWI．
D ：類似例の冠状断脳割面．図 2-57C-E と同様，陳旧例のため被殻などの病変部位が完全に囊胞化している（矢印）．

5) 前脈絡動脈領域梗塞

前脈絡動脈は内頚動脈の後交通動脈分岐部より末梢で中大脳動脈分岐部との間より分岐し、視索の表面・外側膝状体・内包後脚の後 2/3、大脳脚の内側 1/3、側脳室脈絡叢などを灌流する。その閉塞により、片麻痺を中心に、一側の運動・感覚麻痺と同側の半盲ないし 1/4 盲の 3 者を認める場合は、Monakow 症候群あるいは Abbie 症候群と呼ばれる（図 2-59）。側頭葉内側面の障害では見当識障害・記憶障害が出現し、外側膝状体が障害されると視野障害が出現する。

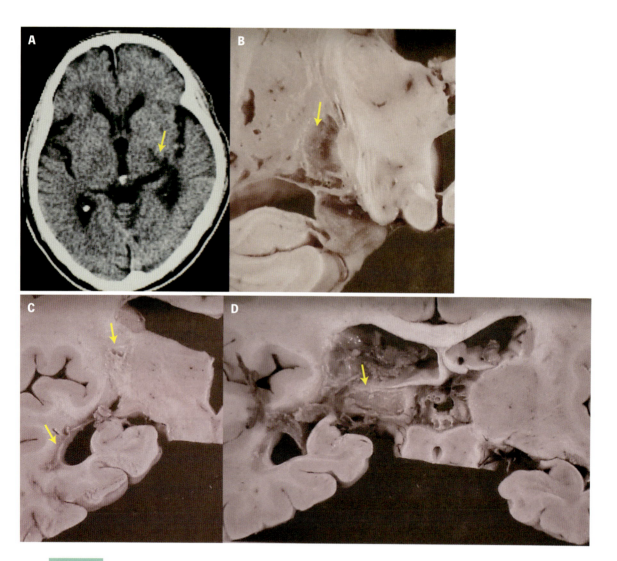

図 2-59 前脈絡叢動脈領域梗塞
A：CT．内包膝部から内包後脚に及ぶ棍棒状の低吸収域．
B-D：冠状断脳割面．梗塞巣は淡蒼球、側頭葉内側、被殻、視床枕に及ぶ（矢印）．

6) 視床梗塞

　前内側視床梗塞は前乳頭体動脈（欠如例では傍正中視床動脈）の閉塞により視床前核，背内側視床核，乳頭体視床路（mammillothalamic tract）など記憶に関連した回路や中継核が障害され，急性期の傾眠とその後に出現する健忘を示す（**図2-60AB**）[19]．

　傍正中視床・中脳梗塞は前内側視床梗塞よりやや正中・尾側の視床・中脳に出現し，主症候は①中脳網様体および網様体賦活系と密接な関係のある視床内側部諸核の障害による意識障害，睡眠障害，記憶障害，せん妄・興奮や行動の異常であり，②視蓋・後交連，動眼神経核およびその髄内神経の障害による眼球運動・瞳孔異常，③赤核・上小脳脚など小脳出力系の障害による運動障害が加わることも少なくない[20-24]．このタイプは支配血管である左右の傍正中視床動脈（視床穿通動脈）

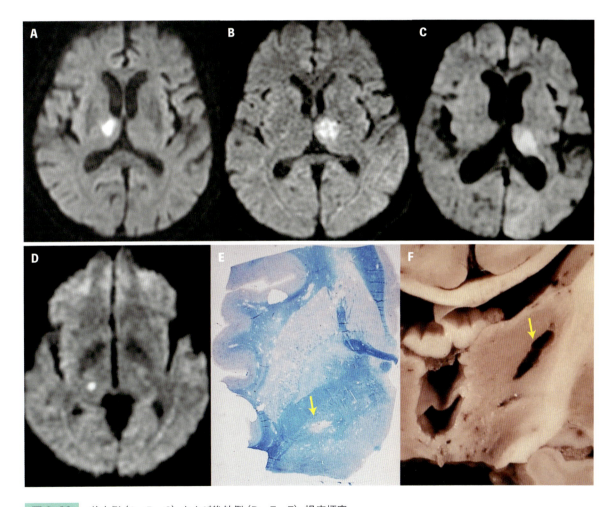

図2-60　前内側（A，B，C）および後外側（D，E，F）視床梗塞

A-D：DWI．
A：右前内側視床梗塞．84歳男．傾眠，無表情，microphonia，注意障害，せん妄が出現，記憶障害と遂行機能障害が残存し中等度認知症の状態で推移した．
B：左前内側視床梗塞．66歳女．心臓カテーテル検査後より傾眠，健忘が出現．中等度の認知症を残した．
C：内側視床梗塞による血管性認知症例．
D：視床後外側腹側核(VPL核)の小梗塞．51歳男．半身のしびれ感を呈した．
E：Dの類似例の病理水平断 KB染色ルーペ像．矢印がVPL核．
F：外側腹側核(VL核)の梗塞(矢印)．冠状断割面．

II 脳血管障害と関連疾患

がしばしば1本の共通枝から生じる（Percheron 動脈）[25]ので両側性の病変を生じることが多く，冠状断 MRI で蝶型の梗塞巣を示す（図 2-61）．

後外側腹側核（VPL）や後内側腹側核（VPM）は視床膝状体動脈の灌流を受け，その梗塞では後索，内側毛帯，脊髄視床路，三叉神経からの体性感覚情報処理が障害されて半身の感覚障害，手口症候群などを示す（図 2-60DE）．

古典的視床症候群（Dejerine-Roussy 症候群）は通常 BAD 型梗塞で，VPL・VPM 核，VL 核，内包などより広範囲の病変で生じ，感覚障害（感覚鈍麻や視床痛），運動麻痺，運動失調，不随意運動を伴う．

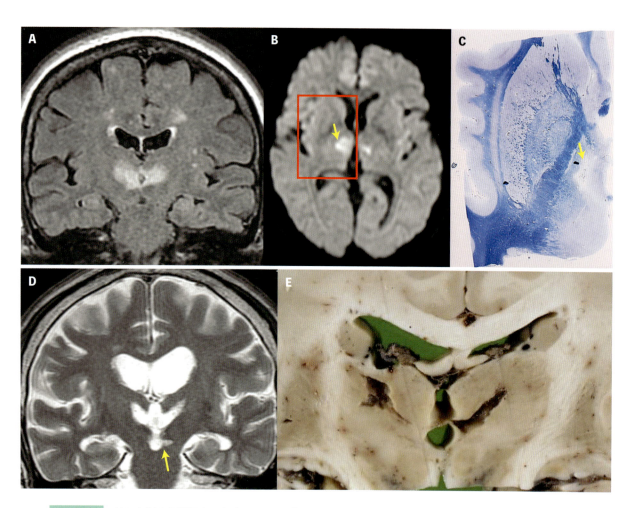

図 2-61 傍正中視床中脳梗塞 3 例（A-C，D，E）

A-C：60 歳女．急性発症の傾眠，縮瞳（1.5mm 正円同大），対光反射微弱．回復後も軽度の認知機能低下（MMSE25，FAB14）が残存，両側視床梗塞による血管性認知症と診断．8 年後に敗血症で死亡．
A：発症時の FLAIR．
B：同，DWI．視床傍正中部両側の梗塞巣．
C：同，B の □ で囲った部位の病理水平断．傍正中視床梗塞（矢印）．KB 染色．
D：67 歳男．心房細動がありワルファリンを内服．大腸内視鏡検査のため休薬中に昏睡状態で発見．両側傍正中領域に蝶型の梗塞を認める．回復後も中等度認知症（MMSE16，FAB10，失算・着衣失行・空間認知障害），左動眼神経麻痺・垂直方向注視障害を残す．慢性期の冠状断 T2．矢印の左傍正中中脳にも小梗塞を認める．
E：類似例．74 歳女，傾眠，健忘で発症．冠状断脳割面で両側に傍正中領域の蝶型の梗塞を認める．

3 境界域梗塞

大脳の ACA-MCA 境界領域は上前頭溝に沿って穹隆部を前頭葉から頭頂葉に向かって前後方向に分布する．MCA-PCA 境界領域は下側頭回に沿った側頭葉および頭頂葉の内側面である．これらの部位に生じる大脳半球の境界域梗塞は，表在型（皮質型）および深部型に大別される．表在型は底面を脳表とする特徴的な楔形の梗塞で（**図 2-62AB**），前方病変（ACA-MCA），上部病変（ACA-MCA），後方病変（MCA-PCA），3 枝境界病変（ACA-MCA-PCA））に分類できる．深部型は表在穿通枝（髄質動脈）と深部穿通枝との境界域梗塞で，融合性と部分性に分類され，大脳皮質・白質では線状，あるいは点状に連なる小梗塞が前方から後方に続く境界域に分布する（**図 2-62C**）．

症候は，意識障害，運動麻痺，皮質巣症状など多様で，血管性認知症の原因としても重要である．

発症には微小塞栓と血行力学が相乗的に働いていると考えられるが，皮質枝間の境界域梗塞は内頚動脈や大動脈のアテロームプラークからの微小塞栓の関与が大きく，一方，深部型境界域梗塞は MCA 狭窄・閉塞で多く，血行力学が関与し，急性期進行を示し機能予後も悪いことが多い[26]．また，後方病変では，片側性は塞栓性，両側性は血行力学性が多い[27]．

Ⅱ 脳血管障害と関連疾患

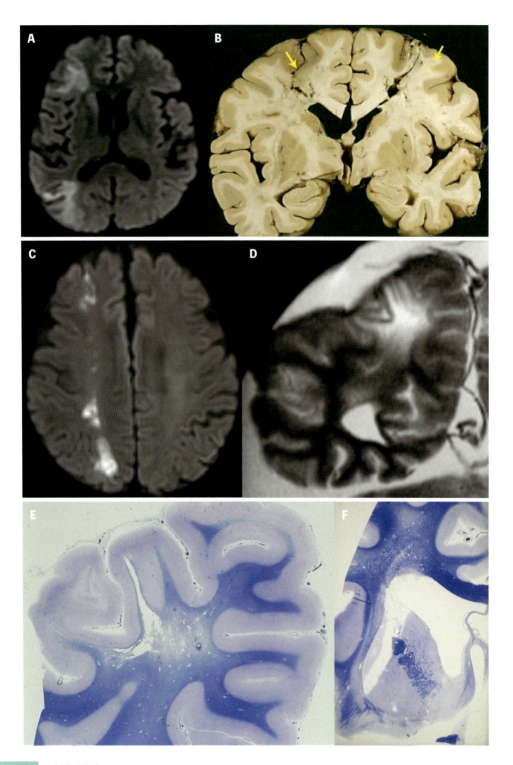

図 2-62 境界域梗塞

A：内頚動脈狭窄による表在型境界域梗塞の DWI. B：類似例の冠状断脳割面.
C：内頚動脈狭窄による深部型境界域梗塞の DWI. 76 歳男, 上肢脱力感と同名半盲を示した.
D：内頚動脈閉塞症で生じた表在型 3 枝境界域梗塞例の冠状断 T2(postmortem MRI).
E：同じ例の KB 染色. 後頭葉深部白質の non-cystic infaction, 白質淡明化, 血管周囲腔拡大.
F：Heubner 動脈と MCA の境界領域梗塞. KB 染色ルーペ像. 尾状核の上 2/3 と被殻の上 1/3 が, ACA の分枝である Heubner 動脈と MCA の分枝であるレンズ核線条体動脈の境界領域に相当する.

B 虚血性脳血管障害　　　3 境界域梗塞

そうだったのか Case 4

内頸動脈高度狭窄による多発梗塞，3枝境界域梗塞

症例	60歳，男
経過	35歳時より若年性高血圧で薬物治療を受けていた．52歳時より右大脳半球優位に皮質・皮質下の多発性小梗塞を繰り返し発症，7年間に計6回を数えた．右内頸動脈狭窄を認め，梗塞巣の性状からアテローム塞栓性梗塞と考えられた．左優位の両側片麻痺が残存した．60歳時より高血圧性およびコレステロール塞栓による腎不全で人工透析導入．61歳時，急死した．
剖検所見	全身の動脈硬化高度．死因は解離性大動脈瘤破裂と心囊腔への破裂による心タンポナーデと判明．内頸動脈および脳底動脈の高度狭窄を認めた．

画像と病理の対比　図2-63，図2-64を参照．

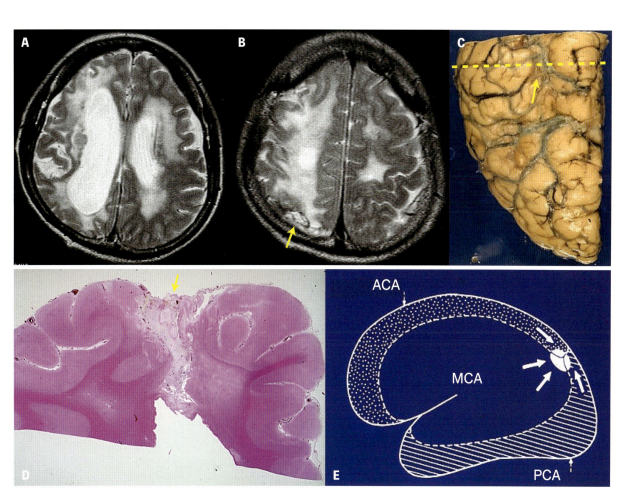

図2-63　MRIと病理

AB：死亡5日前のT2．右優位に癒合性の広範な白質病変と右半球の高度な片側性萎縮が認められる．Bの矢印は3枝境界域梗塞．低信号は出血性梗塞を示す．
C：後頭葉の外観．矢印はBの矢印部位に対応し，皮質の陥凹，褐色調の着色は出血性梗塞を示す．
D：Cの点線部位の冠状断面HE染色ルーペ像．矢印の3枝境界域梗塞は楔状で深部に達している．
E：3枝境界域梗塞の模式図（K.-J.Zülch, 1981による）．

Ⅱ 脳血管障害と関連疾患

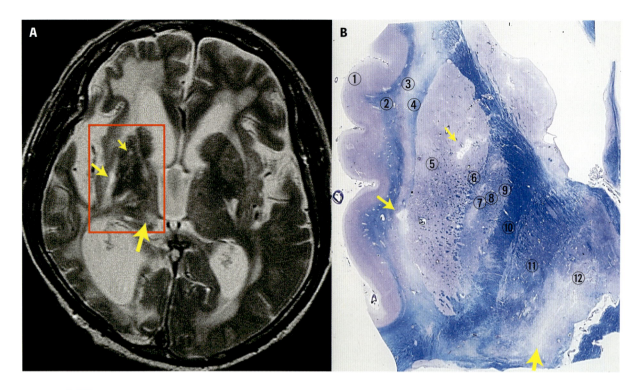

図 2-64 MRIと病理（続き）

A：T2．右半球の高度な萎縮，白質病変，被殻梗塞（矢印小），subinsular infarct（矢印中），視床梗塞（矢印大）に加え，左右の内包にも小梗塞を認める．

B：Aの□で囲んだ部位のKB染色ルーペ像．Aの矢印小，中，大に相当する部位に梗塞巣を認める．解剖学的構造は外側から順に，①島葉皮質，②最外包，③前障，④外包，⑤被殻，⑥外側髄板，⑦淡蒼球外節，⑧内側髄板，⑨淡蒼球内節，⑩内包，⑪視床外側核，⑫視床内側核を同定できる．

ポイント　①内頚動脈高度狭窄により，慢性低灌流とアテローム塞栓性機序によって大脳皮質・白質病変が癒合を繰り返し，同側半球の萎縮・脳室拡大を呈したと考えられる．
②3枝境界域梗塞は水平断画像や脳病理表面観察で想像するよりも深い梗塞である．

B 虚血性脳血管障害 4 椎骨・脳底動脈領域梗塞

4 椎骨・脳底動脈領域梗塞

　脳幹は基本的には，脳底動脈からの，①傍正中枝，②短回旋枝，③長回旋枝によって灌流される．狭い部位に脳神経核など多くの神経核や神経束が密集しているため，それぞれの血管の近位あるいは遠位での閉塞により様々な症候の組み合わせを示す．

1) 中脳梗塞

　古典的中脳症候群としては，Weber 症候群，Benedikt 症候群，Claude 症候群，中脳背側症候群などがある．

　Weber 症候群は，大脳脚正中部の小病巣により錐体路線維と動眼神経線維束が同時に障害されて対側片麻痺と同側動眼神経麻痺をきたす（**図 2-65A-C**）．病巣が小さくて動眼神経線維束を含まず大脳脚に限局した場合は片麻痺のみを呈する（中脳性片麻痺）（**図 2-65DE**）．大脳脚・黒質には微小梗塞，錐体路二次変性，血管周囲腔拡大などもよくみられる（**図 2-65F-I**）．

　MLF 症候群（核間性眼筋麻痺）は中脳背側の内側縦束（MLF）の病巣で，対側への側方注視に際し患側眼の内転障害，健側の外転眼で眼振が生じる．造影して初めて描出可能な微小病巣例もある（**図 2-66**）[28]．

2) 橋梗塞

　腹側症候群（Millard-Gubler 症候群，pure motor hemiparesis，ataxic hemiparesis など），背側症候群（Foville 症候群，傍正中部症候群など），外側症候群などに分類されるが，多いのは底部のラクナ梗塞（**図 2-67**）と BAD 型梗塞（**図 2-68**）である．

　底部のラクナ梗塞は無症候ないし軽度の運動麻痺を呈するが，BAD 型では大脳の BAD 型梗塞と同様，進行性の経過を辿ることが多く，底面に達する細長い病巣のため高度の片麻痺や構音障害をきたしやすい．傍正中枝と回旋枝の両者を巻き込んで大きな梗塞を示すことがある（**図 2-68D**）．病巣が被蓋部に及ぶこともある．

91

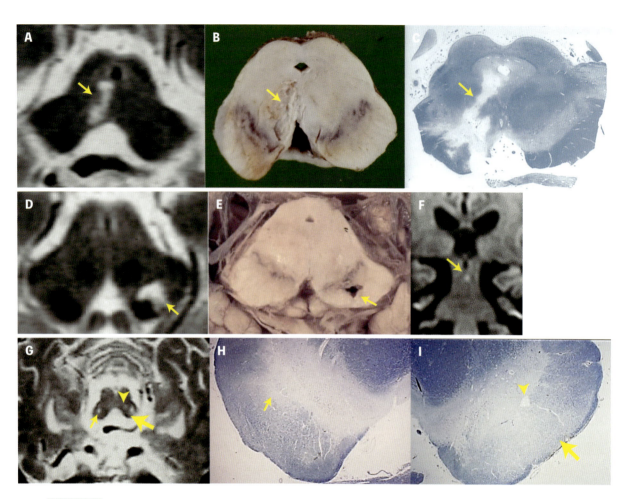

図 2-65 中脳梗塞（1）．Weber 症候群，中脳性片麻痺，大脳脚の小病変

A-C：Weber 症候群．動眼神経核から大脳脚にまで及ぶ細長い梗塞（矢印）で，中脳性片麻痺および動眼神経麻痺による複視と眼瞼下垂を示した．

A：T2．
B：類似例の脳割面．
C：類似例の KB 染色ルーペ像．
D：大脳脚梗塞による中脳性片麻痺で動眼神経麻痺は呈さなかった．T2．
E：類似例の割面．大脳脚の錐体路走行部位の小梗塞（矢印）．
F：動眼神経核に限局した微小梗塞による動眼神経単独麻痺．DWI．
G：両側大脳脚の点状高信号域．T2．
HI：同じ例の病理 KB 染色ルーペ像．GH の矢印は大脳脚の微小梗塞，GI の大矢印は錐体路二次変性，GI の矢頭は拡大した血管周囲腔であった．

B 虚血性脳血管障害　　4 椎骨・脳底動脈領域梗塞

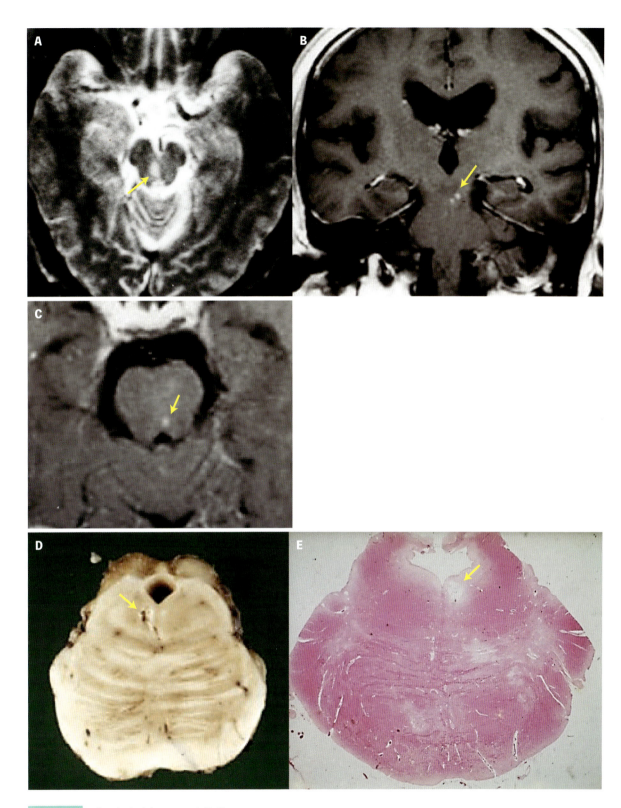

図 2-66　中脳梗塞 (2)．MLF 症候群

A ：MLF 症候群．T2 で高信号を示し内側縦束を含むやや大きい病巣 (矢印) が認められる．
BC ：微小病変による MLF 症候群．T2 は正常，造影 T1 で病変が描出された (矢印)．
DE ：類似 2 例の病理．割面および HE 染色ルーペ像．内側縦束の小梗塞 (矢印)．

II 脳血管障害と関連疾患

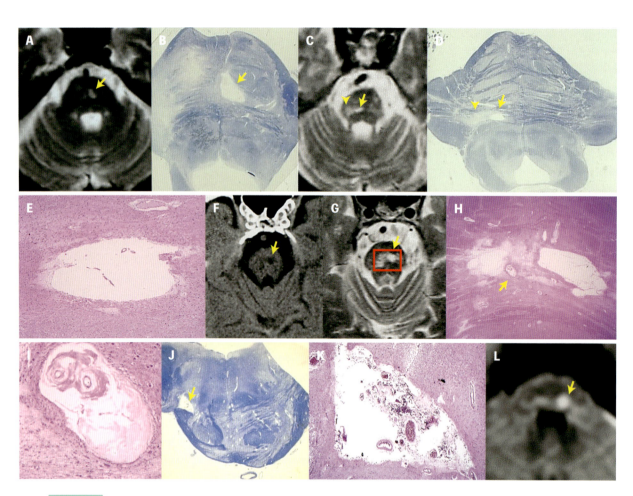

図 2-67 橋のラクナ梗塞 5 例（AB，C-E，F-I，JK，L）

A：T2．橋底部の高信号域（矢印）．
B：同部位の病理 KB 染色．底部のラクナ梗塞（矢印）．
C：T2．淡い高信号域（矢頭）と高信号域（矢印）．
D：同部位の病理 KB 染色．それぞれ，非囊胞性小梗塞と囊胞性小梗塞（ラクナ梗塞）であることがわかる．
E：D の矢印部位拡大，HE 染色．内部に小血管が認められる．
F：別の例の CT．橋底部の低吸収域（矢印）．
G：同，T2．橋底部左右の高信号域（矢印）．
H：同部位の病理 HE 染色．2 個のラクナ梗塞と周囲の淡明化．
I：H の矢印部位拡大．壁の肥厚した小血管．高血圧性小血管病の所見．
J：別の例．橋被蓋部外側のラクナ梗塞（矢印）．KB 染色．
K：同，J の矢印部位の HE 染色拡大．内部に小血管と壊死産物を認める．
L：手掌口症候群を呈した橋内側毛帯のラクナ梗塞（矢印）．DWI．

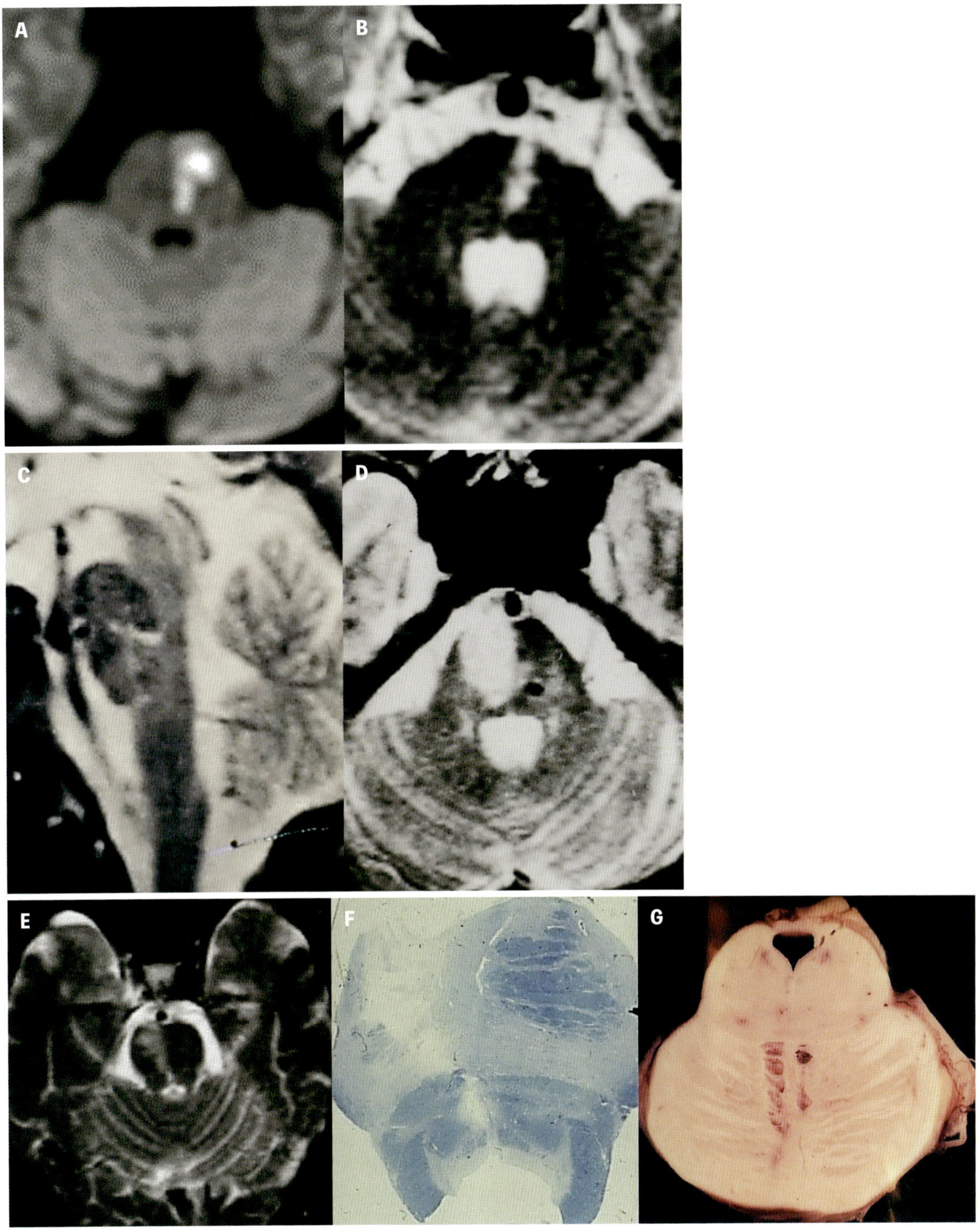

B 虚血性脳血管障害　　　4 椎骨・脳底動脈領域梗塞

図 2-68　橋の BAD 型梗塞 5 例（A，BC，D，EF，G）

A：四肢の筋力低下と構音障害を呈した橋の BAD 型梗塞．DWI.

B：類似例の慢性期 T2．C：同，矢状断.

D：短回旋枝も巻き込んだと思われる大きな BAD 型梗塞の T2．完全片麻痺と構音障害を示した.

E：73 歳男．高血圧，糖尿病あり．2 年前，片麻痺を発症．T2．F：同部位の病理 KB 染色．脳底動脈は 90％
以上の狭窄を示した．G：類似例の橋割面．陳旧性の細長い囊胞性小梗塞.

3) 延髄梗塞

　延髄梗塞は内側梗塞と外側梗塞に大別される．延髄内側は主に前脊髄動脈と椎骨動脈の分枝から灌流されており，同部位の虚血により，典型的には，対側の頚部以下の運動麻痺と深部感覚障害，患側の舌下神経麻痺を3徴候とする延髄内側症候群（Dejerine 症候群）を呈する（**図 2-69A-D**）．その機序は傍正中枝あるいは短回旋枝領域のラクナ梗塞，BAD 型梗塞，椎骨動脈閉塞などで，錐体病変による片麻痺のみの例（**図 2-69E**），あるいは，内側毛帯に限局する例（**図 2-69F**）や，前庭核障害で回転性めまいを生じる例など症候も多様である[29-31]．

　延髄内側梗塞には両側例があり，四肢麻痺や両側性深部感覚障害，舌運動障害に加え，球麻痺や呼吸障害を呈するため，Guillain-Barré 症候群[32]や重症筋無力症クリーゼなど他の神経筋疾患との鑑別を要することがある（**図 2-69D**）．急性期の1回の DWI では病変が描出できないこともあるので，DWI の再検が必要である．

　延髄外側梗塞は椎骨動脈の主幹，穿通枝，または後下小脳動脈（PICA）の閉塞により生じ，典型例では病側の顔面・上下肢感覚障害，運動失調，回転性めまい，眼振，嚥下障害・嗄声，吃逆，反対側半身の温痛覚障害などが揃った Wallenberg 症候群を呈するが，不全型も多い．血管病変は動脈硬化性のほか，若年者では動脈解離によるものが少なくない．

　一般に予後は良好とされるが，予後不良になる場合として，小脳梗塞による後頭蓋窩圧の上昇，誤嚥，心血管系および自律神経系の異常，呼吸障害（Ondine's curse），椎骨動脈から脳底動脈への血栓の進展，椎骨動脈から脳底動脈への A to A embolism，両側椎骨動脈の病変（低形成，高度狭窄，閉塞）などが挙げられる[33]．

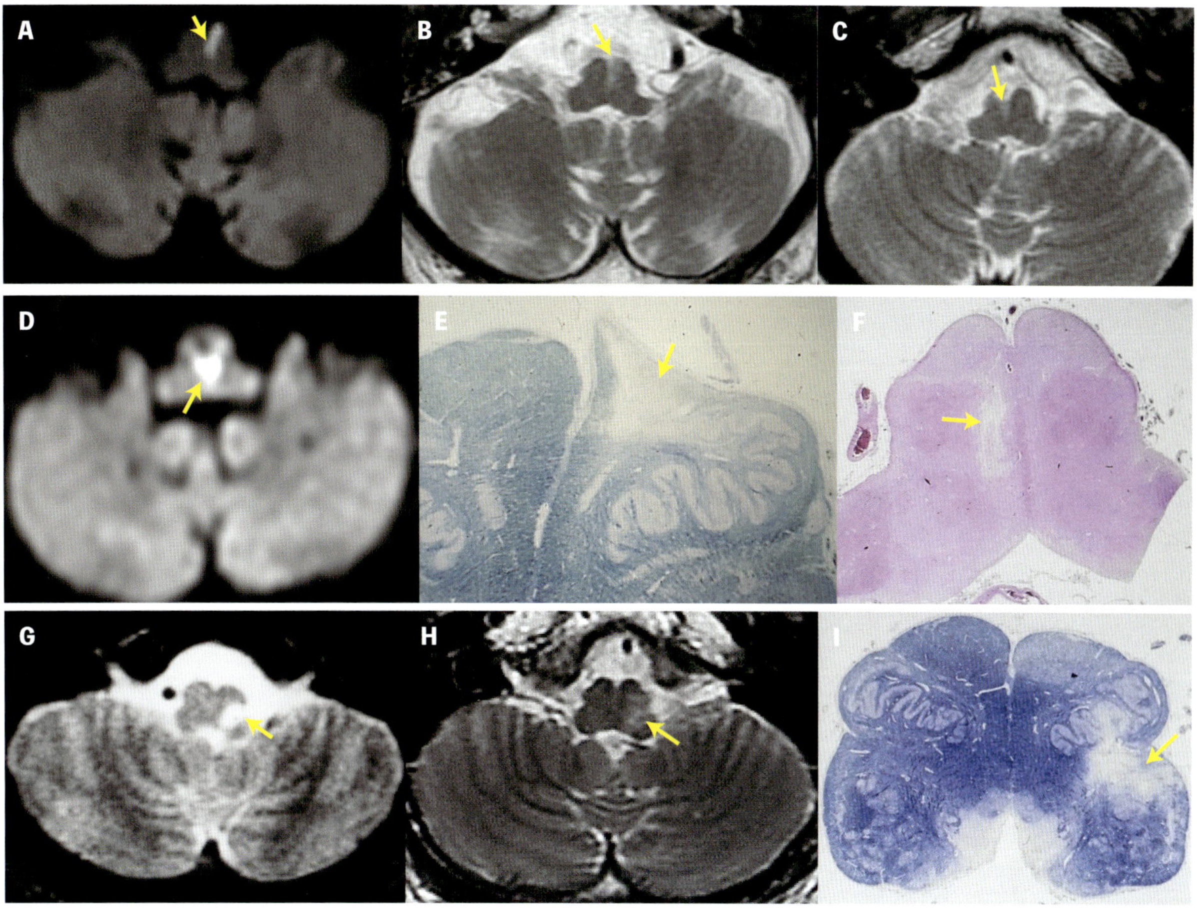

B 虚血性脳血管障害　4 椎骨・脳底動脈領域梗塞

図 2-69　延髄梗塞

A：80 歳男．ふらつきで発症．右上肢の軽い運動失調・Barré 徴候と軽い構音障害あり．延髄内側梗塞で錐体が侵されている．DWI．

B：同じ例の T2．

C：67 歳女．空がいつもと違ってピンク色に見え，左上肢のしびれ感に続いて左片麻痺が出現．完全片麻痺と高度の固有覚低下を示すも舌の運動麻痺なし．慢性期 T2．錐体の形が失われている．

D：79 歳男．急性発症の嚥下障害で，当日の DWI で新規梗塞所見を認めず，重症筋無力症のクリーゼも鑑別候補に挙がった．四肢筋力低下・腱反射亢進，両側 Babinski 徴候陽性．4 日後の DWI で両側延髄内側（矢印）および小脳底部の小梗塞を認めた．

E：77 歳男．発症時期不明の右優位四肢麻痺と深部知覚障害を呈し脳 CT で異常認めず．頚椎後縦靱帯骨化症と脊柱管狭窄症が原因と診断されていた．脳切時に延髄錐体に限局した陳旧性梗塞が発見された．KB 染色．

F：66 歳男．中大脳動脈領域大梗塞例で脳切時に発見された延髄内側梗塞．錐体は梗塞を免れている．HE 染色．

G：延髄外側梗塞．T2．Wallenberg 症候群を呈した．

H：46 歳男．延髄外側梗塞だが病変は広く半側延髄梗塞に近い．Wallenberg 症候群を呈し，経過の途中，中枢性呼吸障害による夜間 PO_2 低下を示した．

I：類似例の病理 KB 染色．

II 脳血管障害と関連疾患

そうだったのか Case 5

Wallenberg症候群で発症，両側椎骨動脈閉塞による心肺停止から低酸素性虚血性脳症に至った後，急死した症例

症例：80歳，男

経過：60歳時より本態性高血圧があり血圧変動が大きかった．70歳時，MRIで多発性ラクナ梗塞を認めた．上半盲があり，MRIで後頭葉の鳥距溝より下部に両側性の梗塞巣を認め，責任病巣と考えられた．70歳代後半から同じことを何度も繰り返し話すことが多くなった．80歳時，入浴後に歩行障害を自覚．翌日には伝い歩きもできず，構音・嚥下障害が加わり緊急入院．左半身の解離性感覚障害，右小脳性運動失調を認め，MRI所見からWallenberg症候群と診断．意識レベルJCS 3，嚥下障害のため口腔内に唾液多量貯留．せん妄状態で病棟内を徘徊，ナースに殴りかかる等の行動あり．

1週後の早朝，突然心拍30台になり心肺停止．直ちに蘇生，人工呼吸器を装着．深昏睡で2日間全身性ミオクローヌス重積状態が持続．蘇生後2週間で吃逆に続き自発呼吸回復し1月後，呼吸器より離脱．以後深昏睡のまま経過し，3月後，突然の呼吸停止で死亡した．

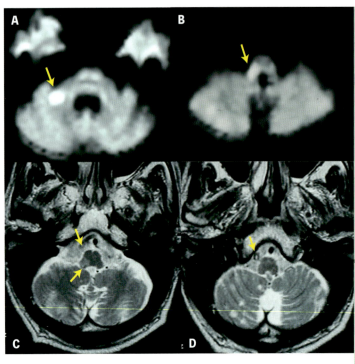
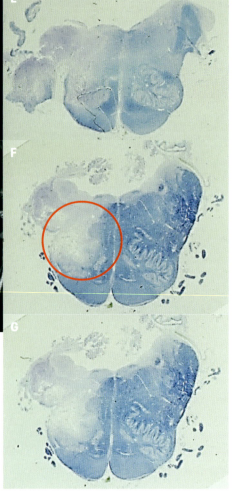

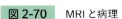　MRIと病理

AB：発症2日後のDWI．
CD：T2．延髄外側梗塞（矢印）と同側の椎骨動脈のflow void消失がみられ（矢印），椎骨動脈閉塞によるWallenberg症候群と診断．
E-G：延髄の病理．KB染色ルーペ像．梗塞巣は半側に広がっている．

B 虚血性脳血管障害　　　4 椎骨・脳底動脈領域梗塞

病理所見　冠動脈硬化高度．気管支肺炎なし．他の諸臓器に著変認めず．脳は高度に萎縮，脳重1004gと著減．

脳表の観察では後頭葉両側に陥凹部位がありMRIで認められた梗塞巣に一致．両側の小脳底面に陳旧性小梗塞．橋，延髄ともに軟化．内頚動脈，両側中大脳動脈および両側後大脳動脈の基部，脳底動脈ともに動脈硬化高度．脳病理診断は低酸素性虚血性脳症，両側椎骨動脈閉塞，多発性脳梗塞．両側海馬の萎縮からアルツハイマー病合併が疑われたが低酸素性虚血性脳症のため確定できず．推定死因は延髄呼吸中枢の障害による呼吸停止．

画像と病理の対比　図2-70，図2-71，図2-72を参照．

ポイント　
①延髄外側梗塞（Wallenberg症候群）の予後は一般に良好とされるが，本文にも記したように，予後不良になる場合がある．
②本例の突然の呼吸停止は延髄呼吸中枢の虚血が原因と考えられる．
③椎骨動脈の両側性閉塞では突然死の危険がある（→304頁，Memo 9 "神経変性疾患と突然死"，参照）．

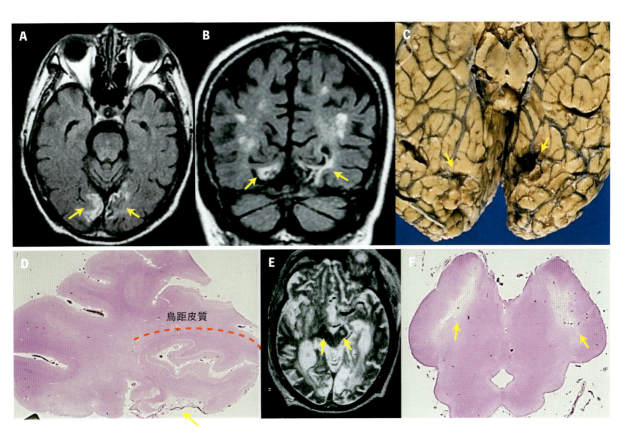

図2-71　MRIと病理

AB：発症3年前のFLAIR．両側の鳥距溝より下部に陳旧性梗塞（矢印）を認め，上半盲の病巣と考えられた．
C：後頭葉下面外観．陥凹部位が梗塞巣（矢印）．
D：冠状断HE染色ルーペ像．鳥距溝より下の後頭葉下面の陳旧性梗塞（矢印）．
E：低酸素性虚血性脳症に罹患後，慢性期のT2．中脳黒質該当部位の高信号域（矢印）．
F：中脳水平断面HE染色ルーペ像．両側黒質および大脳脚内側の陳旧性梗塞（矢印）．

II 脳血管障害と関連疾患

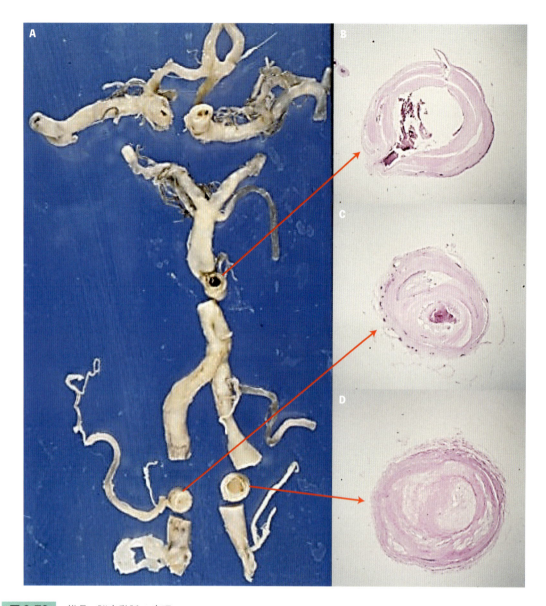

図 2-72 椎骨・脳底動脈の病理

A：脳底部動脈．
B-D：脳底動脈および椎骨動脈の断面．HE染色．椎骨動脈は両側とも動脈硬化により完全に閉塞している．両側閉塞後に両側中脳の虚血巣が出現．図は示さないが橋梗塞，錐体路二次変性，CPM も認められた．

4) 小脳梗塞

　小脳を灌流する主な動脈は，脳底動脈より分枝する上小脳動脈（SCA）と前下小脳動脈（AICA），および，椎骨動脈より分枝する後下小脳動脈（PICA）で，これらは末梢で豊富な吻合を作っている．Variation が非常に多く，例えば SCA 重複，AICA や PICA の欠如または糸状，PICA 一側欠如・他側から両側分枝，椎骨動脈が直接 PICA に移行など，多彩である[34]．個人差が大だが，通常，SCA は上面と歯状核，AICA は前下面と虫部底面の前部，PICA は後下面に分布する．これらのうち，SCA が最も広範囲を灌流し，AICA は欠如して PICA と共通枝を形成することもある．

　小脳梗塞の主な症候は，回転性めまい，ふらつき，四肢および体幹の運動失調，悪心・嘔吐，構音障害，複視などであり，病巣が小さく無症候または，めまいのみの症例から，巨大な梗塞で脳浮腫による脳幹圧迫，急性閉塞性水頭症，小脳扁桃ヘルニアなどを生じる重症例まで多様である．最も多い PICA 領域の後下面の梗塞は椎骨動脈または PICA の閉塞で生じ，Wallenberg 症候群を合併することがある（**図 2-73AB**）．SCA 領域梗塞は稀である（**図 2-74**）．

II 脳血管障害と関連疾患

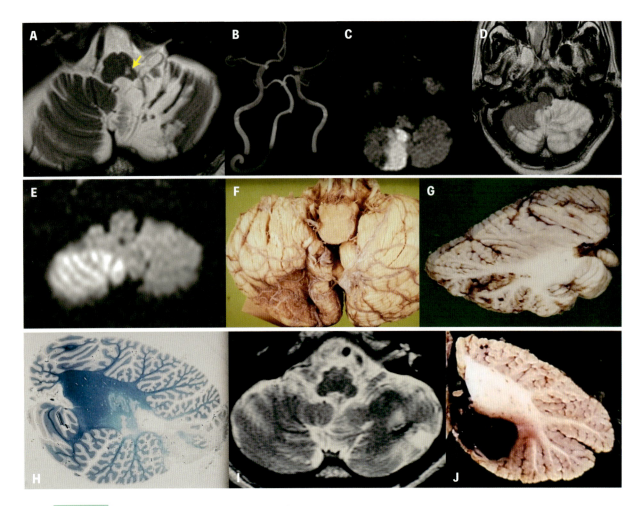

図 2-73 小脳梗塞（1）．PICA・AICA 領域梗塞

AB：70 歳男．顔面含む右半身温覚低下，腱反射正常，体幹失調，注視方向性回転性眼振あり．
A：慢性期 T2．PICA 領域の小脳底面陳旧性梗塞に加え，同側延髄外側梗塞（矢印）を認める．
B：同じ例の MRA．病変と反対側の椎骨動脈低形成，病変側の PICA 描出不良．
C：78 歳男．多発性脳梗塞既往あり．回転性めまいと悪心で発症．DWI で小脳下面に高信号．アテローム硬化性小脳梗塞と診断．
D：61 歳男．感冒症状あり．歯周病の切開排膿治療後，めまい、頭痛，悪心，嘔吐あり．血圧上昇，発汗著明．意識清明で髄膜刺激徴候なし．側方視時に軽度の注視方向性眼振あり．構音・嚥下障害や運動、感覚障害、四肢の運動失調なし．腱反射正常．自力で体位変換可．起立するとふらつくため，歩行は困難（"麻痺がないのに立てない・歩けない"）．CT 正常．T2 で両側小脳底面の広範な梗塞と判明，減圧手術を要した．
E：35 歳男．会話中，突然右後頸部に"ピキッ"と言う音を感じ，同部位の痛み，悪心が出現，立っていられなくなった．真っ直ぐ歩けないため 30 分後来院．DWI．椎骨動脈解離による小脳下面の梗塞であった．
F：類似例の病理外観．
G：類似例の病理割面．
H：類似例の KB 染色ルーペ像．
I：類似例の T2．底面に低信号を示す出血性梗塞．
J：類似例の病理割面．下面の出血性梗塞．

B 虚血性脳血管障害　　4 椎骨・脳底動脈領域梗塞

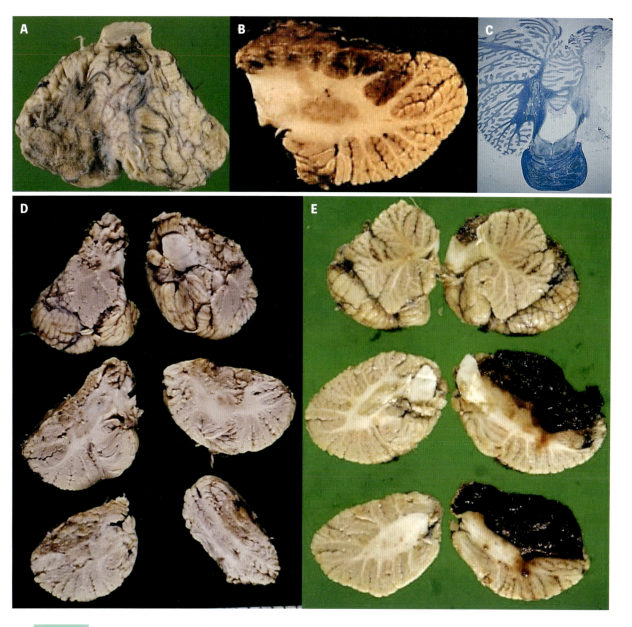

図 2-74　小脳梗塞（2）．SCA 領域梗塞

A：小脳上面の病理．陳旧性上小脳動脈領域梗塞．
B：類似例の割面．小脳上面の出血性梗塞．
C：類似例．KB 染色ルーペ像．歯状核を含む小脳半球が広範に障害されている．
D：類似例の割面．小脳上面の貧血性梗塞．
E：類似例．小脳上面の出血性梗塞．

II 脳血管障害と関連疾患

そうだったのか Case 6
脳ヘルニアで死亡の上小脳動脈領域梗塞

症例	73歳　女
主訴	嘔吐，歩行・構音障害，頭痛
現病歴	X年6月某日の就寝時はいつもと変わらない様子であった．しかし夜中に何度か目が覚めて嘔吐した．朝起きたら歩けず，隣室の夫のところに這っていった．呂律が回らず，頭痛・嘔吐の訴えもあり，夫が救急要請して翌日午前6時半に当院に搬送された．
経過	上小脳動脈およびAICA/PICAを巻き込む小脳梗塞により浮腫が増大し，意識障害が進行したが，肺がんがあり家族が脳室ドレナージや外減圧などの外科的治療を望まなかったため数日後に死亡した．不整脈など塞栓を示唆する所見や，心臓や他の血管系に異常はなかった．
病理所見	図2-75，図2-76を参照．

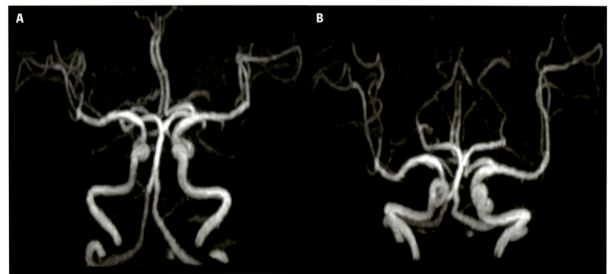

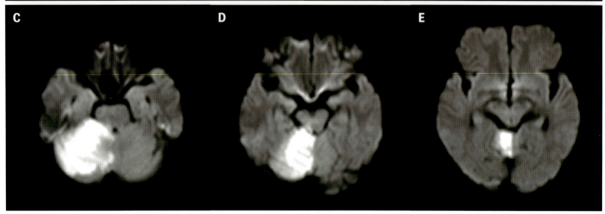

図 2-75
AB：MRAは一見，SCAもBAも目立った狭窄病変はなし．
CD：MRIは右SCA領域の広汎な高輝度病変を認め，脳幹の左方シフトもみられる．

B 虚血性脳血管障害　　4 椎骨・脳底動脈領域梗塞

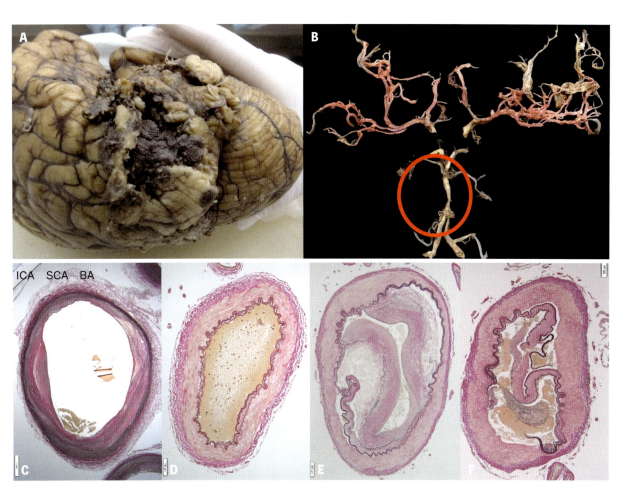

図 2-76

A：脳切時の外観は右小脳の軟化・腫大と，脳ヘルニアなどによると思われる出血性梗塞を認める．
B：剝離した脳血管の展開図．
B 上半分：内頚動脈系．
B 下半分：椎骨脳底動脈系．椎骨脳底動脈系にアテローム硬化を認め，特に脳底動脈に狭窄が認められる（赤丸）．
C-F：左から内頚動脈，上小脳動脈，脳底動脈の内中外膜変化を示す．特に脳底動脈ではアテローム硬化が著明で，高度の内膜肥厚・内腔狭窄を認める．Masson Trichrome および Elastica Van Gieson 染色．

ポイント　①小脳梗塞急性期の開頭外減圧療法の適応については，1）画像上，水頭症がありこれにより昏迷を示す場合は脳室ドレナージ，2）脳幹圧迫がありこれにより昏睡を示す場合は減圧開頭術が一般に勧められるが，十分な科学的根拠があるわけではない（脳卒中治療ガイドライン 2009）．
　　　　　②脳底動脈プラークからの塞栓診断については，連続切片で血栓が飛んだと思われる高度粥腫部位を示し，かつ閉塞部位を示さない限り診断は困難なことが多い．

（京都桂病院山本康正先生，戸田真太郎先生症例）

5）脳底動脈閉塞症

　脳底動脈閉塞あるいは高度狭窄により，後方循環の広範な領域に虚血を生じ，脳幹，小脳，後頭葉，間脳などに限局性あるいは散在性の梗塞を生じる．アテローム硬化による閉塞のほか，椎骨動脈からの血栓の進展，塞栓症などが原因で，血栓症は近位 2/3 に多いのに対し，塞栓症は遠位 1/3 に多い．

　症候は多彩で，めまい，嘔吐，頭痛，視覚・視野異常，眼位異常，変動する四肢の運動麻痺，感覚障害，構音・嚥下障害，意識障害などを示す．延髄呼吸中枢の障害は automatic respiration の障害

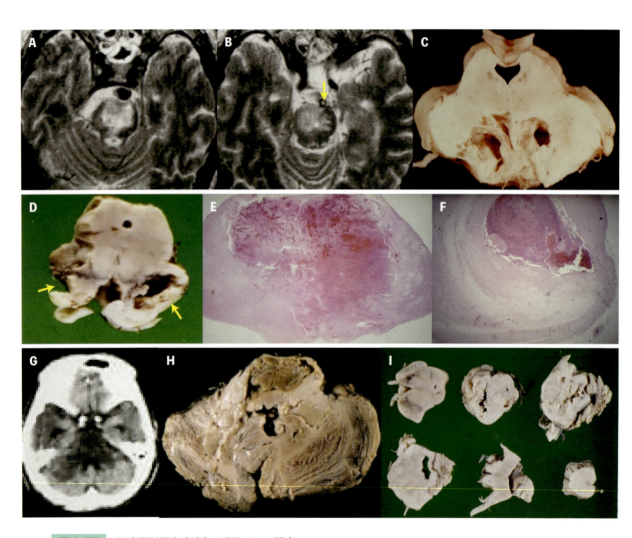

図 2-77　脳底動脈閉塞症（1）．近位 2/3 の閉塞

AB：66 歳男．Locked-in syndrome を呈した脳底動脈閉塞症．広範な橋底部梗塞．T2．脳底動脈の flow void 消失は閉塞を示す（矢印）．
C：類似例の病理割面．橋底部の広範な両側性梗塞．
D：両側大脳脚梗塞で locked-in syndrome を呈した脳底動脈閉塞症の病理割面．
E：α昏睡をきたした脳底動脈閉塞症．55 歳男．糖尿病，心筋梗塞既往あり．複視，めまい，意識消失，難聴，左右交代性の上下肢しびれ感などの TIA を繰り返す．左片麻痺と構音障害から昏睡となり除脳硬直，ocular bobbing 出現，7 日後消化管出血で死亡．橋 HE 染色．橋の中，上部より大脳脚に及ぶ広範な出血性梗塞．
F：同例の閉塞した脳底動脈．HE 染色．
G-I：中脳，橋，小脳の広範な梗塞をきたした脳底動脈閉塞例の CT と病理．

（Ondine'curse）や突然死の原因となる．Locked-in syndrome（閉じ込め症候群）は橋底部または両側大脳脚病変により両側性に皮質脊髄路，皮質延髄路および眼球運動に関与するⅢ，Ⅳ，Ⅴ脳神経核と結合している線維以外の皮質橋路が障害され，意識に関連する中脳から橋上部被蓋の網様体が保たれていることで生じる（図2-77A-D）．

脳底動脈先端部の閉塞はPCAおよび後交通動脈の灌流域である中脳，視床，側頭葉，後頭葉の梗塞を生じ，眼球運動障害，多彩な瞳孔異常，傾眠や幻覚など覚醒機能や行動の異常，半盲や皮質盲などの視野障害，運動・感覚障害など多彩な症候の，"Top of the basilar syndrome"を呈する（図2-78）[35,36]．

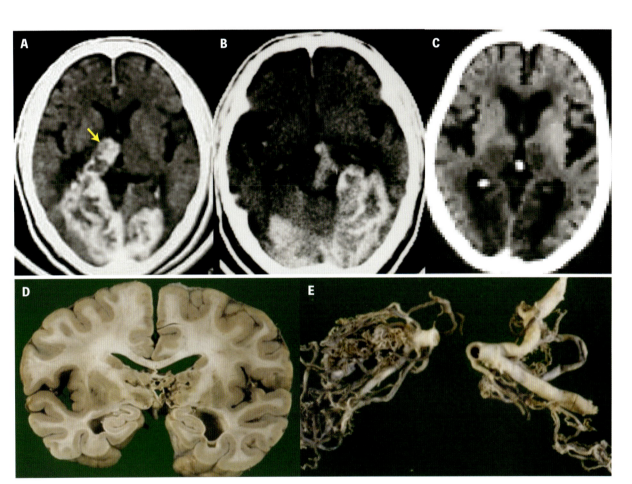

図2-78 脳底動脈閉塞症（2）．Top of the basilar syndrome

AB：一側全視床梗塞（矢印）を伴い，"Top of the basilar syndrome"を呈した脳底動脈閉塞症．59歳男．意識障害で発症，右優位の痙性四肢麻痺，左中枢性顔面神経麻痺，皮質盲，左動眼神経麻痺，右眼下内方偏位，hyperkinetic mutismを呈した（宇高不可思，奥田文悟，秋口一郎，亀山正邦．脳卒中1984;6:538-543）．造影CT．
C：脳底動脈閉塞により両側視床・後頭葉梗塞をきたした例のCT．
DE：同例の病理．

II 脳血管障害と関連疾患

そうだったのか Case 7

脳底動脈血栓症による入院中の突然死

症例 55歳, 女

経過 過去に高血圧, 糖尿病を指摘され1年間薬物治療を受けたがその後, 長年に渡って放置していた. 自転車で転倒, 下肢に挫創を生じ, 皮膚潰瘍の縫合を受けたが, 感染し哆開したため, 植皮手術目的で形成外科に入院. コントロール不良の糖尿病, 腎症, 網膜症が認められ, 内科, 眼科で治療を開始した.

植皮手術の前日, 昼食後に臥床, イビキをかいて眠っているところを目撃されている. 間もなく心肺停止状態で発見, 直ちに心肺蘇生施行, 一旦は心拍再開したが再び心停止し蘇生できず2時間後に死亡した.

病理所見 冠動脈硬化中等度. 左室前壁中隔の陳旧性小梗塞. 大動脈硬化中等度. 他臓器に著変認めず. 大脳の外観, 切片に異常なし. Postmortem MRIを行ったが異常認めず. 延髄に陳旧性小梗塞(矢印)を認めたのみであった (**図2-79AB**). 椎骨・脳底動脈はアテローム硬化が高度で特に脳底動脈は90%狭窄を示した (**図2-79C**). 推定死因は延髄呼吸中枢の急性虚血で, 新たな虚血による形態変化を起こす間もなく死亡したものと推定された.

ポイント ①椎骨・脳底動脈領域の虚血による延髄呼吸中枢の機能障害で呼吸停止から急死に至った場合は脳幹梗塞等の病理組織変化を残さないため椎骨・脳底動脈の観察が死因の決め手となる.

②このような急変の直前に何らかの医療行為が行われていた場合, 因果関係を問われる恐れがあることにも留意する必要がある.

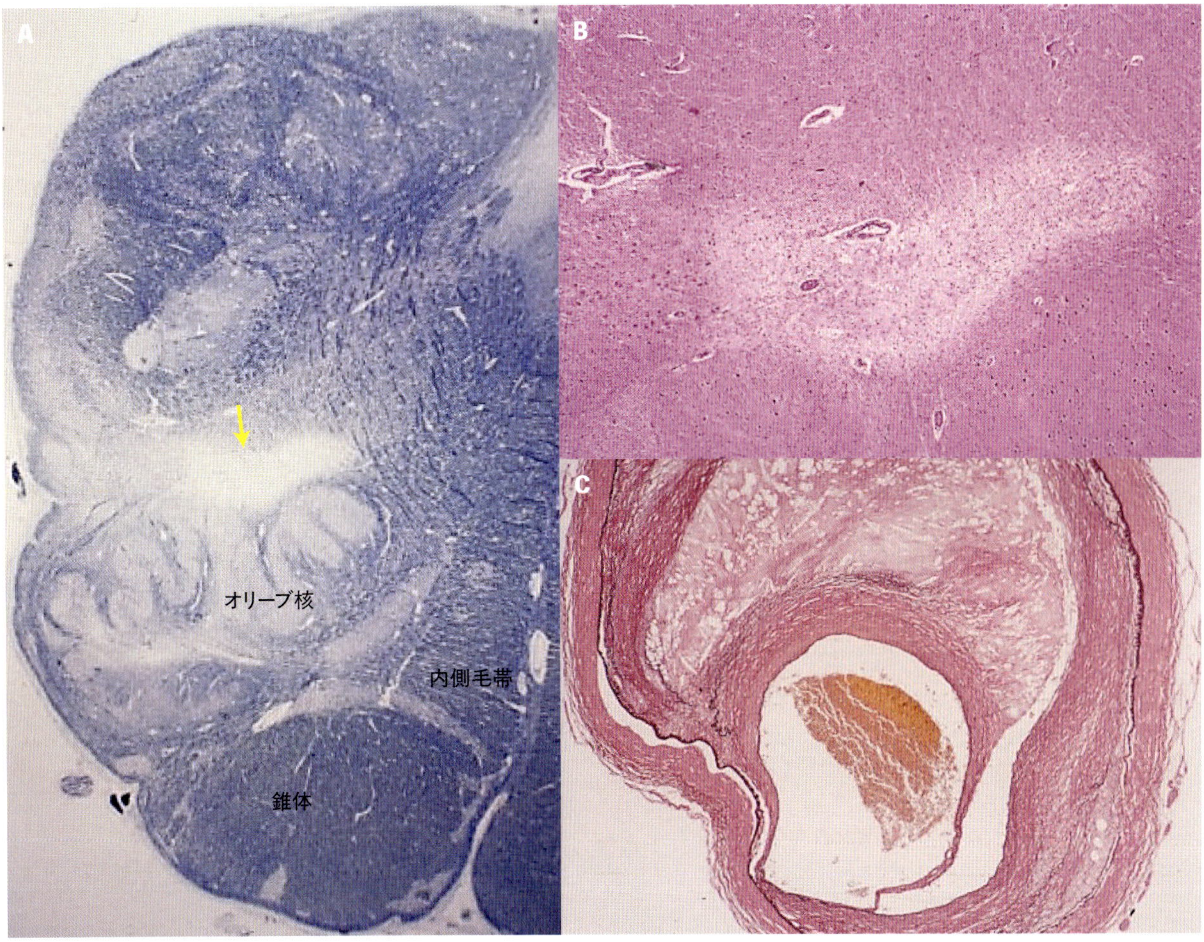

図 2-79 延髄と脳底動脈

A：延髄 KB 染色．副オリーブ核，延髄外側網様体を含む陳旧性梗塞（矢印）．
B：A の矢印部拡大．HE 染色．
C：脳底動脈．アテローム硬化による狭窄．

Memo 1
脳幹虚血による突然死

突然死とは24時間以内の予期されない死亡を指す．心血管系疾患が原因の過半数を占め，脳血管疾患がこれに次ぐ．脳血管障害による突然死は瞬間死ではなく，くも膜下出血以外で1時間以内に死亡することは非常に稀である．原則として呼吸死で，呼吸が先に止り，心臓は数分間動いている．

一次性脳幹障害として，脳幹出血，脳底動脈閉塞，両側椎骨動脈閉塞があり，二次性脳幹障害は，くも膜下出血，大脳半球大出血・大梗塞などによる脳ヘルニア，小脳出血・梗塞による脳幹圧迫などが挙げられる．その他の機序として，自律神経中枢障害で生じたカテコラミンサージによる致死性不整脈や，急性心筋虚血，肺水腫，けいれん重積などもある．

両側の椎骨動脈閉塞は片側性閉塞の1割程度であるが，呼吸中枢の障害による突然死の原因として重要である（Caplan LR: Neurology 1983;33:552-558）．

片側の椎骨動脈閉塞では延髄の外側部に梗塞巣を生じ，延髄外側症候群（Wallenberg症候群）をきたすが，延髄の循環中枢障害による心血管系および自律神経系の異常，呼吸中枢の障害による"Ondines curse"，随伴する小脳梗塞による後頭蓋窩圧上昇，誤嚥，椎骨動脈から脳底動脈への血栓進展，椎骨動脈から脳底動脈へのA to A embolism，閉塞と反対側の椎骨動脈の高度狭窄や閉塞などが予後不良の原因となる（Caplan LR: Neurology 1986;36:1510-1513）．

椎骨動脈にはvariationが多く，一側が低形成で殆ど1本のみの動脈で灌流されていることがある．その場合は太いほうの椎骨動脈閉塞によって両側閉塞あるいは脳底動脈閉塞と同様の症候を呈し，突然死することもある．Wallenberg症候群は必ずしも予後良好の疾患ではなく，時には呼吸死の先駆けとなりうることは重要である．

脳幹の呼吸中枢は，①背側呼吸ニューロン群（dorsal respiratory group；DRG：延髄孤束核の腹外側にあり吸気ニューロンからなる），②腹側呼吸ニューロン群（ventral respiratory group；VRG：顔面神経核直下からC1まで縦長柱状の核集合体，延髄では疑核・後疑核に近接，吸気と呼気両方のニューロンがあり，4領域の吻側から順に，Bötzinger complex（呼気ニューロンを含む），pre-Bötzinger complex（呼吸リズム形成のペースメーカー），吻側VRG（疑核の腹側にあり延髄・脊髄の吸気ニューロンを含む），尾側VRG（延髄・脊髄の呼気ニューロンを含む）と並んでいる，③ parabrachial/Kolliker-Fuse coplex（橋吻側背外側の呼吸中枢で呼気と吸気の切り替えをする），の3群が両側に存在する（図）．これらが障害されると呼吸リズム障害，睡眠時無呼吸，低換気をきたす（高澤隆紀，ほか：神経内科 2016;84:43-47，菅原恵梨子，ほか：臨床神経 2014;54:303-307）．

呼吸には随意呼吸（voluntary respiration）と自律または自動呼吸（automatic respiration）があり，皮質脊髄路（錐体路）とDRGが障害されると随意呼吸のみが障害され，pre-Bötzinger complexを中心とするVRGが障害されると自律呼吸のみが障害されて"Ondine's curse"をきたす．後者では，覚醒時の随意呼吸は問題なく自覚症状もないが，CO_2換気応答は低

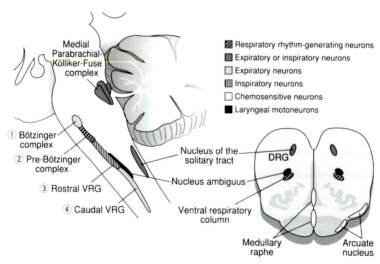

（高澤隆紀，ほか：神経内科 2016；84:43-47 より転載）

B 虚血性脳血管障害　　5 虚血性白質病変

下し慢性の低換気があり，随意的または人工換気により血液ガスが正常化する．睡眠時には自律呼吸が障害され，酸素分圧低下からチアノーゼ，徐脈をきたし，突然死が生じうる．

脳幹の呼吸中枢は3群それぞれが両側に存在するが，延髄梗塞で呼吸障害をきたした例の多くは片側性である．その原因として，呼吸中枢からの出力線維が延髄で交差後に両側脊髄を下降すること，中枢性呼吸支配の左右優位性，健側延髄の代償機能不足，無症候性病変や呼吸調節異常の潜在，健側延髄に対する急

性期浮腫の影響などが考えられる（高澤隆紀，ほか：神経内科 2016；84:43-47，福島隆男，ほか：脳卒中 2012;34:255-259，新井憲俊，ほか：臨床神経 2008;48:343-346）．

呼吸障害は急性期に生じ，無呼吸，呼吸困難，過換気などが間歇的に，あるいは持続的にみられる．急性期を乗り切ると回復するが，片側でも疑核を含む病変の場合は遷延する場合もあり，突然死の予備軍になりうる．また，予後不良例では隣接する循環中枢の障害によると思われる血圧や心拍数の変動がみられることが多い．　　　　　　　　　　　　　　　（宇高）

5 虚血性白質病変 （表2-3，表2-4，図2-80〜図2-85）

T2やFLAIRにおける点状，斑状，融合性などの白質高信号域は脳のMRI検査で最も頻繁に観察される所見で，leukoaraiosis，加齢性または虚血性白質病変，慢性虚血性変化などと呼ばれる．前頭葉白質に最も多く，脳室周囲病変と深部皮質下病変に大別される（表2-3）[37]．白質病変は長い経過で観察すると拡大する傾向があり（図2-80），脳卒中，認知機能低下，歩行障害・転倒，抑うつなどのリスク要因でもある．多くは高血圧性小血管病であり，最も重要な危険因子は加齢と高血圧である．

病理組織像は正常な加齢変化と思われるものから血管性認知症の責任病巣と見なされるものまで多様である．正常な加齢変化と考えられる，"cap"や"rim"は上衣細胞の局所的欠損，上衣下のグリオーシスと髄鞘・軸索の減少，拡張した血管周囲腔などである．深部白質ではより複雑で，髄

表2-3　日本脳ドック学会による虚血性白質病変の Grading （脳ドックガイドラン2019）[37,38]

脳室周囲白質病変（PVH）

Shinohara ら 2007（一部改変）		Fazekas ら 1987（参考）	
グレード0	無し	0	Absence
グレードⅠ	periventricular cap や periventricular rim	Ⅰ	"cap" or "pencil-thin lining"
グレードⅡ	脳室周囲全域にやや厚く拡がる病変	Ⅱ	Smooth "halo"
グレードⅢ	深部白質にまでおよぶ不規則な病変	Ⅲ	Irregular PVH extending into the deep white matter
グレードⅣ	皮質下白質にまでおよぶ広範な病変		

深部皮質下白質病変（DSWMH）

Shinohara ら 2007（一部改変）		Fazekas ら 1987（参考）	
グレード0	無し	0	Absence
グレード1	直径3mm未満の点状病変	1	Punctate foci
グレード2	3mm以上の斑状の病変	2	Beginning confluence of foci
グレード3	境界不鮮明な融合傾向を示す病変	3	Large confluent areas
グレード4	融合して白質の大部分に広く分布する病変		

鞘・軸索の減少を伴った白質不全軟化の組織像を示すが，囊胞性の梗塞，グリオーシス，血管周囲腔の拡大，小動脈壁の線維性肥厚などの所見が共存しており，梗塞と厳密には区別できない場合が多い．白質病変が高度で瀰漫性の場合は，progressive subcortical vascular encephalopathy（Binswanger 病）の病理像と一致している（**図 2-80 〜 図 2-84，表 2-4**）[39,40)]．

虚血性白質病変は橋底部にも認められ，"ishemic pontine rarefaction"と呼ばれる．組織像は大脳の場合と同様，白質不全軟化でしばしば内部にラクナ梗塞を伴う．Binswanger 脳症に合併することが多く，小血管病としての意義も同じと考えられる[41)]（**図 2-85**）．

表 2-4　Fazekas 分類と病理所見との関係 [39)]

	MRI findings	Pathology
Fazekas Scale		
Grade 1	"Caps"or pencil-thin lining	Subependymal gliosis,irregular ependymal lining,myelin pallor（mild）,dilatation of PVS
Grade 2	Smooth "halo"	Myelin pallor（mild to moderate）,gliosis, dilatation of PVS
Grade 3	Irregular PVH extending into the DWM	Myelin pallor（moderate to severe）,dilatation of PVS,scattered small cystic infarcts,angionecrosis
DWM-HI		
Grade 1	Punctate foci	Myelin palor（mild）,dilatation of PVS
Grade 2	Beginning confluence of foci	Myelin pallor（mild to moderate）,dilatation of PVS
Grade 3	Large confluent areas	Diffuse myelin loss,axonal loss,incomplete infarction,scattered cystic infarcts,dilatation of PVS,angionecrosis,relative preservation of subcortical U-fibers

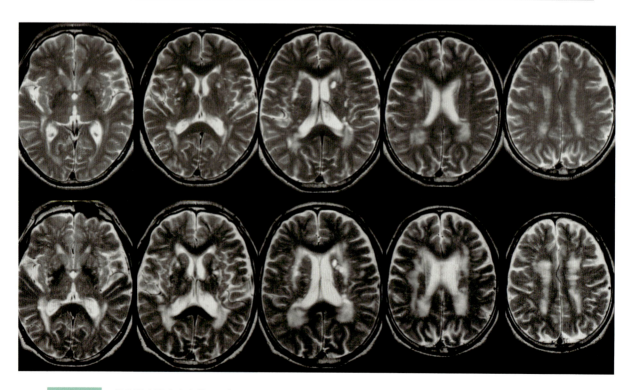

図 2-80　虚血性白質病変を伴った多発ラクナ症例の 5 年間の変化
下段は上段の 5 年後．危険因子を治療していても白質病変が拡大している．

B 虚血性脳血管障害　　5 虚血性白質病変

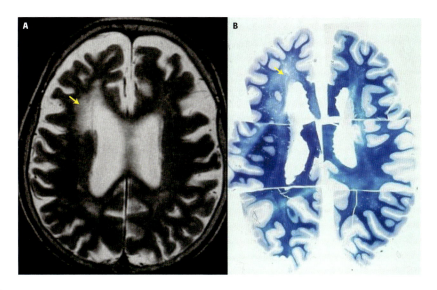

図 2-81 虚血性白質病変の MRI と病理
A：T2. 側脳室前角周囲の白質高信号域(矢印). B：対応部位の水平断割面 KB 染色. 右前頭葉白質の髄鞘淡明化(矢印). 虚血性白質病変. 側脳室前角周囲の白質淡明化.

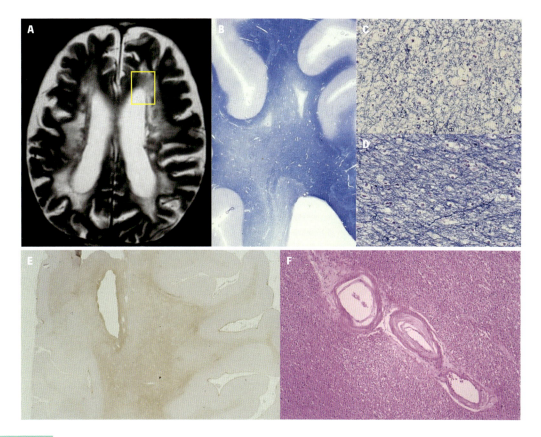

図 2-82 小血管病変による血管性認知症の白質病変 (1)
79 歳男. 認知症は軽度.
A：T2. B：前頭葉白質の対応部位(□)の病理 KB 染色. 白質淡明化と完全梗塞.
C：同, 拡大. 淡明化高度部位. 髄鞘とともに軸索も減少. D：同, 淡明化軽度部位(U-fiber).
E：GFAP 染色. 白質のび漫性グリオーシス. F：髄質動脈の壁肥厚・硝子様変性(HE 染色).

II 脳血管障害と関連疾患

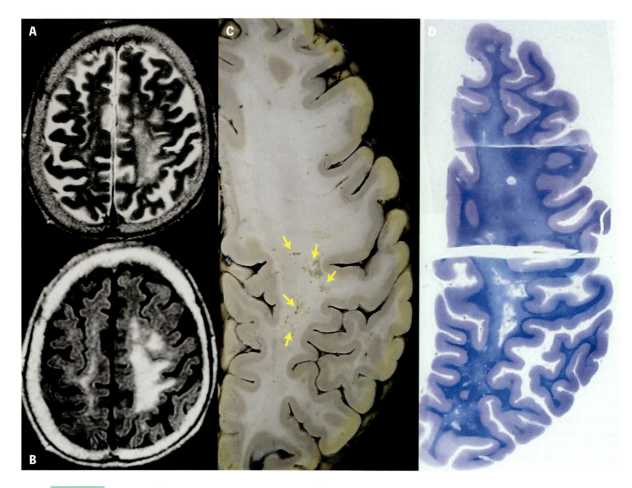

図 2-83　小血管病変による血管性認知症の白質病変 (2)

78歳女．糖尿病，高血圧あり．認知症は軽度から中等度に進行．
A：T2．
B：FLAIR．白質の高信号域はT2では濃淡が描出されるが，FLAIRでは均一に高信号を示す．
C：対応部位の病理割面．白質不全軟化（触ると柔らかい）の内部に囊胞性の完全な軟化巣（矢印）が散在．
D：同，KB染色．不全軟化と完全軟化が明瞭．U-fiberは保たれる．

B 虚血性脳血管障害　　　5 虚血性白質病変

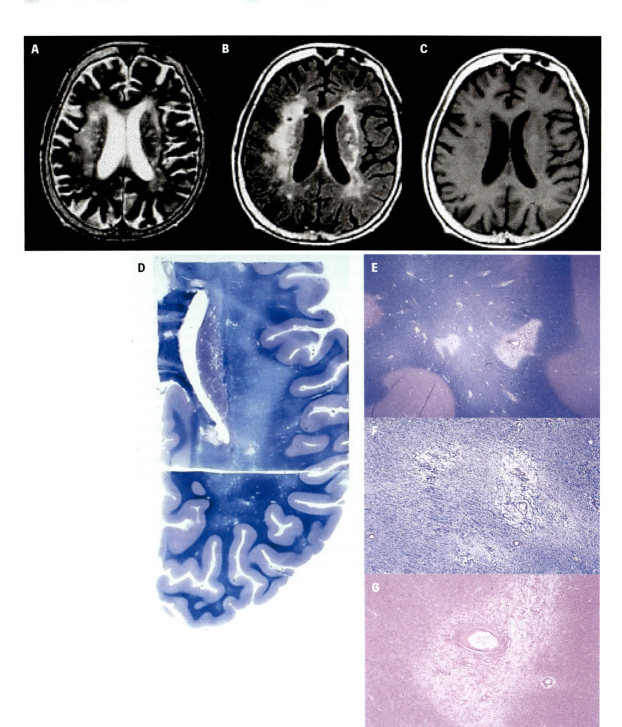

図 2-84　小血管病変による血管性認知症の白質病変（3）．続き

A：T2．B：FLAIR．C：T1．
D：対応部位の病理 KB 染色．濃淡のある髄鞘淡明化（虚血性白質病変）が広範で一部に囊胞性小梗塞がみられる．U-fiber は保たれる．
E：白質内の血管周囲性軟化．KB 染色．F：同，不全軟化部位拡大．
G：E の血管周囲性軟化部位拡大．髄質動脈の壁肥厚．HE 染色．

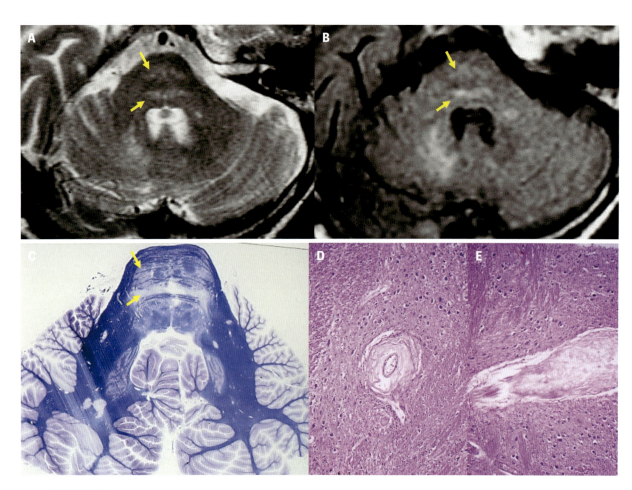

図 2-85　橋底部の虚血性変化．図 2-83，図 2-84 と同じ例
A ：T2．
B ：FLAIR．橋底部に淡い高信号域を認める（矢印）．
C ：同部位の KB 染色ルーペ像．画像に一致した白質病変（矢印）と中央部に囊胞化したラクナ梗塞を認める．
DE ：同例の HE 染色拡大．穿通枝の壁肥厚，硝子様変性．大脳と同じく高血圧性小血管病の所見．

文献
1) 秋口一郎, 山本康正. 脳卒中を診るということ. 金芳堂, 2021. p12.
2) Ishikawa H, Ii Y, Shindo A, et al. Stroke 2020; 51: 1010-1013.
3) 織田雅也, 宇高不可思, 西中和人, 他. 脳と神経 2001; 53: 173-177.
4) 平山幹生. 神経内科 2018; 88: 103-108.
5) 原 健二, 姉川 孝, 秋口一郎, 他. 臨床神経 1992; 32: 1136-1139.
6) Akiguchi I, Ino T, Hara K, et al. Stroke 1990; 21-Ⅰ: 149.
7) Caplan LR, Schmahmann JD, Kase CS, et al. Arch Neurol 1990; l47: 133-143.
8) Kumral E, Evyapan D, Balkir K. Stroke 1999; 30: 100-108.
9) Fisher CM, Caplan LR. Neurology 1971; 21: 900-905.
10) Caplan LR. Neurology 1989; 39: 1246-1250.
11) 宇高不可思, 漆谷 真, 亀山正邦. 神経進歩 1996; 40: 698-705.
12) Yamamoto Y, Ohara T, Akiguchi I, et al. J Neurol Sci 2011; 304: 78-82.

13) Donnan GA, O'Malley HM, Quang L et al. Neurology 1993; 43: 957-962,

14) Yamamoto Y, Ohara T, Akiguchi I, et al. J Neurol Sci 2010; 288: 170-174.

15) 温井孝昌, 星野晴彦, 深谷純子, 他. 脳卒中 2016; 38: 256-261.

16) Natori T, Sasaki M, Miyoshi M, et al. J Stroke Cerebrovasc Dis 2014; 23: 706-711.

17) 小野寺 理, 上村昌寛, 安藤昭一朗. BRAIN and NERVE 2021; 73: 991-998.

18) Bladin PF, Berkovic SF. Neurology 1984; 34: 1423-1430.

19) 秋口一郎, 猪野正志, 山尾 哲, 他. 臨床神経 1983; 23: 948-955.

20) Segarra JM. Arch Neurol 1970; 22: 408-418.

21) Castaigne P, Lhermitte F, Buge A, et al. Ann Neurol 1981; 10: 127-148.

22) 秋口一郎, 山本康正. 脳卒中を診るということ. 金芳堂, 2021. p251.

23) 織田雅也, 宇高不可思, 亀山正邦. 神経内科 2004; 60: 10-15.

24) Lazzaro NA, Wright B, Castillo M, et al. AJNR Am J Neuroradiol 2010; 31: 1283-1289.

25) Percheron G. Z Neurol 1973; 205: 1-13.

26) Yong SW, Bang OY, Lee PH, et al. Stroke 2006; 37: 841-846.

27) Belden JR, Caplan LR, Pessin MS, et al. Neurology 1999; 53: 1312-1318.

28) 和泉唯信, 宇高不可思, 亀山正邦, 他. 神経内科 1998; 49: 100-102.

29) 澤田秀幸, 宇高不可思, 亀山正邦. 神経内科 1997; 47: 359-365.

30) Kim JS, Han YS. Stroke 2009; 40: 3221-3225.

31) Makita N, Yamamoto Y, Nagakane Y, et al. J Neurol Sci 2019; 400: 1-6.

32) 小林聡朗, 鈴木圭輔, 竹川英宏, 他. BRAIN and NERVE 2020; 72: 901-905.

33) Caplan LR, Pessin MS, Scott RM, et al. Neurology 1986; 36: 1510-1513.

34) 亀山正邦. 小脳の動脈のvariation. 臨床神経 1966; 6: 95-100.

35) Caplan LR. Neurology 1980; 30: 72-79.

36) 宇高不可思, 奥田文悟, 秋口一郎, 他. 脳卒中 1984; 6: 538-543.

37) Shinohara Y, Tohgi H, Hirai S, et al. Cerebrovasc Dis 2007; 24: 202-209.

38) Fazekas F, Chawluk JB, Alavi A, et al. AJR Am J Roentgenol 1987: 149: 351-356.

39) Udaka F, Sawada H, Kameyama M. Ann NY Acad Sci 977: 411-415, 2002.

40) Akiguchi I, Budka H, Shirakashi Y, et al. Ann Clin Transl Neurol 2014; 1: 813-821.

41) Pullicino P, Ostrow P, Milleret L, et al. Ann Neurol 1995; 37: 460-466.

Ⅱ 脳血管障害と関連疾患

C 血管奇形その他

1 動静脈奇形，硬膜動静脈瘻

　脳動静脈奇形（arteriovenous malformation；AVM）（図2-86）はくも膜下腔や皮質表層の動脈と静脈が毛細血管を介さず直接吻合する先天異常で，異常な短絡のため動脈圧が毛細血管を介さず直接静脈系にかかるため，出血や灌流障害を引き起こす．未出血例の自然発生率は破裂脳動脈瘤の約1/10であり，出血発症が発症の半数を占めることから，若年者のくも膜下出血の原因として重要である．脊髄AVMは進行性の脊髄性間欠性跛行を呈する亜急性壊死性脊髄炎（Foix-Alajouanine症候群）として有名である（図2-87）．

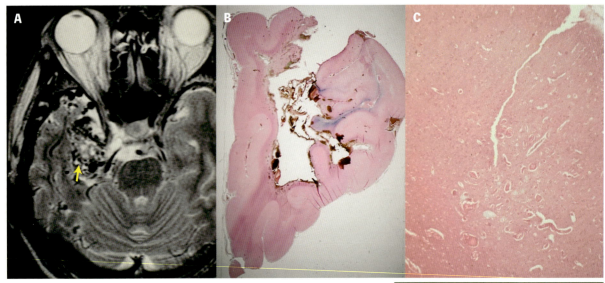
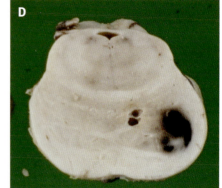

図2-86　脳のAVM
A：側頭葉のAVM．T2．蔓状の低信号域が異常血管（矢印）．
B：AVMによる前頭葉皮質下出血．空洞の壁に異常血管がみられる．
C：類似例の異常血管．HE染色拡大．
D：橋底部の小AVMによる出血．

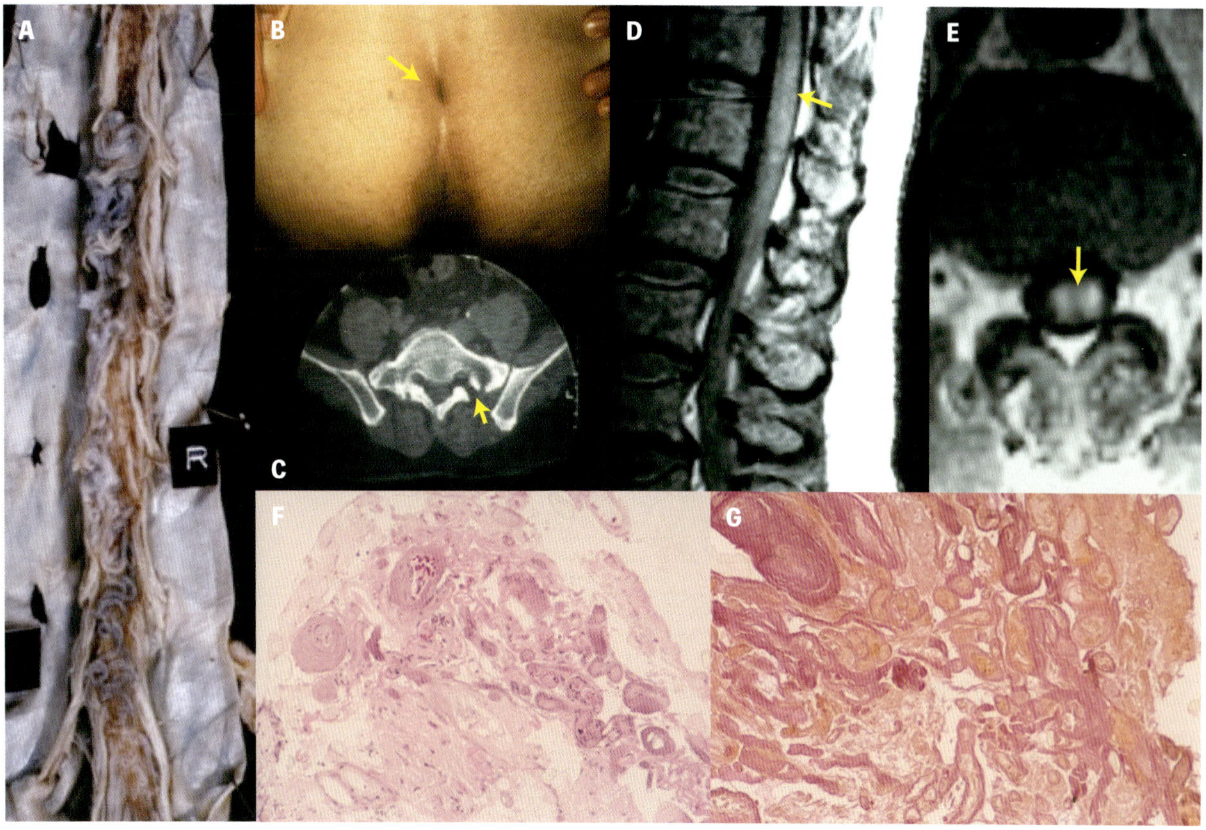

C 血管奇形その他　　　1 動静脈奇形，硬膜動静脈瘻

図 2-87　脊髄 AVM

A：脊髄 AVM の病理像．症状は進行性で亜急性壊死性脊髄炎（Foix-Alajouanine 症候群）と呼ばれていた．脊髄
　　背面に蛇行した異常血管が広範に認められる．
B：脊髄円錐部血管奇形．61 歳男，3 年前から左足底外側の違和感，左下腿外側のしびれ感が徐々に拡大，右
　　側にも拡がり階段状に進行．3 か月前から下肢遠位の筋力低下による歩行障害，膀胱直腸障害が出現．仙骨
　　部の皮膚に縫合不全（dysraphism）を示す尾小窩（矢印）がみられる．
C：仙骨部 CT．腰仙部骨形成不全（矢印）．
D：T2 で脊髄円錐から終糸にかけてやや腫大，高信号を示す（矢印）．
E：同，仙髄．水平断造影 T1 で造影効果を認める（矢印）．
F：同，摘出標本の異常血管．HE 染色．
G：同，Elastica Van Gieson 染色．

　　硬膜動静脈瘻（dural arteriovenous fistula；dural AVF）（**図 2-88**）も動脈と静脈が毛細血管を介さ
ず直接吻合する先天異常であるが，シャントが硬膜上にある点で AVM と区別される．静脈圧亢進
による脳皮質静脈および深部静脈の逆流などに伴い，浮腫，静脈性梗塞や頭蓋内出血などによる症
候を呈する．

Ⅱ　脳血管障害と関連疾患

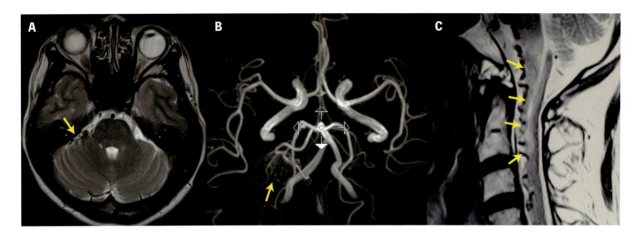

> **図 2-88**　dural AVF
> A：三叉神経痛をきたした dural AVF の異常血管（矢印）．T2．
> B：同，MRA（矢印）．
> C：斜台部硬膜動静脈瘻の矢状断 T2．延髄・頸髄前面の異常血管（矢印）と頸髄の浮腫を示す．70歳男，階段状に進行する四肢の筋力低下と感覚障害で間欠性跛行，尿失禁をきたす．飲酒すると右上肢脱力のために箸が使えなくなるが酔いが覚めると回復するというエピソードを繰り返した．血管造影で外頸動脈の枝である上行咽頭動脈の神経髄膜分枝を流入動脈とする斜台部の硬膜動静脈瘻と診断した．

2　海綿状血管腫と静脈性血管腫

　海綿状血管腫（cavernous angioma, cavernous malformation）（図 2-89〜図 2-91）は毛細血管から静脈に至る血管系が異常に拡張した血管奇形であり，しばしば多発し家族性のものもある．頭蓋内出血，新規の巣症状，けいれん発作などを示す場合があり，再発も多い．特に脳幹部の海綿状血管腫は症候を呈しやすく予後は悪い[1]．

　一層の内皮細胞のみで構築された血管壁は脆弱で静脈性の小出血を繰り返して拡大する傾向があり，典型例では房内にはいろいろな時期の血腫成分が含まれ，血栓による閉塞や石灰化等が混在している[2]．MRI は病理所見を反映し，"popcorn"病変と呼ばれる病変内部の T2，T1 で低〜高信号を示す領域の混在，T2 低信号で縁取られた辺縁等を示す．T2* や SWI ではより明瞭な低信号域を示す．

　静脈性血管腫（developmental venous anomaly；DVA）は放射状の拡張した髄質静脈が 1 本の太い集合静脈に集まって形成される血管奇形で，脳静脈奇形（venous malformation）あるいは，venous angioma などとも呼ばれてきた．

　海綿状血管腫や皮質異形成を合併することもあり，多くは無症候であるが，時に症候化する．海綿状血管腫や皮質異形成，脳出血・脳梗塞を合併した場合はてんかん発作のリスクが上がる．MRI でドレナージ部位に T2 や FLAIR 高信号域を示す場合，脳梗塞との鑑別が必要になる．描出には SWI が特に優れている．放射状の髄内静脈が 1 本の太い静脈に集まる特徴的な所見は "caput medusa" あるいは "umbrella sign" と呼ばれる（図 2-91F）．

C 血管奇形その他　　　2 海綿状血管腫と静脈性血管腫

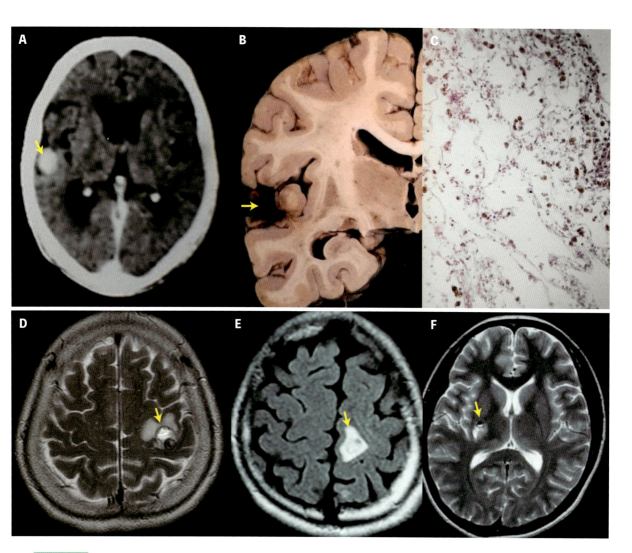

図 2-89 海綿状血管腫

A：弁蓋部の海綿状血管腫（矢印）．CT．小出血による TIA を繰り返していたが別疾患で死亡．
B：同，病理．弁蓋部の陳旧性小血腫（矢印）．
C：同，陳旧性血腫の組織像．HE 染色．ヘモジデリン沈着を伴う海綿状血管腫であった．
D-F：運動野や錐体路を直撃して急性発症の運動麻痺を呈した海綿状血管腫による出血例．
D：69 歳女，遠位のみの上肢単麻痺で発症（矢印）．T2．
E：28 歳女，弛緩性下肢単麻痺で発症（矢印）．FLAIR．
F：24 歳女，不全片麻痺で発症（矢印）．T2．

II 脳血管障害と関連疾患

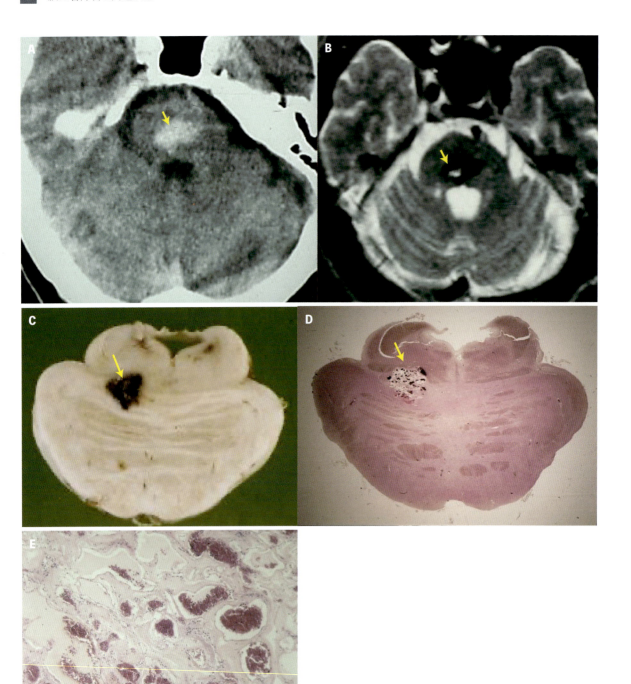

図 2-90 橋の海綿状血管腫 2 例（AB，C-E）

A：歩行障害と一過性尿閉の小出血発作を繰り返した橋の海綿状血管腫（矢印）．急性期の CT．
B：同，慢性期 T2（矢印）．
C：類似例の病理像．橋上部の底部と被蓋部境界付近に不規則な形状の出血巣（矢印）を認める．
D：同，HE 染色切片．点状出血の集合であることがわかる（矢印）．
E：同拡大．海綿状血管腫の特徴を示す．

C 血管奇形その他　　2 海綿状血管腫と静脈性血管腫

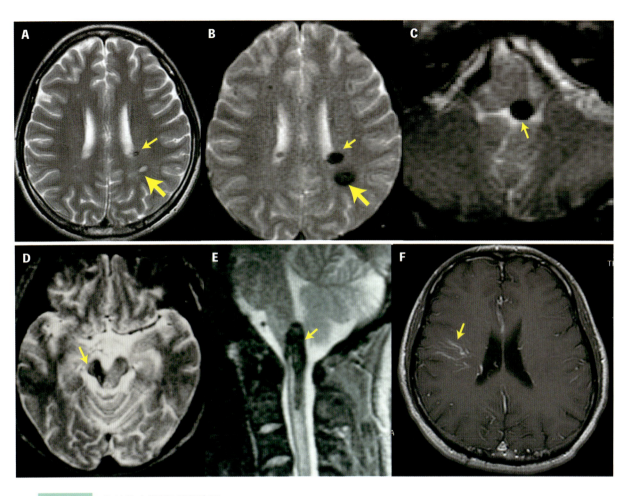

図 2-91　海綿状血管腫と静脈奇形

A-C：めまい感の訴えで来院した 20 歳代女．

A：T2．側脳室後角近傍に小さなリング状低信号域（矢印）と点状高信号域（矢印大）を認める．

B：同 T2*．どちらの病変も出血性病巣であることがわかる（矢印，矢印大）．

C：同 T2*．延髄被蓋部の前庭神経核にも低信号の出血性病変（矢印）を認め，これがめまいの責任病巣であった．この病巣は第 4 病日の CT では描出できず，第 16 病日の CT で初めて高吸収域として描出された．

D：54 歳女．T2．中脳出血（矢印）を発症，手術にて海綿状血管腫を確認．半年後，対側の静止時振戦と筋強剛のパーキンソン症候が出現した（井上治久,宇高不可思,高橋牧郎,他. 臨床神経学 1997; 37: 266-269）．

E：上肢しびれ感，嘔吐，吃逆，排尿困難をきたした延髄出血（矢印）．手術で海綿状血管腫を確認した．

F：てんかんで発症した静脈奇形（developmental venous anomaly）（矢印）．造影 T1．

3 | 血管の発達異常，variation

　脳血管に生じる様々な先天異常として，総頚動脈・椎骨動脈の起始の variation，頚動脈・椎骨脳底動脈吻合，内頚動脈の欠損・形成不全，Willis 動脈輪の variation，椎骨動脈の左右差などがよく知られている．

　内頚動脈の欠損・形成不全が片側の場合は前交通動脈を介して対側の内頚動脈から，あるいは後方循環から代償されている場合が多く，両側の場合は後方循環のみから代償されていることが多い（**図 2-92A-E**）[3]．CT で頚動脈管の状況を調べることで後天性の内頚動脈閉塞と鑑別できる．椎骨動脈の左右差は凡そ 3 割にみられ，左優位型が多い．ごく稀に一側欠損例がある（**図 2-92F**）．椎骨動脈の一側欠損と後天的閉塞の鑑別には BPAS（Basi-parallel anatomical scanning；MRA と異なり血流ではなく血管自体を描出）が有用である．

　椎骨・脳底動脈に窓形成（fenestration）ないし重複像（recuplication）をみることがある．椎骨動脈の窓形成は頭蓋内・外どちらにもみられる．脳底動脈でも窓形成（**図 2-92H**）のほか，完全な重複例も稀にみられる．

　胎生期に存在する頚動脈系と椎骨・脳底動脈系の吻合は発生の過程で吸収されるが，稀にこの吻合が残存することがあり，原始遺残動脈，または頚動脈・椎骨脳底動脈吻合と呼ばれる．吻合の存在部位により，遺残三叉動脈（primitive trigeminal artery；0.02-0.6% と比較的頻度が高い），遺残聴神経動脈（primitive otic artery；稀），遺残舌下神経動脈（primitive hypoglossal artery；遺残三叉動脈に次いで多い），proatlantal intersegmental artery（稀）などがある（**図 2-93**）．これらの臨床的な意義は少ないが，近位部の脳底動脈の萎縮，脳動脈瘤の合併，遺残三叉動脈による三叉神経痛や動眼神経麻痺などを生じることがある．遺残三叉動脈と心房中隔欠損症との合併例も報告されている[4]．

　Willis 動脈輪にも variation が多く（**図 2-94**），各構成動脈が一定の大きさをもち左右対称の正常型は半数以下である．前大脳動脈の左右差，前交通動脈の variation，後大脳動脈の胎児型（一側の後大脳動脈が内頚動脈より後交通動脈から，または前脈絡動脈から分枝），移行型（正常型と胎児型の中間で内頚動脈と脳底動脈の双方からほぼ等分に灌流），両側胎児型，椎骨動脈左右差・低形成・窓形成など様々な variation が認められる．これら血管の状況は MRA で描出されるが，細い後交通動脈は存在しても描出できないこともあり，MRA で見えないから欠損しているとは限らない．

　重要なことは variation の臨床的意義である．Willis 動脈輪が左右対称でなく，一側が低形成であると血流量と血流速度の低下により正常血管例に比べてより血栓や動脈硬化を起こしやすい可能性や，将来血管閉塞が生じた場合の側副血行路による代償能の不足などから，脳血管障害のリスクになりうることである（**図 2-95**）．

C 血管奇形その他　　　3 血管の発達異常，variation

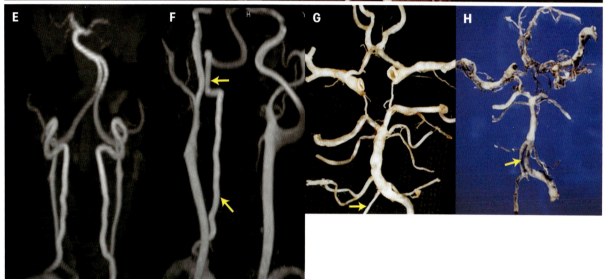

図 2-92　内頸動脈欠損，椎骨動脈欠損・低形成，脳底動脈窓形成

AB：片側内頸動脈欠損の脳底部 MRA および頸部 MRA．内頸動脈(矢印)が反対側では欠如．30 歳代男，頭部を左に回すと意識が朦朧とするという主訴で，頸部回旋の際の血流減少を十分に代償できないためと考えられる．

C：類似例の病理．A と同様，内頸動脈(矢印)が反対側では欠如し，中大脳動脈は脳底動脈から出ている．

DE：両側内頸動脈欠損の脳底部 MRA および頸部 MRA．80 歳代男，片麻痺の TIA を 1 度起こした以外，循環障害を示唆する症状なし．両側の非常に太い椎骨動脈が癒合した脳底動脈(矢印)によって両側後大脳動脈・中大脳動脈・前大脳動脈が灌流されている．

F：片側椎骨動脈欠損．反対側に太い椎骨動脈(矢印)が認められる．

G：片側椎骨動脈低形成(矢印)．

H：脳底動脈窓形成(矢印)．

II 脳血管障害と関連疾患

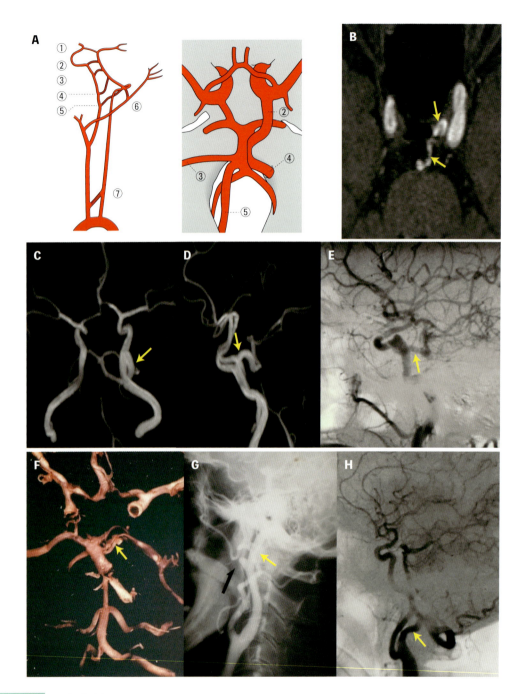

図 2-93 原始遺残動脈

A：頚動脈と椎骨動脈間の吻合模式図．左は側面，右は上方から見た脳底部，下の白い円形部は大後頭孔．①後交通動脈．② primitive trigeminal artery．③ primitive otic artery．④ primitive hypoglossal artery．⑤ proatlantal intersegmental artery．⑥ anastomosis between external carotid and vertebral arteries．⑦ cervical intersegmental artery．

B-F：primitive trigeminal artery（矢印）．内頚動脈の海綿静脈洞部近位と脳底動脈の中央部付近ないし遠位 1/3 部を結んでいる．B：MRA 元画像．CD：MRA．E：類似例の血管造影．F：類似例の脳底部血管の病理．

GH：血管造影．

G：primitive hypoglossal artery（矢印）．この動脈は頚部内頚動脈から起始し，舌下神経管を通って脳底動脈近位部と吻合する．多くの場合，片側ないし両側の椎骨動脈は低形成または欠如する．本例では内頚動脈が黒矢印の部分で閉塞している．

H：proatlantal intersegmental artery（矢印）（奥田文悟，宇高不可思．臨床神経学 1991; 31: 87-89.）．

C 血管奇形その他　　　3 血管の発達異常，variation

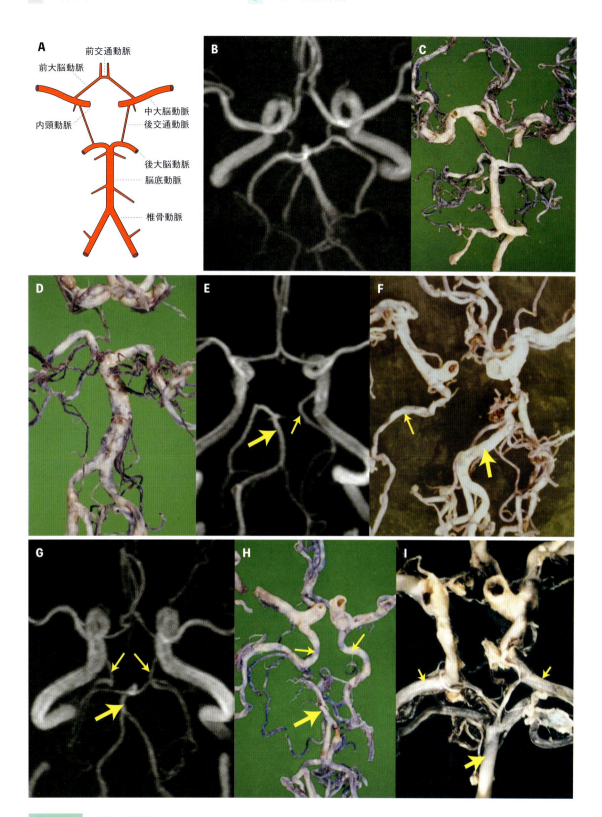

図 2-94　Willis 動脈輪の variation
A：正常型の模式図．B：正常型の MRA．C：正常型の病理．D：一側の後交通動脈欠損．
EF ：胎児型の MRA と類似例の病理．一側 PCA（矢印）が直接 ICA から分岐する．矢印大は脳底動脈．
G-I：primitive type の MRA と類似例の病理．両側 PCA（矢印）が直接 ICA から分岐する．脳底動脈（G,H 矢印大），椎骨動脈の発達は悪い．
I ：primitive type だが脳底動脈の発達は良好．

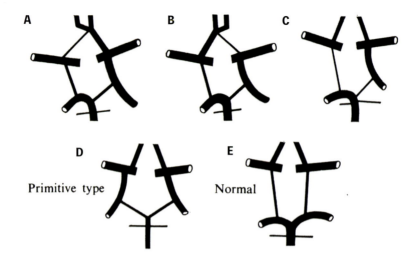

図 2-95　Willis 動脈輪 variation の亀山による分類と血管障害のリスク
AB ：前大脳動脈近位部の太さが左右で 2:1 以上に異なるもの．
A-D：後大脳動脈が内頚動脈から直接分岐する胎児型後大脳動脈．
D ：胎児型の両側型（primitive type）．
E ：正常型．脳梗塞の発生頻度を調べると，左右非対称の A,B,C では，左右対称の D,E に比べて脳梗塞が生じやすいことが判明した．もっとも高率に梗塞がみられたのは胎児型で，中でも一側内頚動脈依存型（A）では殆ど全例で梗塞を起こしていた[5]．

4　Arterial dolichoectasia，および，脳底動脈窓形成

　頭蓋内動脈が異常に拡張し内腔および外径の拡大，長軸方向への延長・蛇行を示すことがある．脳底動脈に生じるものが 8 割を占め，CT 計測で直径 4.5mm 以上の場合に basilar artery dolichoectasia（megadolichobasilar artery）と診断される（図 2-96）．脳梗塞，TIA，脳幹や脳神経の圧迫，脳内出血，くも膜下出血などの原因となる．稀に脳底動脈先端による第三脳室底部圧迫で水頭症をきたすことがある．主な危険因子は加齢と動脈硬化であるが，Fabry 病，Marfan 症候群，多発囊胞腎などの疾患に合併した例も報告され，大動脈瘤や冠動脈拡張との関連も示唆される[6]．

　Basilar artery dolichoectasia 以外でも，椎骨・脳底動脈またはその分枝の動脈硬化による延長・蛇行はよくみられる．無症候のことが多いが，脳神経が拍動性に接触あるいは圧迫されると三叉神経痛，顔面けいれん，顔面神経麻痺などをきたす（図 2-97）．延髄圧迫により舌下神経麻痺を生じた例も報告されている．

C 血管奇形その他　　　4 Arterial dolichoectasia，および，脳底動脈窓形成

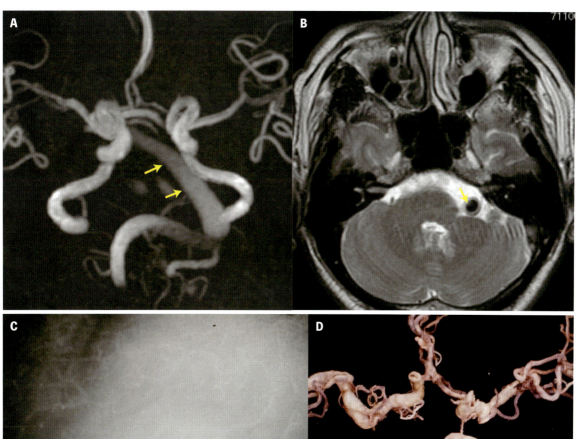

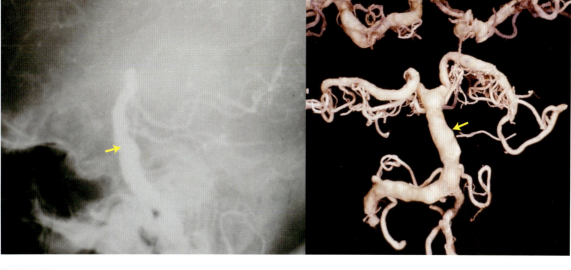

図 2-96　Basilar artery dolichoectasia

AB ：50歳男，持続的な片側眼瞼痙攣を示す．
A ：MRA．拡張した脳底動脈の延長・蛇行（矢印）．
B ：同，T2．脳底動脈の延長・蛇行により脳幹の圧迫変形，顔面神経根圧迫所見（矢印）．
C ：類似例の血管造影．拡張した脳底動脈（矢印）．
D ：類似例の病理．拡張した脳底動脈（矢印）．

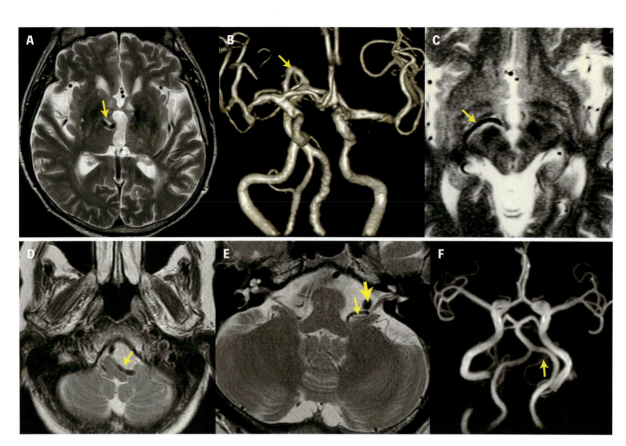

図 2-97 動脈硬化による延長・蛇行・組織圧迫の MRI, MRA
AB：動脈硬化により延長・蛇行した後大脳動脈(矢印)が視床前核に埋没しているが無症候.
C ：延長・蛇行した後大脳動脈(矢印)の中脳圧迫により Weber 症候群を呈した.
D ：80歳女．延長・蛇行した椎骨動脈(矢印)により延髄が圧迫され著しく変形しているが無症状.
EF：延長・蛇行した PICA(矢印)および椎骨動脈(矢印大)により顔面神経が圧迫されて顔面痙攣を生じた.

5　動脈解離

　頭頚部動脈解離は，動脈壁が剥がれ，そこから血液が動脈壁内に侵入することで発症する．どの血管にも起こりうるが，椎骨動脈の解離が最も多く，凡そ9割を占める．若年者・中年者，男性に多い．動脈内膜側の解離では閉塞，外側ではくも膜下出血を起こしやすい．

　延髄外側症候群（Wallenberg 症候群）の約 1/3 は解離による[7]．MRA で椎骨動脈の内腔狭窄所見が認められても，血管の低形成か否かの鑑別が必要で，内腔の flow ではなく，血管自体を描出する BPAS（basi-parallel anatomical scanning）が有用である（**図 2-98DE**）．MRI で血管壁内の血腫が三日月状に観察されることがある（**図 2-98B**）．

　出血してくも膜下出血を生じた場合は，瘤形成を示す紡錘状の拡張が高率にみられる．特徴的な "pearl and string sign"（**図 2-98D**）は虚血，出血，何れの場合にもみられる．

C 血管奇形その他　　　　　5 動脈解離

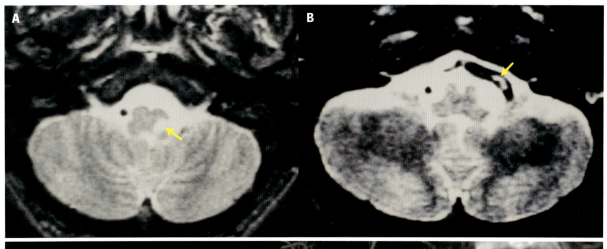

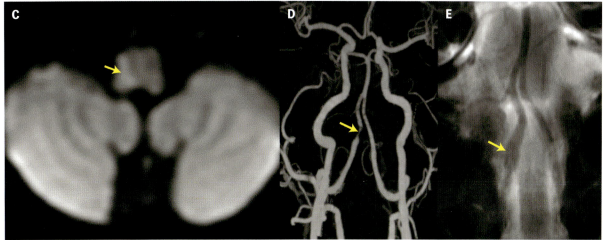

図2-98 椎骨動脈解離による延髄外側症候群

A：30代男．延髄外側梗塞(矢印)．
B：T2．椎骨動脈のflow voidの中に，高信号を示す三日月型の血腫(矢印)．
C：50代男．DWI．延髄外側梗塞(矢印)．
D：同，造影CTアンギオ．右椎骨動脈の狭窄と拡張(pearl and string sign)(矢印)．
E：同部位のBPAS像．右椎骨動脈は拡張を示し(矢印)，解離と診断．

II 脳血管障害と関連疾患

6 血管周囲腔拡大

　血管周囲腔（perivascular space：PVS）は Virchow-Robin 腔とも呼ばれ，脳実質へ進入する血管に沿って軟膜下腔が脳内へ進展したものである．PVS は発生・発達過程や加齢・病的過程でしばしば拡大し画像診断上，ラクナ梗塞との鑑別が必要である．PVS の拡大はいろいろなタイプと部位があり，加齢に伴って増加し，多発性脳梗塞例に合併しやすい．Poirier による小孔（広義のラクナ）病理分類では，Ⅰ型が狭義のラクナ梗塞，Ⅱ型が出血後の小孔，Ⅲ型が PVS 拡大である．Ⅲ-a は小円形の血管周囲腔拡大の多発（état criblé, cribriform state, status criblosus；篩状態（ふるい；穴が多数空いた状態）で基底核や白質に多い（**図 2-99**）．Ⅲ-b は血管周囲腔が著明に拡大し，周囲の脳組織を破壊しているもの（lacunes de désintégration），Ⅲ-c は被殻基部でレンズ核線条体動脈を囲む単発性空洞（**図 2-100**），Ⅲ-d は血管周囲腔の拡大で，mass effect を伴うもの（"expanding lacune"；組織破壊はきたさないが，周辺のグリオーシス，海綿状態，オリゴデンドログリアの腫大，浮腫を伴う髄鞘の消失などの反応性変化を伴うことがある）に大別した[8]．これらのうち，よく見られるのはⅢ-a とⅢ-c である．Ⅲ-c は特にラクナ梗塞と間違われやすいが，鑑別点として，PVS では 3mm 以下が 8 割で，より小さく，FLAIR で周囲の高信号を認めず，辺縁は整で境界明瞭などが重要である[9]．Ⅲ-a はⅢ-c より小さく点状で多発しており，FLAIR で異常信号を認めない場合の病的意義は少ない．多発性ラクナ梗塞例などで多発性の血管周囲性軟化と共存している場合には，"cribriform & lacunar state" というべきである．大脳深部，脳室周囲，円蓋部白質や虚血巣周囲に白質淡明化とともにみられる PVS 拡大多発は白質の減少により生じたものと推定される．PVS 拡大は，外包，前障，島葉，大脳脚などにもみられ（**図 2-101**）．一般に無症候であるが，稀に症候を呈することがある（**図 2-100EF**）．

C 血管奇形その他　　　6 血管周囲腔拡大

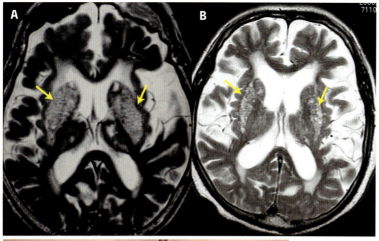

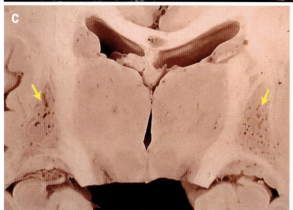

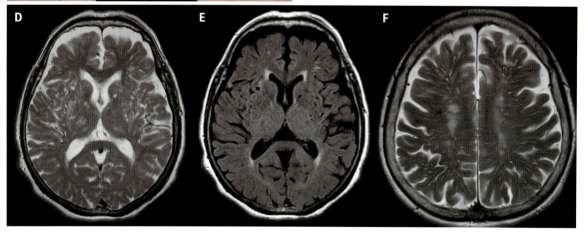

図 2-99　篩状態（état criblé）

AB ：高血圧治療中の 90 歳代患者にみられた篩状態．T2．A は認知症あり，B は認知症なし．何れも FLAIR で多発性点状低信号域の周囲の高信号を示さない．
C ：類似例の病理．被殻に限局して篩状態が認められる（矢印）．
DE ：認知症のない 98 歳女．血管周囲腔拡大所見．
D ：T2．
E ：FLAIR．
F ：CAA 例に見られた血管周囲腔拡大所見．T2．

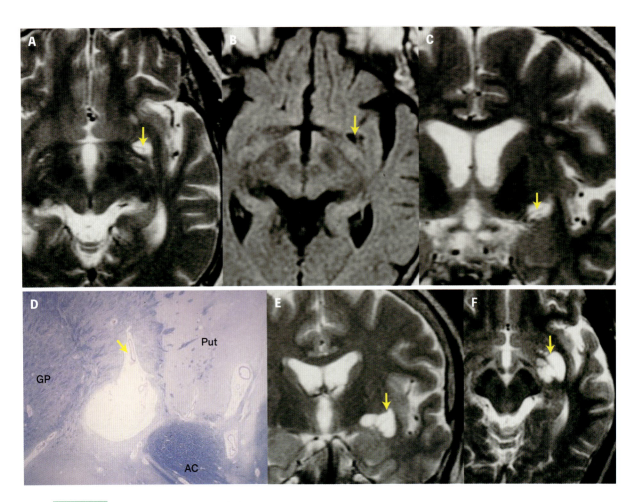

図 2-100 基底核基部の血管周囲腔拡大

A-C：血管周囲腔拡大．
AC ：T2．
B ：FALIR．何れでも内部に血管が見える（矢印）．FLAIR で周辺の高信号は認めない．
D ：83 歳男．無症状．基底核基部の冠状断病理 KB 染色ルーペ像．基底核基部の前交連外側部に存在するレンズ核線条体動脈の血管周囲腔（Virchow‒Robin 腔）拡大はラクナ梗塞と誤られやすい．GP は淡蒼球，Put は被殻，AC は前交連．腔内に血管（レンズ核線条体動脈；矢印）が認められる．
EF：血管周囲腔の著明な拡大（矢印）により中枢性疼痛をきたした例．T2．

C 血管奇形その他　　　6 血管周囲腔拡大

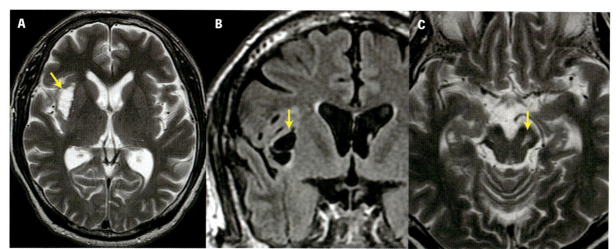

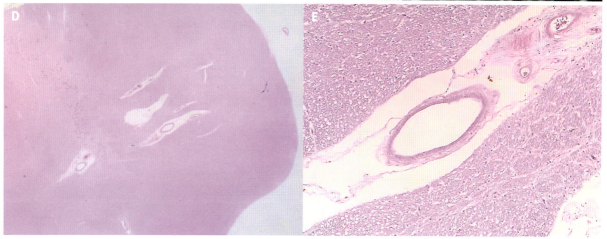

図 2-101　血管周囲腔拡大

AB ：島葉皮質下の血管周囲腔拡大(矢印).
A ：T2.
B ：FALIR. 周囲に梗塞を示す高信号域を認めない.
C-E：大脳脚の血管周囲腔拡大(矢印).
C ：T2.
D ：同, 大脳脚部のHE染色標本. 複数の血管周囲腔拡大.
E ：同拡大. 腔内に壊死組織を認めないことで梗塞と鑑別できる.

7 もやもや病

　Willis動脈輪閉塞症ともいわれ，動脈輪を構成する主要血管に慢性進行性の狭窄や閉塞があり，側副路として生じた脳底部の異常血管網が脳血管撮影でもやもやした血管像として観察されるため命名された[10]（**図2-102A-C**）．閉塞した動脈には著しい線維性肥厚と内弾性板の不規則な屈曲や断裂がみられる．無症候例，出血発症例，虚血発症例がある．無症候の例でも終末領域の循環障害を示す，three territory borderzone infarctionを生じていることがある（**図2-102EF**）．Ring finger protein 213（RF213, mysterin）が疾患感受性遺伝子である．

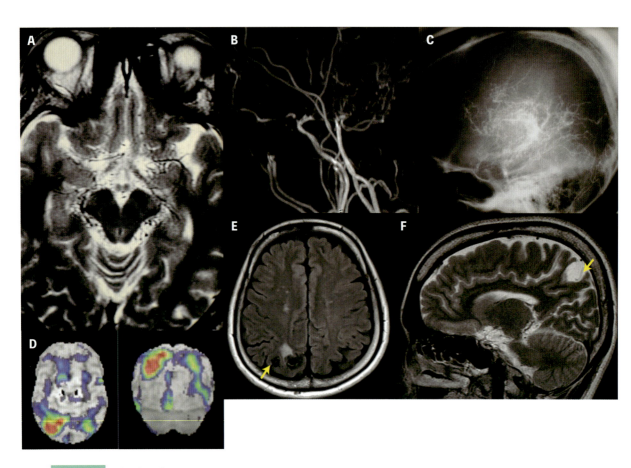

図2-102　もやもや病

36歳女．無症状．
A ：T2．
B ：MRA．
C ：血管造影．
D ：IMP-SPECT 3D-SSP像．梗塞部位に一致した血流減少所見．
EF：Three territory borderzone infarct（三枝終末領域梗塞；矢印）．
E ：FALIR．
F ：T2．

C 血管奇形その他	8 特殊な原因による脳血管障害

8 | 特殊な原因による脳血管障害

通常の動脈硬化や心原性塞栓以外で脳血管障害を生じる疾患・病態は多岐にわたるがその一部を提示する．癌に伴うトルーソー症候群，敗血症や感染性心内膜炎などの感染症に伴う脳血管障害についてはそれぞれの項目で述べる．

1) 脳空気塞栓症

心臓外科手術，中心静脈カテーテル留置，肺胸膜生検，気管支鏡，胸腔洗浄など医療行為の合併症として発症する例が多い．稀には慢性肺疾患，腸管虚血などが原因となることがある．血管内に流入した空気量や塞栓が生じた血管領域により運動麻痺，意識障害，けいれんなど様々な症候を呈する．病変部位は大脳の主幹動脈境界域，高位円蓋部皮質に多い（**図 2-103A-D**）．

急性期に CT で空気泡を示す空気濃度の陰影で診断される．空気陰影は 0.5 ～ 30 時間で消失する[11]．DWI で虚血部位の高信号，T2* では空気自体が低信号を示し診断に有用である[12]．高圧酸素療法による予後改善が期待できる．

2) コレステロール塞栓症

高度の粥状硬化症を有する患者において，太い動脈の動脈硬化性病変のコレステロールを含むプラークが破綻し，内部のコレステロール結晶が遊離して末梢の細い動脈（径 100 ～ 300 μm）を塞栓し，臓器虚血障害をきたす疾患である．アテローム自体による塞栓症はより大きい栓子で，アテローム塞栓症として本症とは区別される．プラーク破綻の原因の多くは血管造影，カテーテル治療，心臓や大動脈の手術など医原性であるが，まれに自然発生例がある．塞栓による閉塞と続発性炎症により亜急性または慢性の経過を辿ることが多い．腎や皮膚が障害されやすく，腎不全，足底・足趾の青紫色の網状皮疹（blue toe syndrome）が特徴である．上行大動脈や大動脈弓の粥腫が破綻するとび漫性に脳が障害され，MRI では多発性微小梗塞，境界域梗塞を生じる[13]（**図 2-103E-K**）．眼底検査によるコレステロール結晶の証明，皮膚生検で血管内コレステロール結晶が証明できれば診断が確定する．

137

II 脳血管障害と関連疾患

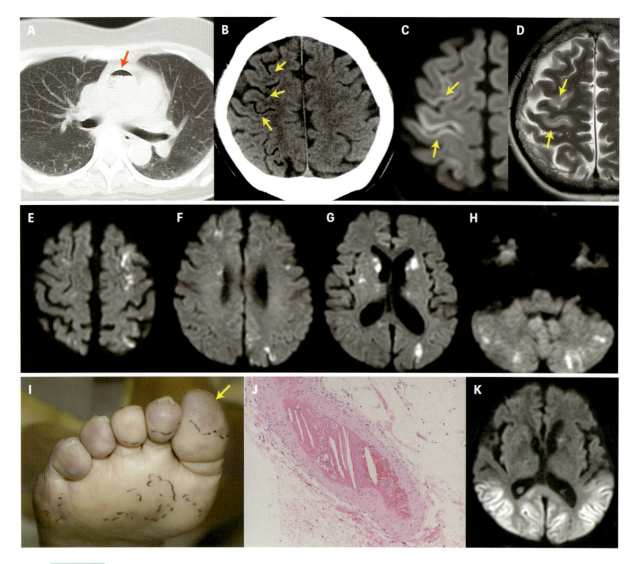

図 2-103 特殊な原因による脳血管障害（1）．脳空気塞栓症，アテローム塞栓症

A-D：脳空気塞栓症．50 歳代女．巨大肝囊胞癒着術中に意識障害と片麻痺をきたす．
A ：胸部 CT．胸部大動脈内の空気泡と niveau 形成（矢印）．
B ：頭部 CT．病変該当側の脳溝が反対側に比べより低吸収を示す（矢印）．
C ：同 DWI．大脳皮質運動・感覚野皮質の梗塞を示す高信号域（矢印）．
D ：同 T2．皮質病変を示す高信号域（矢印）．
E-K：コレステロール塞栓症．60 代男．高血圧，脂質異常症あり．右上肢巧緻運動障害で初発，左内頚動脈高度狭窄，A to A 塞栓による前頭葉皮質梗塞と診断，抗血小板薬処方．冠動脈 CT で石灰化高度のため冠動脈・頚動脈造影を行った直後より右 1/4 盲，左下肢筋力低下，左上下肢運動失調が出現．DWI で両側大脳皮質，小脳半球に粒状高信号域多発（E-H）．カテーテル操作による大動脈起始部からの A to A 塞栓症と判断．神経症候は改善するも腎機能障害が進行，大脳・小脳に多発性高信号域が新たに次々と出現し，両下肢に紫斑，blue toe（I）が出現．同部位の生検で皮下脂肪組織の血管内にコレステロール針状結晶を伴う塞栓を認め（J），コレステロール塞栓症と診断．その後，腎不全で人工透析，さらに両側後頭・頭頂葉皮質に脳梗塞が再発した（K）．

3）脳静脈洞・脳深部静脈血栓症

　上矢状静脈洞，直静脈洞，横静脈洞などの比較的太い静脈に血栓が生じ，静脈灌流が障害されて虚血や出血をきたす疾患である．頭痛，悪心・嘔吐，運動・感覚障害，痙攣，精神症状，頭蓋内圧亢進症状などをきたす．感染症，女性ホルモン薬ほか，種々の原因による凝固能亢進状態などが誘因となる．皮質静脈や上矢状静脈洞の閉塞では病変は大脳皮質・皮質下など比較的浅部に生じる．脳深部静脈の閉塞では深部の両側視床や基底核病変を生じ，より重症である（**図 2-104**）．画像により血栓や梗塞巣が描出されることも多いが，診断には MR venography や CT angiography による静脈相所見が必須である．

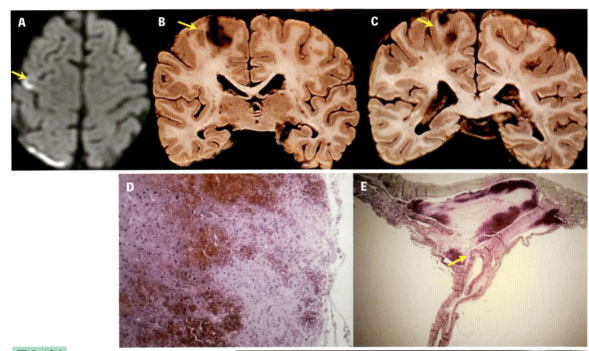

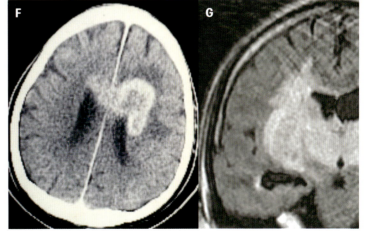

図 2-104
特殊な原因による脳血管障害（2）．
脳静脈洞血栓症

A：70 代女．脳静脈洞血栓症．構音障害・左不全片麻痺が変動をもって出現．DWI で右前頭葉・後頭葉皮質に高信号域を認める．
BC：類似例．上矢状静脈洞血栓症の脳割面．前頭葉皮質・皮質下の出血性梗塞（矢印）．
D：同，出血部位拡大．HE 染色．
E：同，上矢状静脈洞は血栓で閉塞している（矢印）．
F：CT で脳深部が造影された脳深部静脈血栓症．
G：20 代男．類似例の FLAIR．両側視床・基底核など深部構造の高信号域．

4) CADSIL と CARASIL

遺伝性脳血管障害には Fabry 病（α-ガラクトシダーゼ A 欠損によるセラマイド蓄積；性染色体潜性遺伝），ホモシスチン尿症（高ホモシステイン血症；常染色体潜性遺伝），Sneddon 症候群，CADSIL，CARASIL などがあり，若年発症の脳血管障害や血管性認知症の原因となる．

CADSIL と CARASIL は何れも広範な白質病変による "Binswanger 脳症" 類似の遺伝性血管性認知症をきたす．CADASIL（cerebral autosomal dominant arteriopathy with subcortical infarcts and leukoencephalopathy；皮質下梗塞と白質脳症を伴う常染色体顕性遺伝性脳動脈症）は Notch3 遺伝子変異による．進行性あるいは急性発症で可逆性の精神症状・認知機能低下，運動障害を呈し，片頭痛を伴うことが多い．側頭極白質・側脳室下角周囲の白質病変が先行することが特徴的で（**図 2-105A-E**），外包にもしばしば病変がみられる．進行とともに基底核や脳幹の微小出血を認めることが多い．脳を含む全身の細小動脈の血管平滑筋に電顕でオスミウム好性顆粒状物質（granular osmiophilic material；GOM）が沈着している[14]．

CARASIL（cerebral autosomal resessive arteriopathy with subcortical infarcts and leukoencephalopathy；皮質下梗塞と白質脳症を伴う常染色体潜性遺伝性脳動脈症）は HTRA1 遺伝子変異による．成人早期発症の禿頭・腰痛・認知症を三徴とし，CADASIL に特徴的な側頭極の白質病変や外包病変は本症でも認められるが，血管壁の GOM はみられない（**図 2-105F-J**）．ヘテロ接合性 HTRA1 変異で脳小血管病を発症する例では三徴はみられず，発症年齢もより高齢である[15,16]．

5) 可逆性後頭葉白質脳症

可逆性後頭葉白質脳症（reversible posterior encephalopathy syndrome；PRES）は主に大脳後半部に画像上，可逆性の白質病変をきたす疾患で，頭痛，意識障害，けいれん，視力障害などが生じる．病変はしばしば皮質に及び，全脳に生じる場合もある（**図 2-106A-F**）．高血圧性脳症では脳血流自動調節能を超えた急激な血圧上昇により血管内皮細胞障害，血液脳関門破綻から血管透過性が亢進し，血管原性浮腫を生じることによる．

産褥，子癇，免疫抑制剤や抗癌剤等の薬物，種々の基礎疾患も背景因子となる（**図 2-106GH**）．可逆性脳血管攣縮症候群（RCVS）との移行も論じられているが，PRES はより径の小さい血管レベルでの病態と考えられている[17]．

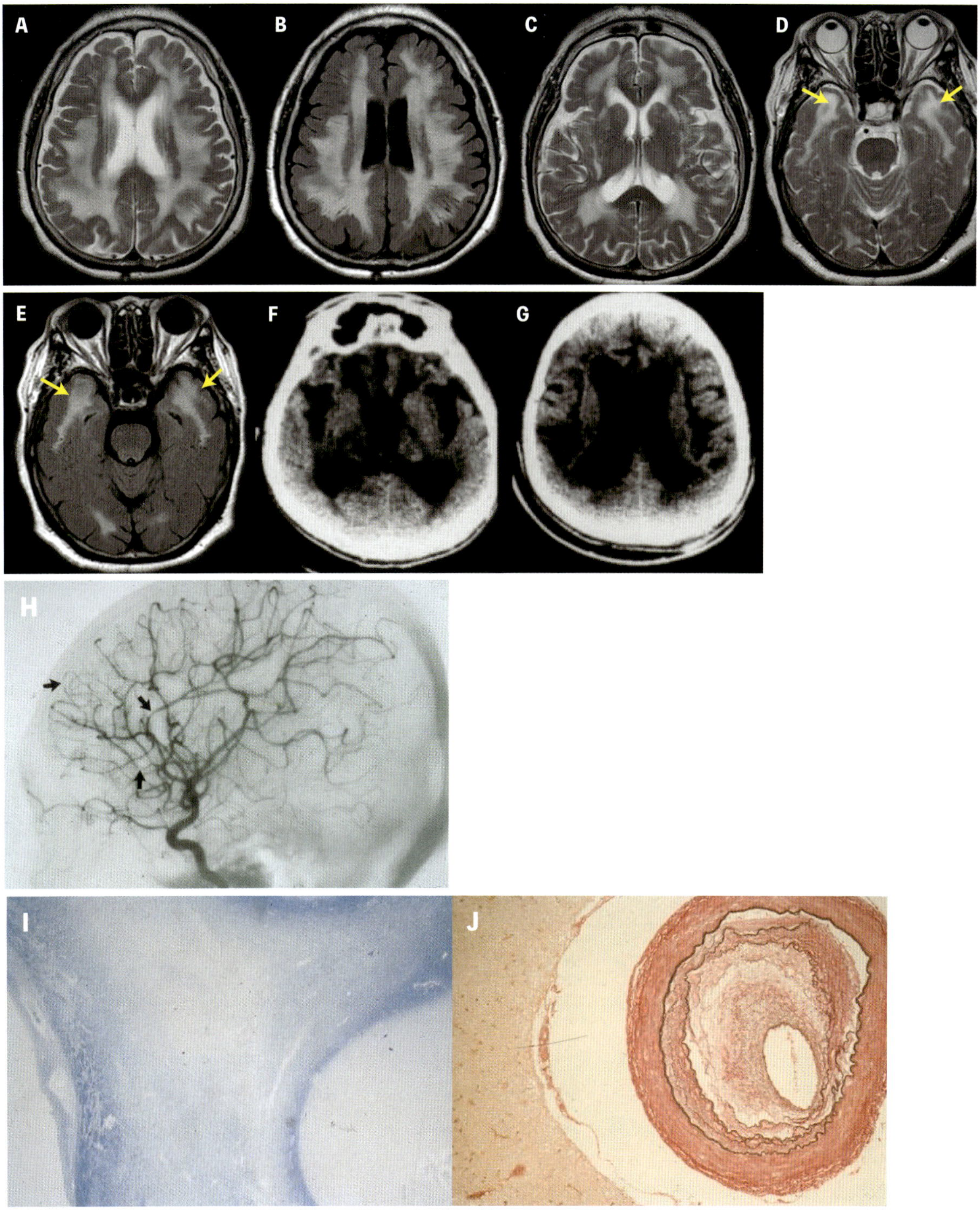

C 血管奇形その他　　　8 特殊な原因による脳血管障害

図 2-105　特殊な原因による脳血管障害（3）．CADASIL と CARASIL

A-E：無症候性脳梗塞として follow されていた CADASIL 疑い例．70 歳代女．家族歴不明．ふらつきの訴えがあり，特徴的な側頭極白質病変（矢印）から本症が強く疑われた．**ACD**：T2．**BE**：FLAIR．

F-J：CARASIL 剖検例．35 歳男，両親いとこ婚．精神神経疾患なし．17 歳より頭部脱毛，20 歳で腰痛．29 歳より痙性歩行．31 歳で構音障害・認知機能低下出現し徐々に進行．33 歳，左片麻痺および一過性 MLF 症候出現．35 歳，失外套症候群に至る．**FG**：CT で高度の脳萎縮．白質病変，視床の多発梗塞．**H**：脳血管造影で多発性の動脈狭窄（矢印）．**I**：白質病変．KB 染色．U-fiber は比較的保たれている．**J**：中大脳動脈の壁肥厚と内腔狭窄．Elastica van Gieson 染色．

141

II 脳血管障害と関連疾患

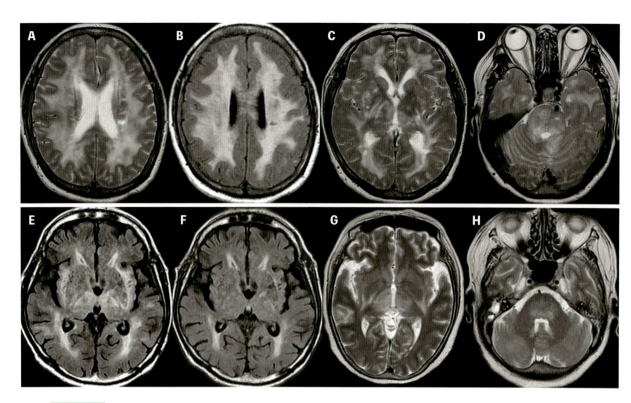

図 2-106 特殊な原因による脳血管障害（4）．可逆性後頭葉白質脳症（PRES）

A-D：50歳代女．若年性高血圧症で40歳台半ばから拡張期高血圧あるも加療せず．1年前，糖尿病，高コレステロール血症，高度肥満を指摘され降圧薬開始．3剤でも降圧効果不十分．半年前から服薬を自己中止，3か月後より動作緩慢，意欲低下が目立ち，家事や自営の仕事をしなくなったため来院．高度の高血圧（BP248/109，PR97），意欲低下，記憶障害，易転倒，尿失禁，鼻出血，発熱，尿路感染あり．病識なし．見当識障害，遂行機能障害，前頭葉機能低下あり，MMSE22/30．眼底 H3S3．

A-D：大脳白質に広範な高信号域，中脳，橋，小脳にも高信号域がみられる．

B ：FLAIR でも高信号．広範な脳浮腫と考えられ，高血圧性脳症による可逆性後頭葉白質脳症（PRES）と診断，高血圧緊急症として加療の結果，完全に回復した．

EF：類似例．72歳男．糖尿病，高血圧，慢性腎不全で透析中，200以上の高血圧持続．約1か月の経過で遂行機能障害，手指巧緻運動障害，歩行障害が進行．可逆性の頭部MRI所見（FLAIR にて左右対称性の脳幹・基底核・深部白質高信号；E は発症直後，F は回復後），血圧コントロールで症状が改善したことより PRES と診断．

GH：63歳女．急性リンパ性白血病に伴う SIADH で低 Na 補正後に傾眠となる．T2 で両側視床，基底核，深部白質，皮質下白質，橋，小脳に高信号域を認めた．浸透圧性脳症も鑑別に挙がったが症候・画像ともに完全回復し，PRES と診断された（Kamezaki M, Nishinaka K, Udaka F, et al: Leukemia & Lymphoma 2012; 53: 2083-2084）．

Memo 2
DWIで広範多発性小高信号域を示す疾患

一側の大脳半球にDWIで小高信号域が多発している場合，まずは頚動脈からのA to A塞栓で多数の小梗塞が生じた可能性を考える．両側大脳半球や小脳や脳幹にDWIで広範な多発性小高信号域を認めた場合は，ほぼ同時期に小梗塞その他の病変が多発したことが示唆され，以下のような様々な全身性疾患の可能性があるため，鑑別診断が重要である（図）．

1) 急性大動脈解離

上行大動脈に解離があるStanford A型では6～32％に脳梗塞を合併する（Gaul C,et al:Stroke 2007;38:292-297）．解離が両側総頚動脈に及ぶと両側大脳半球に多発性梗塞が生じる．血栓溶解療法は禁忌のため本症の診断は重要である．

2) 感染性心内膜炎
3) Trousseau症候群，非細菌性血栓性心内膜炎（NBTE）
4) 血管内悪性リンパ腫症
5) 高好酸球性脳症
6) コレステロール塞栓症
7) 脂肪塞栓症

骨折により血中に脂肪滴が流入し塞栓性機序で多臓器障害をきたす．脳では白質優位に多発点状出血・梗塞・血管内脂肪滴を認め，意識障害やけいれんをきたす．

8) 血栓性血小板減少性紫斑病

細血管障害性溶血性貧血・破壊性血小板減少・細血管内血小板血栓を3主徴とする血栓性微小血管障害症（thrombotic microangiopathy；TMA）のうち，神経症候が優位の血栓性血小板減少性紫斑病（thrombotic thrombocytopenic purpura；TTP）は，von Willebrand因子切断酵素（ADAMTS13）活性著減が原因である．古典的5徴（血小板減少・溶血性貧血・腎障害・発熱・動揺性精神神経症状）の中でも神経障害は高頻度で，血小板血栓による小梗塞多発が特徴的である．

9) 肺炎球菌性髄膜炎に伴う頭蓋内限局性び漫性脳血管内凝固

肺炎球菌性髄膜炎の経過中に脳梗塞を合併する頻度は17～30％で，他の髄膜炎よりも頻度が高い（Weisfeldt M,et al.Lancet Neurol 2006;5:332-342）．血管炎や血管攣縮による機序とは別に，血管炎やDICを伴わず過凝固状態に伴って血栓性脳梗塞が多発する病態がある（Vergouwen MD,et al. Neurocrit Care 2010;13:217-227，安部大介，他．脳卒中 2034;46:121-126）．

10) アミロイド血管症

アミロイド血管症では出血性病変のみならず，虚血性梗塞も起こしやすい．大脳皮質や皮質下白質の微小梗塞が多く，小脳，両側大脳皮質・白質に多発性DWI微小高信号域を認めることがある（川瀬崇広，他 臨床神経 2023;63:456-460）．

11) 血管内操作後

血管造影検査，ステント留置などの血管内治療，カテーテルアブレーションなどの後に微小塞栓を示す多発性のDWI点状高信号がみられることがある．

（宇高）

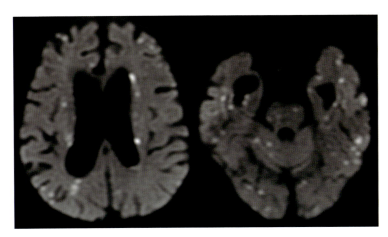

図　骨折の術後，急に認知機能低下をきたし，広範・多発性DWI高信号域がみられた70代担癌患者．弁膜症で弁置換術の既往あり．NBTEによるTrousseau症候群と診断された．

9 脳血管障害による錐体路二次変性

　原因の如何によらず神経線維が断裂すると末梢側の髄鞘・軸索は変性・崩壊し最終的には消失する（Waller 変性）．髄鞘崩壊産物はマクロファージにより貪食される．特に大量の長大な神経線維からなる錐体路において明瞭で，運動野，放線冠，内包後脚などテント上の錐体路を含む病変により生じた脳幹の錐体路二次変性は脳血管障害慢性期にしばしば観察される（**図 2-107**，**図 2-108A-H**）．変性による粗鬆化を反映する T2 の高信号が 1〜4 か月後に生じ，半年〜1 年後には大脳脚や橋底部の萎縮が明瞭になる．DWI では障害後数日の急性期から信号変化が出現する．Waller 変性は錐体路以外に，皮質・橋・小脳路（**図 2-108I-L**），歯状核・赤核・オリーブ核経路，脊髄後索，脳梁，辺縁系回路，視覚路などにも生じ，MRI で描出される[18]．

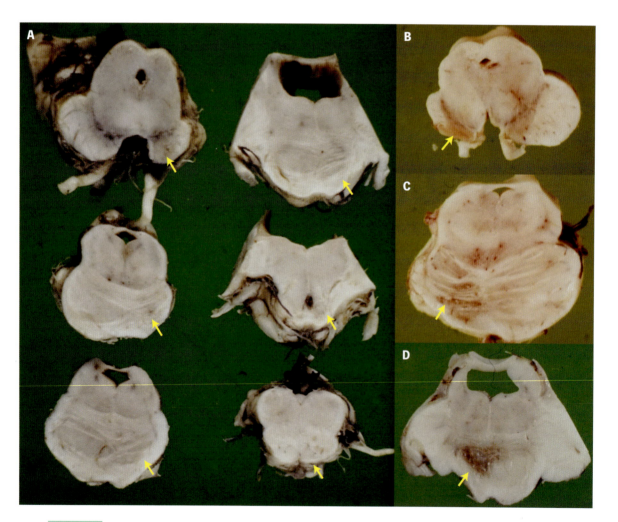

図 2-107 脳血管障害による錐体路二次変性
A：テント上の脳血管障害による慢性期錐体路二次変性の病理像．錐体路線維の消失により変性部位の萎縮が認められる（矢印）．
B-D：類似例．錐体路変性部位の萎縮，着色，粗鬆化（矢印）．

C 血管奇形その他　　　9 脳血管障害による錐体路二次変性

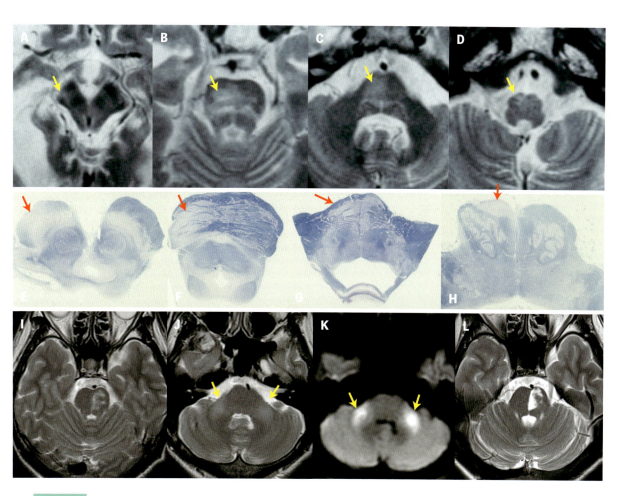

図 2-108 脳血管障害による錐体路および中小脳脚の二次変性

A-D：テント上梗塞で生じた錐体路二次変性（矢印）．T2．
E-H：同じ例の病理．KB 染色．T2 高信号部位の淡明化．
I-L：33 歳男．四肢脱力と構音障害を示した BAD 型橋梗塞．
I：発症 16 日後の T2．橋傍正中部の梗塞を示す．
J：同 T2．両側中小脳脚の淡い高信号は橋小脳線維の Waller 変性を示す（矢印）．
K：同 DWI．両側中小脳脚の高信号が T2 よりも明瞭（矢印）．
L：3 か月後の T2．橋傍正中部の高信号は慢性期梗塞の囊胞化を示す．中小脳脚の高信号は T2・DWI ともにほぼ消失していた．

10 Guillain-Mollaret 三角の血管性病変と下オリーブ核偽性肥大

　Guillain-Mollaret 三角とは，赤核，下オリーブ核，歯状核のつくる三角形であり，同側赤核→（中心被蓋路）→同側下オリーブ核→（下小脳脚）→対側小脳皮質・歯状核→（対側上小脳脚・上小脳脚交叉）→同側赤核，の回路を形成している（**図 2-109**）．この回路に病変があると，二次的に生じた trans-synaptic degeneration により，神経細胞の肥大は伴わないがグリオーシスが著明で下オリーブ核が肉眼的にも腫大，周囲の髄鞘も淡明化する（偽性肥大；olivary pseudo-hypertrophy）．原病変は脳血管障害では，橋被蓋の出血，上小脳動脈閉塞による小脳歯状核を含む梗塞，小脳歯状核の出血などが多く，まれには歯状核の多発性微小出血[19]でも生じる．臨床的には口蓋振戦（旧称口蓋ミオクローヌス）をきたす（**図 2-110**，**図 2-111**）．

　偽性肥大の組織像は，神経細胞の腫大と空胞化，アストロサイトの肥大と増生，グリア線維の増生が特徴で，経時的に変化する．橋出血による中心被蓋束の障害で生じる下オリーブ核の病理変化の詳細な検討では，①変化なし（発症後24時間以内），②有髄線維の変性（2〜7日），③腫大（3週；神経細胞の腫大と虫食い様変化，グリア反応なし），④高度の腫大（8.5か月；神経細胞もアストロサイトも肥大），⑤偽性肥大（9.5か月；肥満アストロサイトを伴った神経細胞消失），⑥萎縮（数年；下オリーブ核の萎縮とオリーブ外套の著明な変性）という経過を辿る[20]．このような変化は原因病変の部位によらず同じで，7か月経過すると例外なく偽性肥大が生じる．

　MRI で下オリーブ核の変化が描出されるのは上記の③以降であり，3週〜数か月以内は肥大のない T2 高信号域，数か月〜4年後には肥大と高信号域がみられ[21,22]，更に経過すると高信号域のみを呈する．肥大した下オリーブ核と反対側の歯状核，小脳皮質の萎縮も生じる[23]．

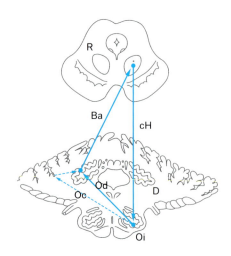

図 2-109　Guillain-Mollaret 三角の模式図
赤核・オリーブ核・歯状核のつくる三角形．
Ba：結合腕．Cd：小脳皮質により歯状核にいたる線維．cH：中心被蓋束．D：歯状核．Oc：オリーブ核より小脳皮質にいたる線維．Od：オリーブ核より歯状核にいたる線維．Oi：オリーブ核．R：赤核．Sn：黒質．

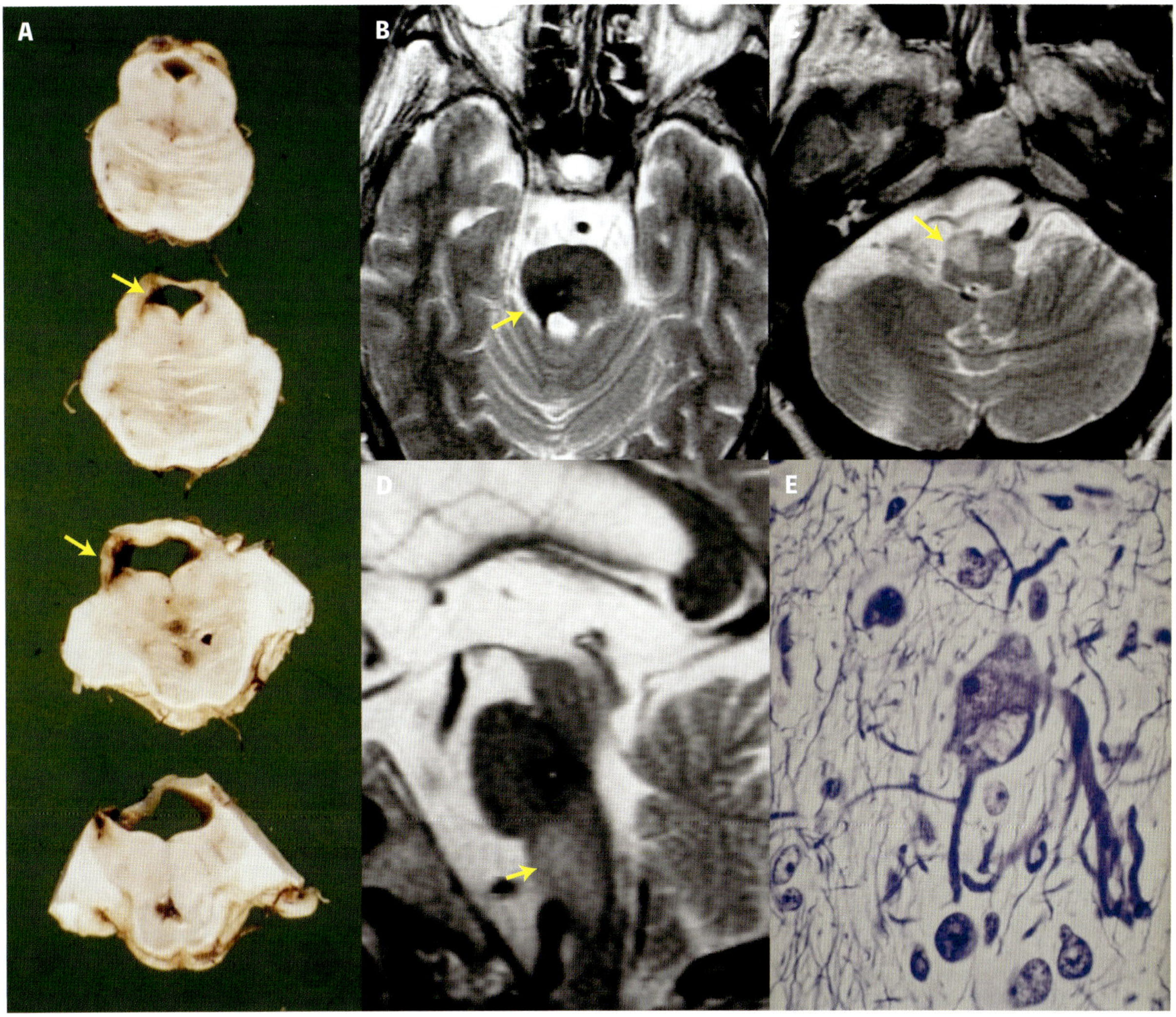

C 血管奇形その他　　　　　10　Guillain-Mollaret 三角の血管性病変と下オリーブ核偽性肥大

図 2-110　口蓋振戦を呈した橋被蓋出血による下オリーブ核の偽性肥大

A：橋被蓋出血（矢印）慢性期の病理.

B：類似例の T2. 橋被蓋出血の跡の鉄沈着による低信号（矢印）.

C：同, 延髄. T2. 下オリーブ核の偽性肥大による高信号（矢印）.

D：同, 矢状断 T2. 下オリーブ核の偽性肥大による高信号（矢印）.

E：類似例の延髄偽性肥大部強拡大. 下オリーブ核神経細胞の空胞化, 腫大し奇妙な形状のアストロサイトがみられる. Bodian 染色.

Ⅱ 脳血管障害と関連疾患

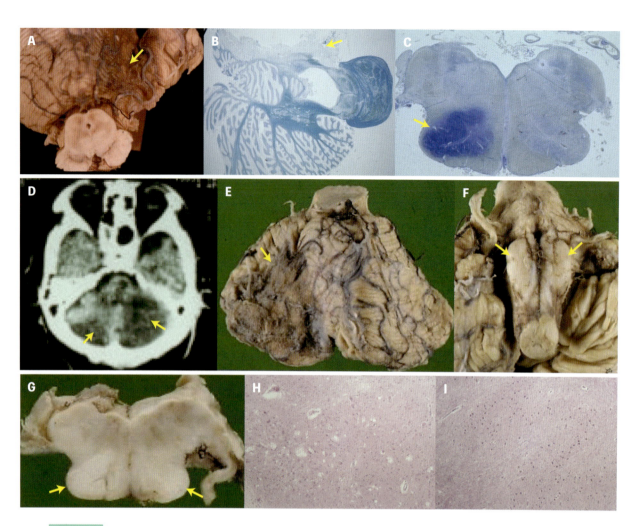

図 2-111 上小脳動脈閉塞による小脳梗塞で生じた口蓋振戦例の下オリーブ核偽性肥大 2 例 (A-C, D-H)

A：片側小脳上面の陳旧性梗塞巣(矢印).
B：同，水平断 KB 染色．歯状核を含む片側の小脳が梗塞で壊れている．
C：同，延髄 Holzer 染色．歯状核梗塞と反対側の下オリーブ核のグリオ―シスが著明(矢印).
D：80 代男．両側椎骨動脈閉塞および脳幹・両側小脳梗塞で慢性植物状態．CT.
E：同，陳旧性小脳梗塞．
F：同，両側オリーブ核の腫大(矢印).
G：同，水平断割面．両側オリーブ核の腫大，白色化(矢印).
H：同 HE 染色組織像．神経細胞は腫大せず，組織の粗鬆化，空胞化がみられる．
I：コントロール例．

文献

1) Horne MA, Flemming KD, Su IC, et al. Lancet Neurol 2016; 15: 166-173.

2) Zabramski JM, Wascher TM, Spetzler RF, et al. J Neurosurg 1994; 80: 422-432.

3) Li S, Hooda K, Gupta N, et al. Neuroradiol J 2017; 30: 186-191.

4) Matsui H, Udaka F, Kameyama M, et al. Intern Med 2005; 44: 507-508.

5) Kameyama M, Okinaka SH. Neurology 1963; 13: 279.

6) Pico F, Labreuche J, Amarenco P. Lancet Neurol 2015; 14: 833-845.

7) Makita N, Yamamoto Y, Nagakane Y, et al. J Neurol Sci 2019; 400: 1-6.

8) Poirier J, Derouesne C. Clin Neuropathol 1984; 3: 266.

9) 奥寺利男, 他. 日内会誌 1997; 86: 746-751.

10) Suzuki J, et al. Arch Neurol 1969; 20; 288-299.

11) Takizawa S, et al. Cerebrovascular Dis 2000; 10: 409-412.

12) 宮城 愛, 寺澤由佳, 和泉唯信, 他. 臨床神経学 2013; 53: 109-113.

13) Kwon SU, Kim JC, Kim JS. J Neurol 2001; 248: 279-284.

14) Tournier-Lasserve E, et al. Nat Genet 1993; 3: 256-259.

15) Hara K, et al. N Engl J Med 2009; 360: 1729-1739.

16) Yamamura T, Nishimura M, Shirabe T, et al. J Neurol Sci 1987; 78: 175-187.

17) 秋口一郎, 山本康正. 脳卒中を診るということ. 金芳堂, 2021. p139.

18) Chen YJ, Nabavizadeh SA, Vossough A, et al. J Neuroimaging 2017; 27: 272-280.

19) 曽山茂人, 眞野智生, 山田七海, 他. 臨床神経 2022; 62: 744-747.

20) Goto N, Kaneko M. Acta Neuropathol 1981; 54: 275-282.

21) Kitajima M, Korogi Y, Shimomura O, et al. Radiology 1994; 192: 539-543.

22) Nishie M, Yoshida Y, Hirata Y, et al. Brain 2002; 125: 1348-1357.

23) Kim SJ, Lee JH, Suh DC. AJNR Am J Neuroradiol 1994; 15: 1715-1719.

Memo 3
梗塞後の遠隔部位変化

脳の局所損傷に伴って遠隔部位に二次的障害が発生することが稀でない．短期的には脳血流や代謝の低下（diaschisis）が生じ，中長期的には神経細胞の緩徐な変性および組織の萎縮が生じる．神経細胞や軸索の障害で生じる変性には，順行性変性（Waller 変性），順行性経シナプス変性，逆行性変性，逆行性経シナプス変性などがあり，脳血管障害のほか，腫瘍，炎症，変性疾患など様々な病変でも起こる．

脳血管障害後に生じる Waller 変性は，一般に発症後 1 か月程度で T2 ないし FLAIR 高信号域として捉えられ，経過とともに萎縮をきたす．一方，発症後数日以内の急性期に DWI で一過性の高信号域を示す順行性あるいは逆行性の早期 Waller 変性もしばしばみられ，急性期梗塞と間違わないよう注意が必要である（荻根沢真也，ほか：臨床神経 2021; 61:477-481）（図）．

代表的なものは，本文で述べた皮質脊髄路・皮質橋路の Waller 変性（→ 144-145 頁），橋小脳路の Waller 変性（→ 145 頁），Guillain-Mollaret 三角障害後の下オリーブ核偽性肥大（→ 146-147 頁）である．それ以外にも以下のように様々な部位の病変で遠隔部位に二次変性が生じる（内野晃：(連載 1 〜 13) 局所脳損傷後に生じる脳内二次変性の MRI. 臨床放射線 2016;61:No.1 〜 13, Chen YJ,et al: J Neuroimaging 2017;27:272-280）．

1) 脳梁（交連線維）
膝部から体部中央やや後寄りまでを前頭葉の神経線維が通り，体部後半を頭頂葉の線維が，膨大部を後頭葉と側頭葉後部の線維が通る．大脳半球病変によりその部位の線維が走行する脳梁部位に二次変性が起こる．中大脳動脈領域広範梗塞後や ALS（→ 261 頁）でみられる．

2) 辺縁系
Papez 回路（海馬─脳弓─乳頭体─視床前核）において生じる．海馬の病変により脳弓，乳頭体が萎縮し，長期的には乳頭体視床路にまで及ぶ．

3) 視覚経路
外側膝状体病変による視放線変性，後頭葉障害後の外側膝状体変性，視神経障害による外側膝状体変性，網膜変性による鳥距溝萎縮など．

4) 交叉性小脳萎縮
一側大脳半球と反対側小脳との線維連絡は密であり，"Crossed cerebellar diaschisis" と関連する，"Crossed cerebellar atrophy" としてよく知られている．逆に，小脳半球の障害で反対側大脳半球の機能障害が生じることもある．

5) 線条体
前頭葉と線条体の間には密接な線維連絡があり，被殻〜外包の出血や前大脳動脈領域梗塞で同側被殻・尾状核に変性が生じる．

6) 視床
大脳皮質大梗塞後の視床外側核・内側核群に変性が生じる．

7) 黒質
中大脳動脈閉塞などによる線条体梗塞後に同側の黒質変性が生じる．

8) 脊髄
脊髄横断性の病変による索変性が，側索は下方へ，後索は上方へ生じる．

（宇高）

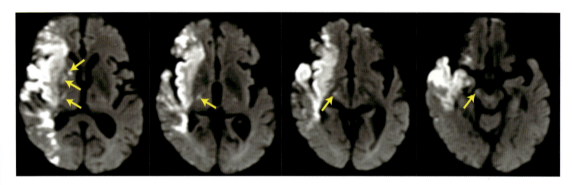

図 80 代男，塞栓性内頚動脈閉塞による大梗塞の急性期 DWI
矢印に示す線条体や内包〜大脳脚の高信号は梗塞ではなく早期 Waller 変性を示すと考えられる．

D 低酸素性虚血性脳症

1 成因と分類

　低酸素性虚血性脳症（hypoxic-ischemic encephalopathy）とは全身性の循環不全や低酸素血症などにより，脳の正常な活動に必要な血流と酸素量が一定時間以上供給されないことにより脳障害をきたした状態である．

　人の脳重は体重の2～3％に過ぎないが，通常，心拍出量の約15％，血中酸素の20％，血中グルコースの10～20％程度が脳で消費されている．心停止により脳組織中の酸素は10秒程で消費され，ATPとブドウ糖も急激に減少するため，速やかに意識消失をきたし，再灌流がなければ神経細胞の不可逆的変化が進行する．数分程度の脳循環停止後に血流が再開されると虚血性の細胞障害に加えて，再灌流に伴うフリーラジカルや興奮性アミノ酸などによる細胞障害が進行する．このため，心肺蘇生には成功しても，数分以上の心停止後に完全な脳機能の回復を期待することは難しい．

　低酸素性虚血性脳症は成因により，血流障害によるもの（stagnant hypoxia；うっ血性低酸素症），低酸素によるもの（hypoxic hypoxia），その他（anemic hypoxia，histotoxic hypoxia，hypoglycemia）に大別される．

　Stagnant hypoxia は全身性の循環不全によるもので，心肺停止状態からの蘇生後（蘇生後脳症），重症不整脈やうっ血性心不全，ショックなどが原因となる．Hypoxic hypoxia は脳循環が保たれた状態で酸素分圧が著しく低下した場合で，窒息，気道閉塞，肺疾患による呼吸不全，縊首，溺水，不活性ガス吸入，酸欠環境への暴露事故などが原因である．Anemic hypoxia は大量出血などによる高度の貧血で脳の酸素欠乏状態を呈した場合である．Histotoxic hypoxia はシアン中毒など，組織における酸素の利用障害による．Hypoglycemia でも酸素利用に障害をきたし，低酸素脳症と同様の病変をきたす（**表2-5**）．

表2-5　　低酸素性虚血性脳症の分類と病態レジメ

1. Stagnant hypoxia	血液が脳に届かない	急性循環不全，心停止後など：ischemic, oligemic	Cardiac arrest
2. Anoxic & hypoxic hypoxia	酸素が脳に届かない	窒息，呼吸不全，不活性ガス吸入など：anoxia, hypoxia	Choke
3. Anemic hypoxia	Hb が働かない	高度の貧血，CO 中毒など	CO intoxication
4. Histotoxic hypoxia	酸素が働かない	シアン，アジ化 Na 中毒など	CN intoxication
5. Hypoglycemic hypoxia	ブドウ糖が脳に届かない		Coma diabeticum

Hypoxic hypoxia の急性期症状は意欲低下，記憶障害，判断力低下，混迷などであり，低酸素状態が高度になるにつれ，傾眠，意識障害，けいれんへと移行し，最終的には脳死に至る．一方，一過性の重度の hypoxic hypoxia や stagnant hypoxia からの回復例の後遺症としては，認知機能低下，パーキンソン症候，アテトーゼ，ジストニア，ミオクローヌス，けいれん（二次性てんかん），偽性球麻痺，腱反射亢進，皮質盲，Balint 症候群などがある．まれには大脳病変による両上肢の麻痺（Man-in the-barrel 症候群）や虚血性脊髄症（spinal stroke）をきたすこともある．後遺症に動作性ミオクローヌスを伴う場合は Lance-Adams 症候群と呼ばれる．経過は多くの場合一相性であるが，一旦は急性期の意識障害が数日で回復するか，あるいは無症候のまま経過し，2 日から 10 日あるいはそれ以上の間欠期のあと，遅れて脳障害が出現する場合がある（delayed post-hypoxic encephalopathy）[1]．

低酸素性虚血性脳症の重症例では，急性期の脳浮腫による死亡を免れても，遷延性意識障害（無動性無言，失外套症候群，いわゆる慢性植物状態）のまま固定して慢性期に移行することが多い．経過はしばしば年余にわたるが，10 年以上の生存は稀である[2]．予後不良の指標として，臨床的には，8 ～ 10 分以上の心停止，蘇生に要した時間が 30 分以上，3 日間以上の昏睡持続，高体温，3 日後の瞳孔反応・疼痛への運動反応消失，脳幹反射消失，ミオクローヌス重積状態，除皮質硬直などが，また，検査所見では，平坦脳波や burst suppression pattern，周期性同期性放電，α 昏睡，脳画像に新規異常所見出現，などが知られている．臨床検査と脳虚血による神経細胞死の程度を多数の剖検例で詳細に検討した最近の研究では，体性感覚誘発電位が両側無反応，CT の灰白質・白質比が 1.10 以下，高度の脳波異常，血清 neuron-specific enolase 高値などが予後不良の指標になったと報告された[3]．

| D | 低酸素性虚血性脳症 | | 2 | 病態と神経病理，特に選択的脆弱性について |

2 病態と神経病理，特に選択的脆弱性について

　　虚血に対する感受性は細胞や組織により異なっており，選択的脆弱性（selective vulnerability）（**表2-6**）[2]と呼ばれる．虚血性病変は，梗塞巣で見られるような，神経細胞，グリア，血管など全てが障害される pancerebral necrosis と，選択的に特定の神経核または神経細胞のみが障害される selective neuronal necrosis とに大別される．障害が明らかになる時期にも差があり，虚血後再灌流の数日後に生じる delayed neuronal death や，慢性期に明らかになってくる白質病変などもある．

　　Stagnant hypoxia の主な病変は灰白質である大脳皮質の層状壊死と線条体壊死，および小脳 Purkinje 細胞脱落，やや遅れて生じる大脳白質病変などである．層状壊死は頭頂葉・後頭葉に強い傾向があり（後方優位），主幹動脈の境界域（分水嶺領域）の大脳皮質，脳回の谷部に好発する．皮質全層ではなく，中～深部の第3，4，5層の選択的な壊死の場合は偽層状壊死（pseudo-laminar necrosis）と呼ぶ．島皮質，被殻，尾状核，視床前核・背内側核，海馬（特に CA1）も脆弱である[4]．なお，純粋な hypoxic hypoxia の脳病変はこれとは異なり，海馬，小脳 Purkinje 細胞，淡蒼球，線条体，視床などの病変は出現せず，鳥距野，運動領，知覚領，横回などに強調される大脳皮質病変や小脳皮質顆粒細胞の脱落などに限定される．この病変分布は有機水銀中毒（水俣病）に類似し，細胞レベルにおける酸素供給障害によると考えられるが，stagnant hypoxia では乏血による病変に覆われて見えない[5]．

表 2-6 低酸素性虚血性脳症における脳各部位の選択的脆弱性 Selective vulnerability

1. 新皮質	頭頂・後頭葉＞前頭・側頭葉・中心前後回は保たれる！ 　　第3層＞第5・6層＞第2・4層　　　脳溝の谷の部分
2. 異種皮質	海馬 CA1 ＞ CA3，4 ＞ CA2 ＞歯状回 　　海馬傍回＞嗅脳後部，Subiculum
3. 基底核	線条体（尾状核・被殻）外側＞内側，小型神経細胞＞大型神経細胞 淡蒼球（CO 中毒）
4. 視床	前核＞ DM 核，VL 核＞ CM 核，外側膝状体，内側膝状体
5. 扁桃体	基底・外側部＞表層・内側部
6. 視床下部	抵抗性（まれに乳頭体）
7. 脳幹	抵抗性（ときに黒質，下丘，下オリーブ核）
8. 小脳	Purkinje 細胞，Basket 細胞＞顆粒細胞＞ Golgi 細胞

（文献4より筆者改変）

3 Stagnant hypoxia からの回復例における画像所見

　Stagnant hypoxia からの回復例では一定の後遺症状を呈していても，画像では白質の虚血性病変や軽度の脳萎縮など非特異的所見に留まることが多い．しかし，脳血流検査では境界域における脳血流減少所見が高度の場合がある（**図 2-112**）．

　心停止後の脳病変を 3T-MRI で詳細に計測した研究では，灰白質の容積減少が帯状回皮質，楔前部，島皮質，後部海馬，視床 DM 核など，記憶や自発性と関連した部位に優位に認められた[6]．

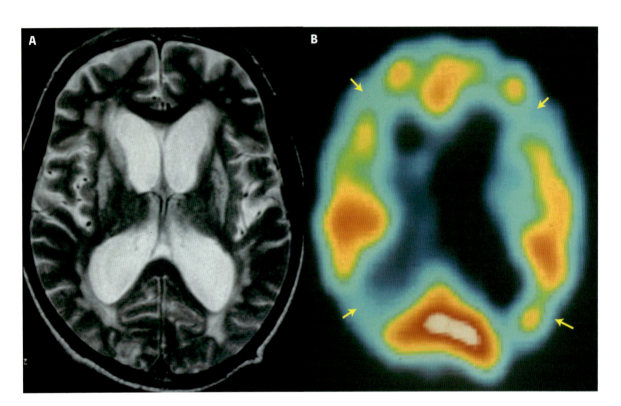

図 2-112　心筋梗塞による心肺停止の蘇生後に高度の認知症を残した例
A：T2．両側線条体，脳室周囲および深部白質に高信号域を認めるが境界域梗塞は認めない．
B：IMP-SPECT では境界域（矢印）を中心に高度の血流減少所見を認める．

D 低酸素性虚血性脳症　　　**4** Stagnant hypoxia 重症例における病理と画像所見の経時変化

4 Stagnant hypoxia 重症例における病理と画像所見の経時変化

　Stagnant hypoxia 重症例における臨床画像所見は病理変化を反映し，急性期，亜急性期，慢性期とダイナミックに変化する（**表 2-7**）[7,8]．

表 2-7　低酸素性虚血性脳症の経時的な病態生理・病理・MRI 所見

時期	想定される病態生理	病理	MRI
急性期 （～ 8 日）	Ion-pump failure cytotoxic edema vasogenic edema	浮腫	腫脹 DWI high，造影されず T1 low，T2 high
亜急性期早期 （7 ～ 20 日）	reperfusion injury EAA excitotoxicity delayed neuronal death BBB breakdown hyperemia	大脳皮質層状壊死 線条体壊死 その他の灰白質壊死	壊死部位の造影効果
亜急性期後期 （21 ～ 29 日）	acidosis による oligodendroglia damage	大脳皮質層状壊死 線条体壊死 その他の灰白質壊死 白質壊死 脳萎縮の始まり	T1 gyral hyperintensity 造影効果あり
慢性期 （30 日～）	tissue reaction secondary degeneration	遅発性灰白質壊死 進行性脳萎縮	T1 gyral hyperintensity 徐々に消退 造影効果も徐々に消退 脳萎縮，白質 T2 high

1）急性期（図 2-113, 図 2-114, 図 2-115）

　急性期死亡例の病理変化は神経細胞の萎縮，核濃縮，エオジン好性変化などの虚血性変化と組織の浮腫であり（**図 2-113**），浮腫が高度の場合はしばしば鉤ヘルニアをきたす．

　CT 所見は，浮腫が軽度であれば異常はみられない．浮腫が強くなれば，大脳のび漫性腫脹，脳溝・脳室の狭小化，皮髄境界の不鮮明化などが生じ，線条体は低吸収を示すことが多い（**図 2-114**）が，高吸収を示すこともある．また，約 20％の例で左右対称性にクモ膜下腔の相対的高吸収が認められ，クモ膜下出血に似た所見を示す（"pseudo SAH"）（**図 2-115AB**）．その機序は，脳実質の吸収値低下と脳表の静脈拡張，クモ膜下腔吸収値上昇により脳実質に比べてクモ膜下腔が高吸収に描出されるためであり，予後不良の徴候である[9]．

　MRI では，DWI で初期から白質の高信号域が認められることがある（**図 2-115CD**）．1 週間程経過すると大脳皮質が T1 で低信号，T2 で高信号を呈する．なお，DWI よりも早期に arterial spin labeling による灌流画像で線条体の灌流増加所見を認めたとの報告がある[10]．

155

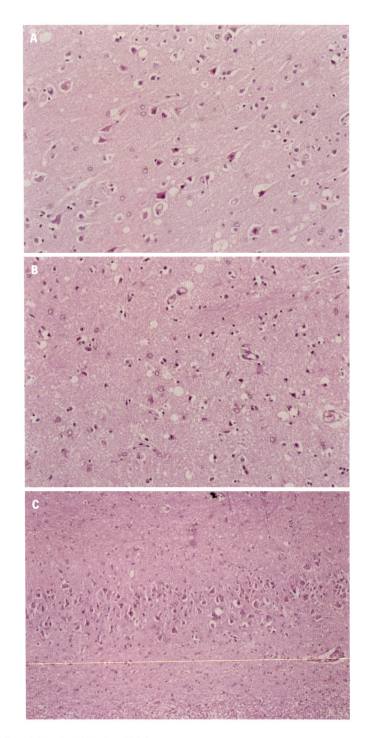

図 2-113 急性期死亡例の病理所見（HE 染色）

71 歳男，喀痰の窒息による心肺停止後蘇生，昏睡，ミオクローヌス重積状態で 6 日後死亡．蘇生翌日の MRI（T2，T1）は異常を認めず．
A：後頭葉皮質．浮腫性変化，神経細胞萎縮・エオジン好性変化，核の濃縮など急性期の虚血性変化．
B：線条体．浮腫，残存小型神経細胞の虚血性変化，グリオーシス．
C：アンモン角 CA1 神経細胞の選択的な虚血性変化．

D 低酸素性虚血性脳症　　4 Stagnant hypoxia 重症例における病理と画像所見の経時変化

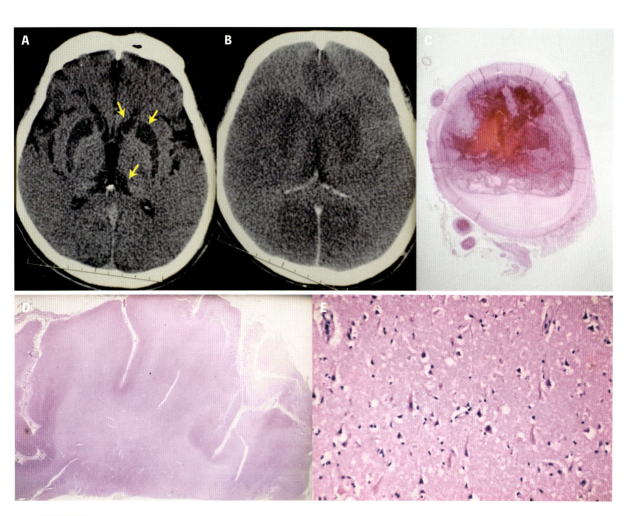

図 2-114　急性期死亡例の CT と病理

脳底動脈閉塞による心肺停止から蘇生後 2 週で死亡．
A：第 2 病日の CT．線条体・視床内側部が低吸収を示す（矢印）．
B：第 3 病日の CT．脳全体が低信号で脳浮腫により高度に腫脹，脳室の狭小化．
C：原因となった脳底動脈の血栓性閉塞．
D：前頭葉切片のルーペ像．浮腫による染色性不良．
E：同皮質部位の拡大．浮腫と神経細胞の急性期虚血性変化（神経細胞萎縮・エオジン好性変化・核濃染）．何れも HE 染色．

157

II 脳血管障害と関連疾患

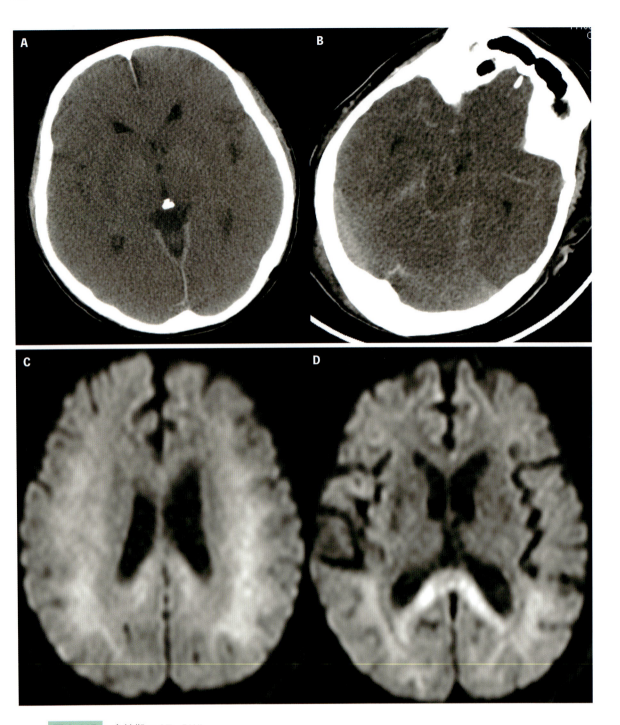

図 2-115　急性期の CT，DWI

AB ：84 歳女，心肺蘇生翌日の CT．脳槽が高吸収を示す，"pseudo SAH" の所見．
CD ：63 歳男，多系統萎縮症．蘇生数時間後の DWI．大脳深部白質，脳梁膨大部など後方優位に高信号域．虚血による浮腫の反映と考えられる．

2）亜急性期（図 2-116，図 2-117，図 2-118）

　1週ないし1か月後の亜急性期死亡例では大脳皮質の層状壊死，線条体，海馬，中脳被蓋などの壊死が生じ，小脳 Purkinje 細胞は消失している．皮質の変化は後方優位で，頭頂葉・後頭葉に目立ち，脳溝の谷の部分に強い傾向がある（**図 2-119C**）．層状壊死巣において脂肪顆粒細胞（lipid laden macrophage）が多数認められる．

　MRI では層状壊死は T1 で脳回に沿った皮質の線状高信号域（gyral hyperintensity）として描出され，亜急性期には顕著な造影効果を示す．この所見は壊死部位の脂肪顆粒細胞集簇に関係していると推測される．T2 では亜急性期前期（〜20日）に低信号，後期（〜30日）には高信号を示す．線条体は T1 で高信号（まれに低信号），T2 では高信号を示し，皮質と同様，壊死によると考えられる．

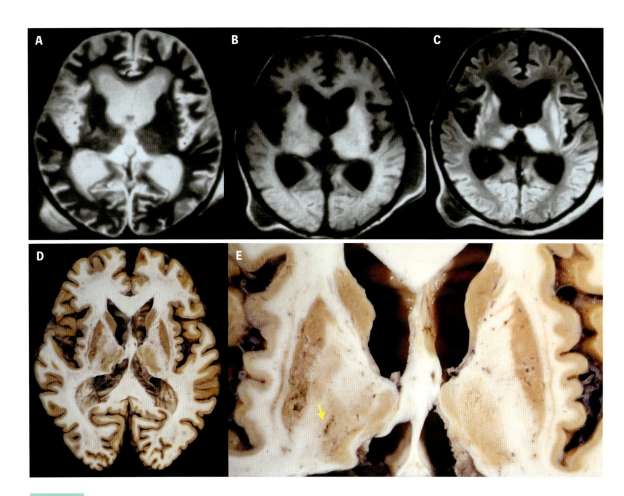

図 2-116 亜急性期死亡例の MRI と病理
54歳女，脳梗塞による左片麻痺の既往あり，誤嚥で心肺停止，7分後蘇生できたが昏睡状態のまま経過，第23病日死亡．
A：第14病日の T2．脳萎縮，右内包・線条体・視床に陳旧性梗塞巣．
B：同 T1．後頭葉，視床，線条体が軽度高信号．
C：同造影 T1．線条体，視床，後頭葉・島葉皮質など灰白質に造影効果．
D：A-C と同じ断面の水平断割面．造影部位に一致して皮質層状壊死，視床・線条体の壊死が認められる．
E：同拡大．左内包・視床の陳旧性梗塞（矢印），両側線条体・視床・島皮質の壊死．

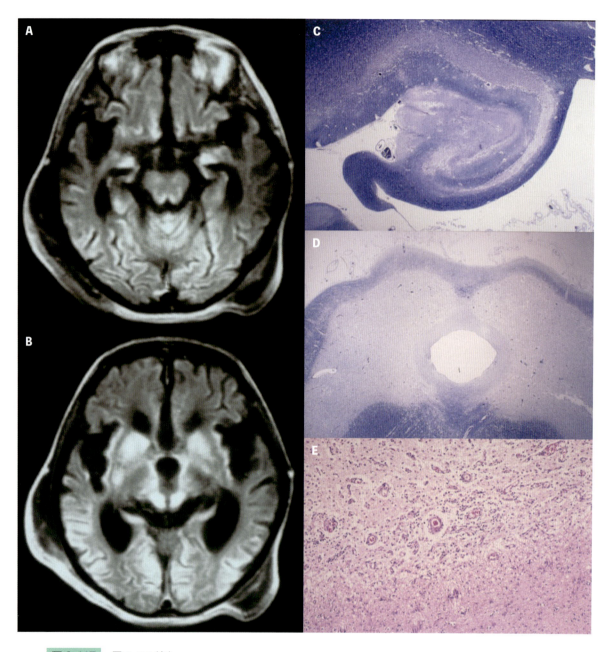

> **図 2-117** 図 2-116 続き

AB：造影 T1．大脳皮質，線条体に加え，海馬や中脳被蓋部，第 3 脳室周囲にも造影効果．
C ：同，海馬の KB 染色冠状断．CA1 の層状壊死．
D ：中脳被蓋部の KB 染色水平断．中脳水道周囲の中心回白質を含め被蓋部が表層を残し広範に壊死．
E ：同部位の HE 染色拡大．亜急性期の虚血性壊死巣で血管増生を伴う．

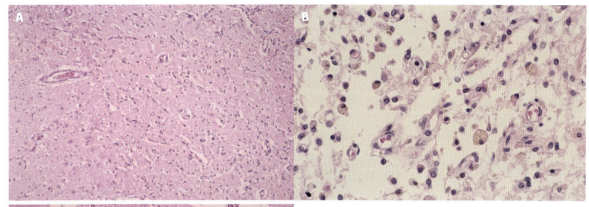
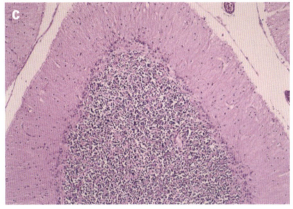

図 2-118　図 2-116 続き
A：被殻弱拡大．亜急性期の壊死像．神経細胞消失，血管新生，グリオーシス．
B：同強拡大．壊死層に脂肪顆粒細胞が集積．
C：小脳．Purkinje 細胞消失と Bergmann glia 増殖．何れも HE 染色．

3）慢性期（図 2-119 〜図 2-128）

　　慢性期死亡例の病変分布は亜急性期死亡例と同様であるが，グリオーシスや壊死に伴う組織の減少による脳萎縮，二次性変化など，慢性期脳梗塞巣と類似した現象を示す．循環障害による境界域梗塞や終末領域梗塞を生じていることがある（図 2-120）．その病態には oligodendroglia の障害による脱髄や血行動態の変化が関与している可能性がある．

　　MRI では，亜急性期に T1 でみられた大脳皮質や線条体の高信号は消褪し，T1 で低信号，T2 で高信号を示す遅発性の白質病変が生じ，脳循環の脆弱な側脳室前角周囲や境界域（前方，後方，あるいは，"three territory borderzone"）から周囲に拡大していく傾向がある[11]（図 2-121）．

　　T2* で皮質に沿って低信号域をみる場合があり，層状壊死に関連した変化と考えられる（図 2-123）．自験 10 例の病理観察では何れも肉眼的出血像は認めなかったが Perl 染色で 6 例中 3 例に層状壊死巣の鉄反応陽性所見を認めた（図 2-122）ことから，急性期ないし亜急性期に，塞栓症などでみられる出血性梗塞とは異なった，壊死部位への赤血球の漏出が起こりうると考えられる．

　　慢性植物状態あるいは失外套症候群の状態で長期生存した例の観察では脳萎縮は年余にわたって進行し，極めて高度の脳萎縮にまで至る（図 2-124 〜図 2-126）．このような年余にわたる進

行性の変化は様々な機序による脳病変が複合したものである．急性期の純粋な低酸素による病変と虚血後再灌流による障害が重畳して生じた脳組織の虚血性壊死，脳浮腫とそのための脳圧亢進による神経組織の損傷，当初の低酸素により障害を受けた大脳白質の遅発性壊死，更には，急性期病変によって生じた神経細胞や軸索の壊死による進行性の二次変性（Waller変性，逆行性変性，transneuronal degeneration）が加わっている．MRIや病理所見でこれら全てを分離することは困難であるが，複雑な病変の成り立ちを知る上で，MRIの経時的観察と病理所見の対比は有用である．

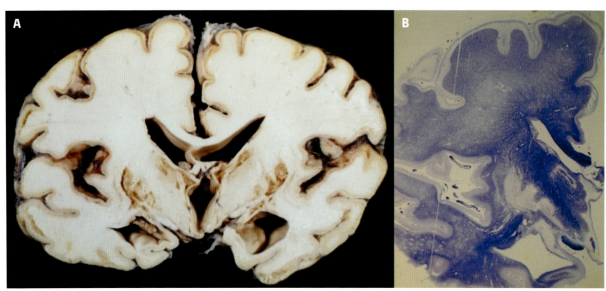

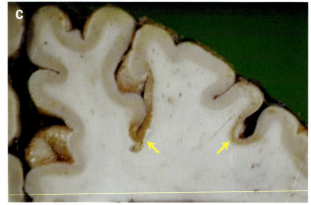

図 2-119　慢性期死亡例

AB：85歳男，蘇生後の慢性期死亡例．
A：乳頭体面での冠状断．大脳皮質の広範な層状壊死，線条体壊死，第3脳室周囲の壊死．
B：同，KB染色．前記に加え，び漫性白質病変を認める．
C：末期に高度の低血圧が2週間持続し死亡した76歳パーキンソン病例の前頭葉前額断．脳回の谷の部分に限局する層状壊死(矢印)．

D 低酸素性虚血性脳症　　4 Stagnant hypoxia 重症例における病理と画像所見の経時変化

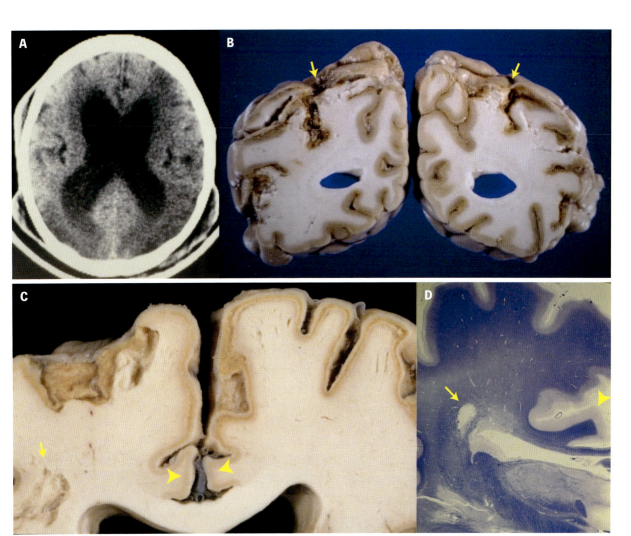

図 2-120　低酸素性虚血性脳症にみられた境界域および終末領域梗塞

A：54 歳男．急性心筋梗塞で一時的な低血圧に続き低酸素血症が持続，半昏睡から除脳硬直をきたし失外套症候群で固定，4 か月後死亡．1 か月後の CT で境界域に低吸収域が広がっている．

B：同，後頭葉冠状断割面．境界域梗塞(three-territory borderzone infarction；矢印)に加え，大脳皮質第 3 層の偽層状壊死，被殻の壊死など低酸素性虚血性脳症の特徴的な病変を認めた．

C：別の例．66 歳男．餅による窒息で心肺停止．蘇生後，失外套症候群のまま半年後死亡．大脳皮質層状壊死と深部白質の終末領域梗塞(矢印)．帯状回皮質(矢頭)の変化は比較的軽い．

D：別の類似例(図 2-128 の症例)．深部白質の終末領域梗塞(矢印)．同じく帯状回皮質(矢頭)の変化は軽い．

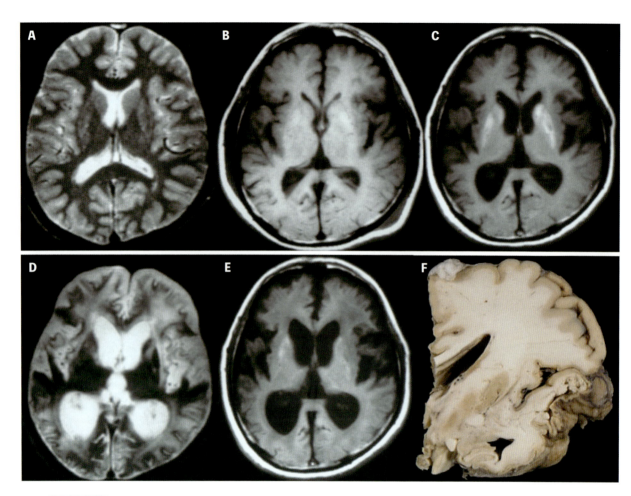

図 2-121　慢性期死亡例

66歳男，不整脈による突然の心停止より蘇生，失外套症候群で5か月後死亡．MRI所見は急性期，亜急性期，慢性期と典型的な経時変化を示す．

A：急性期 T2．浮腫により皮質が腫脹．
B：急性期 T1．線条体がやや高信号．
C：亜急性期 T1．線条体が高信号，脳室軽度拡大．
D：慢性期 T2．脳室拡大と広範な白質病変．
E：慢性期 T1．線条体は萎縮し高信号は消退．
F：同，前額断脳割面．側頭葉に特に強い広範な大脳皮質層状壊死，線条体壊死．出血性梗塞はみられない．

図 2-122 図 2-121 続き

A：後頭部前額断割面．側頭葉は白質含め高度の壊死．後頭葉皮質全層の層状壊死．
B：後頭葉 HE 染色拡大．皮質第 3～6 層の壊死が高度，その外側の皮質表層および内側の皮質下白質で肥胖型アストログリアが高度に増殖．
C：同部位の Perl 染色．層状壊死巣の鉄反応陽性．白質にも軽度の反応あり．
D：陽性部位強拡大．脂肪顆粒細胞および肥大したアストログリアに鉄反応陽性．脂肪顆粒細胞内の濃染部位は貪食されたヘモジデリン顆粒．

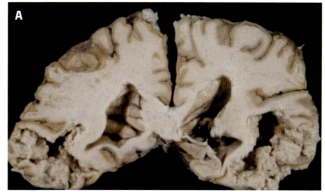
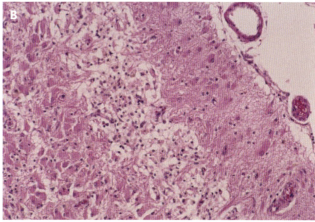
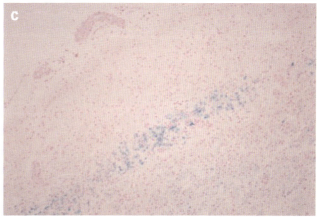
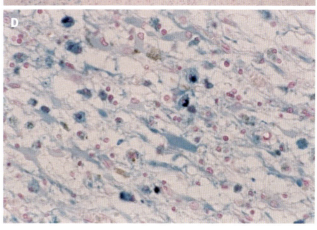

II 脳血管障害と関連疾患

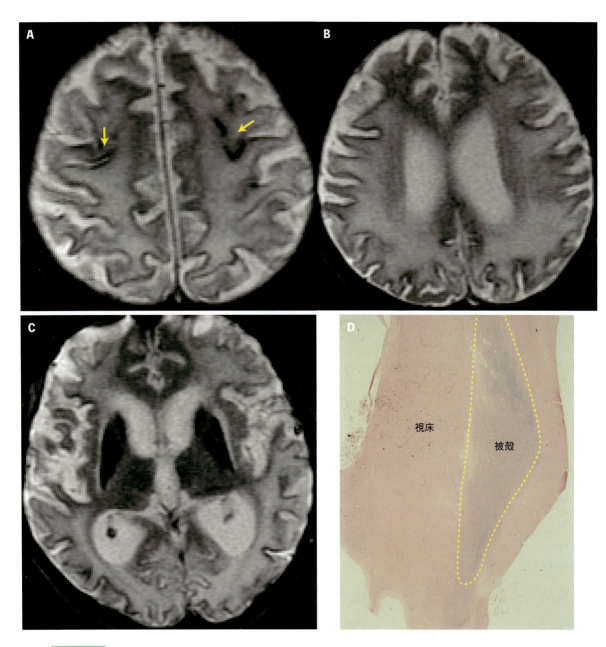

図 2-123　慢性期の大脳皮質・線条体 T2* 低信号

44歳男，急性喉頭蓋炎で窒息し心肺停止，蘇生後も失外套症候群で長期経過．

A-C：1年後の T2*．脳表，脳溝の一部に明瞭な低信号域を認め，脳溝に強い．被殻も顕著な低信号を示す．壊死巣のヘモジデリン沈着に対応していると考えられる．

D：類似例（図 2-120C と同じ例）．視床と被殻を含む冠状断 Perl 染色ルーペ像．被殻（点線で囲った部位）の壊死と鉄染色陽性（青色）を示す．

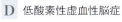
D 低酸素性虚血性脳症　4 Stagnant hypoxia 重症例における病理と画像所見の経時変化

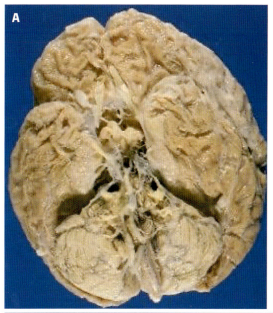

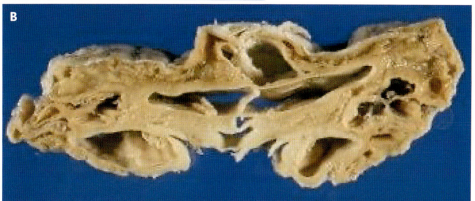

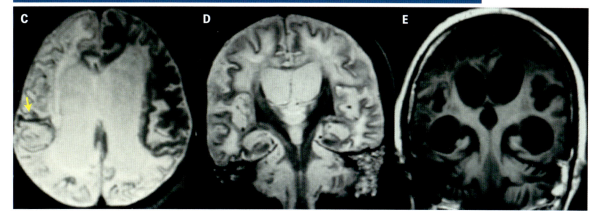

図 2-124 長期経過例

AB：76 歳男，喀痰の窒息による心肺停止から蘇生，失外套症候群で 4 年経過した剖検例の脳底面および冠状断．極めて高度の脳萎縮を示す（脳重 845 g）．

C-E：類似例．44 歳女，気管支喘息重積発作による心肺停止後，慢性植物状態で 3 年経過後の T2 水平断・冠状断，T1 冠状断．3〜4 年程度で非常に高度の脳萎縮をきたすことがわかる．C の矢印は peri-Rorandic area を示す．

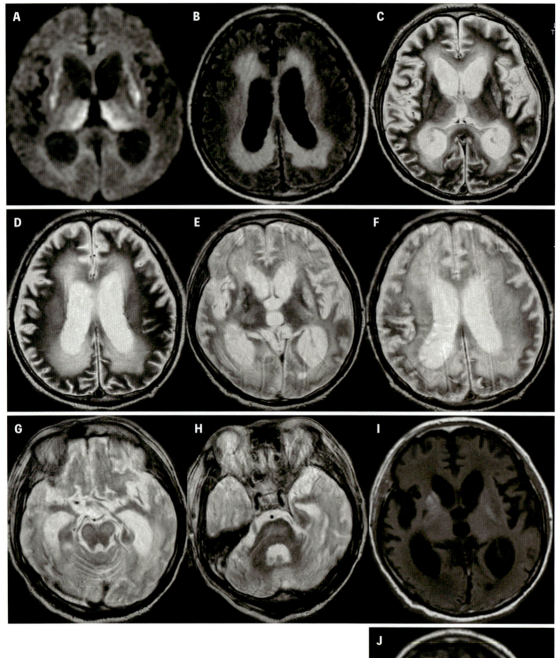
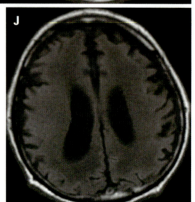

図 2-125 最長例

66歳男，重症不整脈に続く心停止後蘇生，失外套症候群のまま10年後死亡．
A-D：蘇生1年後のMRI．
A：DWI．B：FLAIR．CD：T2．大脳皮質，線条体，視床，白質の病変と脳萎縮を認める．DWIにおける視床・線条体の高信号はT2 shine-through effectと考えられる．
E-J：蘇生2年後．
E-H：T2．IJ：T1．被殻，白質病変，大脳萎縮・脳室拡大，小脳萎縮，大脳脚・橋底部の錐体路二次変性．

D 低酸素性虚血性脳症　　4 Stagnant hypoxia 重症例における病理と画像所見の経時変化

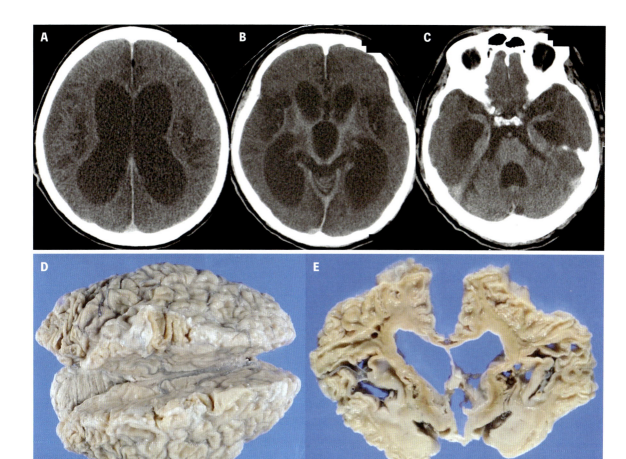

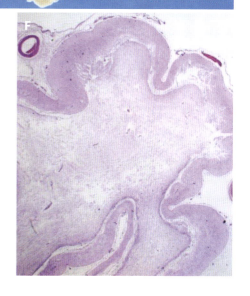

図 2-126　図 2-125 続き

A-C：蘇生 6 年後の CT．側脳室は著明に拡大，脳実質は高度に萎縮し，低吸収を示す．
D-F：同，脳病理像．脳重は 1025g．
D：脳上面外観．
E：前額断割面．極めて高度の脳萎縮，皮質・白質の壊死，線条体壊死．
F：側頭葉の HE 染色切片．皮質層状壊死，白質壊死．

169

Ⅱ 脳血管障害と関連疾患

5 Stagnant hypoxia で観察された，その他の特徴的所見

1) 脳幹の対称性壊死

脳幹に対称性壊死をきたす例がある（**図2-127**）．自験15例中3例でも中脳中心灰白質を含む脳幹被蓋部に対称性壊死病変を認め，うち，1例では延髄被蓋部および錐体の対称性壊死（**図2-127CD**）も合併していた．原因として，これらの部位が虚血に特に脆弱で，血圧低下による境界域梗塞の一種であるとの考えもある[12-14]．また，延髄被蓋部の虚血脆弱性に関しては，急性心不全でショック状態が数時間持続し1〜13日後に死亡した5剖検例全例で孤束核に虚血性病変を認めたとの報告があり，呼吸循環中枢の障害による悪循環を形成する可能性が指摘されている[15]．

2) 非対称性の大脳病変

低酸素性虚血性脳症の病変が左右非対称性に生じることがある（**図2-128**）．高度の全身性低血圧により特定の大脳皮質部位に限局した病巣をきたす機序については，血管支配の variation や動脈硬化などの影響で特定部位にのみ壊死を生じる閾値を超えた低酸素状態が生じるという病態が想定される．全脳虚血が比較的軽度の場合にはこのような機序で虚血後脳症の病変が左右非対称，局所的に生じる可能性がある．

3) Peri-Rolandic area の虚血耐性

Peri-Rolandic area（中心前回と中心後回）は一次運動・感覚中枢であり，アルツハイマー病では一次視覚中枢とともに最後まで侵されにくい部位であるが，低酸素虚血性脳症でも周辺の大脳皮質に比べて侵されにくい傾向がある．自験例の MRI 所見の検討でも9例中2例でこの傾向が示唆された（**図2-124C**）．虚血に対する脳組織の選択的脆弱性，あるいは，選択的抵抗性を決める因子として，局所脳循環の要因（血管支配の特殊性，分水嶺領域など），局所の代謝性要因（代謝率，興奮性アミノ酸を伝達物質とするシナプスの密度），髄鞘形成途上か否かなどが考えられる．新生児期にはこの部位が虚血に対して他部位よりも脆弱であるが，年長児以降は逆に抵抗性を示すとの報告があり[16]，新生児期には髄鞘形成が盛んであることが原因と推測されている．

また，この部位に位置する運動野（area4）の Betz 巨細胞にも細胞レベルでの虚血抵抗性がある．自験例の検討では，6例中4例で，運動野皮質の第3層，5層の錐体細胞が消失し，gliosis が高度であるにもかかわらず，Betz 巨細胞は正常の形態で残存していた（**図2-128E，図2-129**）．大脳皮質の虚血抵抗性は，第3層で最も弱く，次いで第5，6層の順であり，第2，4層は比較的抵抗性であるが，個々の神経細胞のうちでは，Betz 巨細胞が選択的に抵抗性を有している．このことは，筋萎縮性側索硬化症における Betz 巨細胞の消失が末期の低酸素・虚血によるのではなく，原疾患による一次運動ニューロンの障害であることを支持する所見でもある[17]．

D 低酸素性虚血性脳症　　　　5 Stagnant hypoxia で観察された，その他の特徴的所見

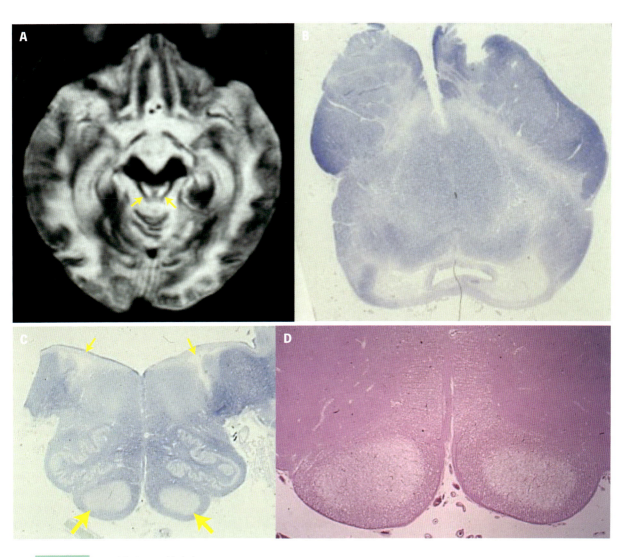

図 2-127　慢性期例の脳幹病変
A：図 2-116，図 2-117 と別の例の T2．中脳被蓋部に対称性の高信号域（矢印）がみられ，壊死と考えられる．
B：類似例の中脳被蓋部壊死（KB 染色）．
C：同，延髄．被蓋部の対称性病変（矢印小）に加え，錐体にも対称性に壊死（矢印大）が認められる．
D：同，HE 染色．延髄錐体の拡大．これら中脳，延髄の対称性病変に共通の現象は表層部の障害が軽いことである．

II 脳血管障害と関連疾患

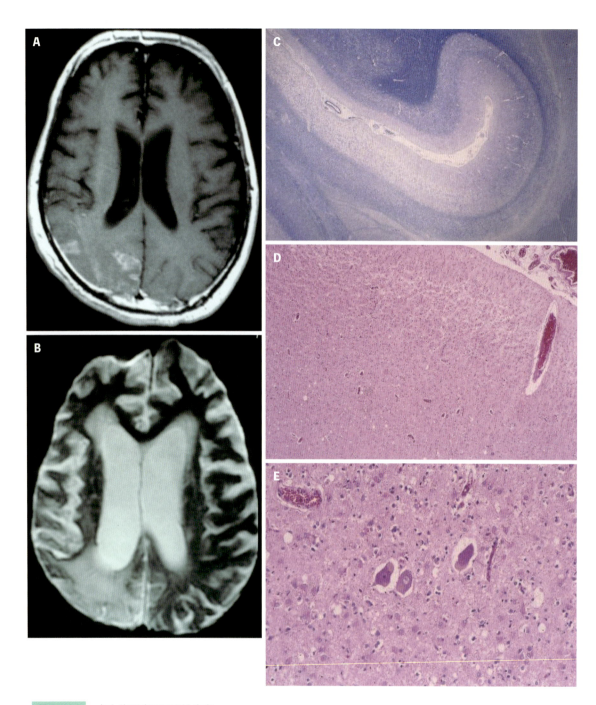

図 2-128 虚血後脳症の局所性病変

54歳男，多系統萎縮症．痙攣に伴う呼吸停止後に蘇生，記銘力障害，見当識障害，左同名半盲を残す．

A：亜急性期の造影 T1．右後頭葉皮質の造影効果．
B：同 T2．右後頭葉皮質・皮質下白質に高信号域．その後も，痙攣・血圧低下に続く呼吸停止を繰り返し認知機能低下が進行，5か月後心肺停止し失外套症候群で固定，更に4か月後，急死．病理所見は基礎疾患の多系統萎縮症による諸病変に虚血後脳症が重畳し，広範な皮質の層状壊死と皮質下白質の虚血性病変，側脳室前角近傍の終末領域梗塞（図 2-120D），小脳 Purkinje 細胞の脱落と Bergmann glia 増生，運動野第5層の壊死と gliosis を認めた．
C：同，右後頭葉の KB 染色病理像．鳥距皮質の層状壊死．
D：同，運動野の HE 染色拡大．運動野皮質の偽層状壊死．
E：同強拡大．第5層の神経細胞の消失とグリオーシスを認めるが，Betz 巨細胞は残存．

D 低酸素性虚血性脳症　　　5 Stagnant hypoxia で観察された，その他の特徴的所見

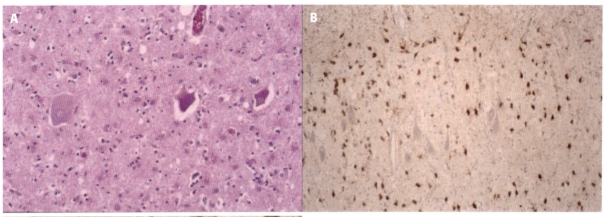
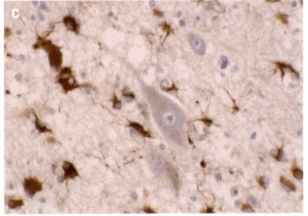

図 2-129　運動野の所見

図 2-128 とは別の多系統萎縮症・低酸素性虚血性脳症例．
A：運動野第 5 層の HE 染色．神経細胞消失，グリオーシスを認めるが，Betz 巨細胞は残存．
B：同，GFAP 染色．グリオーシスと残存 Betz 巨細胞．
C：同，強拡大．Betz 巨細胞の形態は保たれる．

文献
1) Molloy S, Soh C, Williams TL. AJNR Am J Neuroradiol 2006; 27: 1763-1765.
2) The Multi-Society Task Force on PVS. N Engl J Med 1994; 330: 1572-1579.
3) Endisch C, Westhall E, Kenda M, et al. JAMA Neurol 2020; 77: 1430-1439.
4) Brierly JB & Graham DI. Greenfield's Neuropathology, 4th ed. Edward Arnold, 1984. pp125-207.
5) 武田茂樹, 生田房弘. 神経進歩 1992; 36: 236-260.
6) Horstmann A, Frisch S, Jentzsch RT, et al. Neurology 2010; 74: 306-312.
7) Takahashi S, Higano S, Ishii K, et al. Radiology 1993; 189: 449-456.
8) Fujioka M, Okuchi K, Sakaki T, et al. Stroke 1994; 25: 2091-2095.
9) Yuzawa H, Higano S, Mugikura S, et al. AJNR Am J Neuroradiol 2008; 29: 1544–1549.
10) 後藤克宏, 堤 貴大, 深水 豊, 他. 脳卒中 2022; 44: 636-641.
11) Sawada H, Udaka F, Kameyama M, et al. Neuroradiology 1990; 32: 319-321.
12) 山下真理子, 山本 徹. 臨床神経学 2003; 43: 113-118.
13) Jurgensen JC, Towfighi J, Brennan RW, et al. Stroke 1983; 14: 967-970.
14) Révész T, Geddes JF. Clin Neuropathol 1988; 7: 294-298.
15) De Caro R, Parenti A, Montisci M, et al. Stroke 2000; 31: 1187-1193.
16) Barkovich AJ. AJNR Am J Neuroradiol 1992; 13: 959-972.
17) Murayama S, Bouldin TW, Suzuki K. Acta Neuropathol 1990; 80: 560-562.

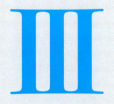

腫瘍と関連疾患

Ⅲ 腫瘍と関連疾患

原発性脳・脊髄腫瘍

　一般的に原発性脳腫瘍とは，頭蓋内および脊髄から発生した中枢神経系の腫瘍を意味する．古典的には組織発生論に基づき，astrocytoma, glioblastoma, ependymoma, oligodendroglioma, medulloblastoma, meningioma, hemangioblastoma, pinealoma, germ cell tumor 等々に大別されてきたが，組織学的分類の不統一が長く続いた．

　近年，免疫組織化学的特性や分子遺伝学的特徴などにより再分類化が進み，2016年のWHO分類（以下，WHO2016）[1]では，16の大分類と百数十の下位分類，および，ⅠからⅣまでの重症度分類が記載されている．本項ではこの分類に沿って比較的発生頻度の高いものについて記載する．なお脊髄腫瘍については脊髄疾患の章で述べる．

1 髄膜腫 meningioma

　髄膜腫は脳硬膜に生じる良性の頭蓋内腫瘍であり，全脳腫瘍のおよそ2割を占める．グリオーマを一括しなければ原発性脳腫瘍中最多（約1/4）であり，70歳以降では約半数を占める[2]．女性に多く，90%はテント上で，周辺組織との境界は鮮明，充実性，非浸潤性でしばしば硬膜に付着している．好発部位は円蓋部，傍矢状部，大脳鎌（図3-1，図3-2）であり，蝶形骨縁（図3-3），嗅窩（図3-4），鞍結節部，中頭蓋窩（図3-5），小脳テント，小脳橋角部（図3-6AB）などが続く．側脳室（図3-6CDE）など硬膜の存在しない部位にも発生する．成長速度が遅いため，周囲の脳組織の障害による臨床症状は巨大になるまで現れないことが多い（図3-1，図3-2，図3-5DE）．

　組織学的には玉葱状の渦巻構造（whorl formation）を示し，しばしば同心円状の石灰化物（砂粒体 psammoma body）を伴う．基本型は髄膜上皮型（meningothelial）と，線維型（fibrous）で，それらが混在した移行型（transitional）が大部分を占める．他に，砂粒体の多い psammomatous 型，血管腫型（angiomatous），微小嚢胞型，分泌型，淡明細胞型，などがあり，何れも Grade Ⅰ に相当する．Grade Ⅱ は，非定型，淡明細胞型，脳への浸潤がある場合で，Grade Ⅲ は退形成型（悪性）などである．

　MRIではT2で等〜高信号，T1で等〜低信号を示し，ほぼ均一に造影される．浮腫はないかあっても軽度である．腫瘍の付着部位の硬膜が線状に造影される "dural tail sign" や骨の過形成は特徴的な所見である．画像診断で偶然発見される無症状の小さな "incidental meningioma"（図3-7A-F）に病的意義はない．脊髄にも生じ，緩徐に進行する脊髄圧迫症候をきたす（図3-7G）．

A 原発性脳・脊髄腫瘍　　1 髄膜腫 meningioma

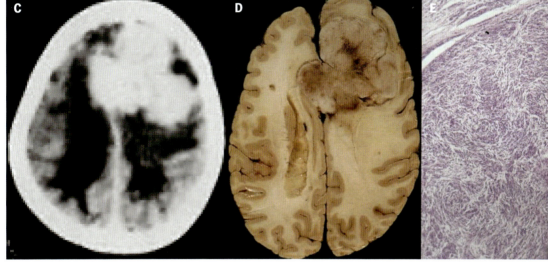

図 3-1　大脳鎌髄膜腫 2 例（AB，C-E）

AB：軽微なパーキンソン症候を示した巨大な大脳鎌髄膜腫．
CDE：前頭葉に広がる巨大な大脳鎌髄膜腫．前頭葉症候を示した．
A：T2．
B：FLAIR．
C：CT で分葉構造が造影されている．
D：対応する脳割面．
E：HE 染色拡大像．腫瘍細胞の渦巻状配列を示す．

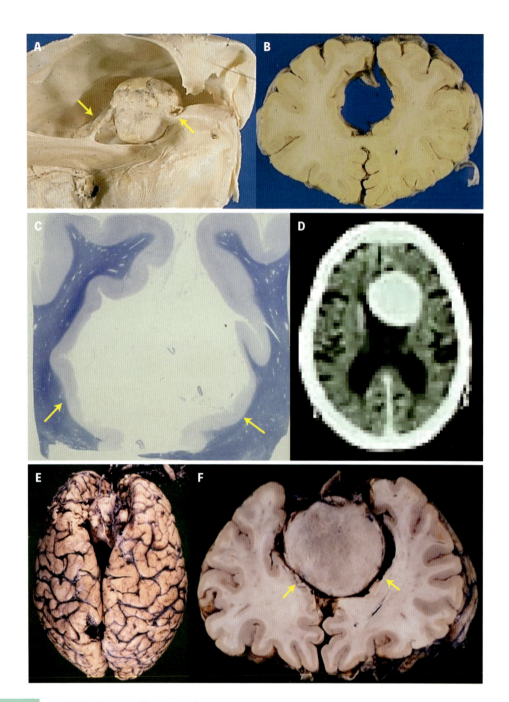

図 3-2　大脳鎌髄膜腫 2 例（A-C, D-F）

A：脳切時に初めて発見された直径 3cm の大脳鎌髄膜腫．硬膜が付着している（矢印）．
B：内側前頭回・前部帯状回は圧迫され変形．
C：KB 染色標本では腫瘍と接触する内側前頭回・前部帯状回皮質は変形するも皮質の構造は保たれており（矢印），このことが無症候であった原因と推定される．
D：小刻み歩行，自発性低下，失禁があり，転倒を契機に寝たきり，akinetic mutism の状態で経過した症例の CT．直径 4 cm の造影される腫瘤．
E：同，病理で大脳鎌髄膜腫と確認．
F：割面．A-C の症例とは異なり内側前頭回・前部帯状回皮質の圧迫による破壊が認められ（矢印），これが前頭葉症候を出現させた責任病巣と考えられる．

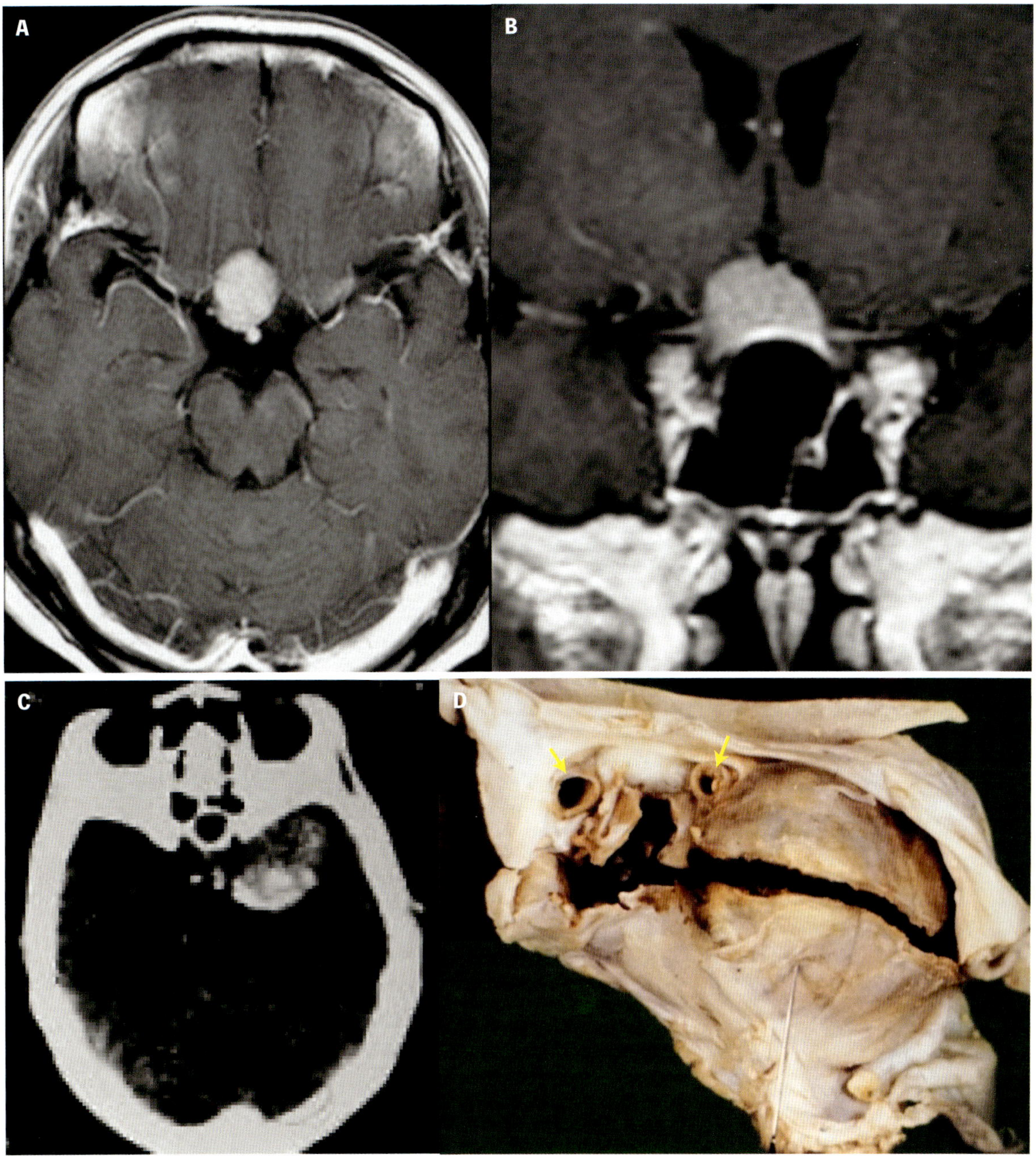

Ａ　原発性脳・脊髄腫瘍　　　　　１　髄膜腫 meningioma

図 3-3　蝶形骨縁髄膜腫

AB ：蝶形骨縁髄膜腫の造影 T1.
C ：類似例の造影 CT. 主訴は眼痛.
D ：同，剖検所見. 矢印は左右の内頚動脈. 髄膜腫により硬膜が盛り上がっている.

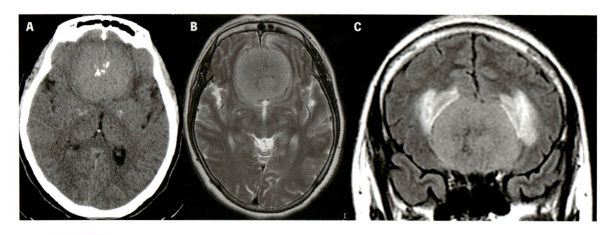

> 図 3-4　嗅溝髄膜腫
> 50代男．巨大な嗅溝髄膜腫で脱抑制など前頭側頭型認知症様の症候を呈した．
> A：CT．腫瘤の中心部に石灰化巣を認める．B：T2．C：FLAIR．周囲に浮腫を認める．

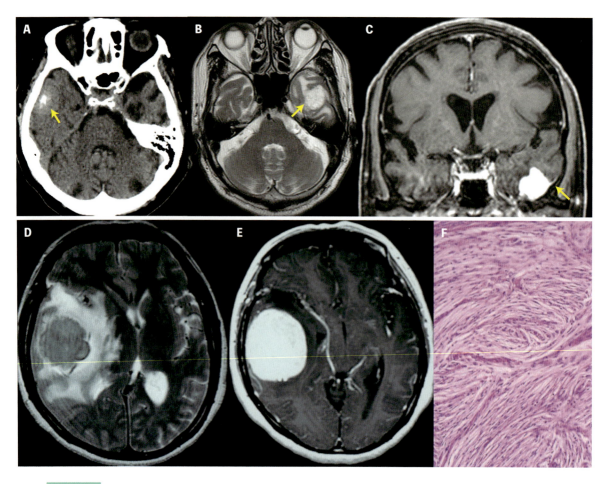

> 図 3-5　中頭蓋窩髄膜腫
> A：CTで偶然発見された中頭蓋窩髄膜腫．頭蓋骨に接し中心部に石灰化を伴った境界鮮明な腫瘤（矢印）．
> B：類似例．無症状で偶然発見．C：同，造影T1．中頭蓋底の硬膜に接し，dural tail sign（矢印）を認める．
> D：一過性黒内障様の視力変動で発見された巨大中頭蓋窩髄膜腫のT2．広汎な周囲浮腫を伴う．
> E：同，造影T1．腫瘤は均一に造影される．F：手術標本のHE染色．線維性髄膜腫．

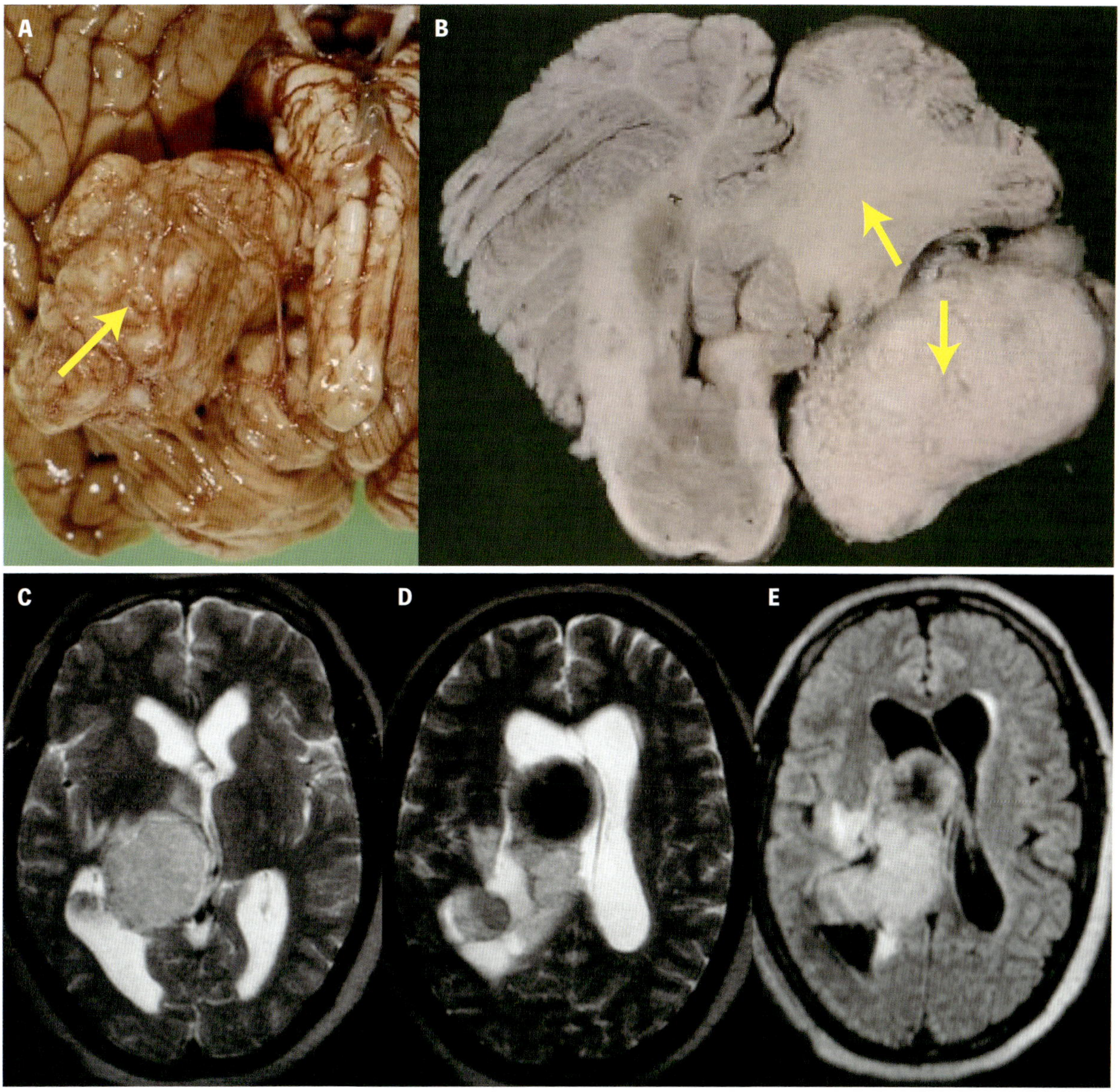

Ａ　原発性脳・脊髄腫瘍　　　　　　1　髄膜腫 meningioma

図 3-6　小脳橋角部および脳室内髄膜腫

Ａ ：小脳橋角部髄膜腫．Ｂ：同，固定後割面．各矢印は腫瘍を示す．
CDE：傾眠で発症した脳室内髄膜腫．
CD ：T2．
Ｅ ：FLAIR．髄膜腫特有の分葉状構造を示す．

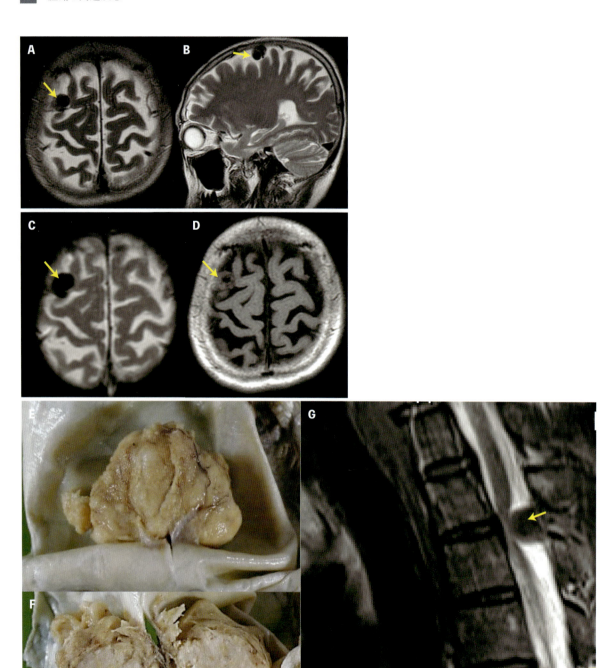

図 3-7 円蓋部および脊髄髄膜腫

A-D：無症候で偶然発見された円蓋部髄膜腫（incidental meningioma）．
AB：T2．C：T2*．何れも石灰化によると思われる低信号を示す．D：T1．コントラストは付きにくい．
E：脳切時に偶然見つかった円蓋部 incidental meningioma．直径約 15mm．F：同，割面．
G：脊髄の髄膜腫．T2．Th2/3 の背側に 10mm 大の dural trail sign を伴う硬膜内髄外腫瘍（矢印）が存在，慢性経過の脊髄圧迫症候を示し手術で髄膜腫と確定．

2　び漫性星状膠細胞腫

　び漫性星状膠細胞腫（diffuse astrocytoma）（WHO2016 grade Ⅱ）は星状膠細胞に由来する腫瘍で，成人では大脳半球，特に前頭葉（図3-8）に多く，小脳，橋（図3-9），脊髄などにも発生する．色調は灰白色，境界は不鮮明，浸潤性で，壊死や出血は目立たない．基本的には良性であるが数年で悪性化する能力を持つ．組織系では原線維性（fibrillary astrocytoma）が最も多く，グリア線維を有しPTAH，GFAP染色陽性である．原形質性（protoplasmic astrocytoma）は稀で線維性突起が少なく，しばしば小嚢胞を形成する．大円形細胞性（gemistocytic astrocytoma）は境界がより明瞭で豊富な好酸性の細胞質を持ち核は偏在し，gradeⅢあるいはⅣへ進行（悪性転化）しうる．

　MRIではT1で低信号，T2で高信号を示すが，通常，造影効果を示さない．造影効果を示す場合はよりgradeの高いグリオーマが疑われる（図3-8C-F）．

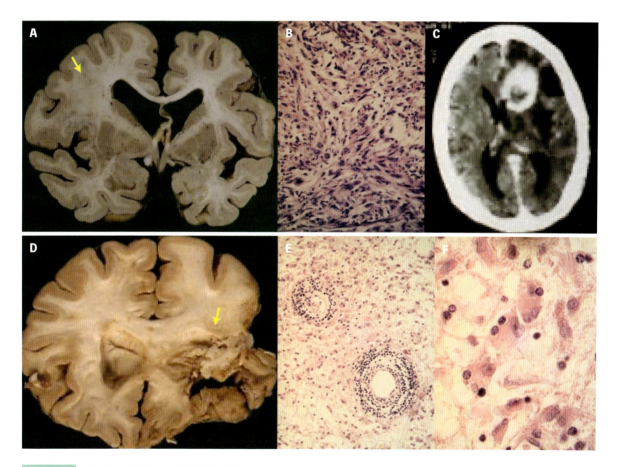

図3-8　アストロサイトーマ2例（AB，C-F）

A：astrocytoma GradeⅡ．前頭葉白質の境界不鮮明な腫脹（矢印）が腫瘍．
B：同，HE染色組織像はfibrillary astrocytoma．
C：別の例．astrocytoma GradeⅢ．CTで造影効果を認める．
D：同，病理割面．矢印の部位が造影された部位に一致．
E：HE染色．gemistocyticastrocyteと血管周囲のリンパ球浸潤．
F：同拡大．

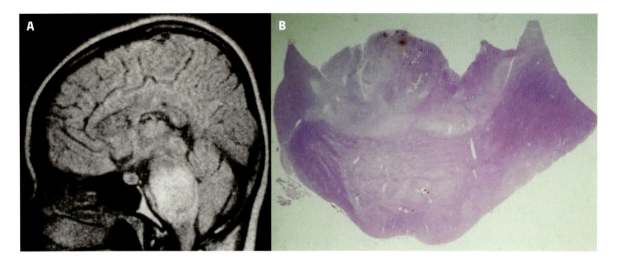

図 3-9 橋のグリオーマ
A：橋の glioma．T2．
B：類似例の HE 染色ルーペ像．

3　膠芽腫

　膠芽腫（glioblastoma multiforme）（grade Ⅳ）は悪性度が最も高いグリオーマで，astrocytoma から悪性転化した secondary glioblastoma と，短期間に巨大な腫瘍となって発見される primary glioblastoma がある．大脳半球，特に前頭葉に多く，白質線維に沿って成長し，脳梁を介して対側半球にも浸潤する．境界は不鮮明でしばしば中心部に壊死（central necrosis）を生じ，壊死組織が液化すると囊胞化する．血管に富み，新旧の小出血巣が認められる．出血で発症して脳内出血と初期診断されることもある．浸潤，壊死，出血，囊胞，脳浮腫などにより多彩な色彩で汚い外観を示し，様々な組織像が混在することから"多形"（multiforme）の名称がある．腫瘍細胞の密度は高く，細胞の多形性，異形成，多核細胞，巨細胞，核分裂像 mitosis，微小血管の増殖（血管内皮増殖による糸球体様構造），壊死周囲の核の偽柵状配列（pseudo-palisading），perivascular lymphocytic cuffing などを示す（**図 3-10**）．CT，MRI では中心性壊死を伴うリング状の不均一な造影効果を示し，転移性腫瘍や悪性リンパ腫との鑑別が必要である[3]．稀に広範な髄腔播種を生じることがある（**図 3-11**）．

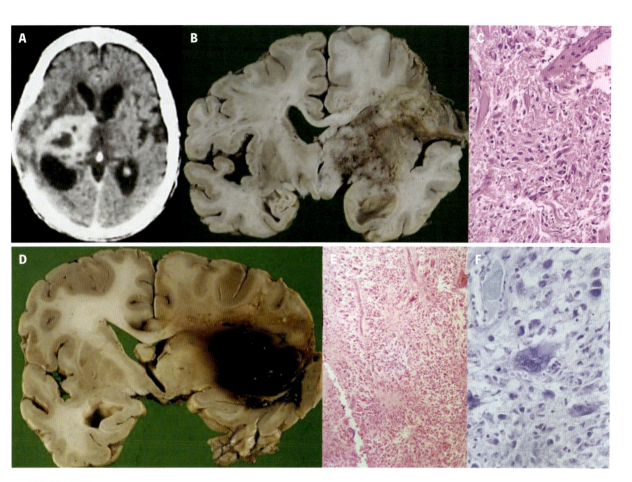

図 3-10 膠芽腫 2 例（A-C，D-F）

A：CT で不規則な造影効果を示す．
B：同，脳割面．多彩な色調がみられる．
C：同，HE 染色組織像．多型性を示す．
D：別の例．出血と強い浮腫を伴う．
E：同，HE 染色像．細胞の退形成，pseudo-palisading（偽柵状配列）を認める．
F：同，KB 染色強拡大．多型性と多核細胞．

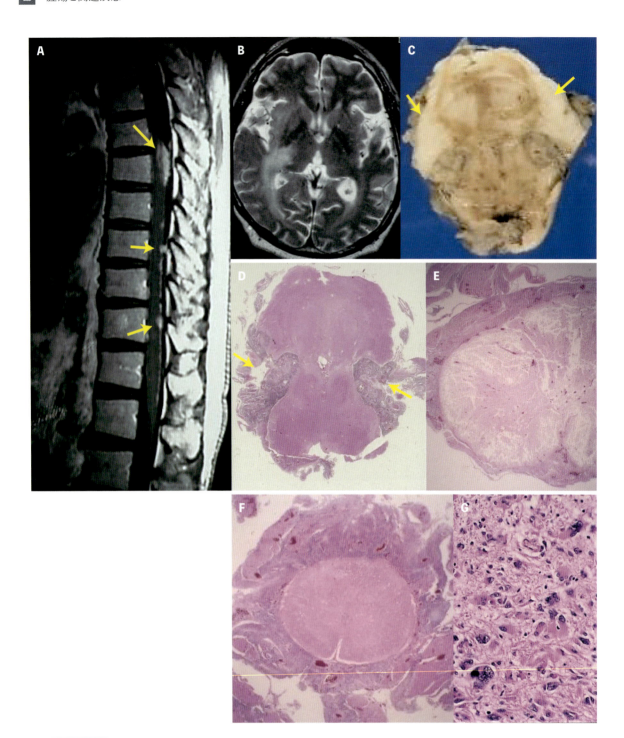

図 3-11 播種性転移を伴う膠芽腫

67歳男．仙髄症状で発見された膠芽腫．腰痛に続き会陰部の感覚鈍麻が出現．初発症状は播種性転移巣によると考えられる．

- A：造影T1で胸髄・腰仙髄背面の造影される病変を認める(矢印)．
- B：T2で側頭葉にも病変を認める．生検の結果，glioblastomaであった．その後，水頭症を併発しVPシャント施行したが数か月後死亡．
- C：橋横断面．脳幹・脊髄くも膜下腔は腫瘍で充満．白っぽい部分が腫瘍(矢印)．
- D：同部位のHE染色．腫瘍浸潤(矢印)により橋は圧迫され亜鈴形をしている．
- E：胸髄横断面．髄は壊死．F：仙髄．脊髄くも膜下腔は腫瘍で充満．
- G：腫瘍組織のHE染色強拡大．細胞の異形性，多核細胞などglioblastomaの特徴を備えている．

4 Oligodendrioglioma 乏突起膠細胞腫

　大脳半球，前頭葉の脳表近くに発生することが多く，限局性，均一性で境界は明瞭であり，しばしば石灰沈着を伴う．腫瘍内出血や嚢胞変性を伴うこともある．組織像は小血管を含む支持組織からなる隔壁が組織を分画し，腫瘍細胞は周囲が明るい小型でクロマチンに富む円形核を持ち細胞質は乏しい．円形の核を囲んで白く抜けた halo を持つ"目玉焼き"様の腫瘍細胞が充満している．MRI では T1 で低信号，T2，FLAIR で高信号，浮腫は少ない．造影効果も少ない（図 3-12）．

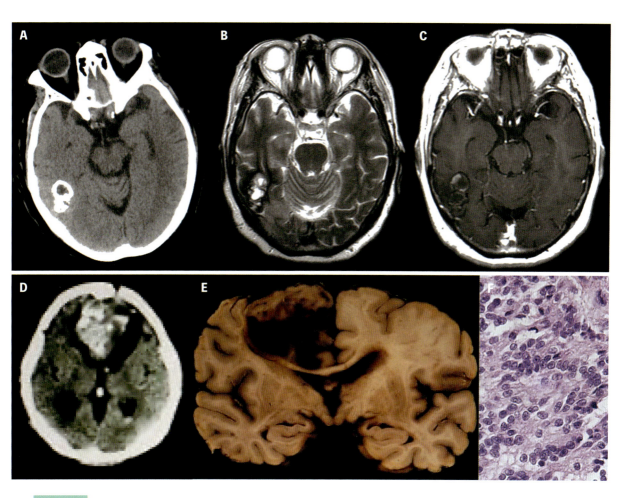

図 3-12 Oligodendroglioma 2 例（A-C，D-F）
AB：83 歳女．右側頭葉の oligodendroglioma で，要素性幻視，有形性幻視，視覚保続などの多彩なてんかん性視覚体験を訴えた．
A：CT で石灰化を伴う腫瘤を認める．
B：T2．
C：造影 T1．造影効果は殆どない．
D：別の例の単純 CT．高吸収域は出血を示す．
E：同，肉眼病理所見．腫瘍内の出血を認める．
F：HE 染色強拡大．小円形核の細胞が詰まっており，oligodendroglioma の特徴を示す．

5 Ependymoma 脳室上衣腫

　脳室上衣腫（ependymoma）は小児ないし若年に発症する良性腫瘍で第Ⅳ脳室，第Ⅲ脳室，脊髄に発生し脳室壁に付着している．腫瘍細胞は細長く，しばしばrosette配列を示す．細胞性，乳頭状，淡明細胞性に大別される．MRIでは出血や石灰化，囊胞変性などにより不均一な信号を呈し造影効果を示す．閉塞性水頭症，局所症候を呈するが，成長が緩徐のため巨大になるまで発見されないことがある（図3-13）．

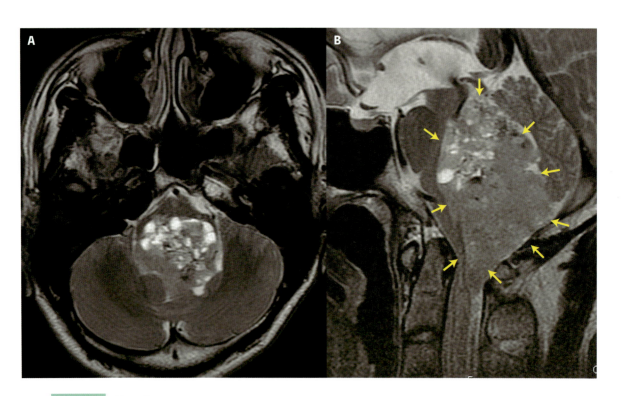

図3-13　Ependymoma
20代男．半年前，一過性意識消失，ふらつき，飲み込みにくさを自覚．3か月前より拍動性後頸部痛を生じ受診．神経学的所見は後頭部圧痛，C2領域の感覚低下のみで反射亢進や病的反射なし．
AB：T2．第Ⅳ脳室壁から生じたと思われる巨大な腫瘍が脳幹を圧迫，脊柱管内にも侵入し（矢印），上位頸髄圧迫による突然の呼吸停止が懸念され速やかに手術を受けた．組織はependymoma．

A 原発性脳・脊髄腫瘍　　6 Gliomatosis cerebri

6　Gliomatosis cerebri

　Gliomatosis cerebri は神経膠細胞腫が腫瘍塊を形成せず，3 葉以上の大脳白質を中心に中枢神経系に広汎に浸潤している病態である．画像診断で病変の広がりを確認し手術材料の病理診断で神経膠腫細胞を確認すれば診断が確定する．広範な病変の広がりの割には臨床症状が軽く，臨床概念として重要であるが，形態学的診断と分子病理学的診断とは乖離があり，WHO2016 では削除された[4]（図 3-14）．

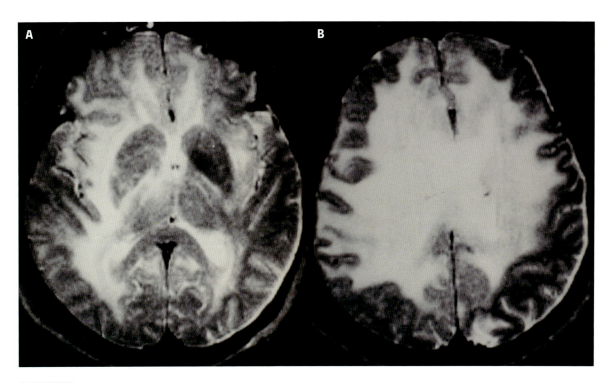

図 3-14　Gliomatosis cerebri
AB：Gliomatosis cerebri．T2．両側大脳白質の広範な高信号域．

7　髄芽腫

　小脳虫部に発生する悪性度の高い胎児性神経上皮性腫瘍で，小児では星状膠細胞腫に次いで多い．境界不明瞭，浸潤性の柔らかい腫瘍でしばしば水頭症や髄膜播種を生じる．組織像はクロマチンに富む未分化な細胞が高密度で瀰漫性に増殖しており，特徴的な pseudorosette がみられることが少なくない（**図 3-15**）．MRI では造影効果のある分葉した腫瘤を示す．

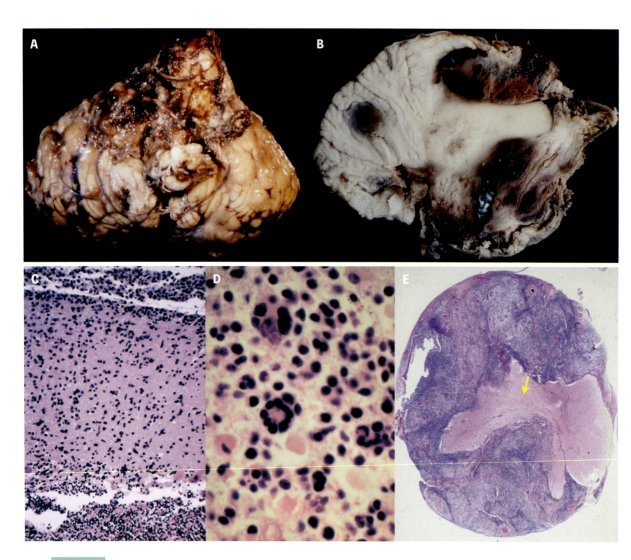

図 3-15　髄芽腫
A：小脳外観．
B：同，割面．
C：HE 染色拡大．
D：強拡大．rosette 形成．
E：頸髄横断面 HE 染色．脊髄くも膜下腔は腫瘍で充満し脊髄組織は圧迫・変形・縮小している．矢印が脊髄．

A 原発性脳・脊髄腫瘍　　8 神経鞘腫

8　神経鞘腫

　神経鞘腫（neurinoma あるいは Schwannoma）は Schwann 細胞に由来する末梢神経の良性腫瘍で，聴神経鞘腫が最も多い（**図 3-16ABC**）．そのほか，三叉神経（**図 3-17AB**），舌咽神経，迷走神経，脊髄神経根（**図 3-17CD**）などにも発生する．境界鮮明で被膜に覆われ，組織は不均一で，細長い細胞が密に棚状配列（palisading）または渦巻き状に配列する Antoni type A 領域（**図 3-16D**）と，網状あるいは海綿状に抜けている（脂肪顆粒の跡）Antoni type B 領域（**図 3-16E**）が混在している．嚢胞や小出血を生じやすい．MRI では均一な造影効果を示すが嚢胞の部位は造影されない．脊髄

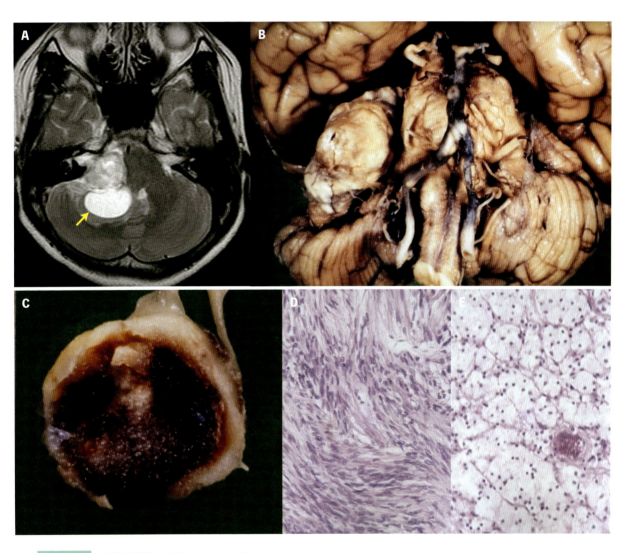

図 3-16　聴神経鞘腫 3 例（A，B，C-E）

A：T2．嚢胞（矢印）を伴う．症状は右手筋力低下と構音障害であった．
B：類似例の病理．
C：別の類似例の割面．出血のため黒褐色を呈する．
D：同，HE 染色組織像．Antoni type A 領域．
E：Antoni type B 領域．

III 腫瘍と関連疾患

神経根に生じ椎間孔を介して拡大するとダンベル型を呈する（図 3-17C）．

なお，神経線維腫（neurofibroma）は神経鞘腫とは異なる良性腫瘍で聴神経では両側性発生が多く，von Recklinghausen 病では中枢・末梢に多発する．Schwann 細胞様の腫瘍細胞，線維芽細胞，膠原線維，有髄・無髄神経が混在する．

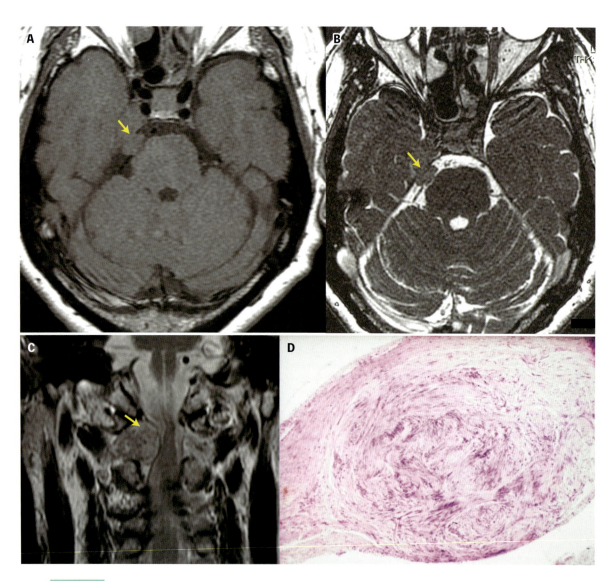

図 3-17 神経鞘腫（Schwannoma）3 例（AB，C，D）

AB：無症候で偶然発見された三叉神経鞘腫（矢印）．
A：T1．
B：T2．
C：脊髄の神経鞘腫．両手先のしびれ感で受診，片側 Babinski 徴候偽陽性，MRI でダンベル型の腫瘤を認めた（矢印）．術後病理組織診断は神経鞘腫．
D：別の例の脊髄後根神経鞘腫．HE 染色．

9 下垂体腺腫，頭蓋咽頭腫

　間脳・下垂体部には極めて多種類の腫瘍が発生しうるが，最も多いのは下垂体腺腫（図3-18）で約2/3，次いで，頭蓋咽頭腫（図3-19）が1/4を占める．下垂体腺腫は前葉から発生し，一部はホルモンを過剰に分泌し内分泌症候を示すが，非分泌性の場合は内分泌症候がないか，間脳下垂体機能不全を示す．下垂体腺腫の2〜28%で腫瘍内に出血し腫瘤体積の急な増大により突然の頭痛，嘔吐，視力・視野障害などをきたすことがある（下垂体卒中；pituitary apoplexy）．無症候性のものも含めると出血は約半数にみられる．MRIでは，T1で等〜低信号，T2で軽度高信号を呈し，macroadenoma（10mm以上）の場合はトルコ鞍底部の拡大，鞍上部への伸展，microadenoma（10mm以下）では下垂体前葉内の造影効果の弱い結節として描出される．

　頭蓋咽頭腫は胎生期のラトケ嚢胞の遺残上皮細胞由来で下垂体茎に発生する．しばしば角化傾向を示す．一部嚢胞を有し嚢胞内にはモーターオイル状の液とコレステロール結晶を含む．良性腫瘍だが術後再発しやすい．CT，MRIでは石灰化を伴う鞍内〜鞍上部腫瘤で嚢胞内容はT1で高信号を示す．

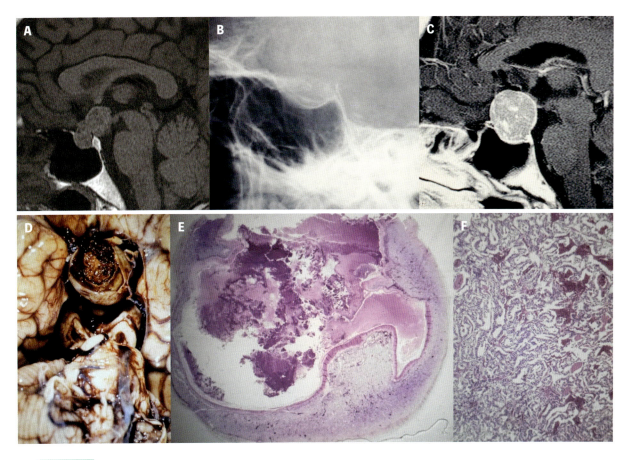

図3-18　下垂体腺腫3例（AB，C，D-F）
A：クッシング症候群を呈した下垂体腺腫．視野異常なし．T1．トルコ鞍内〜鞍上部腫瘤で軽度の造影効果あり．B：頭蓋骨X線写真．巨大下垂体腺腫によるトルコ鞍の変化．C：類似例の造影T1．
D：別の例の病理像．巨大なchromophobe adenomaによるpituitary apoplexy．
E：同，HE染色ルーペ像．下垂体腫瘍内の大出血．F：腺腫の組織像．出血を混じている．HE染色．

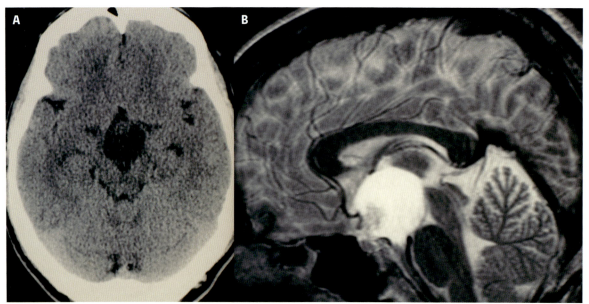
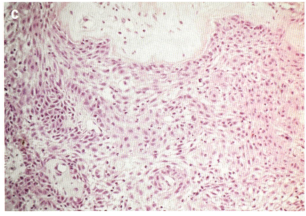

図 3-19 頭蓋咽頭腫
A：CT．
B：T2．鞍上部に高信号を示す巨大な腫瘤を認める．
C：HE 染色組織像．重層扁平上皮様の構造を示す．

10 囊胞，脂肪腫など

　くも膜囊胞（arachnoid cyst）はくも膜に覆われた囊胞腔であり，中頭蓋窩前部や後頭蓋窩などに多い．巨大なものでも無症状のことが多いが，まれに頭蓋内圧亢進や巣症状の原因となる．MRIでは単胞性で囊胞壁は極めて薄く，内容は脳脊髄液と等信号を示す（図3-20）．
　類上皮腫（epidermoid cyst）（図3-21ABC）は角化を伴う重層扁平上皮で被覆された囊胞であり，皮膚付属器は伴わない．好発部位は小脳橋角部で，三叉神経痛や顔面けいれんなどの原因となる．中頭蓋窩，トルコ鞍近傍，脊髄，頭蓋骨板間層などにも発生する．MRIでは腫瘍内部は髄液とほぼ等信号を示し造影効果は認めない．拡散強調像では内容物のT2 shine-through効果のためと思われる高信号を示す．ごく稀に悪性転化して扁平上皮癌が発生することがある（epidermoid carcinoma）[5]（図3-21DEF）．第Ⅲ脳室コロイド囊胞（colloid cyst）（図3-22AB）は胎生期遺残囊胞で上皮細胞に包まれ内部は粘液で充満し，通常は無症候であるが水頭症をきたすことがある．MRIの信号強度は囊胞内容により様々である．脂肪腫（lipoma）（図3-22CDE）は脳軟膜から発生する良性腫瘍で脂肪組織からなる．正中部に発生しやすく，脳梁，小脳橋角槽，鞍上槽，四丘体槽，迂回槽などに生じる．通常無症候である．CTで低吸収，T1では高信号，脂肪抑制画像では低信号を示す．脊髄に生じる場合は二分脊椎に合併するものが多い．

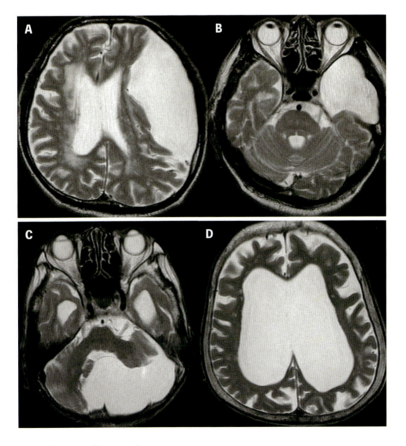

図 3-20　巨大くも膜囊胞2例（AB，CD）
AB：無症状の中頭蓋窩巨大くも膜囊胞例．T2．
CD：後頭蓋窩巨大くも膜囊胞例．水頭症を合併．主訴は進行性の顕著な体重減少であった．T2．

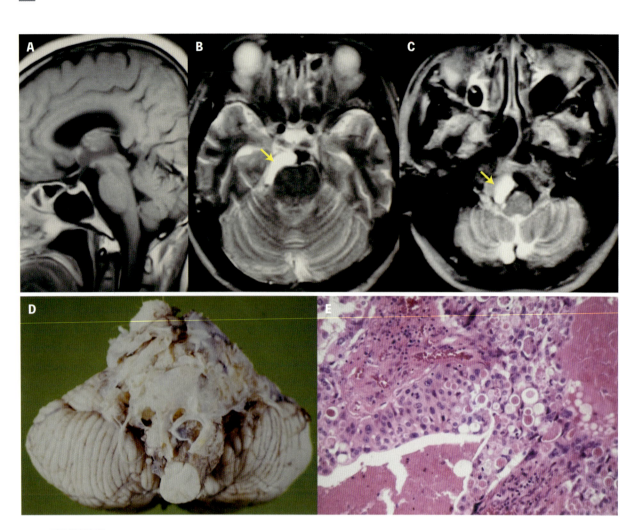

図 3-21　Epidermoid cyst と epidermoid carcinoma

A：三叉神経痛きたした epidermoid cyst．T1．囊胞は髄液と等信号なので不明瞭．
BC：同，T2．橋上部から延髄に至る長い囊胞(矢印)が高信号を呈す．
D：epidermoid carcinoma．多発脳神経麻痺を呈した．
E：同，HE 染色組織像．扁平上皮癌の特徴を示す．

A 原発性脳・脊髄腫瘍　　10 囊胞，脂肪腫など

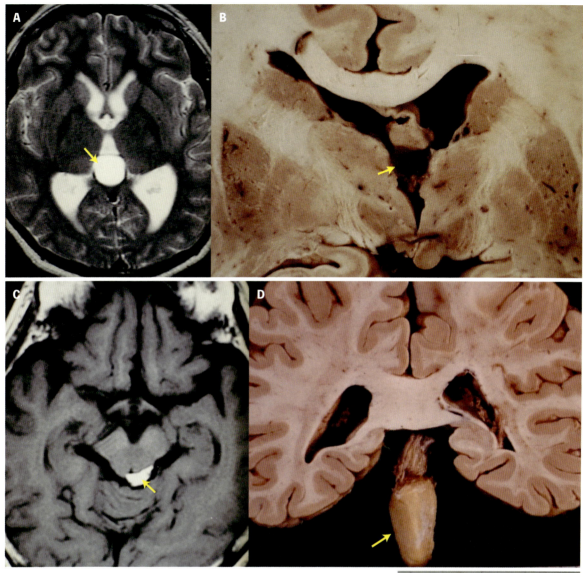

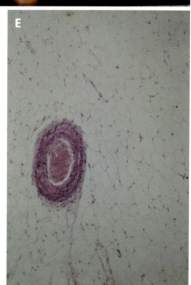

図 3-22　colloid cyst 2 例（A，B）と脂肪腫（C，DE）

A：第 3 脳室 colloid cyst（矢印）．T2．
B：類似例の病理（矢印）．
C：中脳被蓋部の脂肪腫．T1 で高信号．
D：類似例の病理（矢印）．
E：同，HE 染色組織像は脂肪組織．

11　悪性リンパ腫

　脳原発性悪性リンパ腫は脳，軟膜，脊髄，眼球などに単発あるいは多発腫瘤として発生する．好発部位は脳深部の脳脊髄液に接する部位で，diffuse large B-cell lymphoma（DLBCL）が最も多い．免疫不全状態での発症が多いが免疫不全のない状態でも発症する．腫瘍は境界不明瞭で髄膜または血管周囲性に浸潤性に増殖し発育は急速である．画像所見は多様で，異常所見を認めない部位にも広範に浸潤している．免疫不全者での発症ではMRIでリング状の造影効果を示す場合が多いが，免疫機能正常者に発生した場合は，T2で不規則な高信号域を示し（**図3-23**），均一な造影効果を認めることが多い[6]．極くまれに脊髄髄内に原発する例がある[7]（→脊髄疾患図参照）．なお，二次性中枢神経系悪性リンパ腫，および，血管内大細胞型B細胞性リンパ腫については，転移性脳腫瘍の項目に記載した．

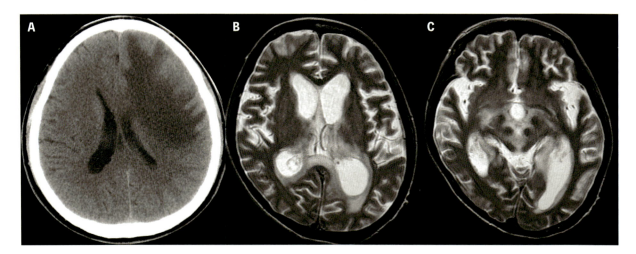

図3-23　頭蓋内原発悪性リンパ腫2例（A，BC）
A：50代男．健忘と運動失語で受診．画像所見は非典型的で，生検の結果，頭蓋内原発悪性リンパ腫と診断．CT．
BC：別の例．T2．T細胞性悪性リンパ腫の脳内浸潤．脳深部の髄液に接する部位を中心に高信号域が広がっている．

文献
1) 日本脳腫瘍病理学会 編. 脳腫瘍臨床病理カラーアトラス 第4版. 医学書院, 2017. pp7-19.
2) Report of Brain Tumor Registry of Japan (1984-2000). Neurol Med Chir (Tokyo) 2009; 49 Suppl: PS1 96.
3) Smirniotopoulos JG, Murphy FM, Rushing EJ, et al. Radiographics 2007; 27: 525-551.
4) 杉山一彦. BRAIN and NERVE 2017; 69: 35-43.
5) Nagasawa DT, Choy W, Spasic M, et al. Clin Neurol Neurosurg 2013; 115: 1071-1078.
6) 菅 信一. Brain and Nerve 2014; 66: 917-926.
7) Nakamizo T, Inoue H, Udaka F, et al. J Neuroimaging 2002; 12: 183-186.

B 転移性脳腫瘍

　癌患者の 10 〜 30% は転移性脳腫瘍を合併する[1-3]．臨床で捕捉される脳転移の診断は剖検報告に比して少なく，6 〜 10% との報告が多いが，わが国の癌患者数から試算すると，転移性脳腫瘍の頻度は原発性脳腫瘍の 10 倍を超えると見積もられ，成人の頭蓋内腫瘍の約 90% は転移性脳腫瘍である．年間約 100 万人の新規癌患者が登録される本邦では，少なくとも年間 10 万人は転移性脳腫瘍を発症すると推測される[4]．原発巣は肺癌が約半数を占め，大腸・直腸癌，乳癌，腎癌，胃癌などが続く[5]．

　転移部位は大脳がおよそ 8 割，小脳が 2 割，脳幹が 5% 程度である．転移の機序は大部分が血行性で，証拠として腫瘍塞栓（図 3-24A）を認めることがある（表 3-1 III）．大脳では中大脳動脈領域や中大脳動脈・後大脳動脈境界域，皮髄境界に好発する傾向があり，中大脳動脈は灌流域が広いこと，境界域では塞栓の washout が悪いこと，皮髄境界で髄質動脈が急激に細くなること，などが原因として推定される．

　成長速度が速い場合は周辺に浮腫を伴い，白質の神経線維離開，アストロサイトの減少，オリゴデンドロサイトの退行性変化など浮腫性壊死を生じる．浮腫による脳腫脹が高度になると脳ヘルニアが生じる（図 3-24BC）．

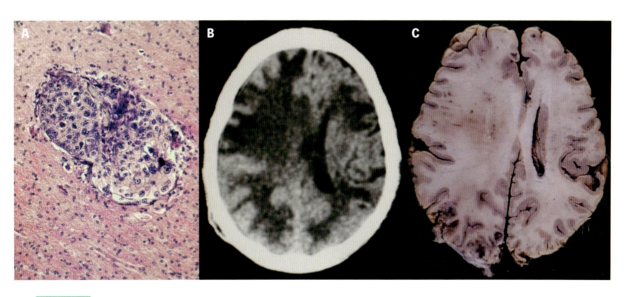

図 3-24　腫瘍塞栓，脳浮腫とヘルニア
A：大脳白質内の血管にみられた腫瘍塞栓．HE 染色．
B：脳転移で生じた高度の脳浮腫．単純 CT で両大脳半球白質に高度の脳浮腫を示す低信号域．
C：同じ例の病理割面．高度の脳浮腫による半球浮腫で正中変異を生じている．一部に出血を伴う．

表3-1 脳・脊髄への悪性腫瘍転移

Ⅰ. 頭蓋骨・硬膜への転移：乳癌，前立腺癌，肺癌，悪性リンパ腫など

Ⅱ. 頭蓋を構成する組織からの連続浸潤：骨・軟骨肉腫，脊索腫，上顎癌など

Ⅲ. **脳実質内転移：主体は血行性転移；粟粒性転移・DIC に注意**
　肺癌，乳癌，大腸癌ほか，多くは多発性（単発性は 1/4）
　中心部の壊死，周辺浮腫と反応性アストロサイト，浮腫のない場合
　腫瘍内出血，囊胞形成，腫瘍塞栓，miliary brain metastasis など

Ⅳ. **髄膜癌腫症：主体はリンパ行性；いわば Virchow 転移**
　乳癌，肺癌，胃癌など；低分化腺癌，印環細胞癌，小細胞癌
　浸潤が強くなると血管周囲性に実質内浸潤，2 次性循環障害

Ⅴ. **脊椎・脊髄転移：脊椎転移多い．硬膜内播種にも注意；いわば Schnitzler 転移**
　脊椎・硬膜転移による圧迫，髄膜癌腫症による神経根障害，
　神経膠芽腫などの髄腔内播種，髄内転移，横断性壊死、鉛筆状軟化

　典型的な画像所見はリング状に造影される多発性病巣である（**図3-25A-D**）．MRI の信号パターンは多様であるが，一般に，T1 で低信号，T2 で周辺が高信号を示す．小さな転移巣では浮腫が殆ど生じず，しばしば点状や結節状に造影され，T2 や FLAIR では病変を検出することが難しい（**図3-25EF**）．鑑別診断が問題になる病変として，悪性膠芽腫，悪性リンパ腫，脳膿瘍，亜急性期脳梗塞，脱髄性疾患などがある．

　非典型像としては，転移巣への出血，大きいが浮腫を伴わない転移巣，囊胞形成，粟粒性転移，造影効果を示さない転移巣などがある．ごく稀な転移として血管内悪性リンパ腫様の血管内転移や既存の原発性脳腫瘍内への転移なども報告されている[6]．

　提示例の一部は有効な治療法に乏しかった 1980 年代の症例で，当時は転移が発見されてからの予後はせいぜい数か月であった．2000 年代になって治療面で大きな進歩があり，摘出術，全脳照射，定位的放射線治療，化学療法など積極的な治療法の組み合わせによって予後は格段に向上した．さらに，近年，遺伝子パネル検査による癌ゲノム医療の進歩により，EGFR 遺伝子変異や ALK 融合遺伝子を有する肺腺癌，ホルモン受容体陰性や Her-2 陽性乳癌などで脳転移のリスクが高いことが見いだされ，臨床応用されている．

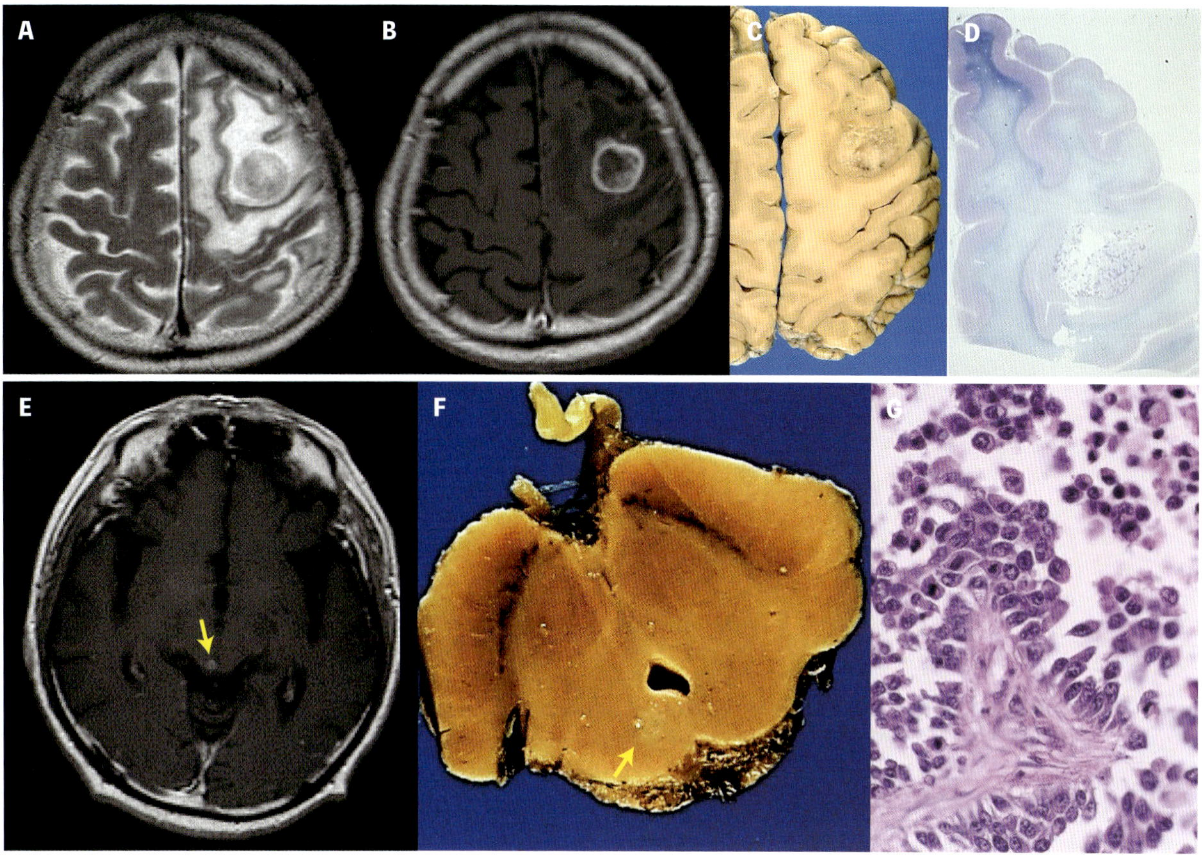

B 転移性脳腫瘍　　　1 出血を伴う転移性脳腫瘍

図 3-25　尿道癌の脳転移

76 歳男.

A：転移巣と周辺の脳浮腫. T2.　B：転移巣のリング状造影効果.

C：同, 大脳割面. 転移巣と浮腫による白質の増大.　D：同, KB 染色. 浮腫による白質の髄鞘淡明化.

E：中脳被蓋部の小結節状に造影される転移巣(矢印).

F：中脳断面. 造影部位に一致する中脳水道近傍 2mm 大の転移巣(矢印). 中脳水道は変形

G：同部位の HE 染色強拡大. 原発巣と同じ移行上皮癌.

1　　出血を伴う転移性脳腫瘍

　　大脳皮質あるいは皮質下出血の原因のうち, 脳腫瘍は 3.8 〜 10.2% を占め, 原発性よりも転移性脳腫瘍で多い. 一方, 転移性脳腫瘍の 2.4 〜 14.6% に出血を認める[7-9].

　　出血を起こしやすい転移性脳腫瘍としては, 肺癌, 腎癌, 乳癌, 子宮癌, 肝癌, 甲状腺癌, 悪性黒色腫, 悪性絨毛上皮種など血管に富む腫瘍が挙げられる. 出血は腫瘍浸潤による血管の破綻で生じ, 腫瘍辺縁, 正常組織との境界, 灰白質と白質の境界, 急速に浸潤している壊死組織の内部などに生じやすいが, 腫瘍全体にび漫性に出血する場合や, 嚢胞性の転移巣内に出血して niveau（水平面）を形成することもある. 血腫により局所症候, 卒中発作, 頭蓋内圧亢進などを呈することが多く, 他の原因による脳出血や悪性膠芽腫などとの鑑別が必要である.

MRIではT1で高信号，T2やT2*では低信号あるいは高信号を呈する．腫瘍内出血は一度だけではなく様々な時期の血腫が混在することが多いので，血腫内の信号強度は不均一であり，造影効果は血腫の一部に留まることが多い．T2やT2*で周辺部にヘモジデリン沈着に対応するリング状低信号域を伴うことが多い（**図3-26**，**図3-27**）．なお，腺癌からの転移で出血がなくてもT2で低信号を示すことがある．組織学的には，ムチンや出血成分，鉄，Caとは関係なく，転移巣自体のT2緩和時間短縮効果によると考えられている[10]．

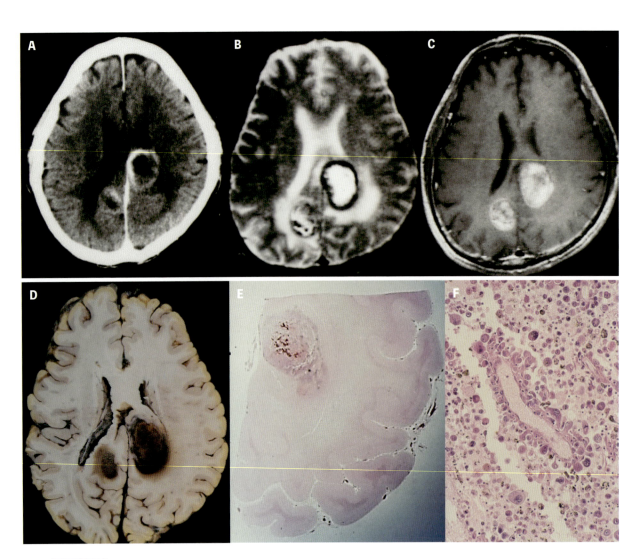

図3-26　未分化肺腺癌の出血を伴う脳転移

63歳男．大病変と反対側の左上下肢しびれ感，ふらつき，見当識障害を示す．一過性に左下肢より右上肢への知覚転移現象がみられた．
A：CTでリング状に造影される転移巣が左右半球に存在．
B：T2．転移巣周辺のリング状低信号域は腫瘍内出血巣周囲のヘモジデリン沈着を示唆．
C：T1．高信号を示すが，血腫内部は均一でない．
D：脳割面．転移巣への出血，周辺白質の浮腫などの病理像が画像所見とよく一致．
E：HE染色ルーペ像．白質の染色性不良は浮腫による．
F：HE染色強拡大．未分化腺癌．

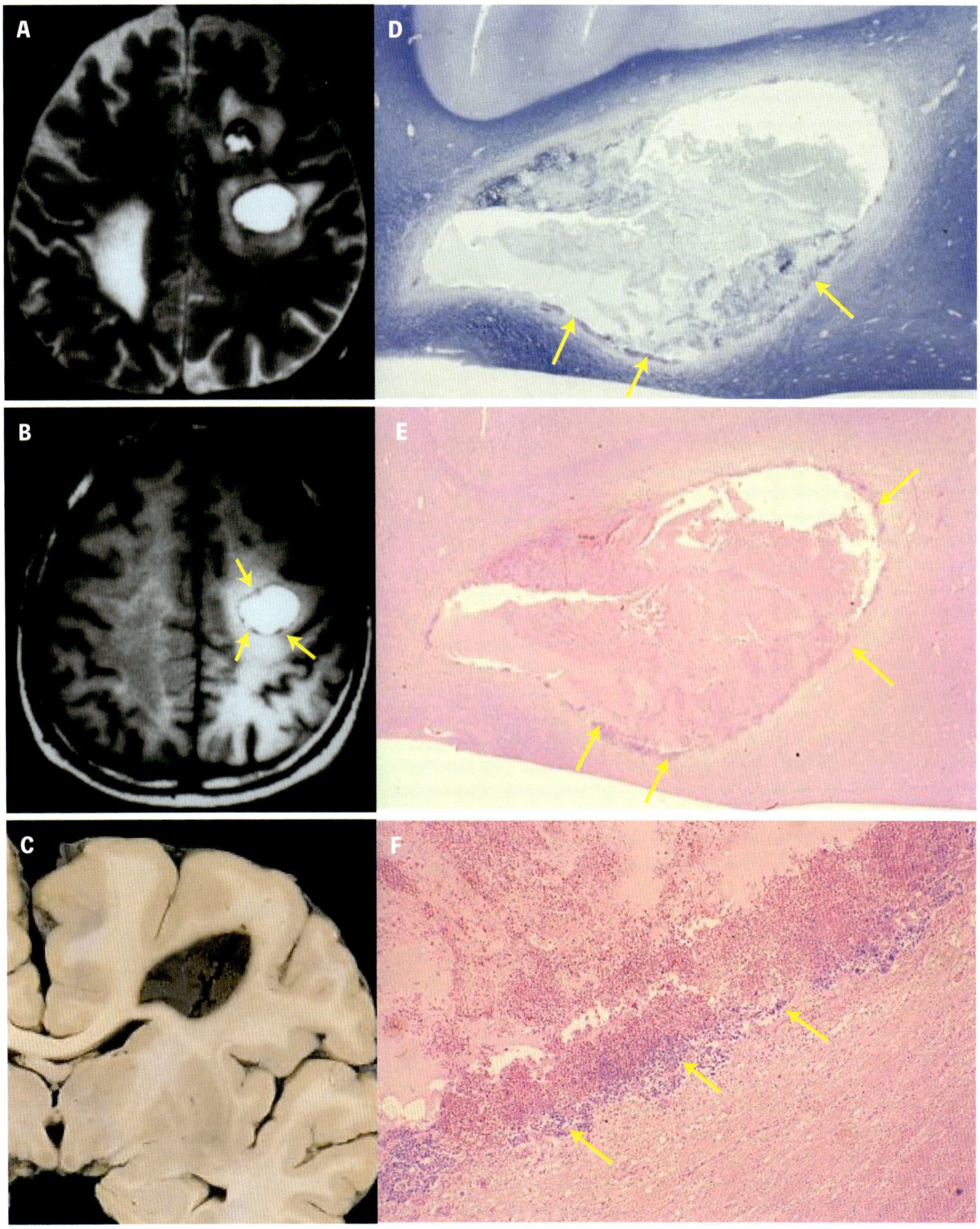

B 転移性脳腫瘍   1 出血を伴う転移性脳腫瘍

図 3-27　出血を伴う食道癌の多発性脳転移

54 歳男.

A ：T2.

B ：T1. 矢印は腫瘍塊を示唆する.

C ：同，冠状断脳割面.

D ：転移巣の KB 染色ルーペ像.

E ：同，HE 染色ルーペ像.

F ：拡大像. 画像と病理の対比から，高信号域は血腫成分で，転移巣の壁に沿う点状の部分に一致して腫瘍細胞
　　（青染）の存在がわかる. 血腫を伴う転移巣の一般的な内部構造である. BDEF の黄矢印は腫瘍細胞の存在を
　　示す.

2 浮腫のない転移性脳腫瘍

　転移性脳腫瘍のおよそ1割は浮腫に乏しく，単発性の場合は鑑別診断に特に注意が必要である．浮腫の発生には腫瘍の増殖能，微細構築，免疫能，脳循環などの因子が関与していると推測され，成長が緩徐の例に多い．部位は脳室・くも膜下腔近傍，小脳などが多く，組織は肺小細胞癌が多い．周囲組織は意外によく保たれ，星状膠細胞の肥大と増殖が見られる程度である（図3-28）．

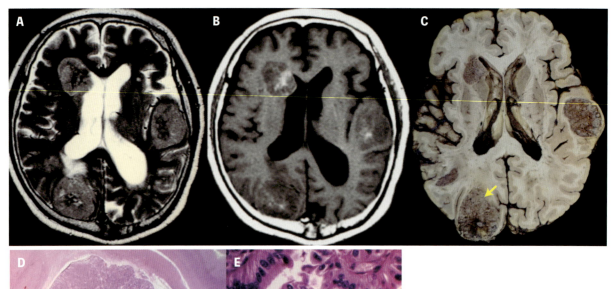

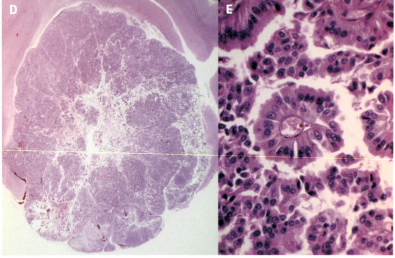

図3-28　浮腫を伴わない高分化肺腺癌脳転移

70歳男．左同名半盲以外に局所症候なく頭痛，悪心のみで経過，1年後死亡．
A：T2．B：FLAIR．C：対応する割面．D：Cの矢印部位拡大．HE染色．内部に壊死を伴う．
E：HE染色強拡大．高分化腺癌．後頭葉以外の転移部位が，たまたま局所症候を示しにくい部位であったことと，悪性度が低く脳浮腫を伴わなかったことが比較的良好な予後に関連したと推測される．

3 囊胞性転移

転移性脳腫瘍が囊胞を形成することがある．周辺の浮腫は少なく，脳囊虫症（cysticercosis），脳膿瘍，放射線性壊死，原発性脳腫瘍などとの鑑別を必要とする．画像所見が目立つ割に症候は軽いことが多い（図3-29，図3-30）．

脳に囊胞性転移をきたす稀な腫瘍として腺様囊胞癌（adenoid cystic tumor）がある．主に頭頸部領域の唾液腺など外分泌腺より生じる悪性腫瘍で，組織学的に異形性は少なく進行は比較的緩徐であるが，神経周囲への浸潤，他臓器への転移率が高く，再発を繰り返しつつ長期予後は不良のことが少なくない（図3-31）．

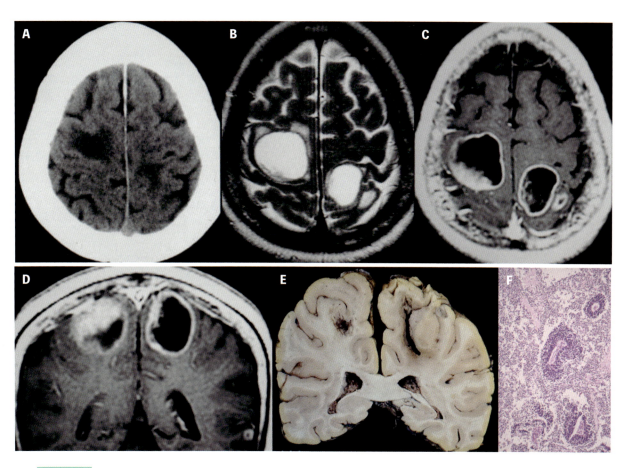

図3-29　肺癌の囊胞性転移

76歳女．左上肢単麻痺・右下肢知覚障害で初発，2か月後死亡．
A：CTで両半球に低吸収域を認めたが診断は困難で，他医では脳梗塞を疑われていた．
B：T2．囊胞構造を示す．
C：造影T1．リング状の造影効果を認め転移性脳腫瘍と診断．壁の一部で腫瘍が増大．
D：造影冠状断．
E：割面．壁の腫瘍増殖を認める．囊胞内の空洞は固定後の変化で潰れている．
F：HE染色強拡大．高分化肺腺癌であった．

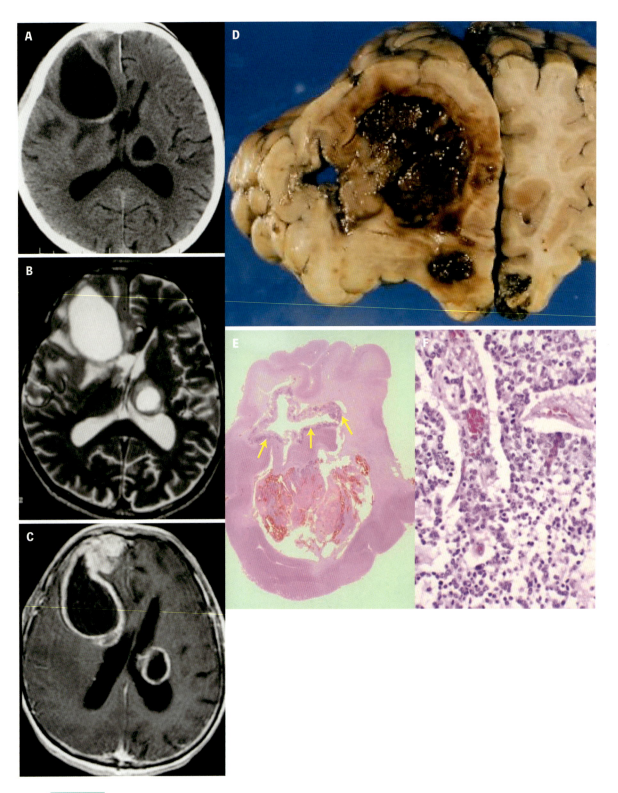

図 3-30　肺癌の囊胞性転移

79歳男．動作緩慢，ふらつき，傾眠で発症．
A：CT．B：T2．C：造影T1．D：前頭前野冠状断割面．囊胞内に出血を生じ，両側の直回皮質・皮質下にも出血性転移巣を認める．E：HE染色ルーペ像．囊胞壁の腫瘍細胞が出血により一部剥がれて移動している像（矢印）がみられる．F：HE染色強拡大．小細胞性肺癌．中脳，小脳などの小さい転移巣は充実性であった．

B 転移性脳腫瘍　　4 粟粒性転移

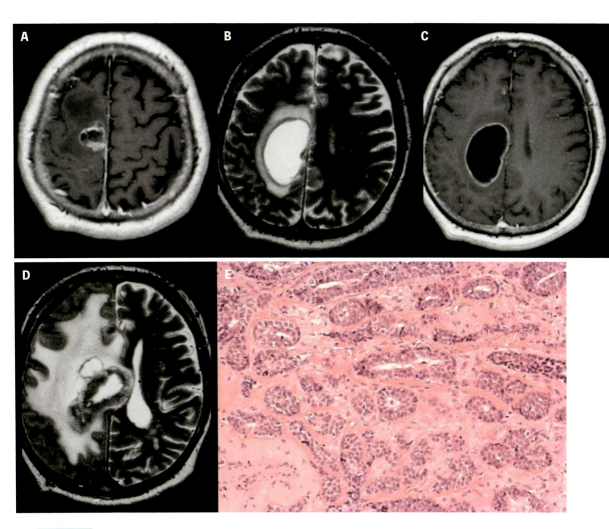

図 3-31　耳下腺原発腺様嚢胞癌の術後脳転移

50代男．転移による下肢単麻痺が徐々に進行，転移5年後に死亡．
A：転移発見時の造影 T1．転移巣は単発でリング状の造影増強効果と浮腫を示す．
B：3年後の T2．
C：同時期の造影 T1．嚢胞構造を示し，周囲の浮腫は A よりむしろ改善している．
D：5年後の T2．壁の腫瘍が増殖して肥厚・拡大し，対側の半球に侵入，内腔は小さくなり周囲の浮腫が高度になっている．
E：類似例の耳下腺原発巣の HE 染色組織像．腺管様構造を示す．

4　粟粒性転移

　　極めて稀に，数十個〜何百個もの微小な転移巣が広範に分布し粟粒結核のような像を呈することがある．単純 CT・MRI では診断困難で，造影 MRI が必須である[11,12]．

そうだったのか Case 8

肺腺癌の治療中，急速に認知機能低下をきたした症例

症例	56歳，女
既往歴	高血圧症，子宮筋腫．
家族歴	特記事項なし．
主訴	急速に進行する認知機能低下．
経過	乾性咳嗽の精査で肺腺癌 stage IV と診断され，化学療法開始．1コース後の反応は良好で肺の陰影が殆ど消失するほどであった．1か月後，立ち眩みを訴えたが，単純MRIでは異常を認めず，化学療法5コースまで続行した．化学療法開始から3か月後，ふらつき，嘔吐が出現．急速に認知機能低下をきたしてコミュニケーションが取れなくなり，興奮などの精神症状も加わって入院継続が困難になった．髄膜浸潤の可能性が高いと判断したが，協力が得られず髄液検査，化学療法は断念した．その後，起立困難，経口摂取困難となり，意識障害が急速に進行，昏睡，寝たきり状態となった．MRIで無数の造影される小病巣が脳内に認められ，粟粒性脳転移と診断した．肺癌の肺内拡大，誤嚥性肺炎を併発し，癌の発見から半年後に死亡した．
病理所見	肺原発の乳頭状管状腺癌で，他臓器にも多数の転移巣を認めた．脳重1305g．脳軟膜混濁・脳浮腫がみられ，脳は非常に硬かった．大脳，小脳，脳幹，脊髄，血管周囲，髄膜に，び漫性の微細～小結節性の転移巣（米粒ないし小豆粒大）が多発していた．
画像と病理	図 3-32，図 3-33，図 3-34 を参照．
ポイント	①粟粒性脳転移例の初期症状はふらつき，健忘，頭痛，構音障害，軽い片麻痺などで特異性を欠くが，急速に進行性認知症や意識障害を呈して予後不良である． ②診断には造影MRIが必須である． ③原因の大部分は肺腺癌であり，周辺の浮腫やグリオーシスなどは認めない．転移の病態としては血行性，リンパ行性，播種性の何れもが関与しうるが，主な経路はリンパ行性髄膜浸潤から血管周囲腔を経由して脳内に侵入し，粟粒性転移巣を形成したものと推定される．

B 転移性脳腫瘍　　　4 粟粒性転移

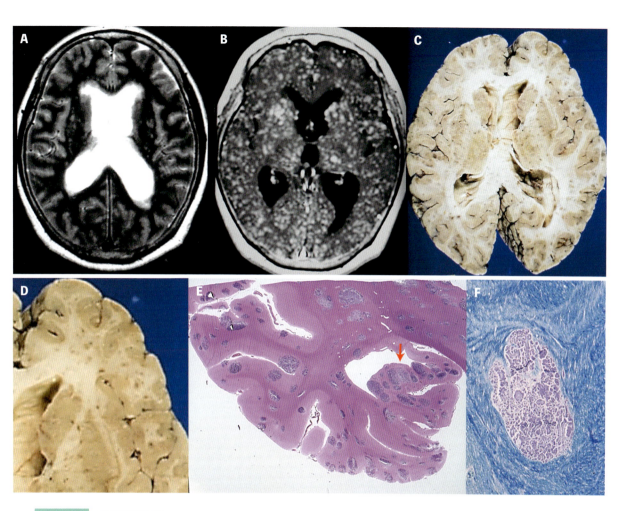

図 3-32 粟粒性脳転移

A：T2．転移巣は描出されない．
B：造影 T1．無数の粟粒性転移巣が造影され，血管支配，白質と灰白質，テント上とテント下などの違いの何れとも一致しない一様で広範な分布を示す．
C：脳割面．小結節性多発転移．
D：拡大．転移巣は褐色調を示す．
E：側頭葉冠状断 HE 染色ルーペ像．矢印は海馬．多発転移巣を認めるが出血や周辺の浮腫はない．
F：白質の転移巣拡大．KB 染色．周辺の浮腫はなく腫瘍と正常組織との境界は明瞭である．

III 腫瘍と関連疾患

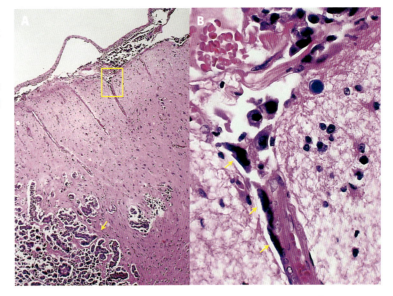

図 3-33 粟粒性脳転移（続き）
A：側頭葉皮質．HE 染色．転移巣（矢印）が散在．
B：A の枠で囲った部位の拡大．髄質動脈の Virchow-Robin 腔を介した腫瘍細胞の浸潤像が認められる（矢印）．

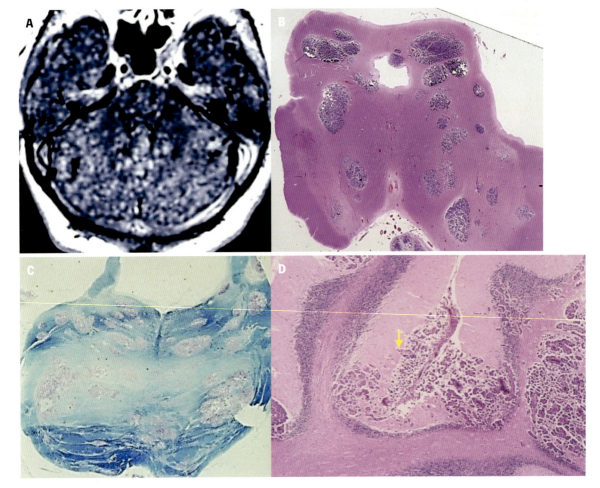

図 3-34 粟粒性脳転移（続き）
A：造影 T1．小脳・脳幹も大脳と同様に粟粒性の転移巣が造影される．B：中脳の HE 染色．
C：橋の KB 染色．同様の転移巣を認める．
D：小脳．大脳と同様，髄膜浸潤から分子層に侵入（矢印）．脊髄にも同様の転移巣が散在していた．

5 症候学的に重要な部位への転移

症候学上重要な部位に生じた小転移巣により特徴的な症候を示し他疾患と紛らわしいことがある（**図 3-35ABC**）．頭蓋底部へ転移は多発性脳神経麻痺の原因となる（**図 3-35D-H**）．これにより，Garcin 症候群（一側広汎性脳神経麻痺症候群；一側性多発性に脳神経が侵され，四肢麻痺及び頭蓋内圧亢進症状は認めない）を呈することがある．

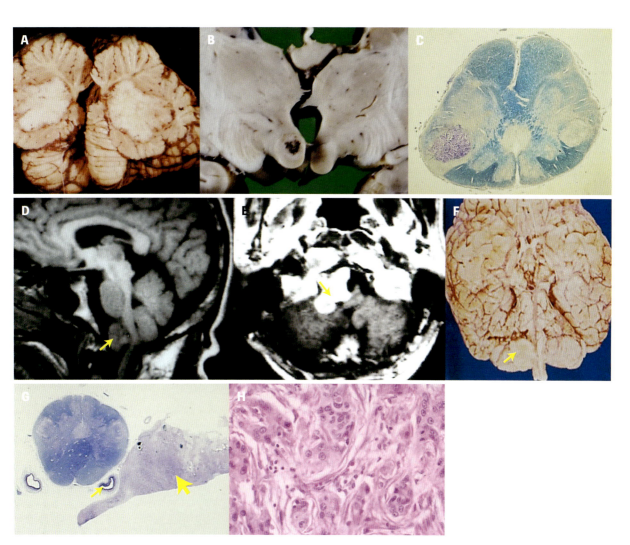

図 3-35 症候学的に重要な部位への小転移巣

A：体幹失調を呈した小脳虫部への転移．B：肺癌の両側乳頭体転移で Wernicke 脳症との鑑別を要した例の前額断割面．転移巣に出血を伴う．C：肺癌の延髄外側転移で Wallenberg 症候群を呈した例の KB 染色ルーペ像．脳梗塞との違いは周辺の浮腫が目立つことである．

D-H：54 歳男．一側の多発性下部脳神経麻痺を呈した肝癌転移例．右後頭部痛に続き，右舌咽神経麻痺・右舌下神経麻痺・右三叉神経痛を呈した．

D：T1．転移巣(矢印)．E：造影 T1．造影される腫瘤(矢印)が下部脳幹を圧迫している．F：脳底面．下部脳幹を圧迫する約 3 cm の髄外腫瘤(矢印)．G：延髄断面．KB 染色．腫瘤(矢印大)の脳組織への浸潤はない．病側の椎骨動脈は圧迫により変形(矢印小)．H：腫瘤の HE 染色拡大．肝細胞癌．

Ⅲ　腫瘍と関連疾患

そうだったのか Case 9

口蓋振戦より myorhythmia が急速に上半身に拡大し，1か月後に死亡した症例

症例　　71歳，男

既往歴　　多量飲酒，喫煙歴あり．2型糖尿病．　　**家族歴**：特記事項なし．

主訴　　喋りにくい．

経過　　ある日から流涎が生じ，舌が勝手に動いて喋りにくくなり，閉眼もできなくなった．食事はしにくいが，むせはなく，嗽もできた．1週後に受診．口蓋・舌に約3Hzの律動性不随意運動を認め，精査のため入院．表面筋電図で，口輪筋・頚部に3-4Hzの myorhythmia を確認した（**図3-36A**）．胸部X線写真およびCTでは肺野も含め異常を認めなかった．間もなく，不随意運動は口輪筋・頚部・喉頭・横隔膜・胸部にまで拡大・増強，発語不能となった．MRIで両側前頭葉・両側小脳髄質に造影効果のある病巣が認められ，原発巣は確認できなかったが，転移性脳腫瘍と診断した．2週後には右片麻痺，排尿困難，全身けいれんが生じ，中枢性過呼吸を呈し，呼吸不全となり，初発1か月後に死亡した．喀痰検査や胸部CTでは肺癌の診断に至らなかった．

病理所見　　右肺中葉肺門部近くに1.5㎝大の腫瘤が存在，肺門リンパ節に転移があり，組織像は小細胞癌であった．脳はMRIで描出されたとおり，両側前頭葉，両側小脳髄質に転移巣を認めた．

画像と病理　　**図3-36**，**図3-37** 参照．

ポイント　　①口蓋振戦（Palatal tremor；旧称 “口蓋ミオクローヌス”）は Guillain-Mollaret の三角に含まれる小脳歯状核を含む小脳深部，中心被蓋束を含む橋被蓋部の梗塞や出血の後遺症として生じることが多い（Ⅲ 3 血管奇形その他，8 特殊な原因による脳血管障害10項を参照）が，稀には，腫瘍，外傷，多発性硬化症，炎症，変性疾患でも起こりうる．287名の原因疾患を調べた研究では脳血管障害が1/3，本態性が1/4で，腫瘍も7%を占めたと報告されている[1]．

②一側の病変でも左右対称性の myorhythmia がみられることが多い．

③本例では小脳歯状核自体に転移はなく，小脳髄質と延髄下オリーブ核に軽い変性を認めたのみで中心被蓋束に異常を認めず，synaptophysin 免疫染色も正常で，下オリーブ核偽性肥大は認めなかった．これらは血管障害による palatal tremor 例とは異なった所見であった．本例では転移巣の位置から歯状核と下オリーブ核を結ぶ線維の障害が想定され，経過が急速なため未だオリーブ核偽性肥大の形態変化を来していないのではないかと考えられた．

文献　　1)　Deuschl G et al. Symptomatic and essential rhythmic palatal myoclonusBrain 1990;113:1645-1672

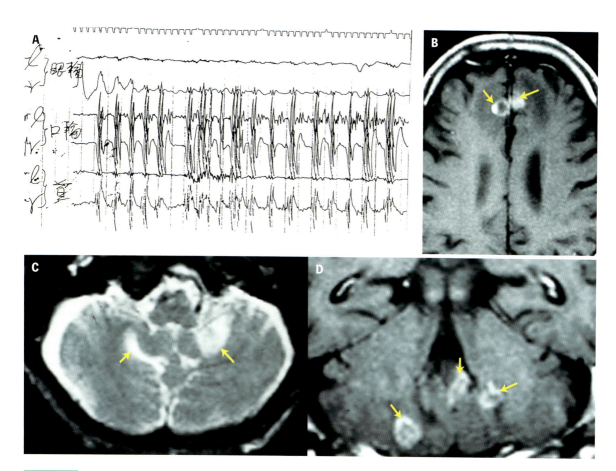

図 3-36　表面筋電図および MRI
A：左右の眼瞼，口輪筋，頸部の表面筋電図．
B：造影 T1．両側前頭葉の造影される小病巣と周辺の浮腫を示す低信号域（矢印）．
C：両側小脳底部の T2 高信号域（矢印）．転移と思われる病巣周囲の浮腫を示す．
D：小脳冠状断造影 T1．転移巣と考えられる 3 個の造影される病巣（矢印）．

III 腫瘍と関連疾患

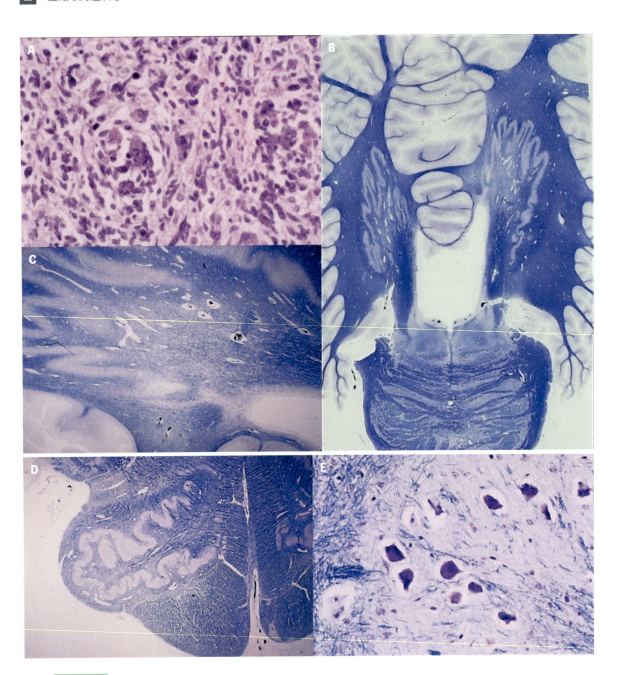

図 3-37　病理所見

A：転移巣の組織像．肺と同じ小細胞癌（HE 染色）．
B：歯状核を含む水平断 KB 染色ルーペ像．歯状核に転移を認めない．
C：同，歯状核部の拡大．髄質に軽度の粗鬆化を認める．
D：延髄 KB 染色ルーペ像．下オリーブ核に軽度の変性．
E：同部位拡大．下オリーブ核に軽い変性所見を認めるが偽性肥大ではない．

B 転移性脳腫瘍	**6** 治療後の変化

6 治療後の変化

　転移性脳腫瘍への治療効果は向上し転移巣が完全に治癒する例もある．しかし，数年を経て完全に治癒したと臨床・画像上で判定されても，他疾患で死亡し，剖検では脳に転移巣の残存がみられる例や，初期の転移巣は完全治癒しても別の部位に転移巣が生じてくる例が少なくない．

そうだったのか Case 10

小細胞肺癌の脳転移と治療後の経過

症例	65歳，男
経過	小細胞肺癌の化学療法中に，悪心・眩暈を訴え，MRIで転移巣を認めたため，全脳照射を行った．転移巣は完全に嚢胞化して画像的には治癒と判定した．2か月後，見当識障害が出現し，造影MRIを行ったが，異常な造影効果は見られなかった．髄液検査は行えなかった．見当識障害の悪化はなく，それ以外の神経症候も出現せず経過したが，その後，多発性骨転移，肝・膵・腹部リンパ節などへの転移が出現し，肝・胆道系への転移や癌性腹膜炎などのため1年後に死亡した．
画像と病理	**図3-38**，**図3-39** 参照．
ポイント	①臨床的には見当識障害などから髄膜浸潤を疑ったがMRIで造影効果はなく，それ以外の神経症候の出現や認知機能の悪化は認めなかった．病理でも腫瘍細胞の若干の残存は認められるが，髄膜浸潤像は認めなかったことから，見当識障害の原因は化学療法や放射線治療，緩和ケアの薬物投与などの影響ではないかと考えられた． ②化学療法や全脳照射で臨床・画像上治癒と判定されても，完全寛解の根拠とされる腫瘍細胞の根絶が難しいことは，病理学的検索を行うことで明らかとなる．

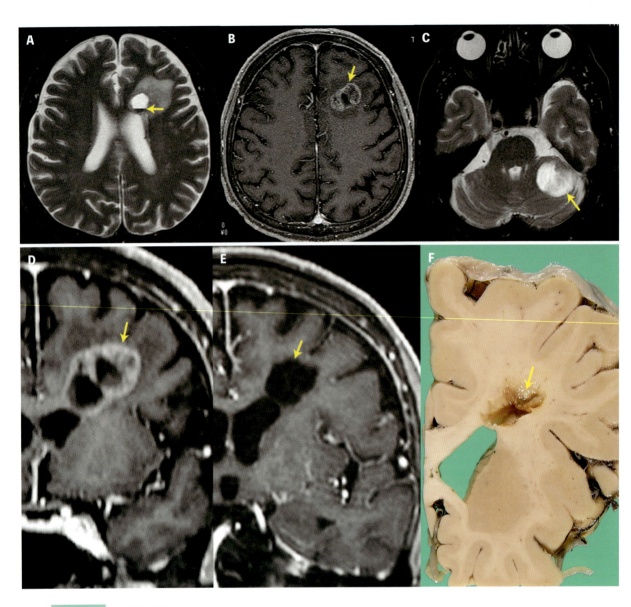

図 3-38 画像と病理

A：放射線治療前の T2．左前頭葉の高信号囊胞内に低信号の液面形成があり（矢印），周囲に浮腫を伴う．内部に出血を伴った転移巣と判断．
B：同，造影 T1．囊胞がリング状に造影される（矢印）．
C：同，小脳の T2 でも囊胞性病変（矢印）を認め，転移巣と判断．
D：同，冠状断造影 T1．囊胞壁の造影効果（矢印）．
E：全脳照射後の冠状断造影 T1．囊胞壁の造影効果は消失（矢印）．
F：同じ断面の脳割面．囊胞化した転移巣は 2 × 1cm 大で，肉眼的には完全に治癒しているように見える（矢印）．

B 転移性脳腫瘍　　　6 治療後の変化

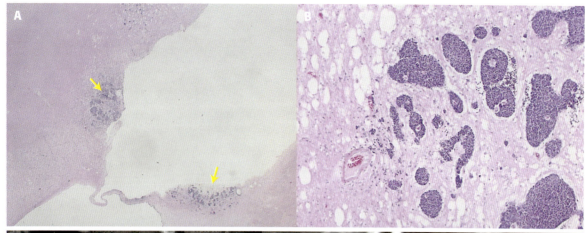

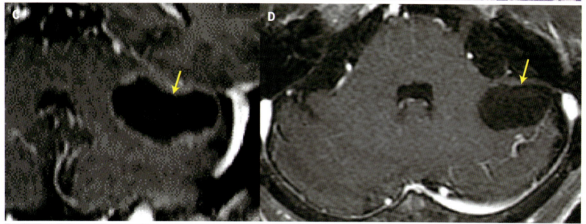

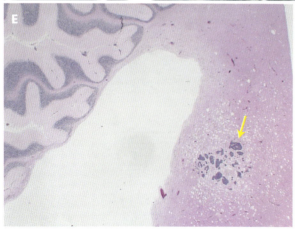

図 3-39　画像と病理（続き）

A：図 3-38A の囊胞部位の HE 染色拡大像．囊胞壁の青染部に腫瘍が残存（矢印）．
B：同部の拡大．腫瘍細胞の集簇．
C：放射線治療前の造影 T1．小脳半球に壁が造影される囊胞性転移巣を認める（矢印）．
D：同，放射線治療後．造影効果は消失している（矢印）．
E：同，HE 染色．囊胞壁の転移巣残存（矢印）．他にも微小転移巣が散見された．

Ⅲ 腫瘍と関連疾患

そうだったのか Case 11

肺腺癌の脳転移巣の完全治癒から8年後に新たな転移巣が出現し死亡した症例

症例 67歳，女

既往歴，家族歴 特記事項なし．

経過 59歳時，検診の胸部X線写真で右上肺野に5cm大の異常影を指摘．無症状であるが，造影MRIで左前頭葉皮質下に淡く造影される4mm大の部位が認められ，転移が疑われたため，Stage Ⅲ A〜Ⅳの肺腺癌と診断．右上葉切除・化学療法後も左前頭葉の造影病変は不変であったが，半年後，術後化学療法施行中，右被殻にリング状造影効果を認める7mm大の小円形病変が出現（**図 3-40A**；T2），転移巣と判断されガンマナイフ施行した．9mmに増大したが（**図 3-40B**；造影T1），2年後には造影効果は消失し完全に囊胞化した（**図 3-40CD**；造影T1,T2）．胸椎への骨転移に対し電子線照射，強力な化学療法を継続．その後，長期にわたり左前頭葉の造影病変は増大〜縮小を繰り返しつつ一進一退で残存した（**図 3-41A**；2本矢印）．6年後，右前頭葉皮質下にも造影される小病変（**図 3-41A**）と右後頭葉にも同様の病変が出現．7年後，両側前頭葉転移巣が増大し水頭症を合併（**図 3-41B**），症候性てんかんを併発．8年後，肺炎を繰り返し死亡した．

病理所見 肺腺癌．右上葉切除後，放射線治療後，化学療法後．転移巣は肝臓および大脳．他に，気管支肺炎，小腸出血，深部静脈血栓症 IVC-filter 後．

画像と病理 **図 3-40**，**図 3-41** 参照．

ポイント 肺腺癌の長い治療経過の初期に左前頭葉と右被殻に，数年後には右前頭葉と右後葉に造影効果を示す小転移巣が出現し，放射線療法や化学療法で一旦は縮小したが再び増大するという経過が続き，最終的には皮質病変が出現した．ガンマナイフ治療を行った被殻病変は完全に治癒していた．転移巣の腫瘍細胞根絶が如何に難しいかを示す例であった．

B 転移性脳腫瘍　　6 治療後の変化

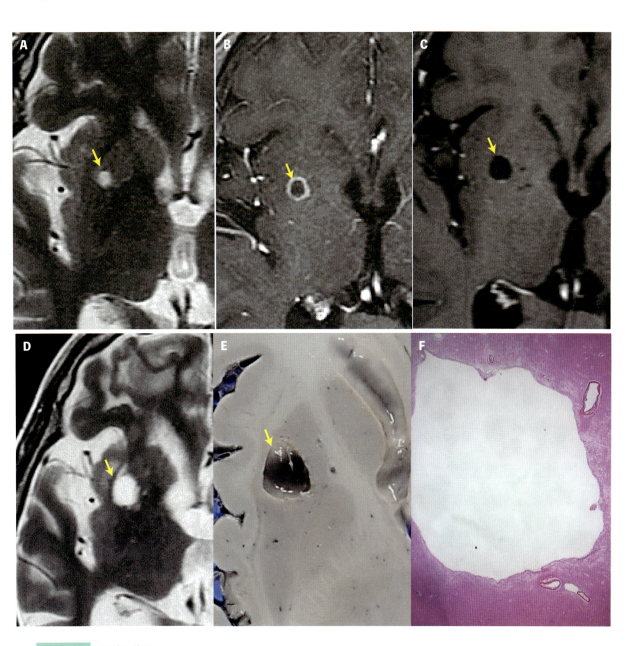

図 3-40　画像と病理

A：T2．被殻の小円形病変（矢印）．
B：同．造影 T1．リング状の造影効果（矢印）．
C：2 年後の造影 T1．造影効果は消失（矢印）．
D：同．T2．囊胞化している（矢印）．
E：CD と同部位の脳割面．転移巣は空洞化している．
F：同．HE 染色拡大．空洞周辺組織は粗鬆化しているが腫瘍細胞は全くみられず，組織学的には治癒と判定．

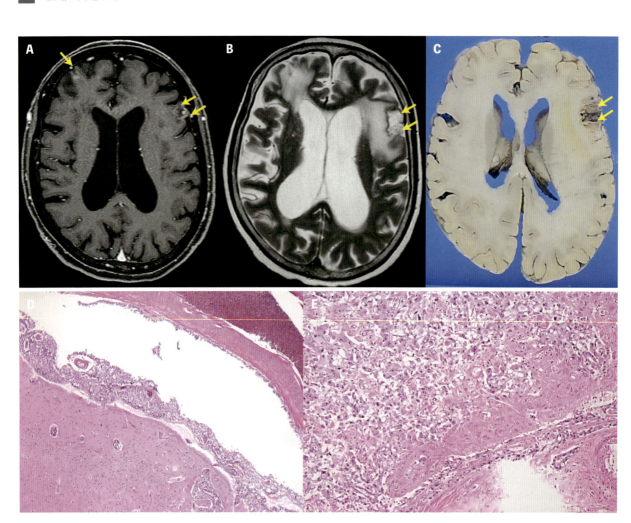

図 3-41 画像と病理

A：6 年後の造影 T1．皮質・皮質下の造影される転移巣（矢印）．
B：7 年後の T2．転移巣の増大（矢印）と浮腫を示す高信号域．
C：B と同レベルの水平断脳割面．両側前頭葉に転移巣がある．
D：左前頭葉皮質の転移巣（BC の矢印）の HE 染色．脳表クモ膜下腔，血管周囲腔に腫瘍細胞が浸潤．
E：同，拡大．皮質の髄膜浸潤，髄質動脈血管周囲腔への浸潤．腫瘍組織は未分化腺癌の形態を示す．

7 脳実質以外への転移

　脳実質以外への転移は脈絡叢，神経根，頭蓋骨，硬膜，脊椎・脊髄，下垂体などあらゆる部位に生じ，稀には頭蓋構成組織からの連続浸潤（骨肉腫，軟骨肉腫，脊索腫，上顎癌など）や硬膜内・髄腔内播種もある（**表3-1** V）．

　硬膜転移は直接浸潤により軟膜転移と併存することが多い．原発は前立腺癌，乳癌が多く，無症候のことが多いが，頭痛，脳神経麻痺，末期の嚥下障害などの原因となる．大脳鎌の転移巣などでdural tail signを呈することがあり髄膜腫との鑑別が必要である[13]．硬膜転移の合併症として硬膜下血腫や上矢状静脈洞閉塞をきたすことがある（**図3-42**）．下垂体転移は尿崩症など下垂体ホルモン分泌不全の原因となる．

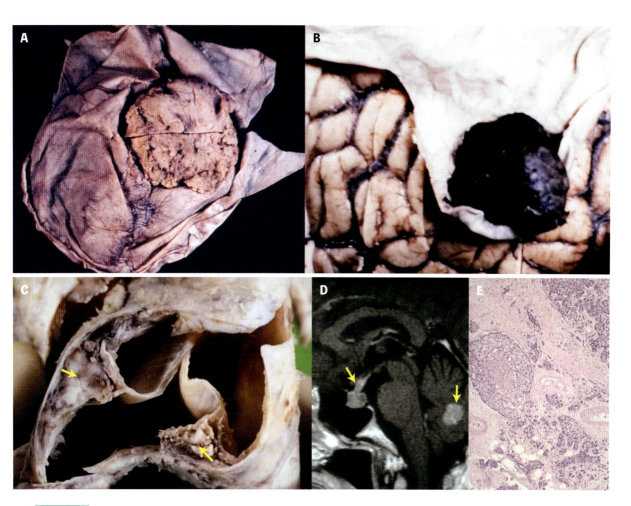

図3-42　頭蓋，硬膜，下垂体への転移
A：頭蓋と硬膜への転移．
B：悪性黒色腫の硬膜転移．
C：転移による上矢状静脈洞閉塞（矢印）．
D：乳癌の下垂体転移．小脳虫部にも転移が認められる（矢印）．造影 T1．
E：下垂体転移部位の腫瘍組織．HE染色．

Ⅲ　腫瘍と関連疾患

8　髄膜癌腫症

　臨床的に診断される髄膜癌腫症（diffuse metastatic leptomeningeal carcinomatosis，または，癌性髄膜炎 carcinomatous meningitis）は固形腫瘍の 1 ～ 5%，血液系腫瘍の 5 ～ 15%，原発性脳腫瘍の 1 ～ 2% に生じるとされる[14]が，生存期間の延長に伴い，実際の頻度はこれよりもかなり高くなっていると考えられる．原発巣は肺，胃，乳腺が主で，組織は腺癌が多く，扁平上皮癌，小細胞癌，白血病や悪性リンパ腫などによるものもある（**表 3-1** Ⅳ）．髄膜への播種経路は，くも膜の血管を介した血行性浸潤，頭蓋内転移巣や椎体骨転移巣からの直接浸潤，静脈弁に乏しい静脈を介しての浸潤，脳神経や脊髄神経に沿った浸潤，神経や血管周囲のリンパ液を介した浸潤，脈絡叢や脳室上衣下など脳室系近傍への転移からの脱落，医原性など様々な経路が指摘されている[15]．

　軽度のものでは脳実質への浸潤はないが，髄膜浸潤が強くなると血管周囲性に実質内へ浸潤する（**図 3-43F**，**図 3-44**）．神経根への浸潤が強いことも特徴で，視神経，外転神経，動眼神経，顔面神経に多い．

　臨床症候は，頭痛，悪心・嘔吐，複視・聴力障害・顔面神経麻痺などの脳神経症状，意識障害，けいれん，膀胱・直腸障害などなど多彩である．稀な合併症として，SIADH[16,17]のほか，SIADH と似て異なる病態の cerebral salt wasting syndrome が下垂体への小転移を伴う胃癌原発の癌性髄膜症に続発した例の報告がある[18]．

　初発症候が非特異的なため早期発見は難しく，造影 MRI や髄液検査の反復によるしかない．造影 MRI で脳溝，特に小脳上部の脳溝に沿って肥厚した髄膜の線状造影効果（**図 3-43AB**）や，髄液腔に接して小結節状の造影病変が頭蓋内や脊柱管内に多発するなどの所見が認められる．脳神経根部や馬尾などの造影効果もみられ（**図 3-43C**），脊柱管内が腫瘍で充満することもある．造影 MRI の検出感度は 80% 程度，髄液検査は 1 回目で 50%，反復で 80 ～ 90% といわれる．一部の症例では造影 MRI で検出できない病変を FLAIR や T2* にて検出しうるが，検出頻度はかならずしも高くない．FLAIR，造影 T1，造影 FLAIR で画像での検出率を比較すると，それぞれ，12%，59%，41% で，造影 T1 が最も有用であった[19]．

　くも膜下腔の血管周囲で腫瘍細胞の増殖が強くなると二次性の循環障害により壊死をきたすことがある．髄膜浸潤により水頭症やくも膜下出血[20]を合併することもある．

B 転移性脳腫瘍　　　8 髄膜癌腫症

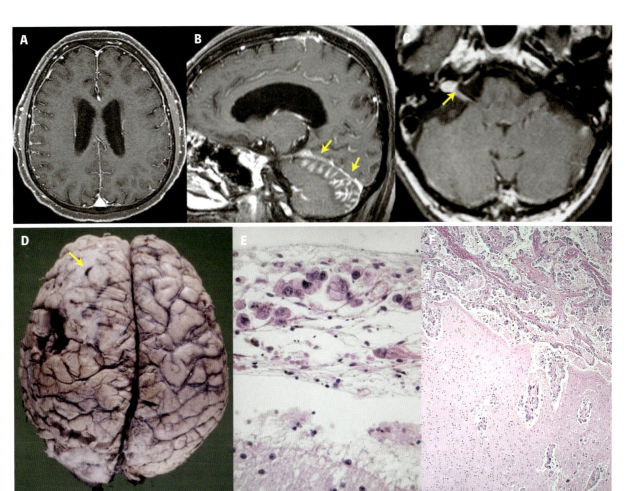

図3-43 髄膜癌腫症6例（A，B，C，DE，F，G）

A：肺腺癌による髄膜癌腫症の造影T1．皮質表面の広汎な造影効果を認める．

B：小脳への浸潤（矢印）が目立った肺腺癌による髄膜癌腫症．3か月の経過で進行する運動失調で歩行不能となり亜急性小脳変性症が疑われたが，頭痛，悪心が加わり髄液細胞診で髄膜癌腫症と診断．造影MRIで本症と診断．

C：末梢性顔面神経麻痺で初発した例．当初Bell麻痺と診断されたが，顔面神経根の造影効果（矢印）を認め，肺腺癌の髄膜浸潤と診断．

D：別の剖検例．髄膜癌腫症の脳表は軽いうっ血や髄膜混濁・肥厚などの非特異的所見を示す（矢印）．本例では脳実質への転移もみられた．

E：同例の髄膜HE染色拡大．胃原発の印環細胞癌であった．

F：肺扁平上皮癌による髄膜癌腫症．癌細胞が血管周囲腔から脳実質内に侵入している．

G：肺腺癌による髄膜癌腫症の脳底部浸潤．脳底部が白色調の腫瘍組織（矢印）で覆われている．

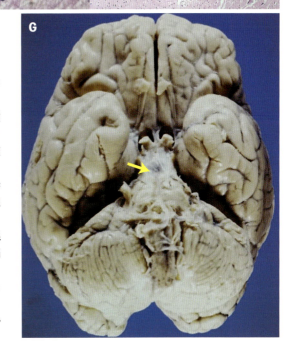

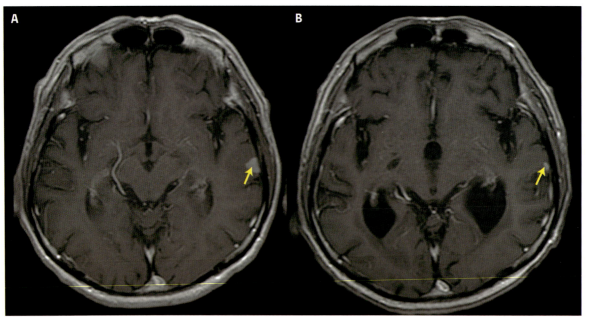

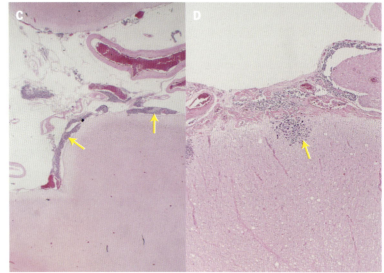

図 3-44　髄膜癌腫症

64歳男．肺小細胞癌．転移を疑う小結節影(矢印)が多発したため，放射線療法施行．

A：放射線治療前の造影 T1．脳表転移(矢印)．
B：放射線治療後．矢印部位の造影効果は目立たなくなっている．
C：同じ例の病理．HE染色．大脳皮質表面の髄膜浸潤(矢印)．
D：髄膜浸潤に加え脳内への浸潤(矢印)もみられる．
E：脳表の血管周囲から脳内に浸潤している像．
F：髄質動脈(矢印)の血管周囲腔内に腫瘍細胞が充満している．

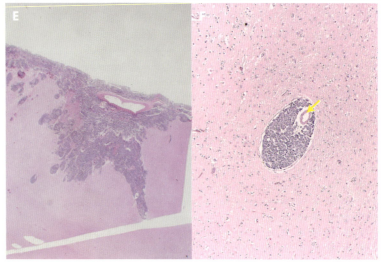

B 転移性脳腫瘍　8 髄膜癌腫症

そうだったのか Case 12

肺腺癌の治療中に，くも膜下出血を発症し急激な経過で死亡した症例

症例	64歳，男
既往歴	出血性胃潰瘍
家族歴	特記事項なし．
個人歴	多量喫煙歴があるが50歳で禁煙．飲酒なし．
主訴	頭痛，悪心，食思不振
経過	5年前の検診で胸部異常影を指摘されたが放置．4年前，胸部CTで左上葉結節影の指摘あり，気管支鏡検査で肺腺癌 stage ⅢB と診断され，化学療法を開始された．画像上，増大・転移は認めず経過．1年前から食思不振，悪心，心窩部痛を自覚，内視鏡検査で萎縮性胃炎と診断．悪心，嘔吐が頻回に生じ，頭痛も加わったため MRI を行った結果，水頭症を認め，精査のため入院した．造影 T1 で脳内転移巣や髄膜の造影効果は認めず．神経学的には，意識清明，項部硬直なし，脳神経異常なし，四肢の運動麻痺・感覚障害なし．しかし，四肢腱反射は両側で亢進，Babinski 徴候両側陽性，体幹失調あり，Kernig 徴候陽性で髄液は血性であった．入院3日後に頭痛増強，CT でくも膜下出血を認め，髄液細胞診で腺癌を検出，癌性髄膜症と診断．数日後，急に高度の頭痛・嘔吐をきたし昏睡状態で入院し，10日後死亡した．
病理所見	左上葉原発の肺腺癌，脳以外の臓器転移なし．胃粘膜出血．脳表は褐色調で，左側頭葉・小脳脳表にくも膜下出血．脳ヘルニアなし．直接死因はくも膜下出血．
MRIと病理	**図 3-45**，**図 3-46** 参照．
ポイント	①肺腺癌の髄膜浸潤により髄液循環障害から二次性水頭症をきたし，浸潤した髄膜血管の破綻からくも膜下出血をきたしたと考えられる． ②担癌患者で頭痛や悪心・食思不振などが生じた場合は，たとえ神経学的異常所見を認めなくても繰り返し造影 MRI を行い，髄膜浸潤の早期診断に努める必要がある．

225

III　腫瘍と関連疾患

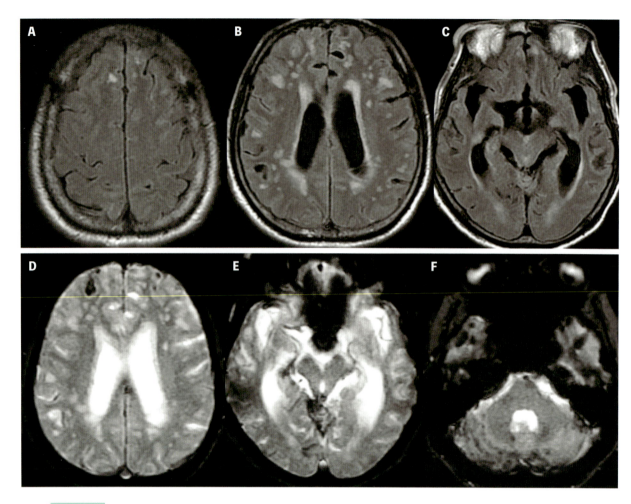

図3-45　MRI
A-C：FLAIR．水頭症所見と実質内の散在性白質病変を認める．
D-F：T2*で，前頭葉，小脳に低信号域を認め，出血性病変と考えられた．

B 転移性脳腫瘍　　　8 髄膜癌腫症

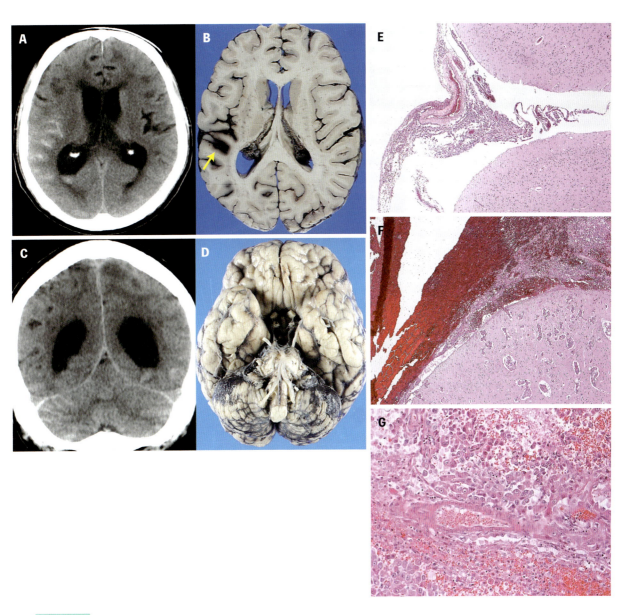

図 3-46　CT と病理

A：急に高度の頭痛・嘔吐をきたし昏睡状態となった際の CT．側頭葉などに広範なくも膜下出血．
B：脳割面．CT 所見に一致してくも膜下出血を認める（矢印）．
C：冠状断 CT．大脳・小脳の広範なくも膜下出血．D：脳底面．小脳のくも膜下出血による着色．
E：大脳皮質非出血部の髄膜浸潤．F：出血部の髄膜浸潤と皮質内転移巣．髄質動脈の血管周囲腔から浸潤．
G：同拡大．髄膜血管周囲への浸潤．何れも HE 染色．

Ⅲ　腫瘍と関連疾患

そうだったのか　Case 13

動揺性に多彩な精神神経症候を呈した頭蓋内 T 細胞性悪性リンパ腫

症例 59 歳，男

既往歴，家族歴 特記事項なし．

主訴 下腿浮腫．

経過 36 歳時に一過性の複視があり，38 歳時から痙性歩行を生じ，多発性硬化症として経過観察されていたが，その後神経症候に変化を認めなかった．59 歳時に両下腿浮腫の精査目的で入院した後，3 か月の間に，意識レベルの変動，興奮，一過性失語・失行，錯語，失算，構音障害，幻視，瞳孔不同，顔面神経麻痺など，多彩な変動性の精神神経症候が次々と出現しては消退を繰り返しつつ悪化を示した．更に，発熱，貧血，sIL2-R 上昇が認められ，臨床的に悪性リンパ腫と診断した．ステロイドパルス療法や化学療法が一時的に奏功したが，その後，易出血性を認めないにもかかわらず脳出血を繰り返し，肺炎が遷延，下腿浮腫出現から 2 年後，61 歳時に死亡した．

病理所見 全身臓器に血管周囲性の T 細胞性リンパ腫の浸潤を認めた．原発巣は不明であった．脳重 1200g．前頭葉萎縮，右被殻の陳旧性出血，左被殻～前頭葉に広がる陳旧性大出血を認めた．

画像と病理 図 3-47，図 3-48 参照．

ポイント ①悪性リンパ腫の神経系浸潤は，CPC のテーマに選ばれることが少なくない．特に T 細胞性リンパ腫では腫瘤形成よりも，び漫性・浸潤型のことが多く，本例のように様々な精神神経症候が亜急性～慢性に出現することがある．画像も，当初は血管支配に一致しない大脳の T2 高信号域が出現し増大，一時は化学療法に反応し縮小したが再び増大した．

②頭蓋内悪性リンパ腫の病変では小出血や出血性梗塞がみられるが，本例では脳内出血を繰り返した．血小板減少や出血傾向はみられず，腫瘍浸潤による血管の脆弱化と破綻が原因と推定された．

③痙性麻痺の原因は多発性硬化症の脊髄炎と臨床診断されているが，脊髄の病理像は，ほぼ全長にわたって二次変性が著明で，脱髄斑はみられず，確定診断はできなかった．空胞変性高度の脊髄にもリンパ腫浸潤が広範に認められ，38 歳時の痙性麻痺も本症によるものだった可能性がある．

文献 1）織田雅也, 宇高不可思, 藤澤道子, 和泉唯信, 亀山正邦：臨床神経1999;39:745-749

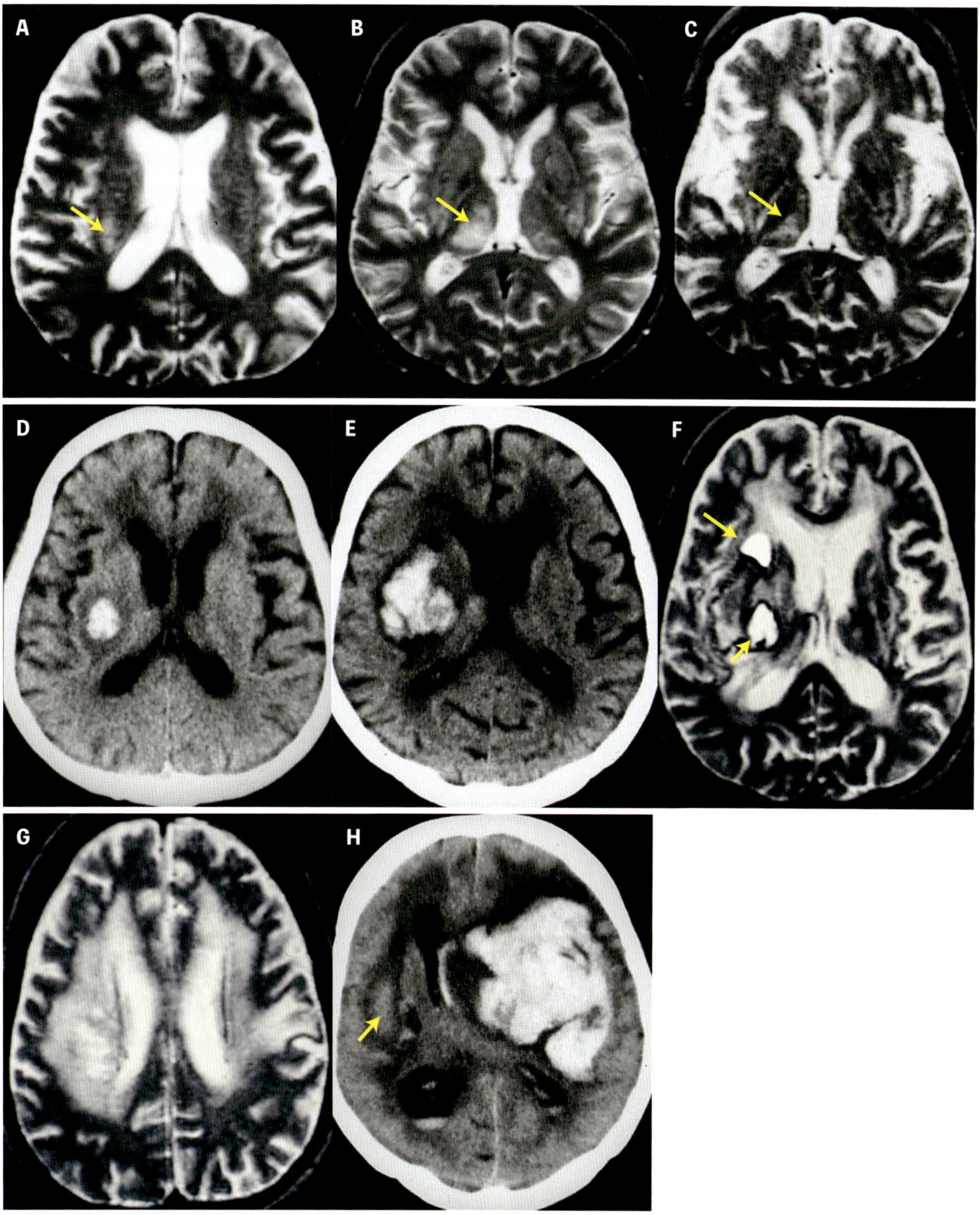

B 転移性脳腫瘍　　　　　8 髄膜癌腫症

図3-47　MRI と CT

A ：入院直後の T2. 右視床上部～線条体に小高信号域（矢印）が出現.

B ：3 か月後. 視床の高信号域増大（矢印）.

C ：化学療法後の高信号域縮小（矢印）.

D ：更に 3 か月後, 意識障害出現時の CT. 被殻出血を発症. 脳室周囲低吸収域もみられる.

E ：D の 1 週後. 被殻出血の増大.

FG ：E の 10 日後の T2. 出血巣は 2 ヵ所（矢印）にみられ, 脳室周囲および深部白質病変が拡大.

H ：FG の 20 日後, 四肢麻痺出現時の CT. 反対側の大出血で脳室穿破, 脳ヘルニアを生じている. 矢印は吸収過程の被殻出血.

229

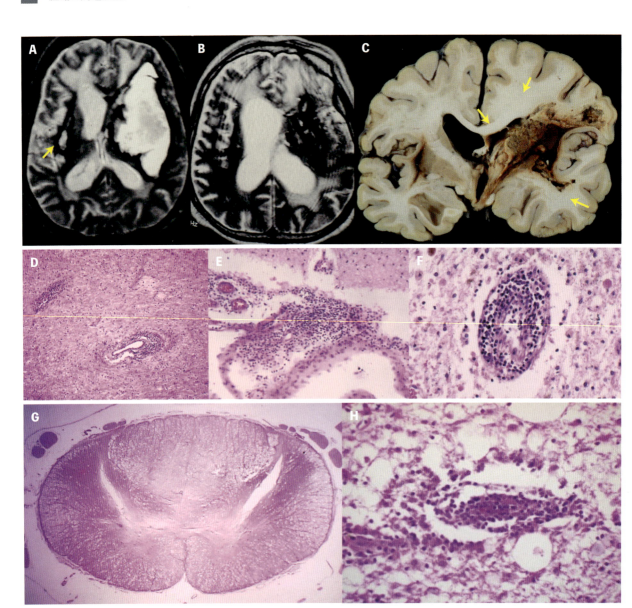

図 3-48 MRI と病理

A：図 3-47H から 2 か月後の T2．高信号を示す巨大な血腫と前頭葉白質高信号．矢印は当初の被殻出血．
B：更に 4 か月後の T2．血腫は一部が吸収され縮小，低信号を示す．白質病変の増大，脳室拡大，脳萎縮が進行．この 4 か月後に死亡．
C：脳割面．右被殻陳旧性出血，左陳旧性大出血．大血腫側の白質・脳梁の腫大（矢印）．
D：腫大した白質組織の拡大．血管周囲にリンパ球の細胞浸潤．
E：脳表の髄膜血管への浸潤．免疫組織染色では T 細胞マーカー陽性で，アミロイド沈着はなかった．
F：出血部位の近傍にみられた髄質動脈血管周囲腔への浸潤．
G：第 4 頸髄．側索・後索の空胞変性が高度．
H：同，空胞変性の強い部位の拡大．血管周囲の浸潤．何れも HE 染色．

9 血管内大細胞型 B 細胞性悪性リンパ腫

血管内大細胞型 B 細胞性リンパ腫（intravascular lymphomatosis；IVL）は全身の小動脈や毛細血管内にリンパ腫細胞が存在する疾患で，皮膚と神経系の浸潤が特に目立つ Western variant と，血球貪食，貧血，血小板減少，不明熱，sIL2-R 高値などを伴う Asian variant，皮膚に限局する Cutaneous variant に大別される．

脳血管内の腫瘍細胞充満や二次性血栓による血管閉塞や狭窄により脳梗塞，脳虚血をきたし，高齢者では進行性の認知症の鑑別診断の一つとして重要である（図 3-49）．原因不明の亜急性進行性神経症候とともに，発熱や体重減少，血性 LDH・sIL2-R 上昇を認めた際は本症を疑い，ランダム皮膚生検など精査が必要である．

画像所見は左右非対称・大小不同・多発性で脳動脈の支配領域とは一致しない．多彩な画像所見は，①梗塞様病変，②非特異的白質病変，③髄膜の造影，④腫瘤状病変，⑤橋の T2 高信号病変に

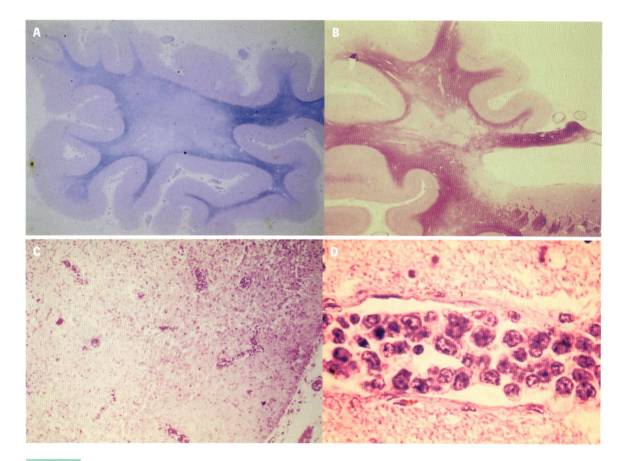

図 3-49 血管内大細胞型 B 細胞性悪性リンパ腫
84 歳女，健忘，視力障害，drop attack，発熱，貧血，意識障害，片麻痺などを呈し，病理で本症と診断された（本邦初報告例）（萬年ら 1979，亀山ら 1980）．
A：前頭葉．び漫性白質病変．KB 染色．B：前頭葉．白質の梗塞．HE 染色．
C：同，梗塞部位の拡大．血管内にリンパ腫浸潤が認められる．
D：同，拡大．血管内の悪性リンパ腫細胞．

Ⅲ 腫瘍と関連疾患

大別される[21]．稀ではあるが，急性出血性白質脳症に類似した微小出血を認めた例[22]や，磁化率強調画像（SWI）で大脳に多発する低信号域を認めた報告[23]がある．

そうだったのか Case 14

進行性の認知機能低下・歩行障害をきたした血管内大細胞型悪性リンパ腫

症例 81歳，女

既往歴 子宮癌で手術，胃潰瘍． **家族歴，個人歴**：特記事項なし．

主訴 物忘れ．

経過 74歳時，貧血と血小板減少のため精査，骨髄検査で赤血球貪食像を認め，sIL2-R高値などから骨髄原発悪性リンパ腫と診断された．化学療法が奏功し，4年間の維持療法の後，経過観察されていた．80歳時，物忘れが出現して急速に進行し，薬の管理もできなくなったため脳神経内科受診．記銘力低下・時間見当識障害・構成失行を認め，MMSE 18/30点．CTで側脳室下角拡大・海馬萎縮所見を認め，IMP-SPECTの所見などから，アルツハイマー病と診断したが，直後から歩行不能になった．意識障害も加わり，横隔膜に腫瘤が出現，悪性リンパ腫の再発が疑われたが生検は困難で，化学療法を再開したところ腫瘤は縮小し，意識レベルも改善した．頭部MRIはT2，FALIRで深部白質に非対称の高信号域が散在し（**図3-50AB**），T2*で視床に一部に出血を疑わせる低信号域を認めた（**図3-50C**）．間もなく意識障害が再び悪化，初診2か月後のMRI（**図3-50D-F**）では白質病変の拡大，両側前頭葉，後頭葉，脳室近傍などに出血が広がっている所見が得られた．高熱が続き，全身状態悪化，T2*で出血性病変の拡大が認められ（**図3-51A**），3か月後に死亡した．

病理所見 血管内大細胞型悪性リンパ腫．脳，縦隔，骨髄，心臓，肺，肝臓，食道，胃，膵臓，小腸リンパ節，結腸，脾臓，胆嚢，副腎，甲状腺など全身臓器に浸潤がみられた．副病変として，細動脈硬化性腎硬化症，胃潰瘍瘢痕，うっ血肝を認めた．

画像と病理 **図3-50**，**図3-51**，**図3-52**参照．

ポイント ①物忘れ，認知機能低下が比較的急に進行したのは，アルツハイマー病理によるのはなく血管内リンパ腫の増悪やそれに伴う脳循環障害が急速に進んだためと推定される．このような急速に進行する認知症は，急性進行性認知症 rapid progressive dementia と呼ばれ，血管内リンパ腫もこの病態の鑑別疾患の中に含まれている[1]．

②本例では，大脳白質の不規則な虚血性病変に加え，出血が目立った．本症の半数近くで出現するとされる橋底部のT2高信号は認めなかった[2]．

文献
1) Geschwind MD, et al. Rapidly progressive dementia. Ann Neurol 2008;64:97-108
2) Abe Y, et al. Clinical value of abnormal findings on brain magnetic resonance imaging in patients with intravascular large B-cell lymphoma. Ann hematol 2018;97:2345-2352

B 転移性脳腫瘍　　9 血管内大細胞型 B 細胞性悪性リンパ腫

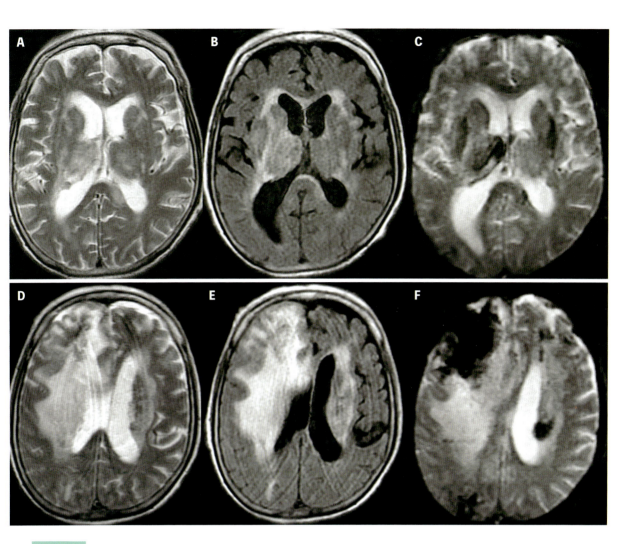

図 3-50　MRI
A-F：説明本文.
A ：T2.
B ：FLAIR.
C ：T2*.
D ：T2.
E ：FLAIR.
F ：T2*.

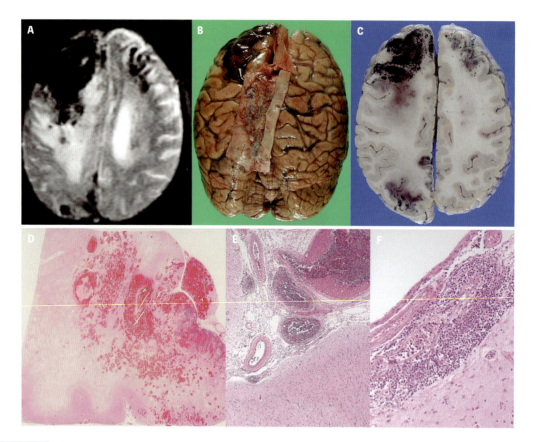

> **図 3-51** 画像と病理

A：T2*．出血性病変の拡大を示す．
B：脳外観．脳重 1210g．浮腫様，貧血様で左前頭葉に血腫を認め，出血は脳表に達する．
C：割面．A に一致して点状出血が分布．
D：前頭葉の HE 染色ルーペ像．大脳皮質・皮質下に点状の多発出血，周囲に梗塞と浮腫を伴う．
E：同，拡大．脳表の血管内腔が細胞で充満し，悪性リンパ腫細胞，フィブリンで腫瘍塞栓を生じている．
F：脳表髄膜血管の血管内と血管周囲腔に浸潤が認められる．

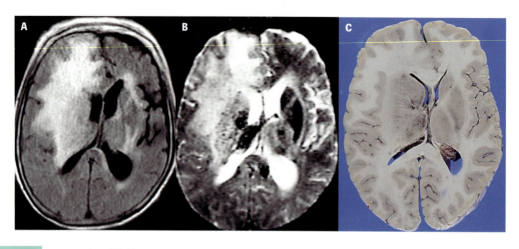

> **図 3-52** MRI と病理（続き）

FLAIR と T2*，同じ面の脳割面を対比すると，FLAIR は浮腫を鋭敏に描出し，T2* は肉眼では分かりにくい点状出血を鋭敏に描出している(A-C)．腫瘍細胞は B 細胞マーカー陽性，老人斑や神経原線維変化は海馬周辺に軽度に認められたのみであった．

| B | 転移性脳腫瘍 | 9 | 血管内大細胞型 B 細胞性悪性リンパ腫 |

そうだったのか　Case 15

せん妄と脳神経麻痺を示し，広範な大脳白質病変を生じた血管内大細胞型 B 細胞リンパ腫疑い例

症例	74 歳，男
既往歴	腎結石，TIA.
家族歴	特記事項なし.
個人歴	毎日大量飲酒.
主訴	食思不振.
経過	食思不振のため他医で上部消化管内視鏡検査を受けたが悪性腫瘍は認めず，4 か月後の再検査で幽門部狭窄と粘膜糜爛を認めた．間もなく不明熱が生じ，血液検査により DIC が疑われ転院．骨髄穿刺で血球貪食像を認め，血球貪食症候群と診断した．背景疾患として悪性リンパ腫が強く疑われたため化学療法を開始，発熱や LDH 値上昇は改善したが白血球減少の副作用のため中止した．やがて，変動性の傾眠，見当識障害，尿失禁，被害妄想，興奮などがみられるようになり，せん妄状態が遷延した．T2 で脳室拡大，び漫性の広範な大脳白質高信号，橋底部の高信号を認めた．その後，右優位の両側口角下垂，左顔面神経麻痺，動眼神経麻痺が出現し，会話も不能となった．精神症状出現から 3 か月後に死亡した.
病理所見	び漫性大細胞性 B 細胞性悪性リンパ腫．恐らく骨髄原発．肺，脾，骨髄，腎，肝，耳下腺に異形性リンパ球が浸潤．脾で血球貪食像・髄外造血所見あり．脳では髄膜浸潤を介して血管周囲腔に浸潤・充満する像が広範に認められ，脳実質，脳底部髄膜や下垂体にも浸潤が認められた．血管内腔の腫瘍細胞は極く僅かの部位でみられたのみであった.
画像と病理	図 3-53，図 3-54，図 3-55 参照.
ポイント	①本例は血球貪食症候群を示しアジア型 IVL の特徴を呈しているが，"主に血管内に増殖する病変"という IVL の特徴から離れ，殆どが血管周囲腔への浸潤であったため，IVL 疑いと診断した．また，IVL ではしばしば出血や出血性梗塞を伴うが，本例ではび漫性の白質病変を呈したのみであった. ②せん妄や精神症状は悪性リンパ腫細胞が脳内に広範に浸潤して脳機能障害をきたしたためであり，広範な白質病変は髄質動脈などの血管周囲腔に広範に浸潤して血管圧迫による循環障害をきたしたためと考えられた．顔面神経・動眼神経麻痺は脳底部髄膜浸潤による神経根障害と考えられる．脳室拡大も髄液腔への浸潤により生じた髄液循環障害の可能性がある. ③低 Na 血症の急速補整は行っていないが，橋底部に，CPM に類似した T2 高信号がみられた．この所見は血管内リンパ腫症でしばしばみられ，他の悪性リンパ腫でもみられることが知られている．血管閉塞による静脈うっ滞で生じた浮腫性変化の可能性があるが詳細は不明である.

文献	
1)	Yamamoto A, et al. Characteristics of intravascular large B-cell lymphoma on cerebral MR imaging. AJNR Am J Neuroradiol. 2012;33:292-296.
2)	Matue K et al. Diagnosis of intravascular large B cell lymphoma: novel insights into clinicopathological features from 42 patients at a single institution over 20 years. Br J Haematol 2019;187:328-336

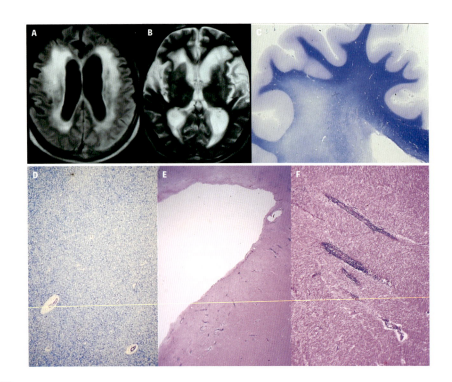

図 3-53 MRI と病理

A：FLAIR．B：T2．脳室拡大と側脳室周囲・深部の広範な白質高信号域．
C：同，前頭葉前額断 KB 染色ルーペ像．白質淡明化．U-fiber は比較的保たれている．
D：同，白質淡明化部位拡大．髄鞘の減少と血管周囲腔拡大．E：HE 染色．側脳室前角部．
F：同拡大．白質の血管に沿って腫瘍細胞（青色の部分）が浸潤．

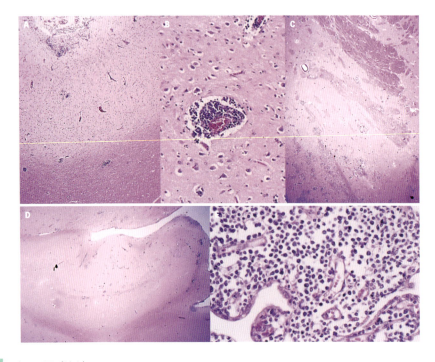

図 3-54 病理所見（続き）

A：前頭葉の皮質と皮質下白質．血管に沿って腫瘍細胞が浸潤．
B：同，皮質部の拡大．血管周囲腔に腫瘍細胞が充満し動脈を圧迫している．
C：尾状核頭部．D：海馬．白質・灰白質に広範に腫瘍細胞が浸潤．E：choroid plexus への浸潤．

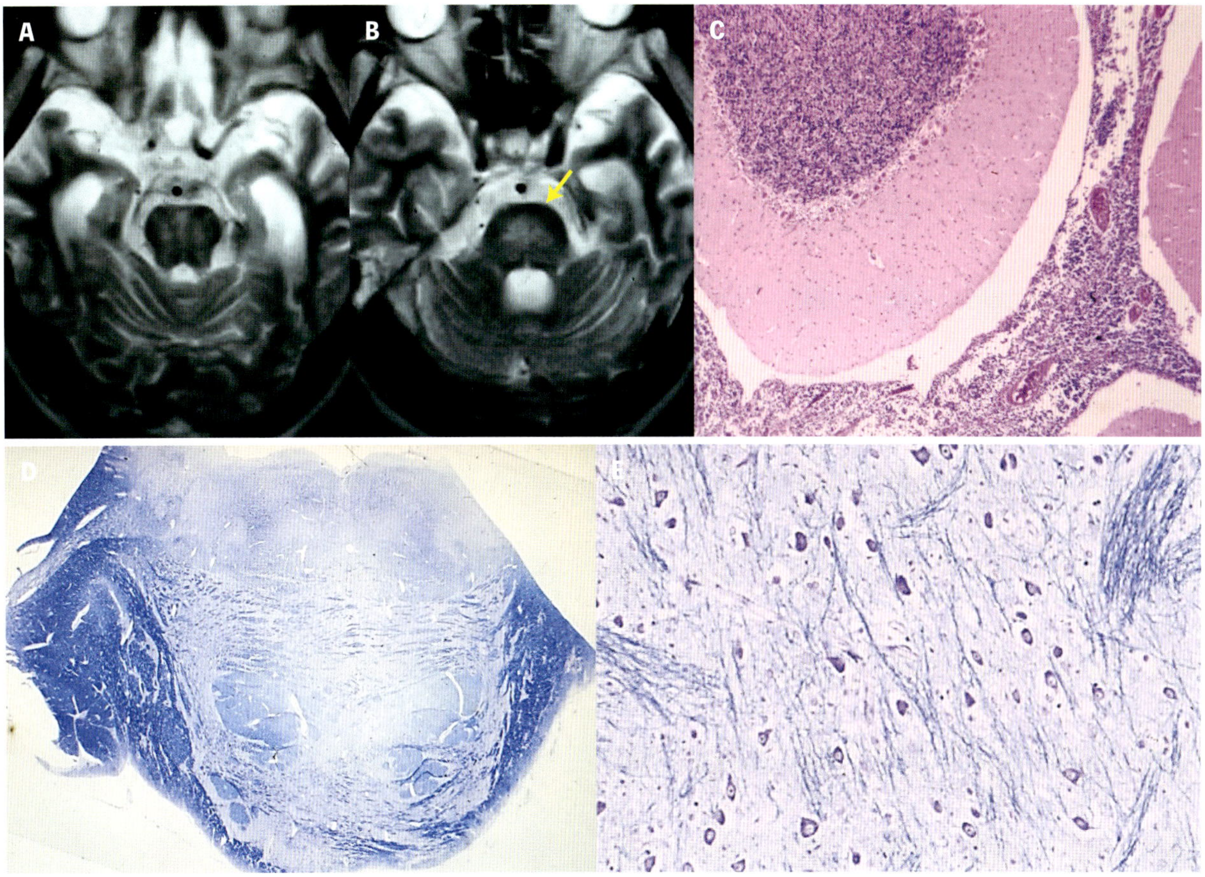

B 転移性脳腫瘍　　　9 血管内大細胞型 B 細胞性悪性リンパ腫

図 3-55　MRI と病理（続き）

AB ：T2. 側頭葉萎縮，側脳室下角拡大，橋底部の高信号域（矢印）.
C ：小脳. 髄膜浸潤. HE 染色.
D ：橋底部の淡明化. KB 染色.
E ：同，拡大. 髄鞘の減少を認めるが神経細胞の脱落はない. CPM に似た所見であるが程度は軽い.

文献
1) Soffietti R, Rudà R, Mutani R. J Neurol 2002; 249: 1357-1369.
2) Barnholtz-Sloan JS, Sloan AE, Davis FG, et al. J Clin Oncol 2004; 22: 2865-2872.
3) Gavrilovic IT, Posner JB. J Neurooncol 2005; 75: 5-14.
4) 白畑充章, 三島一彦. BRAIN and NERVE 2021; 73: 5-11.
5) Brain Tumor Registry of Japan（2005-2008）. Neurol Med Chir 2017; 57（Suppl 1）: 9-102.
6) Takei H, Rouah E, Ishida Y. Brain tumor Pathol 2016; 33: 1-12.
7) Kothbauer P, Jellinger K, Falment H. Acta Neurochir（Wien）1979; 49: 35-45.
8) Kondziolka D, Bernstein M, Resch L, et al. J Neurosurg 1987; 67: 852-857.
9) Wakai S, Kumakura N, Nagai M. AJNR Am J Neuroradiol 1994; 15: 155-159.
10) Carrier DA , Mawad ME, Kirkpatrick JB, et al. AJNR Am J Neuroradiol 1994; 15: 155-159.
11) Iguchi Y, Mano K, Goto Y, et al. Neuroradiology 2007; 49: 35-39.
12) Ogawa M, Kurahashi K, Ebina A, et al. Neuropathology 2007; 27: 390-395.
13) Nayak L , Abrey LE, Iwamoto FM. Intracranial dural metastases. Cancer 2009; 115: 1947-1953.
14) Chamberlain MC. Oncologist 2008; 13: 967-977.

15）Kesari S, Batchelor TT. Neurol Clin 2003; 21: 25-66.

16）Mouallem M, Ela N, Segal-Lieberman G. South Med J 1998; 91: 1076-1078.

17）Boursiquot R, Krol D, Hanif S, et al. J Med Case Rep 2016; 10: 73.

18）和泉唯信, 阪口勝彦, 宇高不可思, 他. 日老医誌1999; 36: 657-662.

19）Singh SK, Leeds NE, Ginsberg LE. AJNR Am J Neuroradiol 2002; 23: 817-821.

20）大久保芳彦, 上田優樹, 田口丈士, 他. 臨床神経学 2018; 58: 403-406.

21）Yamamoto A, Kikuchi Y, Homma K, et al. AJNR Am J Neuroradiol 2012; 33: 292-296.

22）Marino D, Sicurelli F, Cerase A, et al. J Neurol Sci 2012; 320: 141-144.

23）津田 曜, 小栗卓也, 櫻井圭太, 他. 臨床神経学 2017; 57: 504-508.

C 悪性腫瘍に伴う神経障害

悪性腫瘍に伴う神経障害は，Trousseau 症候群に代表される脳血管障害，遠隔作用により神経障害をきたす傍腫瘍性神経症候群，免疫低下に伴う進行性多巣性白質脳症，化学療法や放射線療法などの治療に伴う神経障害など，多岐にわたる．悪性腫瘍患者における脳血管障害の合併は無症候性のものも含めて十数％程度と頻度が高い．悪性腫瘍の治療中に脳梗塞が合併する場合のほか，腫瘍の発見に先立つ脳梗塞発症例が 27.5％ あったとの報告もある[1]．

脳梗塞は，通常の血管系危険因子による偶然の合併以外に，術後脳梗塞（抗血小板薬中止，出血，脱水などが関与），化学療法による血栓症のリスク上昇，頭頸部腫瘍に対する放射線治療に合併する頸動脈狭窄など様々な機序があるが，最も多いのは凝固機能亢進による Trousseau 症候群である．脳出血を合併する例もあり，転移性腫瘍内への出血，DIC によるものなどがある．稀なものでは傍腫瘍性血管炎による多発性小梗塞の報告がある[2]．

1 Trousseau 症候群

Trousseau 症候群とは広義には，悪性腫瘍に伴う血液凝固亢進により脳卒中症状を生じる病態で，神経内科領域では，悪性腫瘍に合併する脳梗塞のことを指す．その機序は，非細菌性血栓性心内膜炎（non-bacterial thrombotic endocarditis；NBTE）に起因する心原性塞栓，播種性血管内凝固症候群（DIC）による微小血栓・塞栓が多く，通常の動脈硬化性梗塞は少ない．悪性腫瘍は潜在性脳塞栓症（ESUS；embolic stroke of undetermined source）の原因の一つでもある．他に，脱水や過粘稠症候群による低灌流，脳静脈・静脈洞血栓症，細菌性塞栓，腫瘍塞栓などの機序もある．原因となる腫瘍は肺癌，膵癌，胃癌，大腸癌など腺癌が多く，前立腺癌，婦人科腫瘍なども少なくない[3]．

明確な診断基準はないが，脳梗塞で D ダイマーや TAT などの血液凝固マーカーが異常高値を示す場合は本症を疑い，経食道心エコーや全身精査を行う．心房細動でも凝固マーカーが上昇するので心原性塞栓症との鑑別が問題になるが，Trousseau 症候群では一般に大幅に上昇する．なお，両者の合併もある．

NBTE は凝固亢進状態を背景に，非感染性の血栓が心臓弁に付着し疣贅を形成したものである．疣贅は血小板とフィブリンから成り，炎症性細胞や腫瘍細胞を含まない小さい血栓で弁表面に付着しているだけなので剝がれやすく，壊れた栓子が飛散しやすいことが多発性梗塞を起こしやすい原因の一つと考えられる．DIC では血管内凝固をきたし局所脳血管に微小血栓・塞栓症を起こす．両者は別の病態であるが合併も多い．

Trousseau 症候群の MRI 所見は病理像を反映し，複数の血管支配領域に同時多発的に大小不同の多発性高信号域を認めることが特徴で，両半球やテント上下に分布し，多くは無症候性脳梗塞である（**図3-56**）．梗塞巣が両側前方循環と後方循環の 3 血管領域に及ぶ現象を "three territory sign" と呼び本徴候が陽性であれば Trousseau 症候群の可能性が心原性脳塞栓症より 6 倍高くなるという[4]．

III 腫瘍と関連疾患

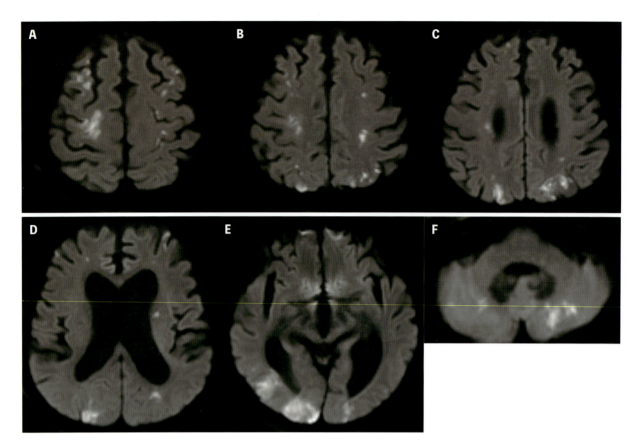

図 3-56　Trousseau 症候群
80歳男，肺癌で療養中，急に意識障害をきたした．D ダイマー 8.47（0.22 〜 0.5）μg/ml と高値．
A-E：MRI．DWI で天幕上・天幕下とも血管支配の境界域に多発性高信号域を認め，Trousseau 症候群と診断した．新規梗塞巣を示す高信号域が前大脳・中大脳・後大脳動脈の境界域に並ぶ傾向は境界域における塞栓の washout が悪いことが関与している可能性がある．

　近年，免疫チェックポイント阻害薬等の登場により悪性腫瘍患者の生命予後は大幅に改善したが，副作用として神経筋疾患のほか，脳梗塞など心血管系イベントの増加が指摘されている[5]．
　本症候群に関連した病態として，急性期脳梗塞の血栓回収療法で得られた血栓の病理組織に腫瘍細胞が存在し，腫瘍塞栓による脳梗塞と診断される例が稀に存在するため回収した血栓の病理組織検査は必須である．

| C | 悪性腫瘍に伴う神経障害 | 1 | Trousseau 症候群 |

そうだったのか　Case 16

急に見当識障害が出現し DWI で多発脳病変を認めた肺癌症例

症例	72 歳，男
既往歴・家族歴	肺癌加療中以外，特記事項なし．
主訴	急に生じた見当識障害．
経過	右上葉肺腺癌の多発骨転移，多発リンパ節転移，肝転移に対する放射線治療後の疼痛緩和目的で他医より転院．下腿浮腫を認め，エコーで下腿の深部静脈血栓症と判明．貧血（Hb9.4g/dl）があり，Fibrinogen 141 mg/dl（正常値 200 ～ 400），FDP144 μg/ml（正常値 10 以下），D ダイマー 54 μg/ml（正常値 0.22 ～ 0.5）と凝固マーカーが高値．MRI で脳転移所見なし．肺塞栓予防の下大静脈フィルター挿入，化学療法，麻薬系鎮痛薬，腰椎転移部位に対する放射線治療開始し一時的に小康状態を保つたが，入院 1 か月後，急に時間・場所の見当識障害が出現した．DWI で左後大脳動脈領域に高信号，両側大脳半球，両側中大脳動脈，後大脳動脈末梢領域にも多数の点状高信号域を認めた（**図 3-57A-E**）．転移を疑う造影効果はなし．頭蓋内静脈洞は開存．心電図正常，心エコーで血栓認めず．ヘパリンで治療を開始，10 日後の MRI 再検で DWI 高信号は軽減，亜急性期の変化と考えられたが，小脳に新たな高信号域が出現し T1 で後頭葉皮質，小脳病巣が高信号を示した（**図 3-57F**）．脳梗塞発症 1 か月後に敗血症性ショックで死亡した．臨床診断は，肺癌に伴う DIC と併発した NBTE から生じた多発性脳梗塞（Trousseau 症候群）であった．
病理所見	年齢相応の脳萎縮．動脈硬化は殆どなし．転移巣なし．左後大脳動脈領域，右 PICA 領域に慢性期の梗塞巣（**図 3-58**），心臓僧帽弁に NBTE あり（**図 3-59**）．
病理診断	多発性脳梗塞，NBTE．Trousseau 症候群．
画像と病理	**図 3-57**，**図 3-58**，**図 3-59** 参照．
ポイント	①血液凝固亢進を伴った多発脳梗塞では悪性腫瘍を念頭に全身精査を行う． ② NBTE の疣贅は小さく経胸壁心エコーで発見が難しいことが多い．血栓が急速に成長することもあるので繰り返し行う．経食道エコーのほうが検出感度が高い． ③癌患者の予後向上に伴い今後 Trousseau 症候群の増加が見込まれる． ④ T1 で大脳皮質が高信号を示す場合は皮質にほぼ限局した層状壊死の可能性が高い．高信号の原因は壊死巣の脂質成分増加によると考えられる．

III　腫瘍と関連疾患

図 3-57　MRI
A-E：DWI で大脳・小脳に大小様々な高信号域を認める．
F　：T1 で左後頭葉皮質（□）が層状の高信号を示す．

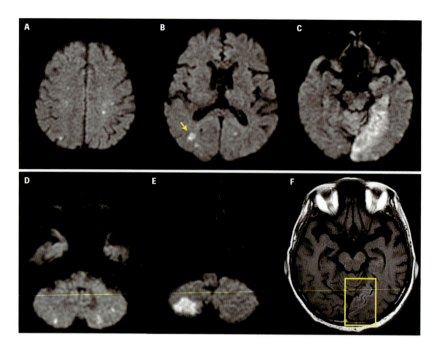

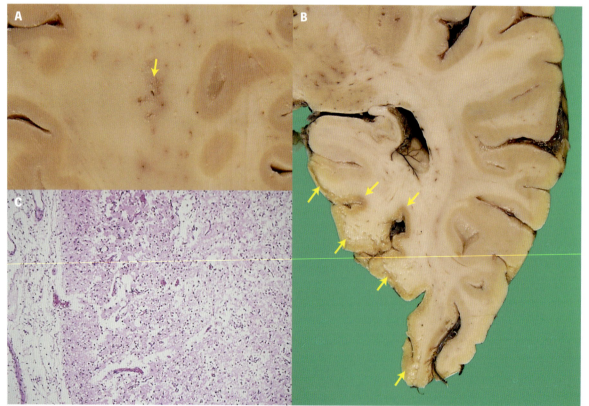

図 3-58　病理
A：図 3-57B の矢印の部位に対応する脳水平割面．矢印部位に着色があり触ると柔らかい小梗塞巣がある．
B：図 3-57C の後頭葉内側面高信号域に対応する脳水平割面．同部位の皮質にほぼ限局した層状の梗塞があるが一部は隣接する白質にも及ぶ（矢印）．
C：後頭葉皮質の HE 染色拡大．亜急性期の梗塞巣．

C 悪性腫瘍に伴う神経障害　　2 亜急性傍腫瘍性小脳変性症

> **図 3-59** 病理（続き）
> A：左心室．弁膜に NBTE（矢印）が付着．
> B：同 HE 染色拡大．血栓（矢印）は小さく感染巣や腫瘍はみられない．

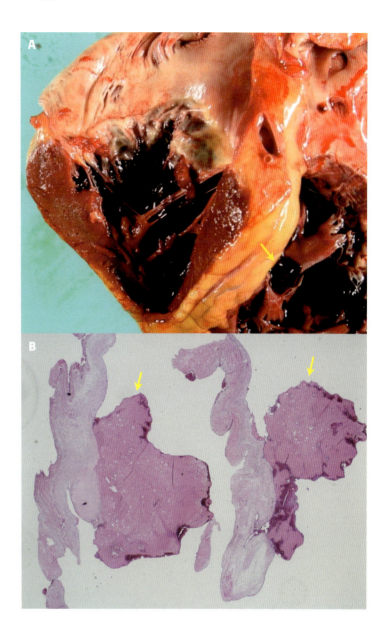

2　亜急性傍腫瘍性小脳変性症

　傍腫瘍性神経症候群（paraneoplastic neurological syndrome）は悪性腫瘍患者の 0.1〜1% にみられ，傍腫瘍性辺縁系脳炎（**図 3-60**），脊髄炎，亜急性小脳変性症，ニューロパチー，Lambert-Eaton 症候群，重症筋無力症，Opsoclonus-myoclonus syndrome，自律神経ニューロパチー，亜急性感覚性ニューロパチーなど多くの疾患がある．これらのうち，約 1/4 は亜急性小脳変性症と見積もられている[6]．併存する悪性腫瘍は肺癌（主に小細胞癌），子宮癌，卵巣癌，乳癌，悪性リンパ腫などが多い．

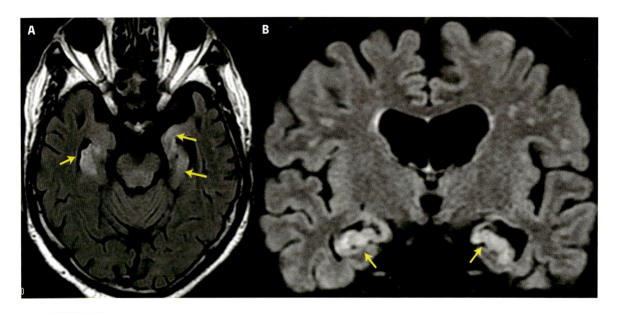

図 3-60 傍腫瘍性辺縁系脳炎

74 歳男．記憶障害，認知機能低下で急性発症．
AB ：FLAIR．両側海馬・扁桃体が高信号を示す（矢印）．DWI では変化に乏しかった．傍腫瘍性神経症候群関連抗体検査で，肺小細胞癌との関連が高い amphiphysin 陽性．精査により肺小細胞癌が発見された後，痙攣重積を起こした．

症候は，四肢・体幹の運動失調，複視，構音・嚥下障害，めまい，悪心・嘔吐などで，亜急性に進行する．過半数の例で神経症状発現時には腫瘍は発見されず，数か月〜2 年位の間に腫瘍の存在が明らかになる．

血清あるいは髄液に抗神経自己抗体が検出されることがあり，抗 Hu（小細胞癌），抗 Yo（卵巣・子宮・卵管・乳癌），抗 Ri（乳癌），その他（抗 Tr，mGluR1，Zic4，VGCC，CV2/CRMP5，Ma，amphiphysin 等）が知られている．抗体は陰性でも臨床・病理学的に本症と診断される例が少なくない．

病理では様々な程度の小脳全体の萎縮と Purkinje 細胞層の変性が半球・虫部を問わず広範囲・びまん性に認められるが，まれには病変の強弱が部位により大きく異なる例がある．Purkinje 細胞はほぼ完全に消失し，残存する細胞も pyknosis や染色性低下，軸索肥大（torpedo）がみられ，種々の程度の Bergmann glia 増殖が認められる（図 3-61）．Purkinje 細胞脱落に伴い empty basket が形成され，microglia や macrophage の増殖，線維性グリオーシスなどもみられる．顆粒細胞も減少・染色性低下などを示すが Purkinje 細胞の変化よりは軽い．小脳白質，小脳脚，下オリーブ核などにも軽度の線維脱落とグリオーシスが認められることがある．血管周囲や髄膜への炎症性細胞浸潤や炎症所見がみられることもある（図 3-62）．

初期には MRI 所見に異常を認めないが，後期には軽度の小脳萎縮が出現することが多い．信号強度の異常は稀で造影効果もない．

C 悪性腫瘍に伴う神経障害　　2 亜急性傍腫瘍性小脳変性症

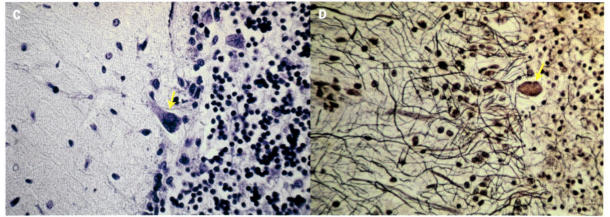

図 3-61　傍腫瘍性亜急性小脳変性症

A：肺腺癌による傍腫瘍性亜急性小脳変性症の小脳虫部矢状断．第 1 裂（fissura prima；矢印）は開大し，萎縮は虫部の山頂部（culmen）に強い．
B：同，KB 染色．Purkinje 細胞は著減し僅かに残るのみである（矢印）．
C：同，拡大．僅かに残った Purkinje 細胞は萎縮を示す（矢印）．
D：肥大した Purkinje 細胞の軸索（torpedo；矢印）．Bodian 染色．

III 腫瘍と関連疾患

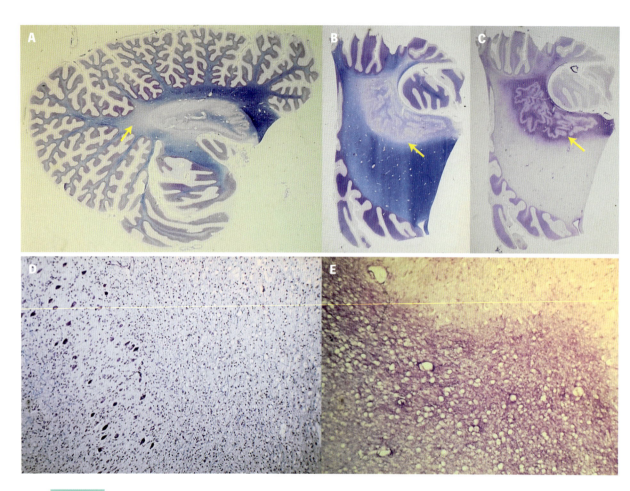

図 3-62　傍腫瘍性亜急性小脳変性症

58歳男．左方注視時の複視が出現，翌朝には歩行時のふらつき，同日夕刻にはつかまり歩きとなり急速な経過のため入院．四肢・体幹の顕著な運動失調，断綴性言語，眼振，左外転神経麻痺を認めた．5か月後，小細胞性肺癌が発見され，その8か月後，肺炎により死亡．

A：小脳半球のKB染色．皮質の軽度の萎縮と歯状核周辺の二次変性，小脳白質淡明化（矢印）．
B：歯状核周辺部のKB染色．歯状核の変性（矢印）
C：同，Holzer染色．歯状核周囲に強いグリオーシス（矢印）．
D：同 KB染色拡大．歯状核髄鞘減少と基質の海綿状態．
E：同 Holzer染色拡大．歯状核および周辺部の強いグリオーシスと海綿状態．Purkinje細胞は殆ど脱落消失し，図には示さないが，下オリーブ核にもグリオーシスを認めた．炎症性細胞浸潤は殆どなく，典型的な亜急性小脳変性症の所見であった．

| C | 悪性腫瘍に伴う神経障害 | 2 | 亜急性傍腫瘍性小脳変性症 |

そうだったのか　Case 17

亜急性に進行する歩行時のふらつきで脳血管障害の治療を受けた症例

症例　65歳，男

既往歴　多量飲酒，喫煙歴あり．アルコール性肝障害，膵嚢胞，間質性肺炎．

家族歴　特記事項なし．

主訴　亜急性に進行する歩行時のふらつき．

経過　歩行時のふらつきが出現，数日の経過で急速に悪化し，酩酊様歩行となったため，近医受診．脳 MRI に異常なく，MRA で内頚動脈狭窄所見を認めため他院へ入院し急性期脳血管障害の治療を受けた．

入院後，悪心，嘔吐が出現，日毎に悪化し，構音障害，側方注視時の両眼性複視も加わり，起立不能となったが，MRI 再検でも異常ないため当院に転院．初診時，高度の四肢・体幹運動失調，髄液検査でリンパ球主体の細胞数軽度増多（7/μl）を認めた．免疫介在性急性小脳障害と考え，ステロイドパルス，血漿交換療法を行ったところ著明に改善し，つかまり歩行が可能となった．癌の精査で異常を認めず，リハビリ目的で他院に転院．

初発から 2 か月半後，再び亜急性に四肢・体幹の運動失調が悪化し，坐位・起立・歩行不能，構音障害が著明で会話不能，全介助となり再度当院入院．傍腫瘍性神経症候群関連抗体 16 種類全て陰性．抗 TPI 抗体陰性．MRI で軽度の小脳萎縮，中小脳脚萎縮がみられた（**図 3-63A-C**）が造影効果なし．胸腹部 CT 等で癌の所見なく，ステロイドパルス療法，血漿交換療法を繰り返し，一旦は坐位，食事自力摂取可能な程度に改善したが，覚醒水準の変動，不穏状態，意欲低下などが出現し，脳波は全般性徐波化を示した．IVIG 療法に反応し覚醒度は一時改善したが，再入院 2 か月後，誤嚥性肺炎で死亡．全経過を通じて癌の発見には至らなかった．

病理所見　右肺門部リンパ節および縦隔リンパ節に腫脹があり，小細胞癌（**図 3-63D**）転移巣を認めたが原発巣は不明．肺には腫瘍なし．

副次病変に，前立腺癌（転移なし），気管支肺炎，間質性肺炎，脂肪肝，膵嚢胞，大動脈硬化．脳重 1330g．大脳著変認めず．小脳に軽い萎縮を認め，光顕で Purkinje 細胞は殆ど消失（**図 3-63E**）．大脳・小脳・脳幹ともに小血管周囲細胞浸潤などの脳炎の所見を認めず．

病理診断　原発巣不明の小細胞癌に伴う亜急性傍腫瘍性小脳変性症．

ポイント　①亜急性，急性の運動失調では，癌の証拠がなく，かつ，自己抗体陰性でも本症を考える．
②肺小細胞癌が背景にあることが多い．
③発症 1 年後位から小脳萎縮が出現することが多い．
④免疫療法が奏功することがある．
⑤腫瘍は原発巣か所属リンパ節に留まることが多く，自然免疫が奏功している可能性がある．
⑥本例で末期の脳炎症状にもかかわらず病理で脳炎の所見を認めなかったのは治療が影響した可能性がある．

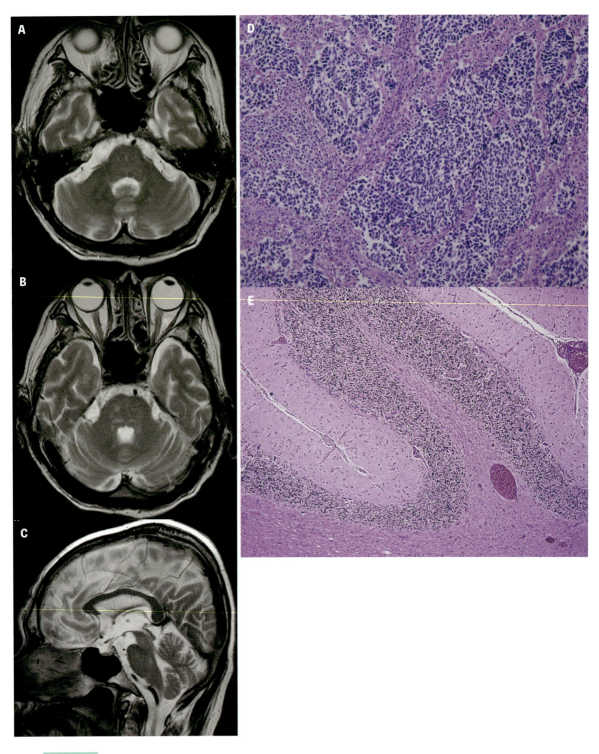

図 3-63 画像と病理

A-C：T2 水平断および矢状断．軽度の小脳萎縮，中小脳脚萎縮を認める．
D ：右肺門部リンパ節の小細胞癌．HE 染色．
E ：小脳．Purkinje 細胞は高度に脱落し Bergmann glia 増殖がみられる．HE 染色．

3 放射線性白質脳症

　放射線治療による脳障害は急性反応，早期遅発障害（照射後2週〜3か月），晩発性障害（数か月〜10年以上）に大別される．晩発性障害が臨床的に重要で，主要なものは白質脳症と放射線壊死であり，全脳照射後に好発し，メソトレキセート髄注など化学療法との併用で危険度が増す．白質病変は均一であるが，壊死が生じると囊胞化する．白質病変が高度になると認知機能低下をきたす．

　病理学的には，血管内皮障害，オリゴデンドロサイトの障害による白質の脱髄，グリオーシスが主病変で，U-fiber は保たれる[7]．

　CTで白質の低吸収域，MRIではT2，FLAIRで淡い高信号を示す（図3-64）．全脳照射後では，び漫性・左右対称性に認められるが造影効果は通常ない．造影される場合は放射線性壊死や腫瘍の再発との鑑別が必要になる．

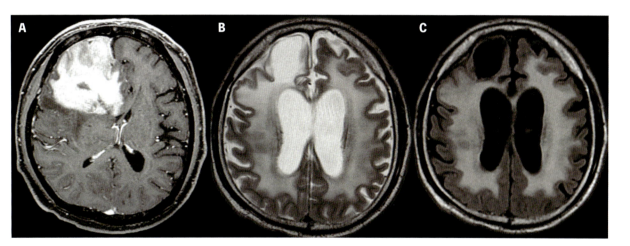

図 3-64 放射線性白質脳症
53歳男．び漫性大細胞性悪性リンパ腫（DLBCL）に対し化学療法施行，寛解したが，3年後に行動異常が出現した．
A：MRIで造影される巨大な右前頭葉腫瘤が認められる．悪性リンパ腫の中枢神経浸潤と診断，メソトレキセート髄注と全脳照射（23.4Gy）施行．
BC：3か月後，T2，FLAIRで白質に広汎な高信号域が出現，前頭葉腫瘤は囊胞化し治癒と判定，白質病変は放射線性白質脳症と診断した．画像所見が目立つにもかかわらず精神・神経症状は目立たなかったが，数年の経過で自発性低下，歩行障害，易転倒性，構音障害などが出現しADLが低下し，前頭葉症候群を呈した．

4 傍腫瘍性自己免疫脳炎

　最近，自己免疫脳炎に対する関心が深まってきている．自己免疫性脳炎は，自己免疫学的機序を介し，髄膜・大脳・小脳・脊髄が障害される中枢神経疾患であり，急性・亜急性に進行する意識障害，精神症状，認知機能障害，痙攣，痙攣重積，運動失調，運動異常症，睡眠障害など多彩な神経症状が報告されている．これらが，時に傍腫瘍性に発症することがあり，神経症状が腫瘍の発見に先立つことも稀ではない（**図 3-60**）[8-10]．

文献

1) 赤塚和寛, 服部直樹, 伊藤瑞規, 他. 脳卒中 2018; 40: 421-426.
2) Singhal AB, Silverman SB, Romero JM, et al. N Engl J Med 2023; 388: 747-757.
3) Cestari DM, Weine DM, Panageas KS, et al. Neurology 2004; 62: 2025-2030.
4) Nouh AM, Staff I, Finelli PF, et al. Neurol Clin Pract 2019; 9: 124-128.
5) Drobni ZD, Alvi RM, Taron J, et al. Circulation 2020; 142: 2299-2311.
6) Giometto B, Grisold W, Vitaliani R, et al. Arch Neurol 2010; 67: 330-335.
7) Lai R, Abrey LE, Rosenblum MK, et al. Neurology 2004; 62: 451-456.
8) Graus F, Titulaer MJ, Balu R, et al. Lancet Neurol 2016; 15: 391-404.
9) 飯塚高浩. 臨床神経学 2019; 59: 491-501.
10) 木村暁夫. 日内会誌 2021; 110: 1601-1610.

IV

神経変性疾患

Ⅳ　神経変性疾患

錐体路系疾患

1　筋萎縮性側索硬化症（Amyotrophic lateral sclerosis；ALS）

　上肢・球・下肢の何れかの症状で始まり，最終的には全身の筋萎縮・筋力喪失，体重減少，呼吸麻痺に至る疾患で，90％は孤発性，5～10％は単一の遺伝子変異により発症する家族性 ALS で，SOD1, FUS/TLS, TARDBP, Optineurin 等々，20 を超える変異型が知られている．孤発性の大部分は TAR DNA-binding protein of 43 kDa（TDP-43）が神経細胞内に蓄積する TDP-43 proteinopathy である[1,2]．

　初発部位によって，(1) 上肢の筋萎縮と筋力低下が主体で，下肢は痙縮を示す上肢型（古典型），(2) 構音障害，嚥下障害といった球麻痺が主体となる球型（進行性球麻痺），(3) 下肢の片側遠位筋（典型的には腓骨部）から好発し，下肢の腱反射低下・消失が早期からみられ，コース全体を通して下位運動ニューロンの兆候が優勢である下肢型（偽多発神経炎型）の 3 型に分けられる．頻度はおおよそ (1) が 50～60％，(2) が 20～30％，(3) が 10～20％である[3,4]．

　そのほかに，UMN 症候を欠くもの，flail arm 型[5]，体幹・呼吸筋麻痺型[6]，認知症を合併する ALS-FTLD など様々な亜型がある．

　一般染色による病理所見は UMN（upper motor neuron；上位運動ニューロン）および LMN（lower motor neuron；下位運動ニューロン）にほぼ限局している．LMN 病変として脊髄前角萎縮（特に頚髄・腰髄膨大部），前角細胞脱落・残存細胞内封入体，前根萎縮，spheroid（軸索腫大），脳幹の脳神経運動核（特にⅫ）の変性（図 4-1），UMN 病変としては，大脳皮質運動野（area 4）の Betz 巨細胞・錐体細胞脱落（図 4-2），運動野から脊髄側索・前索に至る錐体路変性である．脊髄前角細胞内封入体のうち，Bunina body は ALS の大部分で，ユビキチン陽性線維性構造物（skein-like inclusion, round inclusion）は，ほぼ 100％に出現し，後者は海馬顆粒細胞・線条体ほかにも広範に出現する．これらはリン酸化 TDP-43 陽性である．なお，膀胱直腸障害が生じないことに対応し，肛門および尿道の外括約筋支配ニューロンである Onuf-Mannen 核は侵されない（図 4-1H）[7]．

A 錐体路系疾患　　　1 筋萎縮性側索硬化症（Amyotrophic lateral sclerosis；ALS）

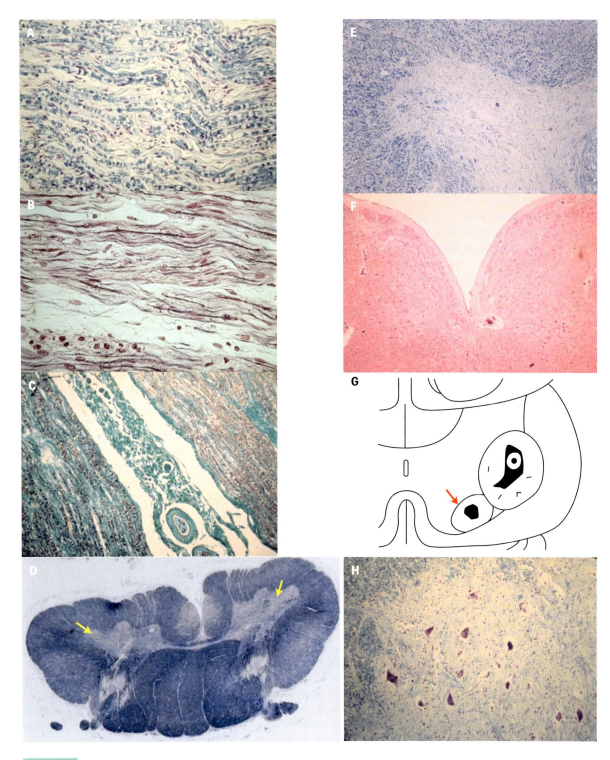

図 4-1　ALS の LMN 病変

A：前根髄鞘減．KB 染色．B：前根軸索変性．Bodian 染色．C：前根と後根．Masson Trichrome 染色．
D：59 歳女．孤発性 ALS，上肢初発型．UMN および LMN 徴候あり，全経過 3.5 年．第 5 頚髄の KB 染色．前角の萎縮と前角細胞の消失（矢印），側索および前索の淡明化．
E：同，前角の拡大．前角細胞は完全に消失．KB 染色．F：舌下神経核．神経細胞消失．HE 染色．
G：第 2 仙髄の Onuf-Mannen 核の模式図．大型前角細胞（群）の下の小型細胞（群）が Onuf-Mannen 核（矢印）．
H：ALS 症例の Onuf-Mannen 核．細胞脱落はみられない．KB 染色．

253

Ⅳ 神経変性疾患

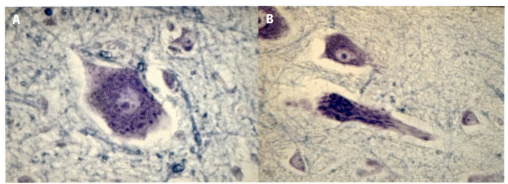
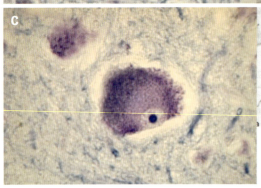
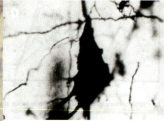
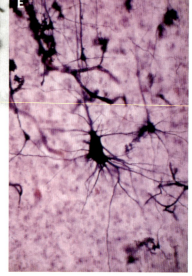

図 4-2 ALS の UMN 病変

A：正常な Betz 巨細胞．
B：ALS 例の Betz 巨細胞萎縮．
C：ALS 例の Betz 巨細胞にみられた central chromatolysis．KB 染色．
D：ALS 例の運動野の Betz 巨細胞．樹状突起が殆ど消失．Golgi 鍍銀染色．
E：同，樹状突起の減少．Golgi 染色と Nissl 染色の重染色．Golgi 染色による観察では細胞体の腫大，細胞表面の凹凸，樹状突起の変形・脱落・スパイン（シナプス部位）の減少，アストログリアの増殖などが認められた[8]．

　UMN である錐体路（皮質脊髄路）は大脳皮質の中心前回・中心後回，運動前野および頭頂葉の一部に発し，内包，大脳脚等を経て延髄錐体を形成し，脊髄前核細胞に至る長大な神経路で，延髄錐体レベルでは約 100 万本の線維がある．その約 3% を占める大径有髄線維の殆どは運動皮質の Betz 巨細胞由来の軸索と考えられる．内包後脚内の錐体路は基本的には内包後脚を 4 等分した前から 3 番目を走行し，剖検脳の水平断銀染色あるいは髄鞘染色で周辺に比べてやや淡く染まる[9,10]．この 3〜4 mm の部位にのみ厚い髄鞘を伴った大きな径の軸索が存在し，神経線維密度が周囲に比べて低くなっているため，健常者の少なくとも半数以上でこの部位は T2 で周囲よりやや高信号を示す（**図 4-3**）．T1 では白質よりも低信号で皮質と同等の信号強度を示すが，FLAIR では周囲白質とのコントラストが T2 よりも大きく，異常所見との鑑別が難しい場合がある．大脳脚においても大脳脚を 4 等分した内側から 3 番目に錐体路走行に一致して内包の場合と同様の所見を認めるが，橋では錐体路は分散しているので MRI 上は同定できない．延髄錐体も他の白質と同じ信号強度を示す．

A 錐体路系疾患　　　1 筋萎縮性側索硬化症（Amyotrophic lateral sclerosis；ALS）

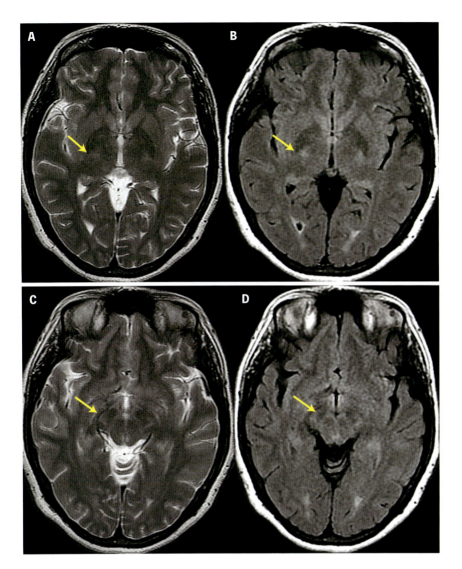

図 4-3　健常者にみられる錐体路走行部位の高信号
AB：内包後脚錐体路走行部位の軽度の高信号．
CD：大脳脚の錐体路走行部位も軽度の高信号を示す．AC は T2，BD は FLAIR．

　ALS における錐体路変性は，T2 で内包後脚の上記部位に，健常者よりも明らかな高信号域として描出される例がある[11]（**図 4-4**）．一般に大脳皮質より高信号なら病的と判定する．錐体路症候の程度とは相関せず，経過を通じて信号強度の変化はない．ただし自験 56 例（25-79 歳，平均 56 歳）中，異常高信号陽性は 6 例（10.7%）のみであった．延髄錐体や脊髄側索の病変（**図 4-5**）は MRI では描出困難なことが多い．稀に，ALS に UMN を含む脳梗塞が合併することがある．梗塞による錐体路二次変性が合併すると ALS の錐体路病変と紛らわしいので注意が必要である（**図 4-6**）．

　錐体路以外では，認知症を伴う ALS の側頭葉先端部病変が T2 で高信号に描出される[12]．ALS の稀な類縁疾患に，LMN 病変を欠き，UMN の障害のみを示す primary lateral sclerosis があり，ALS-FTLD に近い病態と考えられる[13]．MRI で運動野の限局性萎縮，脳血流 SPECT で同部位付近の血流減少所見を示す例がある（**図 4-7**）．

Ⅳ 神経変性疾患

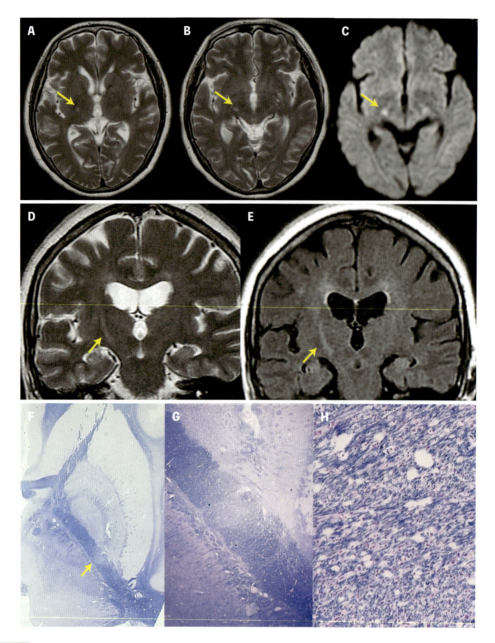

図 4-4 ALS の MRI による UMN 病変（A-E）；病理による内包後脚病変（F-H）

69 歳女，左手の筋力低下に始まり，左下肢，次いで右上下肢にも筋力低下が拡がり，数か月で杖歩行．球症状は認めず．四肢腱反射亢進・病的反射陽性，左手指骨間筋に筋萎縮．筋電図所見から ALS と診断．

AB ：水平断 T2 で内包後脚および大脳脚の錐体路線維走行部位に一致して高信号を認める（矢印）．
C ：同，DWI でも大脳脚の錐体路走行部位が高信号（矢印）．
DE ：冠状断 T2，FLAIR でも右錐体路の高信号を認め左側は不明瞭．臨床症候の左右差に一致．この程度の所見は正常との区別がつけにくいが，健常人で左右差がみられることはなく，ALS による錐体路病変を反映したものと考えられる．
F-H：62 歳女．全経過 1 年 2 か月の ALS．四肢腱反射亢進あるが Babinski 反射は陰性．MRI で内包後脚の高信号域認めず．
F ：病理では錐体路線維の走行部位に一致して髄鞘淡明化を認める（矢印）．KB 染色水平断．G：同，拡大．
H ：淡明化部位の強拡大．大径有髄線維の脱落．この程度の病理変化は MRI では必ずしも描出できないと考えられる．

A 錐体路系疾患　　　1 筋萎縮性側索硬化症（Amyotrophic lateral sclerosis；ALS）

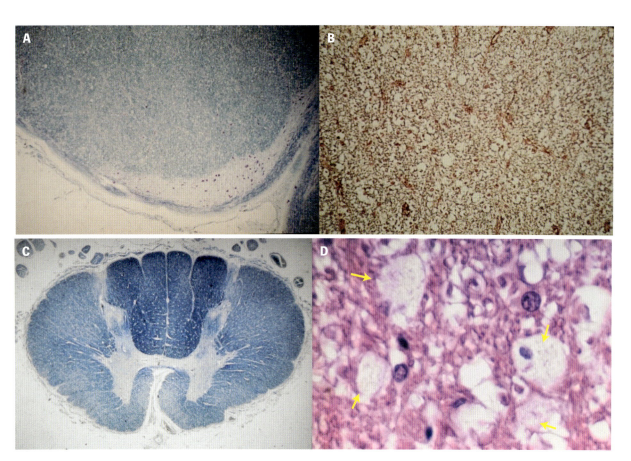

図4-5　ALSのUMN病変
A：延髄錐体の髄鞘淡明化．KB染色．
B：延髄錐体の軸索減少．Bodian染色．
C：同，第1胸髄側索・前索淡明化．KB染色．
D：同，HE染色強拡大．脂肪顆粒細胞（マクロファージ）の集簇（矢印）．

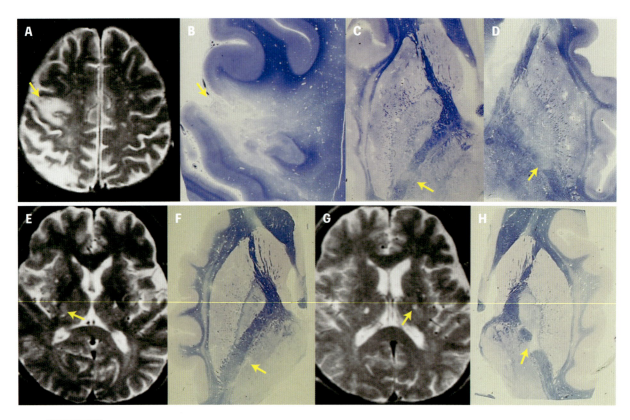

図 4-6　UMN を含む脳梗塞を合併した ALS 2 例

A-D：運動野の梗塞を合併した ALS．65 歳男．脳梗塞発症時期は不明．腱反射亢進あり．全経過 1 年 5 か月．
A：中心前回運動野付近の梗塞巣（矢印）．T2．
B：同部位の水平断切片．KB 染色．
C：同，梗塞側の水平断切片．内包後脚錐体路走行部位の淡明化（矢印）．ALS 病変と梗塞による錐体路二次変性が重畳している可能性がある．
D：梗塞と反対側の水平断切片．内包後脚錐体路走行部位の淡明化（矢印）．
E-H：両側の内包後脚ラクナ梗塞を合併した ALS．58 歳男．脳梗塞による右片麻痺の既往あり．筋電図所見などより ALS と診断されたが，同時に左右の内包後脚にラクナ梗塞を合併．ALS の全経過 3 年．
E：右内包後脚に接する微小梗塞．T2．
F：同部位の KB 染色水平断切片．画像に対応する微小梗塞（矢印）．
G：左内包後脚のラクナ梗塞．錐体路走行部位よりやや前方に位置する．
H：同部位の KB 染色水平断切片．矢印の梗塞巣が右片麻痺の責任病巣と考えられる．

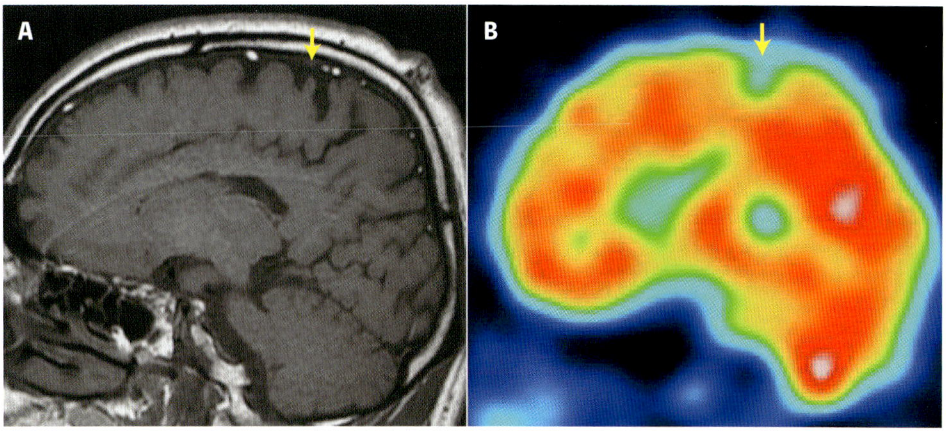

| **A** | 錐体路系疾患 | **1** | 筋萎縮性側索硬化症（Amyotrophic lateral sclerosis；ALS） |

図 4-7　原発性側索硬化症の UMN 病変

A：原発性側索硬化症臨床例の矢状断 T1．中心前回の萎縮を認める．
B：IMP-SPECT の矢状断像．同じく中心前回相当部位で血流減少所見を認める．

そうだったのか　Case 18

上位運動ニューロンの変性が高度であった ALS

症例	56 歳，男．
既往歴	54 歳時より高血圧．他に特記事項なし．
家族歴	特記事項なし．
経過	54 歳時，下肢筋力低下を自覚．6 か月後には軽度の下肢痙性麻痺がみられ，四肢腱反射・下顎反射亢進，両側 Babinski 徴候陽性で，筋線維束攣縮がみられた．MRI でも上位運動ニューロン（UMN）の変性所見が明瞭で，UMN 症候優位の ALS と診断．その後，四肢筋力低下・筋萎縮が急速に進行，腱反射は著明に亢進して下肢にクローヌスが出現した．顔面筋力低下，球症状も出現し，発症 1 年半後より人工呼吸器使用．6 年後，敗血症性ショックで死亡した．
病理所見	直接死因は気管支肺炎．動脈硬化は軽度．脳重 1335g．UMN および LMN の典型的な ALS 病変を認めたが，とりわけ運動野に始まる錐体路病変が高度な点が特徴的であった．Onuf-Mannen 核は保たれていた．
画像と病理	**図 4-8**，**図 4-9**，**図 4-10** 参照．
ポイント	① UMN 病変が特に顕著な例では　MRI で運動野皮質下から半卵円中心，側脳室壁近傍，内包後脚，大脳脚に至る錐体路変性が描出されるが，橋では線維分散のため，明瞭でなくなる．本例では延髄錐体の変性も描出困難であった． ②左右の運動野を結ぶ交連線維病変が矢状断 MRI で描出された [1]． ③本例では明らかでなかったが，運動野皮質が T2 で軽度低信号の縁取り状に描出される場合があり，同部位の鉄染色が陽性所見を示したとの報告がある [2]．

文献

1) Van Zandijcke M, et al. Involvement of corpus callosum in amyotrophic lateral sclerosis shown by MRI. Neuroradiology 1995; 37: 287-288.

2) Oba H, et al. Amyotrophic lateral sclerosis: T2 shortening in motor cortex at MR imaging. Radiology 1993; 189: 843-846.

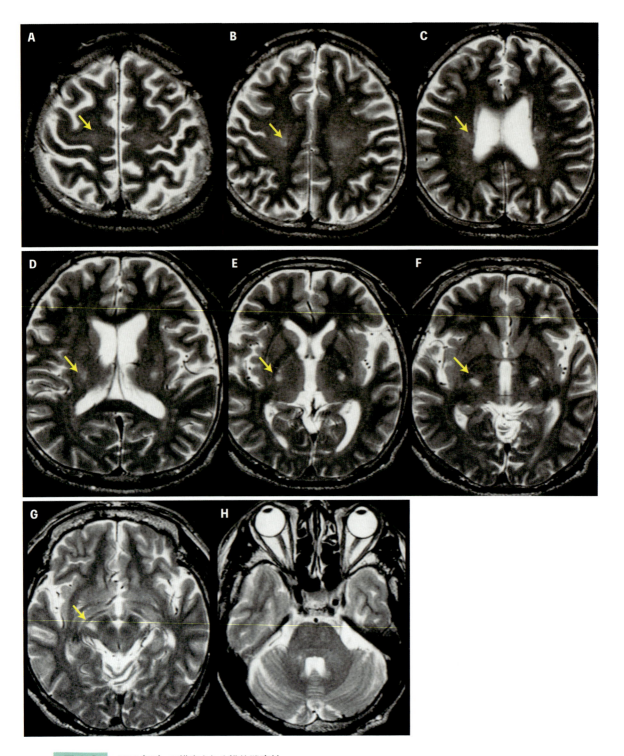

図 4-8 MRI（T2）で描出される錐体路変性

中心前回皮質下白質に始まり，内包後脚，大脳脚と続く錐体路変性がT2で高信号域として明瞭に描出されているが(矢印)，橋レベルでは不明瞭である．

A 錐体路系疾患　　　1 筋萎縮性側索硬化症（Amyotrophic lateral sclerosis；ALS）

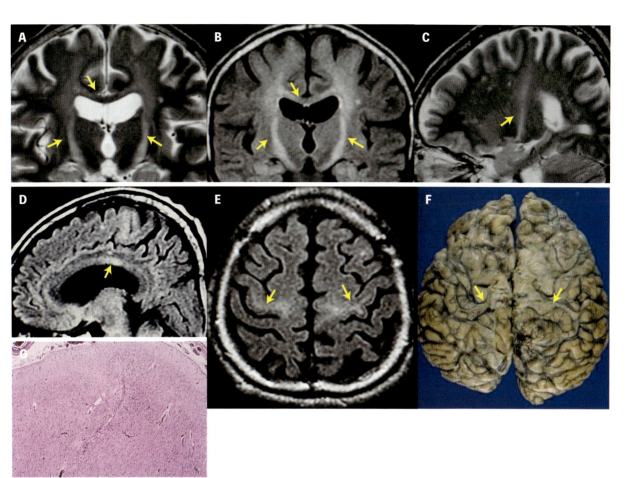

図4-9　MRIと病理

AB：冠状断でみた錐体路変性．錐体路走行部位が高信号を示し，ALSによるUMN病変に合致．AはT2，Bは FALIR．錐体路の高信号に連続する形で脳梁体部も高信号を示し交連線維の2次変性を示す．
C　：T2矢状断．同じく錐体路変性（矢印）．
D　：FLAIR矢状断．両側の運動皮質を結ぶ交連線維の変性が脳梁の一部の高信号として描出（矢印）．
E　：FLAIR．運動野皮質下白質の高信号（矢印）．変性を示す．
F　：同，脳上面外観．中心溝前方に位置する運動皮質の軽い萎縮（矢印）．
G　：運動野皮質の病変．Betz巨細胞消失・錐体細胞減少，線状の壊死，グリオーシス．HE染色．

Ⅳ 神経変性疾患

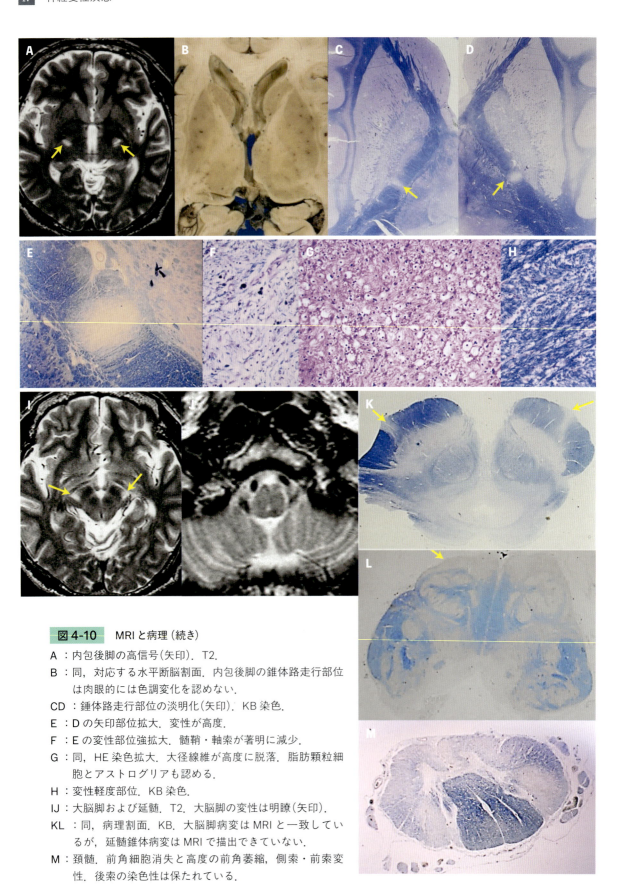

図4-10　MRIと病理（続き）

A：内包後脚の高信号（矢印）．T2．
B：同，対応する水平断脳割面．内包後脚の錐体路走行部位は肉眼的には色調変化を認めない．
CD：錐体路走行部位の淡明化（矢印）．KB染色．
E：Dの矢印部位拡大．変性が高度．
F：Eの変性部位強拡大．髄鞘・軸索が著明に減少．
G：同，HE染色拡大．大径線維が高度に脱落．脂肪顆粒細胞とアストログリアも認める．
H：変性軽度部位．KB染色．
IJ：大脳脚および延髄．T2．大脳脚の変性は明瞭（矢印）．
KL：同，病理割面．KB．大脳脚病変はMRIと一致しているが，延髄錐体病変はMRIで描出できていない．
M：頸髄．前角細胞消失と高度の前角萎縮，側索・前索変性．後索の染色性は保たれている．

A　錐体路系疾患　　　1　筋萎縮性側索硬化症（Amyotrophic lateral sclerosis；ALS）

Memo 4
ALS の初発症状や初発部位が語ること

ALS は一部ではなく全身の運動ニューロン選択的障害や，その電気生理診断基準に沿ってあまりにも概念的に診断されがちである．慎重に確定診断を行うことの重要性はよくわかる．しかし，患者のことを考えたらもっと初発症状や表現型の多様性に目を向けた初期診断を心掛けて早めの対策を考えるべきである．この場合，筋脱力・筋萎縮の共存（初期は局在性が大切）と腱反射亢進部位の捜索が大切である（Ravits J et al. Focality of upper and lower motor neuron degeneration at the clinical onset of ALS. Neurology 2007;68:1571-1575）．

ALS は初発部位によって，上肢筋萎縮・筋力低下が主体で下肢は痙縮を示す上肢型（古典型），構音・嚥下障害が主体で始まる球型（進行性球麻痺），下肢の（片側）遠位筋から初発し腱反射低下が早期からみられる下肢型（偽多発神経炎型）の 3 型に分けられ，頻度はおおよそ順に 50 〜 60%，20 〜 30%，10 〜 20% である．そのほかに上位運動ニューロン徴候を欠くもの，flail arm 型，体幹・呼吸筋麻痺型，前頭側頭型認知症合併（ALS-FTLD）などの亜型が知られている．

#特に初発症候が進行性失語や前頭側頭型認知症でTDP43 を背景病理とする場合は遅れて出現する ALS 症候に気づかない場合が少なくないので注意が必要である（Miller BL et al. A 34-year-old man with progressive behavioral and language disturbance. Neurology 2007; 68:68-74）．

また筋脱力・筋萎縮が片側性の例や感覚障害を合併する例も初期診断時に ALS が鑑別から抜ける場合があるので留意する必要がある（Mochizuki Y et al. Amyotrophic lateral sclerosis with marked neurological asymmetry: clinicopathological study. Acta Neuropathol 1995; 90:44-50）．

#症例；83 歳　男

現病歴（20XX-12-7）；2 年前から言葉が出ない，喋りにくい．

既往歴；高血圧症，前立腺肥大（内服治療中）．神経学的現症；特記すべき事なし．

神経心理学的現症；軽度失語症の疑い．失構音（プロソディ障害強い）．

背景情報；元会社員，テニス歴 60 年，5 年前から難聴あり．

神経心理評価；MMSE 23/30，言語理解；会話レベル難聴による聞き返しのみで特に問題なし．発語；自発話中に軽度換語障害，歪み音すこし，顕著なプロソディ障害あり．

画像；MRI で左優位に弁蓋部萎縮，前頭・側頭葉萎縮，白質病変もあり．VBM；左弁蓋部（島および前頭ー頭頂葉下部）の萎縮高度．

経過；1 年半でほぼ mute となったが毎日の散歩・テニスは繰り返し常同行為が目立つ．2 年後嚥下障害，四肢筋力低下・筋萎縮が比較的急速に出現しALS と診断した．自宅近くに転医．現在，歩行困難，肺炎を繰り返している．

臨床診断；PNFA/FTD with MND

ALS 剖検例における側索の左右非対称変性と後索変性の検討，特に偽多発神経炎型における好発について（京大神経内科神経病理 千葉陽一，河本恭弘らによる未発表データ）．

偽多発神経炎型では一側優位の発症・進展がしばしばみられ，一方，往々にして下肢腱反射が低下し，罹患肢の異感覚を訴えることがある．このことを神経病理連続剖検例で検討した．

① ALS 27 名の剖検脊髄のうち 8 名で皮質脊髄路変性の非対称を示した．これらのうち 5 人は偽多発神経炎型に該当し，5 例中 2 例は後索変性を伴い，前角細胞に Lewy 小体様硝子様封入体 LBHI を認め，封入体はまた 14-3-3 蛋白染色陽性を示した（表）．

LBHI は抗 Cu/Zn SOD 抗体で陽性で，神経変性疾患における封入体と同様に異常タンパク質の蓄積によると考えられ，ubiquitin や分子シャペロンである14-3-3 蛋白陽性も示した（Kawamoto Y, Akiguchi I et al. 14-3-3 proteins in Lewy body-like hyaline inclusions in patients with sporadic amyotrophic lateral sclerosis. Acta Neuropathol 2004;108:531-537）

②偽多発神経炎型は 27 例中 6 例は，発症が若く進行が早い傾向があった．剖検で非対称性側索変性5 例，後索変性 3 例，giant neuronopathy と inflammatory neuronopathy を各 1 例に認めた（図）．

偽多発神経炎型は古典型や球麻痺型に比べ末梢神経・後索障害を合併しやすく，一部の例で何らかの炎症機転と関連している可能性があった．

（秋口）

表 Summary of Cases of 'Asymmetry' group

No	Sex	Age at onset	Subtype	Site of onset	Duration (Mo)	Comments
1	M	41	B	B	83	Assisted ventilation for 28 months
2	M	31	B	B	15	ALS-Dementia
3	F	60	P	Lt L/E	42	
4	M	41	P	Lt L/E	17	LBHIs, PCD
5	M	31	P	Lt L/E	4	
6	M	42	P	Lt L/E	9	LBHIs, PCD
7	F	53	C	Rt U/E	11	Old thalamic hemorrhage
8	F	68	P	Rt L/E	28	

B; bulbar form, C; common form, P; pseudopolyneuritic form LBHIs; Lewy body-like hyaline inclusions, PCD; Posterior column deg.

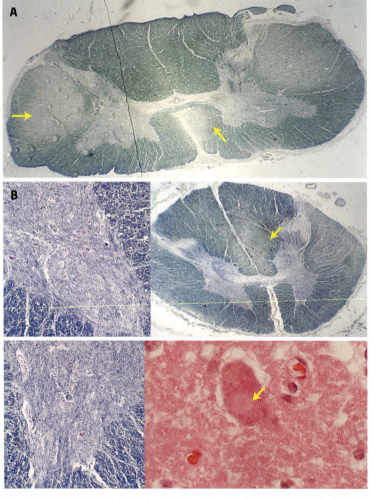

図 A：Case 7：側索・前索病変の左右差（古典型例）．B：Case 4：左右脊髄前角細胞脱落，後索病変と LBHI

B 錐体外路系疾患

1 パーキンソン病（Parkinson disease；PD）

　黒質緻密質ドパミン神経細胞の変性を主病変とし，静止時振戦，筋強剛，運動減少，姿勢反射障害などをきたす緩徐進行性の疾患で，α-シヌクレインの病的凝集体蓄積による神経細胞死（α-synucleinopathy）がその病態の中心である．孤発性が90%，5〜10%は家族性で，α-synuclein遺伝子変異のPARK1をはじめ，多様な遺伝子異常が報告されている．病変は黒質・線条体系のみならず自律神経系や大脳皮質にも広がり，起立性低血圧・血圧変動や便秘，排尿障害などの自律神経症候や認知症を合併してくることが多い．下部側頭連合野の視覚経路の障害と関連しているとされる非精神病性幻視もしばしばみられる[14,15]．

　脳病理所見は黒質および青斑核の色素脱失，黒質緻密質の神経細胞萎縮・脱落で，残存神経細胞内にLewy小体（**図4-11**）がみられる．Lewy小体はリン酸化αシヌクレイン染色陽性である．ミクログリアによるメラニン貪食所見やアストログリアの増殖も伴う．Lewy小体は脳内に広範に分布するのみならず，下垂体後葉，副腎髄質，腹腔神経節，心臓交感神経，末梢神経などにも存在することが多い．

　本症ではニューロメラニン画像など黒質変性を捉える特殊な方法以外は，通常のMRIで異常を認めず，逆にそれが診断を支持する所見でもある．機能画像では，MIBG心筋シンチグラフィーによる心臓交感神経脱神経所見，123Iβ-CITによるDAT SPECTによるドパミントランスポーターの線条体への集積低下が診断に有用である．なお，Lewy小体が見られない若年発症の非α-synucleopathy性遺伝性パーキンソン病であるPark2（**図4-11D-F**）など，一部の遺伝性パーキンソン病ではMIBG心筋シンチグラフィーに異常を認めない．

　パーキンソン病と診断された患者の一部にみられるDAT SPECT正常群（Scans Without Evidence of Dopaminergic Deficit；SWEDD）は，原因不明例が最も多く，本態性振戦，血管性あるいは薬剤性パーキンソン症候群ほか多くの稀な疾患が含まれている[16,17]．

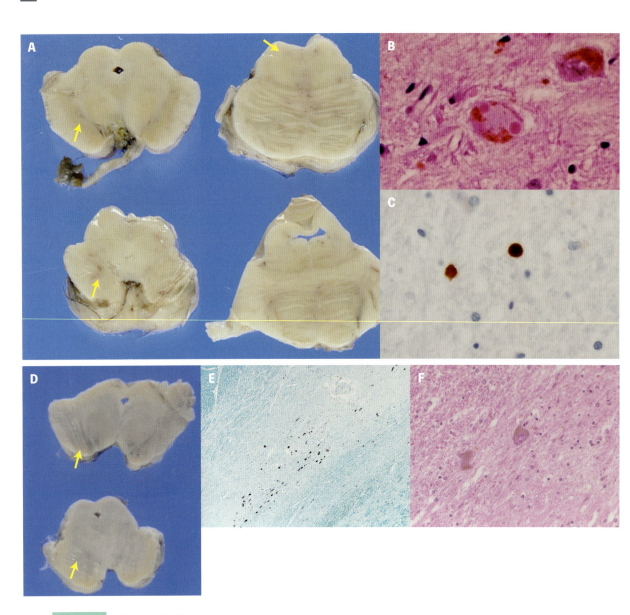

図 4-11 パーキンソン病

A-C：経過 32 年のパーキンソン病．MRI 正常．
A ：黒質・青斑核の脱色（矢印）．
B ：黒質神経細胞の Lewy 小体．
C ：同，α-シヌクレイン免疫染色．陽性細胞は脳全体および，副腎，腹部神経節などに広範に分布．
D-F：66 歳女．家族性パーキンソン病（PARK2）．
D ：黒質の脱色（矢印）．
E ：黒質の神経細胞減少．KB 染色．
F ：同，HE 染色拡大．Lewy 小体は認めない．

B	錐体外路系疾患
1	パーキンソン病（Parkinson disease；PD）

そうだったのか Case 19

原因不明の低血糖により意識障害をきたしたパーキンソン病

症例	78 歳，女
既往歴	糖尿病を指摘されたことはない．
家族歴	不明．
経過	63 歳より静止時振戦出現し，他医でパーキンソン病と診断，薬物治療開始．70 歳代で認知症を合併．75 歳，左大腿骨頚部骨折で人工関節置換術を受ける．76 歳時，頭部 CT で軽度の脳萎縮，MIBG シンチグラフィーで心臓交感神経脱神経所見，IMP-SPECT で両側側頭葉・頭頂葉・後頭葉の血流減少を認め，認知症を伴うパーキンソン病（PDD）と臨床診断．77 歳，薬物調整とリハビリテーション目的で入院したが夜間せん妄が高度のため入院継続が困難となり施設入所．施設では歩行器で歩行でき，食事も自立．食事摂取量は半年程前より次第に減少．某日，午前 4 時までは歩く姿を目撃されているが，午前 6 時に自室で倒れているところを発見された．呼びかけに反応しないため，同日緊急入院．深昏睡の状態．軽度貧血（Hb 10.8 g/dl），白血球増多（9700/μl），CRP3.1mg/dl，低栄養（総蛋白 5.5，アルブミン 2.6 g/dl），BUN65 mg/dl，Cr1.3 mg/dl，UA13.3 mg/dl，Na148 mEq/l，K2.6 mEq/l．IRI1.0 未満，C-peptide 0.10（0.61〜2.09）ng/ml，ACTH 43.3（7.2〜63.3）pg/ml，cortisol 39.2（4.0〜18.3）μg/dl・甲状腺機能正常．CEA7.8ng/ml と高値．低栄養・感染・脱水による腎前性腎不全の状態で，血糖値が 4mg/dl と著明な低血糖を示し，補正により正常化した後も，50 mg/dl 程度の低血糖が頻回に出現．意識が回復しないまま誤嚥性肺炎，敗血症，DIC を併発して 1 月後に死亡した．
病理所見	腹部エコーで生前には発見できなかった膵尾部原発の膵癌が発見された．ラ氏島への癌細胞浸潤，左副腎・傍膵リンパ節転移，周囲交感神経節への浸潤あり．回腸腸重積，誤嚥性肺炎，低栄養による浮腫・胸腹水を認めた．脳重 1350g．脳外観は年齢相応の萎縮あり．脳動脈硬化は殆どなし．
画像と病理	図 4-12 参照．
ポイント	①低血糖の一般的原因として，糖尿病治療薬・外因性インスリン・インスリンアナログ等の投与，副腎皮質ホルモンの急な中止，インスリン産生腫瘍，肝不全，IGF-II 産生癌の腫瘍随伴症候群，自己免疫性低血糖，低栄養などが挙げられるが，本例では低栄養以外は全て否定された． ②本例の低血糖の病態は，原発性膵癌の左副腎浸潤と低栄養に加え，PDD に伴う交感神経障害による血糖維持機能の低下が重なり，感染を契機に急速な低血糖をきたしたと想定された． ③本例の死因には，膵癌，低栄養，著明な低血糖，腸蠕動の低下による回腸腸重積で生じた感染，誤嚥性肺炎などが複合的に働いたと推定される． ④PD の末期には低血糖を示すことが稀ではない．特に高度の低血糖を示した例は予後不良である．その背景に，レビー小体病による視床下部 DA ニューロンの脱落や交感神経系障害があると考えられる．レビー小体病は運動系に留まらず全身疾患であり，長い経過で中枢・末梢自律神経障害が進行する．起立性低血圧，食後低血圧，血圧変動など交感神経系障害と，高 CO_2 血症に対する換気応答の障害など副交感神経系の何れも CAN central autonomic network 中枢自律神経ネットワークを中心とした恒常性維持能力の低下を通じて生命予後が容易に脅かされることに留意する必要がある．

IV 神経変性疾患

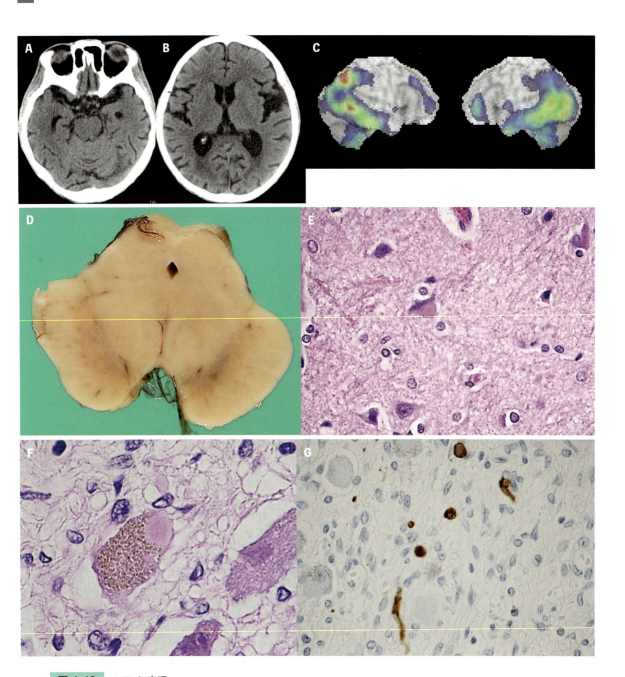

> **図 4-12** MRI と病理

AB：76 歳時の頭部 CT．軽度の脳萎縮．
C：IMP-SPECT．両側側頭葉・頭頂葉・後頭葉の血流減少．
D：黒質・青斑核脱色素著明．
E：大脳割面に著変認めず．大脳皮質に皮質型レビー小体が出現．HE 染色．
F：腹腔内交感神経節のレビー小体．
G：同，α-シヌクレイン免疫染色陽性細胞．陽性細胞は大脳皮質，辺縁系，視床下部，脳幹網様体，黒質，青斑核，小脳，腹腔内交感神経節などに広範に分布していた．神経病理診断はレビー小体病．

2 進行性核上性麻痺（Progressive supranuclear palsy；PSP）

　垂直性眼球運動障害，頚部ジストニア，筋強剛，偽性球麻痺，前頭側頭型の認知症などを呈する進行性のパーキンソン病関連疾患で，ニューロンとグリアに 4 repeat タウ蛋白が蓄積する tauopathy である．臨床亜型として，①古典的 Richardson 病（初期から転倒・前頭葉徴候・筋強剛・運動緩慢），②PSP-Parkinsonism（パーキンソン病に類似，初期は L-dopa に反応），③PSP-pure akinesia with gait freezing（PSP-PAGF，純粋無動症；不安定姿勢・すくみ足，初期数年間は認知症・眼球運動障害なし），④小脳性運動失調型（小脳変性症と間違いやすい），⑤CBD 型，⑥進行性非流暢性失語型などがある[18,19]．

　肉眼病理では，脳幹被蓋部や上小脳脚の萎縮，軽度の大脳萎縮，第Ⅲ脳室拡大を示す．組織像は渦巻状の神経原線維変化（globose type）を伴う神経細胞脱落に加え，抗タウ免疫染色またはガリアス染色で，異常リン酸化タウの病的蓄積に関連した tufted astrocyte，オリゴデンドロサイト内の coiled body がみられる．病変分布は前頭葉皮質，淡蒼球，視床下核，中心灰白質，黒質，青斑核，脳幹被蓋網様体，橋核，下オリーブ核，小脳歯状核など，脳の中心部優位に広範にみられることが特徴である（**図4-13**）．

　形態画像所見は肉眼的萎縮所見に一致して，中脳・橋被蓋の萎縮や淡い高信号が，晩期には中脳被蓋高度萎縮による "Humming bird sign"，上小脳脚萎縮，第Ⅲ脳室・第Ⅳ脳室拡大，前頭葉・頭頂葉・小脳の軽度萎縮などが認められる（**図4-14**）．矢状断 MRI における中脳と橋の断面積比も診断に有用である[20]．多発性脳梗塞や特発性正常圧水頭症との合併も報告されている．機能画像では，DAT SPECT は PD と同様に集積低下を示すが，MIBG 心筋シンチグラフィーは正常である（**図4-15**）．

IV 神経変性疾患

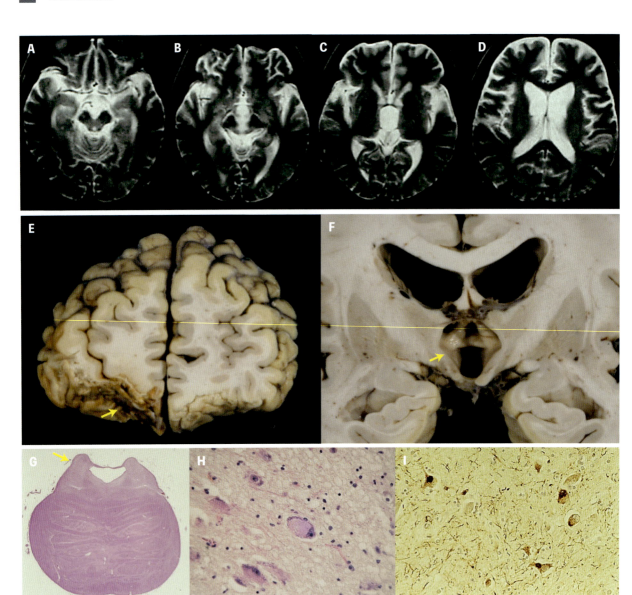

図 4-13　進行性核上性麻痺

死亡時 53 歳男．49 歳時，開眼失行で発症，Richardson 型の典型的症候を呈した．転倒による頭部外傷で 3 か月後に死亡．
A-D：中脳被蓋部萎縮，第 3 脳室拡大，前頭葉萎縮．T2．
E　：前頭葉冠状断割面．前頭葉下面の外傷跡(矢印)．
F　：乳頭体レベルでの冠状断割面．第 3 脳室の拡大(矢印)．
G　：橋上部．被蓋部の萎縮(矢印)．HE 染色．
H　：globose type 神経原線維変化．HE 染色．
I　：神経原線維変化と curly fiber．Tau-2 染色．

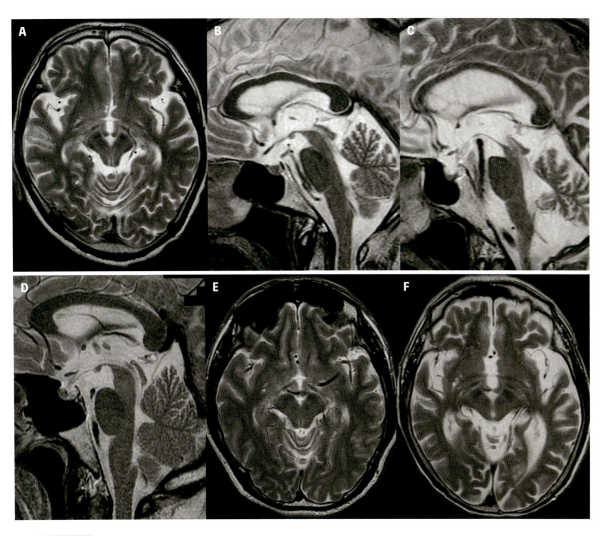

図 4-14　進行性核上性麻痺

AB：62歳男．パーキンソン病として加療されていた初期のPSP．軽度のHumming bird signと被蓋の萎縮（大脳脚の相対的な保存で翼を広げた鳥のようにみえるSpread wings sign？）を認める．T2．

C：76歳男．発症後7年目のPSP．Humming bird sign（+）．T2．

D：健常者コントロール．中脳径と橋・延髄移行部の径はほぼ同じ程度．

E：55歳の健常者．

F：89歳の健常者．T2．

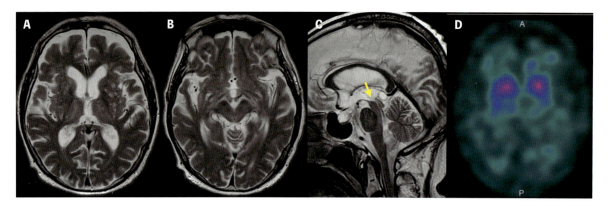

図 4-15 進行性核上性麻痺

A-D：83歳男．2年前から動作緩慢，歩行が小幅，ふらつきを自覚．1年前，1週間に5回転倒．独歩可能だが，転倒して大腿骨頚部骨折．人工骨頭置換，リハビリ中に受診．すくみ足，小歩，頚部優位の筋強剛，後方への姿勢反射障害，上方への眼球運動障害，構音障害あり．PSP と臨床診断．
A-C：T2．基底核の虚血性病変と軽度の中脳萎縮（矢印）．
D：DAT-SPECT で線条体の取り込み低下．

Memo 5
見逃されている PSP，PSP と鑑別が必要な他疾患

PSP は 4 repeat tau がニューロンとグリアに蓄積するタウオパチーの一つであり（表1），緩徐進行性のパーキンソン病関連疾患・認知症疾患である．多様な症候と経過（表2，表3）を示すため，極く早期の診断は必ずしも容易ではない．

本症の有病率に関しては，わが国では人口10万人あたり5〜20人程度と推測され，海外の32個の疫学調査報告のメタアナリシスでは，10万人当たり 6.92（4.33-11.06）人と見積もられている（Lyons S,Trépel D,Lynch T,et al. The prevalence and incidence of progressive supranuclear palsy and corticobasal syndrome: a systematic review and meta-analysis. J Neurol 2023;270:4451-4465）．稀な疾患ではないが，診断基準に至らない発症早期あるいは無症状病変保持者の実態は明らかでない．

異状死体の連続法医解剖全例に脳の免疫組織染色を行った検討によれば，998例中29例が NINDS の PSP 病理診断基準を満たした．平均年齢は 82.3 ± 7.2歳，全体の 2.9％で，60歳以上に限ると 4.6％を占めていた．嗜銀顆粒の合併も多くみられた．どの例も生前には PSP と診断されず，死亡時まで ADL は保たれていた．病歴を検討すると，認知症，うつ状態，歩行障害が 3〜5 割の頻度で認められた．29例中16例は転倒や行方不明などによる事故死で，11例は自殺であった（Yoshida K,Hata Y,Kinoshita k,et al:Incipient progressive supranuclear palsy is more common than expected and may comprise clinicopathological subtypes: a forensic autopsy series. Acta Neuropathol 2017;133:809-823）．この結果は，PSP 病変保持者の多くが神経内科や精神科の受診に至らないまま，事故や自殺で亡くなっていることを示している．

高齢者施設で働く，ある脳神経内科医は，神経疾患と診断されないまま，あるいはパーキンソン病として，高度の ADL 障害で入所している PSP 患者が想像以上に多いことに驚いたという．筆者の経験でも，転倒による椎体骨折や大腿骨骨折のため，整形外科・リハビリテーション科で入院治療を受けた後，介護認定もされて療養中，偶々脳神経内科を受診し，本症と判明した例がある．"何となく体が引っ張られる感じ"や，もの忘れの自覚のみで数年経過した後，小刻み歩行や易転倒が出現して初めて本症の診断に至ることも多い．何れにせよ，本症を強く疑うべき最も重要な症候は易転倒で，"何度も転ぶは只事にあらず"である．

PSP における自律神経症候にも注意が必要である．本症では強い自律神経症候は診断基準から除外されている．しかし，蓄尿・排出双方の異常を伴う排尿機能障害は比較的早期からしばしば経験される．病理でもパーキンソン病や多系統萎縮症のような強い細胞脱落はないが，胸髄中間外側核，Onuf-Mannen 核，

| B 錐体外路系疾患 | 2 進行性核上性麻痺（Progressive supranuclear palsy；PSP） |

表1 主なタウオパチー

疾患	蓄積するタウ蛋白等	ニューロンとグリアの病理
AD	Aβ, 3 repeat tau,4 repeat tau	SP, NFT, neuropil thread
SD-NFT（PART）	3 repeat tau,4 repeat tau	NFT, neuropil thread
DNTC	3 repeat tau,4 repeat tau	NFT, neuropil thread
PSP	4 repeat tau	NFT, pretangle, tuft-shaped astrocyte, thread, coiled body
CBD	4 repeat tau	NFT, pretangle, astrocytic plaque, thread, coiled body
AGD	4 repeat tau	嗜銀顆粒, pretangle, coiled body
Pick 病（FTLD-tau）	3 repeat tau	Pick 小体, coiled body

※ SP：老人斑，NFT：神経原線維変化，SD-NFT：神経原線維変化型老年期認知症，DNTC：石灰化を伴う漫性神経原線維変化病（Diffuse neurofiblillary tangles with calcification），AGD：嗜銀顆粒性認知症，PART：Primary age-related tauopathy

表2 PSP の主なサブグループ

1．Richardson 症候群（古典的 PSP）；50 ～ 60%	不安定姿勢で初発，2 年以内に転倒，前頭葉徴候を示す，L-dopa に反応せず，筋強剛・運動緩慢あり，平均経過 6 年
2．PSP-P（PSP-Parkinsonism）；約 30%	左右差ある運動緩慢・振戦・ジストニーあり，初期は L-dopa に反応，初期には転倒・認知症・眼球運動障害なし，平均経過 10 年
3．純粋無動症（pure akinesia）	不安定姿勢・すくみ足・発声不全あり，L-dopa に無反応，初期の 5 年間は認知症・眼球運動障害なし，平均経過 10 年
4．その他	小脳性運動失調型；日本に多い，運動失調・小脳萎縮が目立ち SCD と間違えやすい大脳皮質優位群（Richardson 症候群よりも大脳病変が目立つ）；前頭側頭型認知症（FTD）型，大脳皮質基底核変性症（CBS）型，進行性非流暢性失語（PNFA）型，原発性側索硬化症（PLS）型など

表3 PSP の症候・画像所見の要点

①眼球運動障害（垂直方向の核上性注視麻痺，輻湊の障害）

②錐体外路徴候（体幹優位の筋強剛，無動，姿勢反射障害，ジストニー・項部後屈，頻回の転倒）

③偽性球麻痺（構音・嚥下障害）

④排尿障害（畜尿障害・排出障害の合併）

⑤認知症（遂行機能低下・非流暢性失語・保続・脱抑制；前頭側頭型に類似）

⑥画像：初期には目立たないが進行とともに脳幹被蓋部萎縮や中脳被蓋の淡い高信号，前頭葉萎縮，小脳の軽度萎縮などが出現．晩期には第 3 脳室拡大，中脳被蓋の高度萎縮による "Humming bird sign"（Mittal SH,Rakshith KC,Misri ZK,et al:Hamming bird sign,a significant sign. Neurol India 2017;65:673-674.）．約 3 割に多発性脳梗塞を合併．中脳萎縮は矢状断 MRI で視認により判断．面積を測定する方法もある（Oba H,Yagishita A,Terada H,et al:New and reliable MRI diagnosis for progressive supranuclear palsy. Neurology 2005;64:2050-2055.）．

副交感神経核である Edinger-Westphal 核，呼吸中枢である延髄被蓋などの中枢自律神経系にタウ病理が出現する（吉田眞理：タウオパチーの病理―進行性核上性麻痺の自律神経系―.自律神経;2023:60;76-81）．したがって，潜在性の自律神経障害も見逃さないよう注意すべきである．また，稀にはパーキンソン病や多系統萎縮症などα-シヌクレイノパチーの合併もありうる．

　PSP との鑑別が必要となる他の希少疾患として，垂直方向の核上性注視麻痺，認知症，嚥下障害，易転倒などを示す成人発症の Niemann Pick 病 Type C が知られている．

　最近注目されている，IgLON5 関連疾患についても触れねばならない．IgLON5 関連疾患は 2014 年に睡眠時随伴症，閉塞性睡眠時無呼吸症候群などの睡眠障害と，タウオパチーを示唆する病理所見を呈する疾患として報告された．少なくとも 8 つの臨床病型があり，高齢者に多く，比較的緩徐に進行する運動異常症，睡眠障害，球麻痺症状，眼球運動障害，認知機

Ⅳ 神経変性疾患

能障害などを呈する．病態については，自己免疫性タウオパチーであるという考えと，変性疾患であるタウオパチーに二次的に IgLON5 抗体が産生されているという考えがあり，詳細は不明である．Richardson 型 PSP に似た臨床像を呈する群では，視床下部や脳幹被蓋部のリン酸化タウの蓄積と，炎症性細胞浸潤を伴わない神経細胞脱落があり，PSP では通常認めない著明な睡眠障害，異常な睡眠行動障害，声帯麻痺を

伴う喘鳴，呼吸不全のエピソードなどがみられる．免疫学的治療が奏功する可能性があるので，これらの非典型的な症状を合併する PSP 臨床診断例では血清ないし髄液 IgLON5 抗体を測定すべきである（下畑享良，木村暁夫：抗 IgLON5 抗体関連疾患の臨床像．臨床神経，2021;61:825-832，木村暁夫，大野陽哉，下畑享良：IgLON5 抗体関連疾患：Anti-IgLON5 disease.神経治療2022;39:340-345）．

（宇高）

そうだったのか Case 20

PSP と ALS の合併例

症例 74 歳，男

既往歴 副鼻腔炎．

家族歴 特記事項なし．

経過 66 歳より動作緩慢，構音障害，前方突進現象，頻回の転倒あり．他医でパーキンソン病と診断され，L-dopa が投与されたが無効で徐々に悪化した．72 歳時，構音障害が増悪のため入院．意識清明．高度の構音障害で発話は困難だが筆談内容より認知機能は保持されていると判断．感情を伴わない病的泣き・笑いあり．上方視軽度制限，口蓋挙上軽度制限，舌に僅かに萎縮があるが挺舌可能で線維束性筋収縮（fasciculation）なし．四肢筋力低下・筋萎縮はあるが線維束性筋収縮はなし．頚部に中等度筋強剛，両上肢に軽度筋強剛誘発．下顎反射・口輪筋反射著明に亢進．膝蓋腱反射軽度亢進・アキレス腱反射減弱．左 Chaddock 反射陽性，Tonic plantar response 両側陽性．小刻み歩行・すくみ足現象あり．頭部 CT で側脳室・第 3 脳室軽度拡大，中脳軽度萎縮を認め（**図 4-16A-D**），PSP と臨床診断．入院後，誤嚥性肺炎を反復し衰弱．4 か月後，下肢筋力低下が進行し下肢筋電図は neurogenic change を示す．5 か月後，左手骨間筋萎縮と線維束性筋収縮，左上下肢筋力低下進行し，ALS 合併が疑われた．7 か月後，軟口蓋・四肢・肋間筋・大胸筋にも線維束性筋収縮出現．両下肢は屈曲拘縮を示した．8 か月後，舌萎縮高度で挺舌不能．舌にも線維束性筋収縮あり．9 か月後，呼吸麻痺で死亡した．全経過 8 年．臨床診断は PSP と ALS の合併例．

画像と病理 ① PSP 病変（**図 4-16**，**図 4-17A-D**）．
② ALS 病変（**図 4-17E-H**）．

ポイント ① PSP の病理変化は明らかであったが，眼球運動制限は上方視制限のみで，頚部の後屈も終始みられなかった．両下肢の屈曲拘縮は普通，ALS ではみられず，PSP の淡蒼球病変が関与しているのではないかと推定された．

② 当初は PSP で進行は比較的緩徐であったが，途中から古典的 ALS が合併して急速に悪化したと考えられる．神経変性疾患同士の合併もありうることを示す例．"病気は一つとは限らない"．

③ 孤発性の両疾患の偶然の合併と考えたが，ALS としての経過は速く，合併によって進行が加速された可能性がある．同様の例が報告されている[1]．

B 錐体外路系疾患　　　2 進行性核上性麻痺（Progressive supranuclear palsy；PSP）

文献　1) Fujita K, Udaka F, et al. Co-morbidity of progressive supranuclear palsy and amyotrophic lateral sclerosis: a clinical-pathological case report. BMC Neurology 2019; 19: 168.

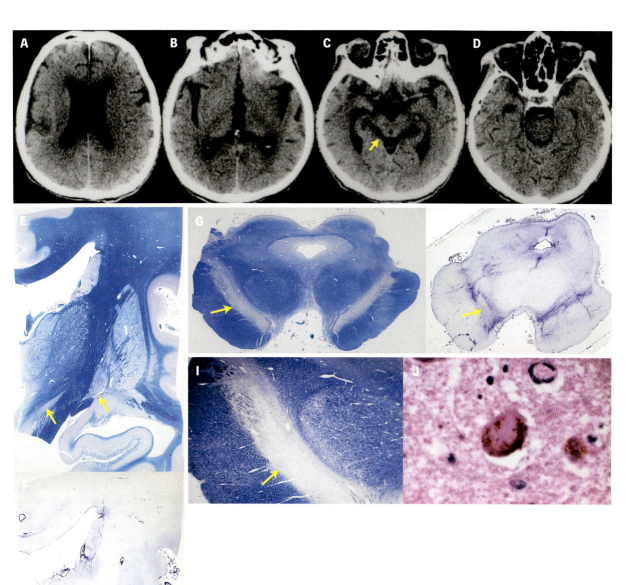

図 4-16　CT と PSP 病理

A-D：CT.
C ：被蓋の萎縮を認める（矢印）．
EF：淡蒼球および視床下核（Luys 体）変性．
E ：KB 染色．淡蒼球と視床下核の髄鞘染色性低下（矢印左右）．
F ：同，Holzer 染色．同部位のグリオーシス（矢印左右）．
GH：黒質色素細胞高度脱落，黒質・中脳被蓋部グリオーシス（矢印）．KB および Holzer 染色．
I ：G の拡大．黒質の細胞脱落（矢印）．
J ：黒質色素細胞の globose 型神経原線維変化．HE 染色．

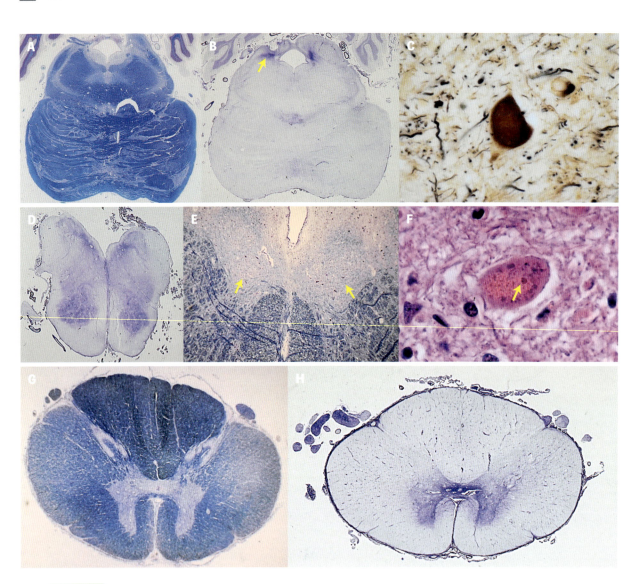

図 4-17　PSP 病理 (A-D) および ALS 病理 (E-H)

AB：中脳被蓋部，青斑核の変性とグリオーシス(矢印)．KB および Holzer 染色．
C：中脳被蓋細胞の globose 型神経原線維変化．抗 PHF 抗体染色．同様の変化は黒質，淡蒼球，視床下核，橋被蓋，オリーブ核等の神経細胞でみられた．
D：延髄被蓋部，オリーブ核のグリオーシス．Holzer 染色．
E：舌下神経核変性(矢印)．KB 染色．
F：頚髄前角残存神経細胞内に Bunina 小体(矢印)を認める．HE 染色．
G：上位頚髄前角細胞脱落と萎縮，側索・前索の淡明化．KB 染色．
H：同，前角の萎縮とグリオーシス．Holzer 染色．

3 | 大脳皮質基底核変性症（Corticobasal degeneration；CBD）

　進行性のパーキンソン病関連疾患で，ニューロンとグリアに4 repeat タウ蛋白が蓄積するtauopathy である．左右差のあるパーキンソン症候やジストニア，肢節運動失行，他人の手徴候，皮質性感覚障害，ミオクローヌス，認知症などを呈する．中心溝周囲に萎縮のある典型的CBD のほか，前頭葉に萎縮のあるFTD 型，上側頭回と弁蓋に萎縮がある失語型などがある．CBD は他の多様な変性疾患などによりCBD と同様の症候を示すCorticobasal syndrome（CBS）の原因疾患の約半数を占める．

　肉眼病理では，しばしば中心溝周囲の萎縮を認め，ときに左右差がある（**図4-18**）．変性皮質領域にはballooned neuron（neuronal achromasia）がみられる．黒質神経細胞脱落，大脳皮質下・黒質・淡蒼球内節・視床などにグリオーシスを認める（**図4-19A-D**）．抗タウ免疫染色またはガリアス染色で，変性神経細胞に神経原線維変化（corticobasal body），アストロサイトの突起遠位部にタウ蛋白が蓄積したastrocytic plaque（PSP との鑑別に重要），オリゴデンドロサイト内にタウ蛋白が蓄積したargyrophillic thread，coiled body なども見られる．本症は同じく4 repeat tauopathy であるPSP の類縁疾患であり，臨床的にも病理学的にも鑑別に難渋する例が少なくない．

　形態画像はしばしば左右差を伴う軽度の脳萎縮，時に，大脳皮質の谷に強調された限局性萎縮を示すことがある（**図4-19EF**）．SPECT による脳血流分布やDAT SPECT の集積低下所見には，しばしば左右差がみられる．

Ⅳ 神経変性疾患

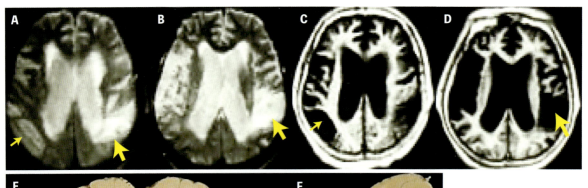
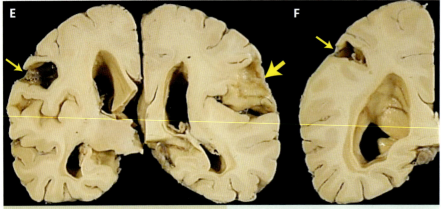
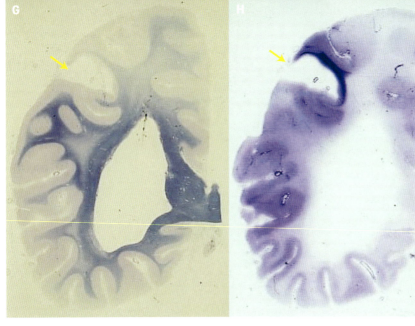

図 4-18　大脳皮質基底核変性症

死亡時 64 歳女．左手の巧緻運動障害で発症．2 年後，右手にも同症候出現．3 年後，強制把握，頚部・左上肢優位の高度の筋強剛，両上肢の動作時振戦，吸引反射，口舌顔面失行，左優位の中枢性知覚障害・肢節運動失行・構成失行・他人の手徴候あり．すくみ足，歩行障害，後方への転倒傾向，筋固縮が進行し，寝たきりとなり，発症 7 年後に死亡．脳病理は，脳重 1190g，右にやや強い両側性の高度脳室拡大，両側シルビウス裂周辺に特に目立つ脳萎縮，脳梁萎縮，小脳前葉軽度萎縮があり，黒質脱色素著明であった[21]．

AB：T2．脳萎縮，シルビウス裂拡大，陳旧性梗塞(矢印大)と限局性萎縮(矢印小)．CD：同，T1．
E：大脳割面．陳旧性梗塞(矢印大)と限局性萎縮(矢印小)．F：同，限局性萎縮(矢印)．
G：同，KB 染色．限局性萎縮部位の皮質病変(矢印)．H：同，Holzer 染色．限局性萎縮部位の皮質下グリオーシス(矢印)．

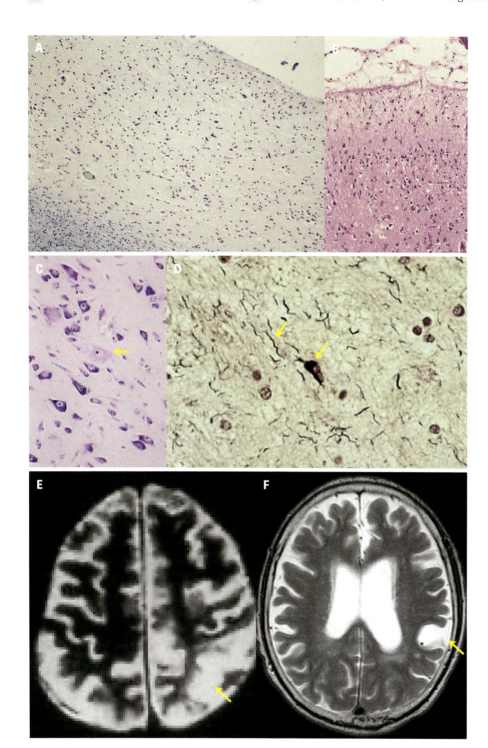

図 4-19　大脳皮質基底核変性症（続き）

大脳皮質病変は帯状回・島葉に特に強く，一部に海綿状態を認めた．中心前回・中心後回の神経細胞脱落，皮質第3層・5層の錐体細胞の achromasia を認めたが，Betz 巨細胞は残存．皮質病変直下に白質の線維性グリオーシスを認めた．

A：頭頂葉皮質．神経細胞脱落とグリオーシス．KB 染色．B：同，海綿状態．HE 染色．
C：錐体細胞の achromasia（ballooned neuron）（矢印）．KB 染色．
D：中脳被蓋 のグリア内封入体（矢印）．Gallyas 染色．EF：類似2例の限局性皮質萎縮（矢印）．T2.

4 脳内鉄蓄積を伴う神経変性症 (Neurodegeneration with brain iron accumulation；NBIA)

　NBIAは非常に稀な遺伝性神経変性疾患でジストニアなどの錐体外路症候と基底核の異常な鉄沈着を特徴とする．パントテン酸キナーゼ関連神経変性症（pantothenate kinase-associated neurodegeneration；PKAN，旧称Hallervorden-Spatz病），神経フェリチン症，遺伝性無セルロプラスミン血症，infantile neuroaxonal dystrophyをはじめ，幾つかの病型が知られている．発症はパーキンソン病やパーキンソン病関連疾患に比べて早い．

　PKANは常染色体潜性遺伝で，淡蒼球と黒質に鉄沈着と変性があり，MRIではT2で淡蒼球と黒質の異常低信号を示す（図4-20）．T2で両側淡蒼球の低信号と内側部粗鬆化による小円形の高信号により虎の目徴候 "eye of the tiger" sign を示すことがあるが，提示例では淡蒼球は両側全般性に低信号が著明である（図4-20A）．

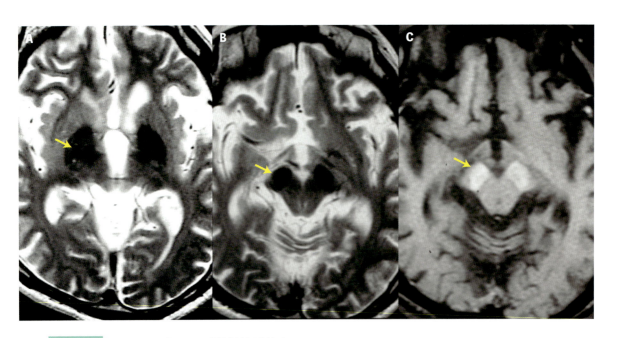

図4-20　パントテン酸キナーゼ関連神経変性症
34歳女．1歳時より全身痙攣，脳波異常あり，てんかんの薬物治療を受ける．精神発達遅滞があるが基本的ADLは自立．27歳時より易転倒性，前傾姿勢，小刻み歩行．パーキンソン症候群（高度筋強剛・姿勢反射障害・歩行障害），頸部・下肢のジストニア，てんかん，前頭葉徴候（強制把握など）が進行．
AB：淡蒼球と黒質の異常低信号（矢印）．T2.
C：黒質の高信号（矢印）．T1.

C 小脳系疾患

　小脳系疾患は①小脳皮質萎縮，②小脳求心系萎縮，③小脳遠心系萎縮に大別される（**図 4-21**）[22]．①小脳皮質萎縮では Purkinje 細胞脱落が主病変で，非遺伝性の小脳皮質萎縮症（旧称 LCCA）や遺伝性の SCA6 などが該当する．②小脳求心系萎縮の代表は MSA-C で，幾つかの遺伝性小脳変性症でも認められる．③小脳遠心系萎縮の代表は遺伝性の小脳歯状核赤核淡蒼球変性症（dentato-rubro-pallido-luysian atrophy; DRPLA）である．疾患によってはこれらの組み合わせで障害が出現する．

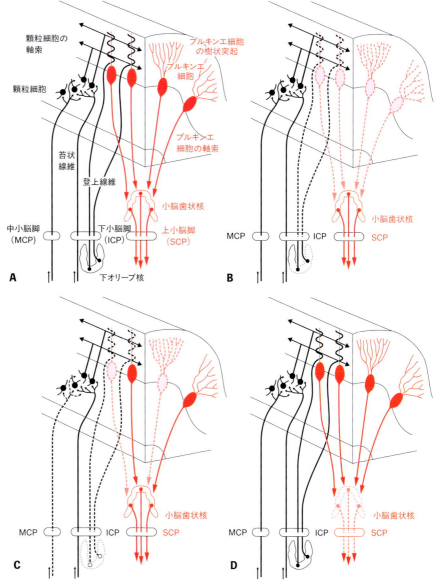

図 4-21
小脳萎縮の主要な神経病理学的パターンの模式図
A：正常小脳．
B：小脳皮質萎縮（CCA，SCA6 など）．
C：小脳求心系萎縮（MSA など）．
D：小脳遠心系萎縮（DRPLA など）．

（Escourolle & Poirier Manual of Basic Neuropathology. 村山繁雄監訳，西村書店 2009，p.172 [22] より作図）

1 多系統萎縮症（Multiple system atrophy；MSA）

　わが国の脊髄小脳変性症の約40%を占め，α‐シヌクレインからなるグリア内封入体（GCI）を特徴とする疾患である．小脳性運動失調，パーキンソン症候，自律神経障害が種々の程度と組み合わせで出現し，パーキンソン症候優勢のMSA-P（旧称 線条体黒質変性症；SND）と小脳性運動失調優勢のMSA-C（旧称 オリーブ・橋・小脳萎縮症；OPCA）に大別される．一部の例では前頭葉機能低下，認知機能障害，大脳萎縮を合併する[23,24]．早期から自律神経障害が目立つ例（MSA with predominant autonomic failure，旧称 Shy-Drager 症候群）は予後が特に悪い．

　主な病変部位は，オリーブ・橋・小脳系，線条体・黒質系，自律神経系であり，それぞれに様々な組み合わせと程度で変性がみられる．主な脳病理は橋底部の著明な萎縮と横走線維の変性，体部優位の小脳萎縮・Purkinje 細胞脱落・小脳白質変性，被殻後半部・背外側部優位の萎縮と鉄沈着による褐色調の色調変化，中脳黒質の脱色素，自律神経系諸核の変性などで，細胞病理の特徴は，オリゴデンドログリア内にみられる嗜銀性，α‐シヌクレイン陽性のGCIである[25]．

　MRI所見は病理所見を反映し，オリーブ・橋・小脳系病変（橋底部・小脳・中小脳脚の萎縮，中小脳脚の淡いT2高信号，橋底部の"十字架徴候；Hot cross bun sign"，運動野皮質下の高信号），線条体・黒質系病変（線条体萎縮・外縁がレンズ状から直線化・低信号・被殻背外側優位のスリット状T2低信号または高信号，T2*で被殻背外側優位の特徴的な低信号）がみられる．自律神経系の病変の画像描出は困難である（**図4-22**〜**図4-30**）．

C 小脳系疾患　　　1 多系統萎縮症（Multiple system atrophy；MSA）

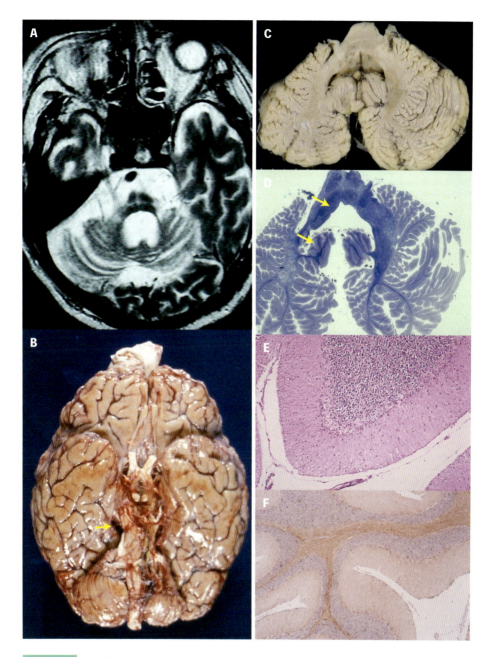

図 4-22　多系統萎縮症（MSA-C）

死亡時 78 歳男．68 歳，ゴルフが下手になる．71 歳，開脚歩行．72 歳，排尿障害，嗄声．73 歳，杖歩行，起立性低血圧で失神頻回．MSA-C と診断．77 歳，誤嚥性肺炎で入退院を繰り返す．排尿障害のため導尿．78 歳，反回神経麻痺による誤嚥・窒息のため気管切開，胃瘻造設し経管栄養を試みたが嘔吐や麻痺性イレウス，誤嚥性肺炎のため中断．経静脈栄養で自宅療養中に突然死．病理所見；脳重 1194g，小脳・脳幹の著しい萎縮，黒質脱色，小脳 Purkinje 細胞脱落・顆粒層軽度変性，下オリーブ核変性，被殻変性など．自律神経系では迷走神経背側核の高度の変性，胸髄中間外側核・Onuf-Mannen 核の変性を認めた．

A：小脳・脳幹の著しい萎縮，橋の十字サイン．T2．B：脳底面．小脳・橋の著しい萎縮（矢印）．
C：同，小脳割面．高度の橋・小脳萎縮．
D：同，KB 染色ルーペ像．小脳萎縮・白質減少，橋・中小脳脚萎縮，橋の十字徴候に対応する変性を認めるが，
　　小脳扁桃は保たれていた（矢印）．E：同，拡大．プルキンエ細胞消失，ベルグマングリア増加．HE 染色．
F：白質萎縮とグリオーシス．GFAP 染色．

Ⅳ 神経変性疾患

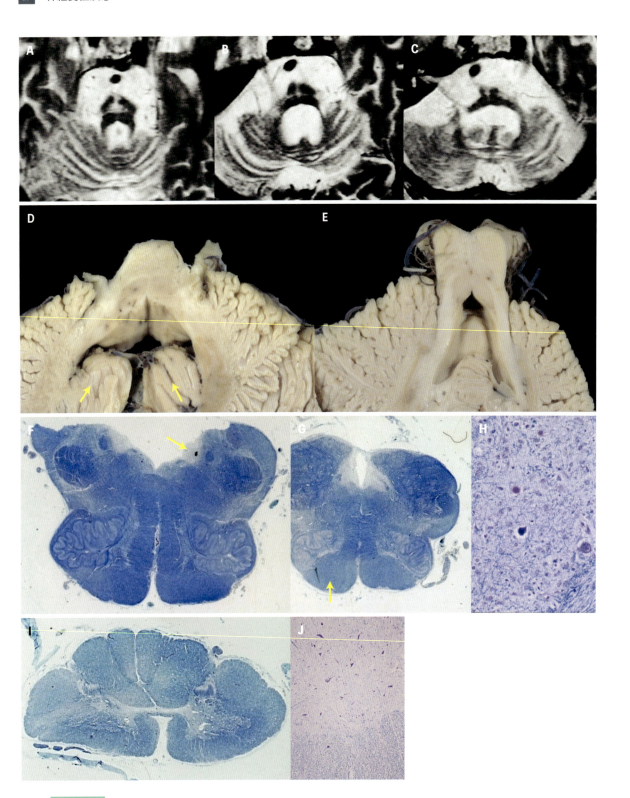

図 4-23　続き

A-C：小脳・橋・延髄の高度の萎縮．T2．DE：対応する脳割面．小脳扁桃（矢印）は保たれている．
FG　：延髄の KB 染色ルーペ像．下オリーブ核の形態は保たれている．迷走神経背側核の高度の変性（矢印）と錐
　　　体変性（矢印）．H：同，下オリーブ核．顕微鏡下では細胞脱落が目立ち変性が高度．KB 染色．
I　：下部頚髄．後索・側索の淡明化・空胞変性．KB 染色．J：第 2 仙髄 Onuf-Mannen 核の変性．KB 染色．

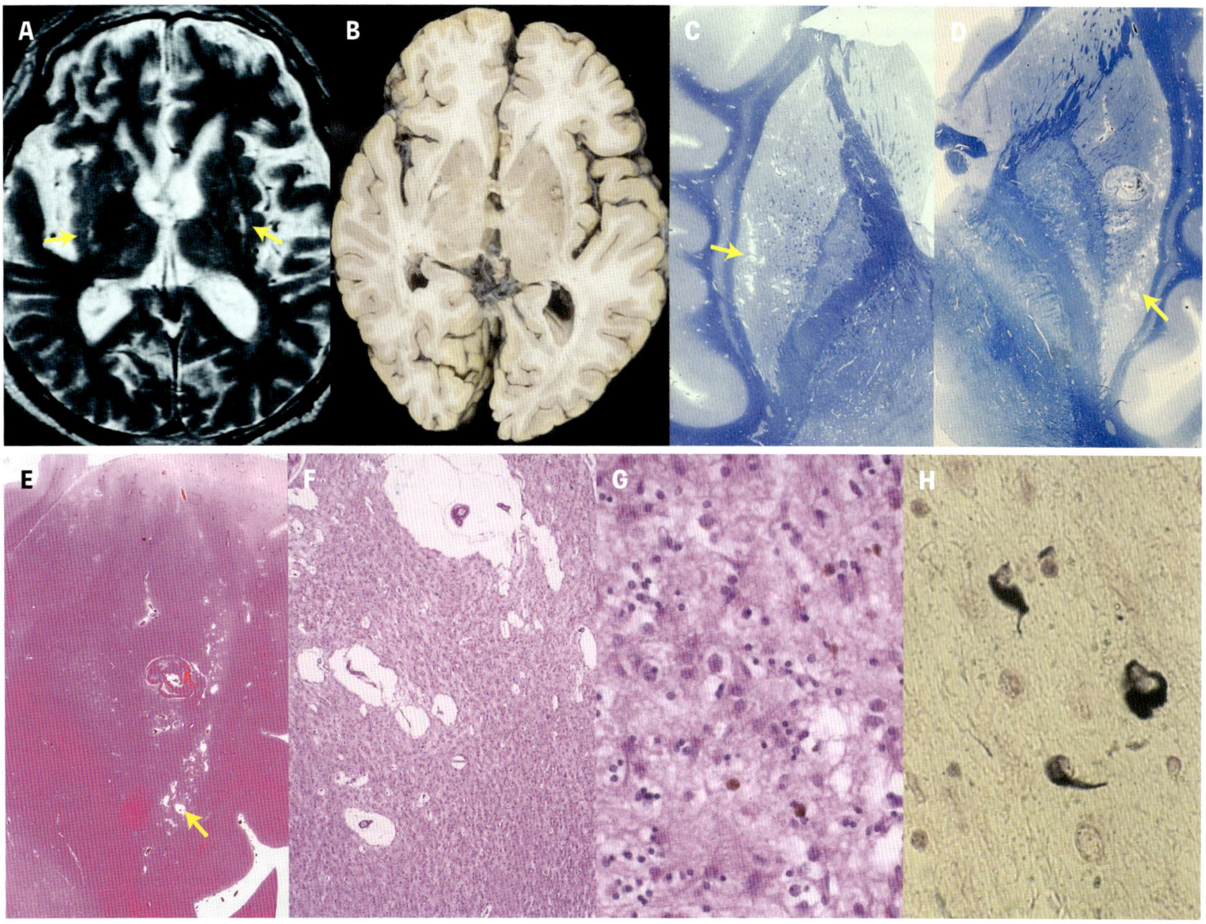

Ｃ 小脳系疾患　　　　　　　１ 多系統萎縮症（Multiple system atrophy；MSA）

図4-24　続き

Ａ ：被殻病変．被殻後部外側のスリット状〜点状の高信号域（矢印）．T2．

Ｂ ：水平断脳割面．

ＣＤ ：対応する脳割面の KB 染色ルーペ像．被殻外側の後方優位の組織粗鬆化（矢印）．

Ｅ ：同，組織粗鬆化（矢印）．HE 染色．

Ｆ ：Ｅの矢印部位拡大．神経細胞消失・グリオーシス・血管周囲腔拡大．血管周囲腔拡大は変性による組織の粗鬆化で二次的に生じたものと推定される．

Ｇ ：Ｆの強拡大．神経細胞消失，基質の海綿状態，グリオーシス．

Ｈ ：内側毛帯にみられた GCI．Gallyas 染色．

Ⅳ 神経変性疾患

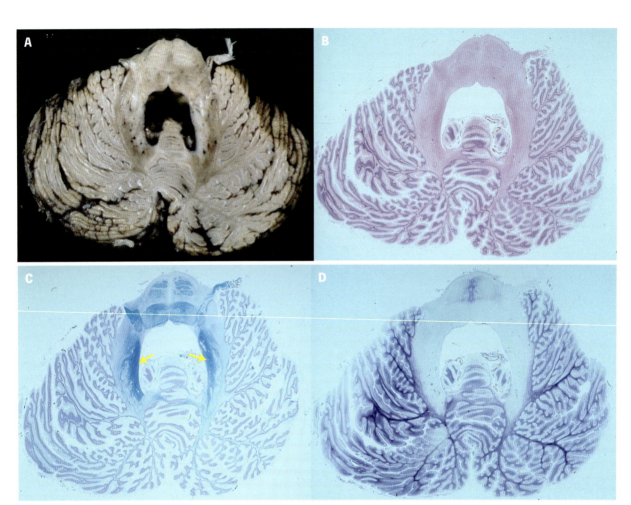

図 4-25　多系統萎縮症（MSA-C）

A-D：図 4-22 〜図 4-24 の症例の類似例．
A：小脳水平断割面．橋・小脳萎縮，歯状核および白質の褐色調の色調変化．
B：同，HE 染色ルーペ像．
C：同，KB 染色ルーペ像．橋底部の縦走線維は保たれるが横走線維の変性・萎縮が著しく，"Hot cross bun sign" に対応する変性を認める．上小脳脚は変性を免れ髄鞘の青色が保たれる（矢印）．
D：同，Holzer 染色ルーペ像．橋底部の縦走線維や小脳白質など髄鞘が失われて青色が消失した部位にグリオーシス（紫色部位）がみられる．

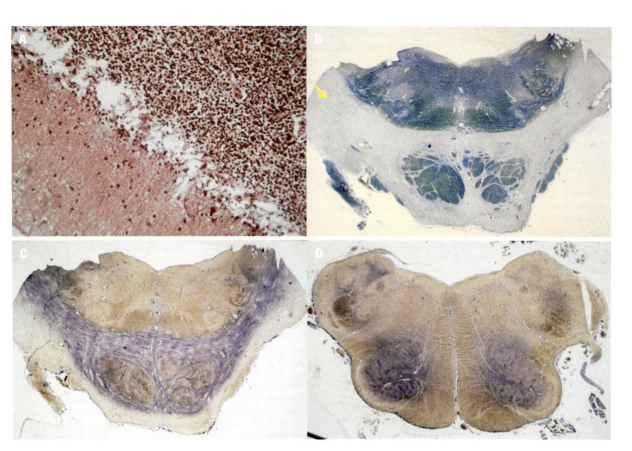

> **図 4-26** 続き
> A：小脳．Purkinje 細胞消失．Bodian 染色．
> B：橋底部．中小脳脚（矢印）・横走線維の著明な変性・脱落．KB 染色．
> C：B の変性部位に一致したグリオーシス．Holzer 染色．
> D：延髄．下オリーブ核のグリオーシス．Holzer 染色．

Ⅳ 神経変性疾患

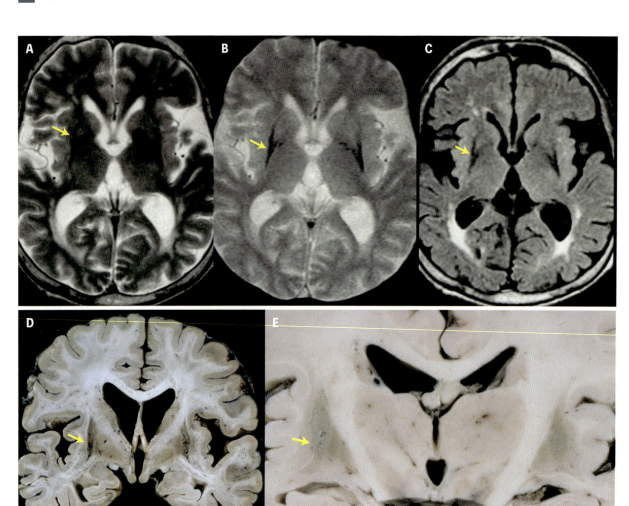

図 4-27 多系統萎縮症（MSA-P）

A-C：67歳女．MSA-Pの被殻病変（矢印）．

A ：T2．

B ：T2*．

C ：FALIR．

DE ：類似2例の冠状断脳割面．被殻の萎縮と褐色調の色調変化（矢印）．高度に障害される被殻外側部は，同じく障害されやすい橋底部腹側正中部とともに運動前野・運動野からの投射部位でもある．

C 小脳系疾患　　　　　1 多系統萎縮症（Multiple system atrophy；MSA）

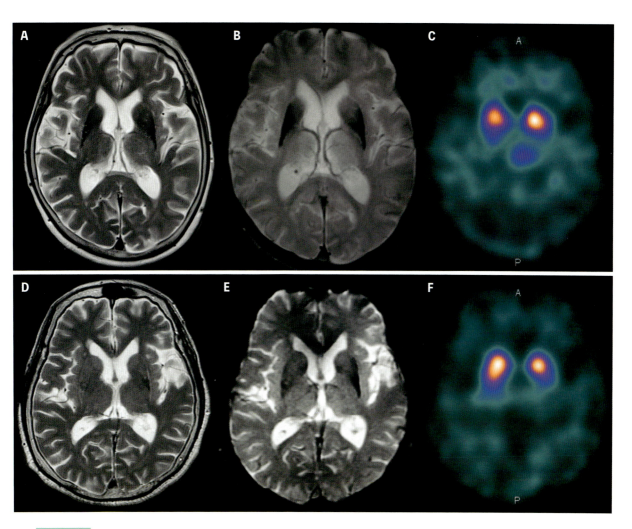

図 4-28　多系統萎縮症（MSA-P）

A-C：73 歳女．発症後 1 年．錐体路徴候・錐体外路徴候あり．
A：T2．
B：T2*．両側線条体の低信号．
C：DAT-SPECT．線条体の取り込み低下．
D-F：72 歳女．発症後 1 年．左右差が強い例．右優位の錐体路徴候・錐体外路徴候・構音障害あり．
D：T2．
E：T2*．
F：DAT-SPECT．何れも異常所見の左右差を示す．

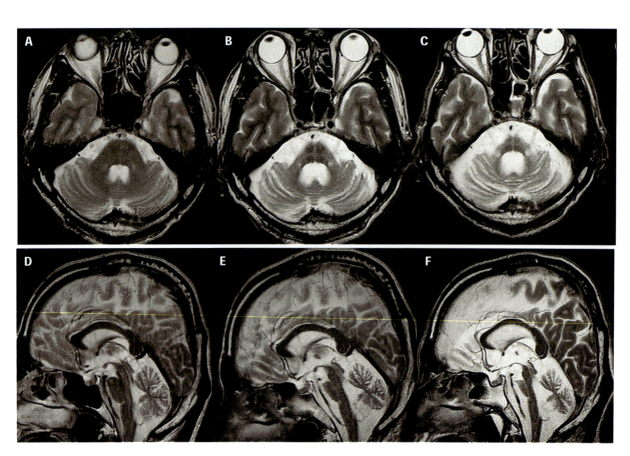

図 4-29 MSA-C の経時的 MRI（AD, BE, CF）．全て T2

初診時 60 歳男．58 歳，動作緩慢，階段昇降困難．60 歳，受診．頭部 MRI・IMP-SPECT 異常なし．
61 歳，両下腿の重さ・冷感，継ぎ足歩行不能．MRI で小脳・脳幹に萎縮を認め，脊髄小脳変性症と診断（AD）．
64 歳，室内伝い歩き・屋外車椅子．MRI で小脳・脳幹萎縮の進行と橋の十字徴候を認め MSA-C と診断（BE）．
66 歳，屋内も車椅子，両上肢に軽度筋強剛．
71 歳，小脳・脳幹萎縮進行（CF）．尿意消失・バルーンカテーテル留置．嚥下障害・体重減少，窒息，誤嚥性肺炎あり．気切・胃瘻造設．経過を通じて起立性低血圧はなし，T2* の線条体異常信号なし．

C 小脳系疾患　　1 多系統萎縮症（Multiple system atrophy；MSA）

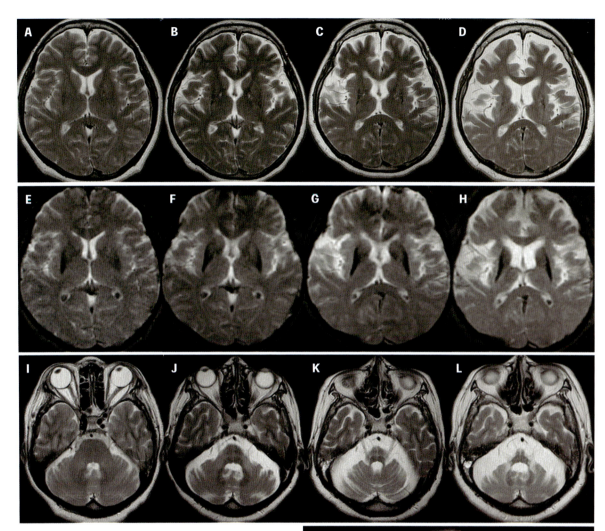

図 4-30

MSA-P の経時的 MRI（AEI，BFJ，CGK，DHL，M）

初診時 52 歳女．上段・下段 T2．中段 T2*．
50 歳，左腰痛・左足挙上困難．
51 歳，左手の振戦．
52 歳，初診，MRI 所見（AEI）より多系統萎縮症（MSA-P）疑い．
53 歳，左足すり足．54 歳，MRI 所見（BFJ）から，MSA-P と診断．
57 歳，胃瘻．
58 歳，気切．小脳・脳幹萎縮の進行に前頭側頭萎縮が加わる（CGK）．誤嚥性肺炎にて入退院を繰り返す．
62 歳，萎縮更に進行（DHL）．
63 歳，CO2 ナルコーシスにより死亡した．小脳・脳幹萎縮と並行して被殻病変の前方への進行，前頭葉萎縮の進行が認められる．
M：62 歳時の T2．運動野皮質の低信号化と皮質下の高信号化（矢印）．UMN の障害，鉄沈着が示唆される．

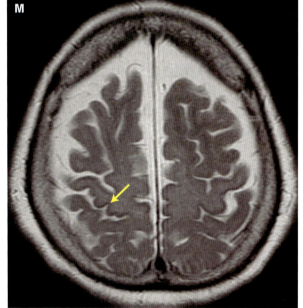

Memo 6

"hot cross bun sign" と "midline linear hyperintensity"

橋の変性を伴う脊髄小脳変性症（MSA, SCA1～3 など）では，橋横走線維の変性が初期で軽い場合，T2, FLAIR 水平断で橋底部の前後に伸びた線状高信号（midline linear hyperintensity）を示す（図A）. MSA，特に MSA-C では橋横走線維の変性が高度にまで進行するので，初期にみられた midline linear hyperintensity に加え横方向の線状高信号が加わって十字型を示すようになる. 橋底部および中小脳脚の萎縮を伴うが，錐体路縦走線維と被蓋部は比較的保存される（図B）. この所見を "hot cross bun sign"，"cross sign" などと称し，MSA，特に MSA-C の診断に有用である.

"bun" は欧米でイースターに食べる十字架デザインのパンのことである（図C）が，わが国ではなじみが少ないことから，"十字徴候" あるいは "cross sign" のほうがわかりやすい.

なお，この徴候は，橋および両側中小脳脚梗塞による橋小脳路の順行性または逆行性（あるいはその両方）によっても生じることがある（葛目大輔，ほか: 臨床神経2024;64:190-193）.

（宇高）

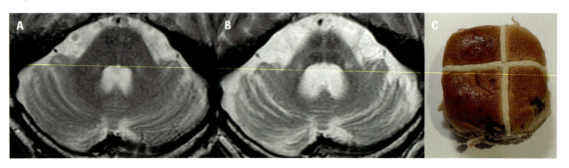

Memo 7

神経変性疾患と排尿障害

排尿機能には神経系が広範に関わっているため，神経疾患では自律神経系の障害の一つとして排尿障害の合併が高率である. 前立腺肥大など下部尿路の障害や加齢の影響も伴っていることも多い（日本排尿機能学会. パーキンソン病における下部尿路機能障害診療ガイドライン: 中外医学社;2017, 榊原隆次編著. 神経因性膀胱ベッドサイドマニュアル改訂第2版:中外医学社;2023）.

1）パーキンソン病（PD），レビー小体型認知症（DLB）：PD では高頻度に排尿障害がみられる. 夜間頻尿が最も多く，ウロダイナミクス検査では過活動膀胱（OAB）を示す. 残尿は少ないが，排出障害を示すものもある. 排尿筋・括約筋協調不全（排尿時に括約筋が弛緩しない；detrusor-sphincter dyssynergia,DSD；主に脳幹排尿中枢以下の障害で認められる）は認めない. 大脳基底核におけるドパミン D1 受容体直接路の機能低下に加え，前頭葉の機能低下も関与していると考えられる. DLB でも同様であるが，PD より高度のことが多い.

2）多系統萎縮症（MSA）：排尿障害は早期から必発で，OAB と残尿が同時にみられ，特に排出症状が重症である. ウロダイナミクス検査で蓄尿期の排尿筋過活動と排尿期の膀胱麻痺（排尿筋低活動）がしばしば同時にみられる（収縮不全型排尿筋過活動；detrusor hyperactivity with impaired contraction, DHIC）. さらに，DSD や，無抑制括約筋弛緩（uninhibited sphincter relaxation, USR；主に大脳半球の障害で認められる）がみられる. 外肛門括約筋電図の神経原性変化は仙髄 Onuf-Mannen 核の変性・脱落による.

3）進行性核上性麻痺（PSP）：排尿障害は高頻度で OAB と排出障害の両者が同時にみられる. DSD や仙髄 Onuf-Mannen 核の変性・脱落による外肛門括約筋筋電図の神経原性変化も MSA と同様である. USR は認めないことが多い.

4）大脳皮質基底核変性症（CBD）：PD や DLB に類似する. OAB，切迫性尿失禁が多い. 括約筋の神経原性変化や DSD，残尿はみられないことが多い.

5）ALS：通常，初期には排尿障害を認めず，Onuf-Mannen の核が保たれることと合致しているが，一部の症例では軽度ながら認められると報告されている.

6）AD：初期には排尿障害を認めない. そのことが血管性認知症やその他の変性疾患と鑑別点でもある. 早期からみられる場合は合併する脳血管障害・前頭葉白質病変や DLB の影響が疑われる. 進行して高度認知症になると記憶障害，失行や失認などのため，機能性尿失禁（排尿の仕方がわからない，不適切な場所での排尿など）がみられる.

（宇高）

C 小脳系疾患　　2 皮質性小脳萎縮症（Cortical cerebellar atrophy；CCA）

2　皮質性小脳萎縮症（Cortical cerebellar atrophy；CCA）

　中年期以降に発症する非遺伝性の脊髄小脳変性症であり，緩徐進行性であるが MSA とは異なり，全経過を通じて小脳症候のみを示す．病理像も肉眼的には小脳萎縮，組織所見は Purkinje 細胞と下オリーブ核神経細胞の変性・脱落を示す．橋横走線維の変性や橋底部萎縮は認めない．MRI は病理像を反映し小脳萎縮を認めるが，MSA とは対照的に小脳虫部により強く，特に虫部上面に強調される萎縮が特徴である（図 4-31，図 4-32）．

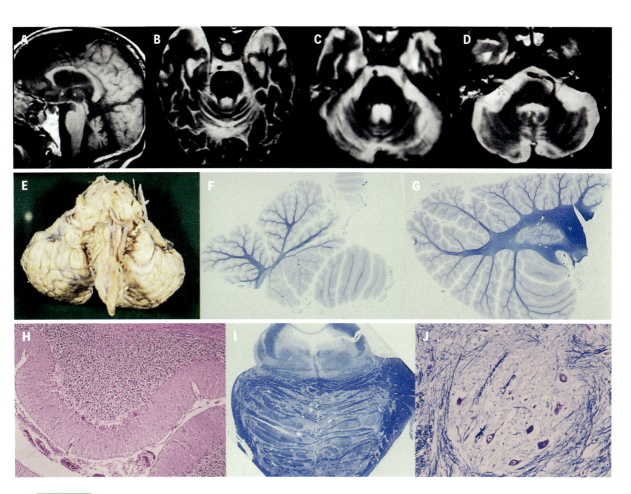

図 4-31　小脳皮質萎縮症（Cortical cerebellar atrophy；CCA）の MRI と病理

A-J：死亡時 84 歳女．57 歳，書字障害で初発．59 歳より構音障害と歩行時のふらつきが出現，晩発性小脳皮質萎縮症と診断．82 歳入院時，両上肢に振戦様の不随意運動，腱反射は上肢正常・下肢消失，四肢の小脳性運動失調著明，起立・歩行不能，認知症なし．84 歳，肺炎にて死亡．
A：T1．B-D：T2．小脳虫部・半球に萎縮．脳幹萎縮なし．
E：小脳・脳幹外観．小脳は小さくなっているが橋底部は保たれる．
F：小脳虫部萎縮．G：小脳半球萎縮．何れも KB 染色．H：小脳虫部．プルキンエ細胞減少．HE 染色．
I：脳幹萎縮なし．KB 染色．
J：Onuf-Mannen 核は正常．KB 染色．

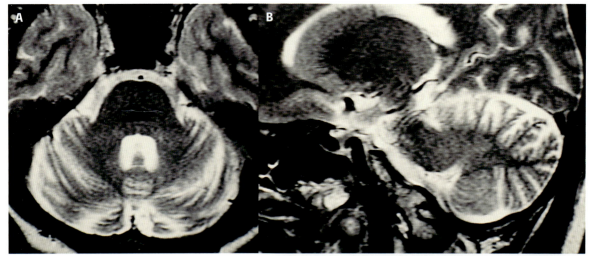
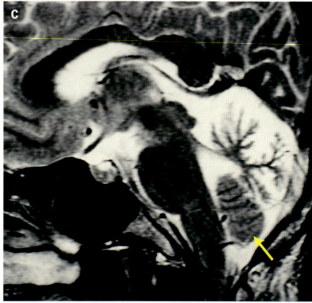
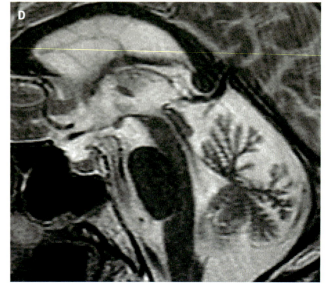

図 4-32　小脳皮質萎縮症 MRI 2 例

A-C：類似例．小脳虫部および半球の上面に萎縮が強い．小脳扁桃は保たれている（矢印）．橋萎縮なし．
D：別の類似例．中脳も保たれている．何れも T2．

3 遺伝性脊髄小脳変性症

わが国の脊髄小脳変性症の約3割が遺伝性で，その大部分は顕性遺伝性である．遺伝子変異により数十種類の型が判明しているが，日本人に多いのは，SCA3，SCA6，SCA31，DRPLAで，何れも顕性遺伝性である．家族歴が明らかでないSCDでも遺伝子検査により遺伝性と判明する例が少なくない[26]．

SCA3（Machado-Joseph病）は第14染色体のATXN3遺伝子変異によるポリグルタミン病（CAGリピート病）で，"びっくり眼"で知られている[27]．臨床型は多様であり，若年型は20代で発症，錐体路症候やジストニアを呈し，成年型は20〜40代で発症，錐体路症候，運動失調，眼振を主に示す．高齢型は40代以降の発症で，運動失調，末梢神経障害等を示す．病変部位は小脳求心系と遠心系の両者で，小脳皮質や下オリーブ核病変は殆どなく，小脳歯状核，赤核，淡蒼球内節，視床下核，黒質，脊髄前角・後索などが広範に障害される．MRIでは小脳・脳幹萎縮，第四脳室拡大を示す（図4-33）．

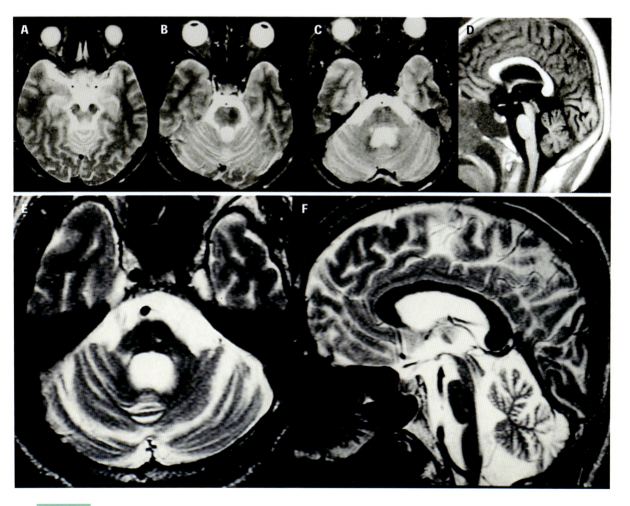

図 4-33 SCA3（Machado-Joseph病）2例
A-D：33歳女．比較的早期．EF：53歳男．晩期の例．小脳と脳幹全体の萎縮が著しい．DのみT1，他はT2．

IV 神経変性疾患

　DRPLAは第12番染色体のATN1（DRPLA）遺伝子変異によるポリグルタミン病で、小児発症では進行性ミオクローヌスてんかんと精神発達遅滞が、成人発症では運動失調、舞踏病・アテトーゼ、認知症が主症状である。MRIでは小脳萎縮に加え、脳幹全体が萎縮している（**図4-34**）。経過の長い成人発症例ではしばしば大脳白質に、び漫性T2・FLAIR高信号域を示す（**図4-35**）。

　SCA6は第19番染色体のCACNA1Aの変異で生じるポリグルタミン病で、成人発症の緩徐進行性小脳性運動失調、構音障害、眼振などを示す。約半数で腱反射が亢進する。病変は小脳皮質にほぼ限局し、画像では孤発性のCCAと同様、小脳虫部の上部に強い萎縮、小脳半球上部優位の萎縮がみられる。

　以上の主要な小脳変性症関連疾患はマクロ病理と低倍率の顕微鏡所見により鑑別をすることが可能である（**表4-1**）。

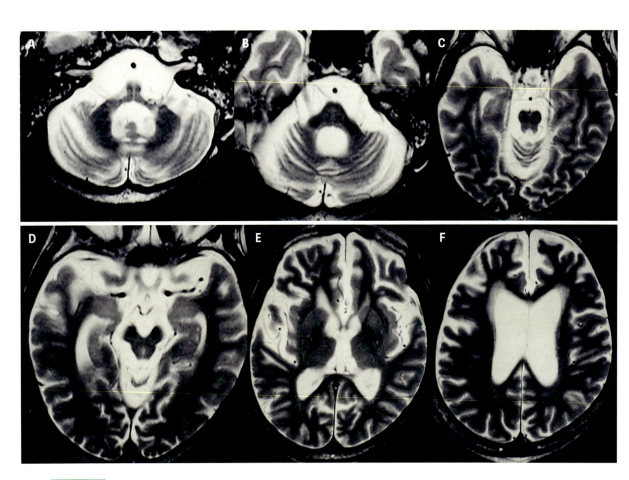

図4-34　DRPLA
32歳女。若年型。20歳未満で初発。小脳・脳幹の著しい萎縮に加え、前頭葉にも萎縮がみられる。T2.

C 小脳系疾患　　　3 遺伝性脊髄小脳変性症

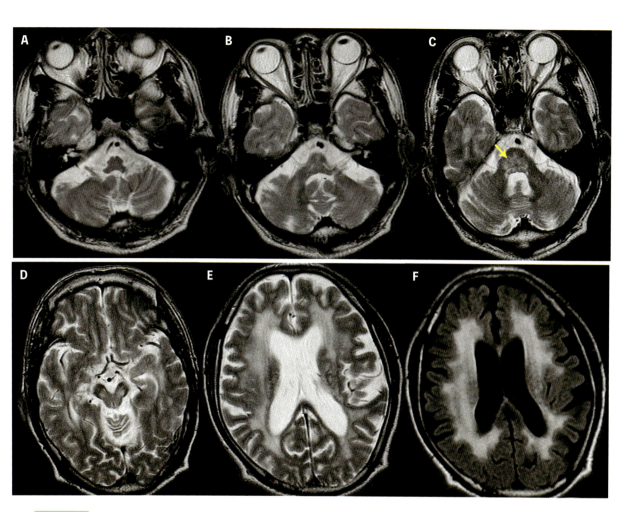

図 4-35　DRPLA

58歳男．成人発症型．十数年前から歩行時のふらつきを自覚，転倒歴あり．構音障害，小脳性運動失調，錐体路徴候，錐体外路徴候を認め，下肢末梢で振動覚低下，認知機能低下（HDS-R18点）．弟が17歳発症の小脳性運動失調とてんかんで加療中，その子供2人が小児期発症の運動失調とてんかんで，現在は寝たきり・経管栄養施行中とのことで家族歴が判明．

A-E：小脳・脳幹の萎縮，橋底部の高信号域（矢印）に加え，大脳白質のび漫性高信号域を示す．T2．
F　：同，FLAIR．

表 4-1　主な小脳変性症関連疾患の病変分布の要点

マクロおよび低倍率の顕微鏡所見が鑑別診断に有用である．

疾患	小脳	オリーブ・橋・小脳	歯状核・淡蒼球・ルイ体	脊髄小脳路
SCA6	＋＋	－	－	－
MSA	＋＋	＋＋	－	－
SCA2	＋＋	＋＋	－	－
SCA1	＋	＋	＋（淡蒼球外節）	＋
SCA3	＋	橋	＋＋（淡蒼球内節）	＋＋
DRPLA	＋	橋	＋＋（淡蒼球外節）	－
PSP	－	橋	＋＋（淡蒼球内節）	－

（Iwabuchi K et al. Neuropathology 2022; 42:379-393 より改変作成）．

　遺伝性（家族性）痙性対麻痺も脊髄小脳変性症に分類される．緩徐進行性の両下肢痙縮と筋力低下を主徴とする遺伝性疾患で，臨床的・遺伝子的に多様な疾患群である．原因遺伝子は SPG に番号を付けて 2023 年 2 月末の段階で SPG88 までの遺伝子が登録されている．そのうち常染色体顕性では spastin 遺伝子変異による痙性対麻痺 4 型（spastic paraplegia type 4：SPG4）が最も多い．また，常染色体潜性遺伝例の中で最も多いのは paraplegin 遺伝子変異による SPG11 で，菲薄化した脳梁を伴う複合型家族性痙性対麻痺として知られている（**図 4-36**）．

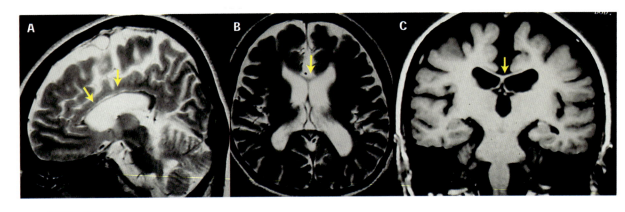

図 4-36　脳梁菲薄化を伴う家族性痙性対麻痺

死亡時 48 歳女．常染色体潜性遺伝の家族歴あり．小学校高学年まで発達正常．中学 1 年頃，靴が爪先からよく擦り減ることに気付く．痙性歩行が出現し，高校 3 年頃には自力歩行困難．20 歳頃から車椅子．認知機能低下，下肢遠位筋力低下が著明，両下肢腱反射著明亢進，両側病的反射陽性，クローヌスあり．知覚異常なし．Scissors gait が目立つ．介助で歩行可能．SPG11 遺伝子変異を確認．ALS と同様の末梢運動神経軸索障害・呼吸筋麻痺の合併により 2 型呼吸不全により死亡．
AB ：前頭葉優位の脳萎縮，脳梁前 2/3 の著明な非薄化（矢印）．小脳虫部・橋も軽度萎縮．T2．
C ：T1．脳梁の著明な非薄化（矢印）．脊髄萎縮はなかった．

> **Memo 8**
> 小脳障害の多様性

　小脳を侵す代表疾患は梗塞・出血と変性疾患であるが，中毒や代謝性疾患でも小脳は障害されやすく，特にPurkinje細胞はこれらに脆弱である．

　長期間のアルコール多量摂取，重金属（鉛，マンガン，有機水銀など），様々な化学物質（青酸，DDT，Ethyl acetate, Trichlorethylene, 四塩化炭素），薬物（フェニトインなど），低酸素性虚血性脳症，熱中症，悪性過高熱などが原因として知られている．感染症（結核，梅毒，マラリア，百日咳，ウイルス性疾患など）も原因となるが，その一部には高熱が関与している可能性がある．図は腸チフス罹患により高熱が続いた後に後遺症として小脳萎縮を呈した症例である（井上治久，西中和人，漆谷真，宇高不可思，亀山正邦：臨床神経 1995;35:1151-54）．

　免疫機序による小脳障害としては亜急性ないし慢性の自己免疫性小脳失調症がある．傍腫瘍性小脳変性症，小児に多いウイルス感染後小脳炎のほか，グルテン失調症（抗グリアジン抗体陽性小脳失調症），Ⅰ型糖尿病やStiff-person症候群を合併することのある抗GAD抗体関連小脳失調症，最近報告されたSez612抗体陽性自己免疫性小脳失調症などがある（Mitoma H:BRAIN and NERVE 2021;73:611-619, Abe M,et al:J Neurol Neurosurg Psychiatry 2023;94:667-668）．自己免疫性小脳失調症の病型，免疫機序，免疫療法への反応性は多様であり，早期発見，早期治療介入の効果が期待される．

　　　　　　　　　　　　　　　　　　（宇高）

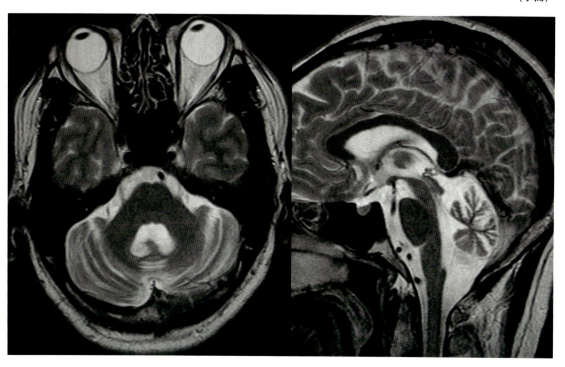

IV 神経変性疾患

D その他の変性疾患

1 神経軸索スフェロイドを伴う遺伝性び漫性白質脳症

　神経軸索スフェロイドを伴う遺伝性び漫性白質脳症（hereditary diffuse leukoencephalopathy with spheroids；HDLS）は中枢神経の白質病変をきたす常染色体顕性遺伝性疾患で，CSF-1R 遺伝子変異によるミクログリアの機能異常が原因と推定されている．症候は多彩で，進行性の認知機能障害・精神症状，運動機能障害が含まれるが，疾患特異的な症候はなく，成人発症の多くの白質脳症や認知症疾患が鑑別対象になる．病理学的には前頭葉優位の白質変性・脳梁萎縮，白質に神経軸索が腫大したスフェロイド，脂肪顆粒細胞が認められる．

　MRI では両側性の白質病変，脳梁菲薄化（**図 4-37**），DWI で白質の一部に持続する高信号病変を呈する例がある．通常，U-fiber は保たれ，造影効果はない．CT で白質の点状あるいは数珠状の微小石灰化を両側に認めることが多い（**図 4-37CD**）．

D その他の変性疾患　　1 神経軸索スフェロイドを伴う遺伝性び漫性白質脳症

図4-37
神経軸索スフェロイドを伴う遺伝性び漫性白質脳症

診断時66歳女．58歳，思い通りに手足が動かしにくくなる．62歳，四肢運動障害で階段昇降など日常生活に支障を自覚．66歳時，軽度の認知機能低下と脳梁離断症候を認めた．家族歴があり遺伝子検査で診断が確定．

- AB：60歳時のT2，FLAIR．脳萎縮や白質病変は目立たないが，脳梁の変性を認める（矢印）．
- CD：63歳時のCT．白質の微小石灰化．
- EF：同，63歳時の矢状断T2，FLAIR．脳梁変性（矢印）．
- G：66歳時のT2．
- H：70歳時のT2．Gに比べて白質病変・脳室拡大が進行．本例は病変が後方優位であること，進行が緩徐であることが既報告例と異なっていた．

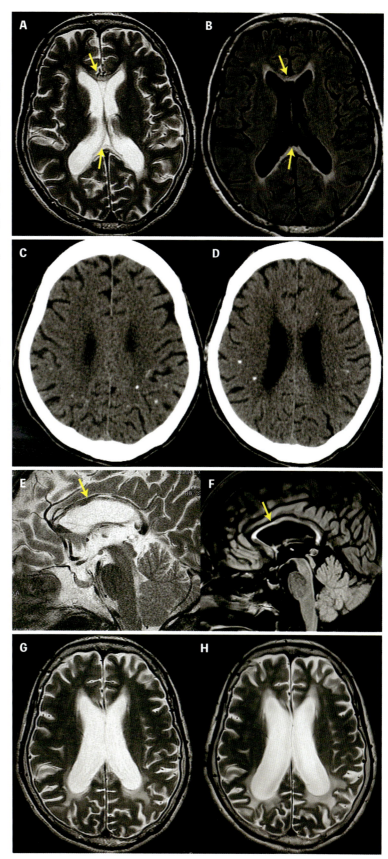

2 神経核内封入体病

　神経核内封入体病（neuronal intranuclear inclusion disease；NIID）はエオジン好性核内封入体病（Neuronal Intranuclear Hyaline Inclusion Disease；NIHID）とも称される．近年まで剖検により診断されていたが，2011年に皮膚生検が診断に有効と報告された後，症例数が増加し，2019年にはNOTCH2NLC遺伝子上のGGCリピート配列の延長が原因であると同定され，遺伝子診断も可能となった[28]．症候は，認知機能障害，痙攣，小脳性運動失調，パーキンソン症候，自律神経障害など多彩で，皮膚生検でエクリン汗腺終末細胞，線維芽細胞，脂肪細胞，平滑筋細胞の核内にエオジン好性円形の核内封入体を確認することで診断が確定する．脳病理像は神経細胞・グリア細胞核内のエオジン好性封入体を伴う神経脱落が特徴で，中枢神経系に広範に分布し，神経変性は小脳，錐体外路系，自律神経系でも認められる．大脳白質の髄鞘脱落，皮質直下の皮髄境界に強調される海綿状変化に対応し，MRI画像では，DWIで皮質直下のU-fiberに沿った高信号域が特徴的である．小脳・中小脳脚，脳幹にもT2高信号域を認めることがある（図4-38）．

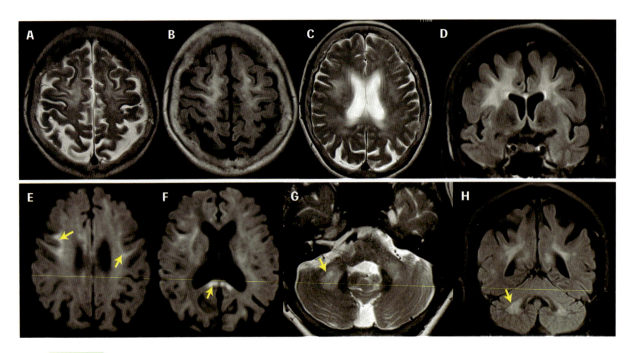

図4-38　神経核内封入体病

65歳女．1年前から自転車で転倒しやすく，軽い構音・嚥下障害が出現し初診．左手の巧緻運動障害，左下肢の筋力低下，両下肢振動覚低下，両下肢腱反射消失を認めた．電気生理検査で軸索障害優位の運動・感覚性ニューロパチーの所見であり，皮膚生検で深部汗腺にp62抗体陽性の核内封入体を認め診断が確定した．
A-D：大脳白質病変，脳梁萎縮．ACはT2，BDはFALIR．
EF：DWI．U-fiberに沿うように高信号域を認め特徴的な所見である（矢印）．脳梁も高信号を示す（矢印）．
G　：T2．小脳白質〜両側中小脳脚の高信号（矢印）．
H　：FLAIR．小脳白質病変（矢印）．

文献

1) 阿部康二. 臨床神経学 2018; 58: 141-165.

2) 吉田眞理. BRAIN and NERVE 2019; 71: 1152-1168.

3) 園生雅弘. 脊髄外科 2011; 25: 234-241.

4) Spillane JA and Spillane JD. An Atlas of Clinical Neurology. Oxford Univ Press. 1983.

5) Vucic S, Kiernan MC. J Neurol Neurosurg Psychiatry 2007; 78: 849–852.

6) Kuncl RW, Cornblath DR, Griffin JW. Muscle Nerve 1988; 11: 484-492.

7) 岩田 誠. 自律神経 2022; 59: 172-177.

8) Udaka F, Kameyama M, Tomonaga M. Acta Neuropathol 1986; 70: 289-295.

9) Hirayama K, Tsubaki T, Toyokura Y, et al. Neurology 1962; 12: 337-342.

10) Yagishita A, Nakano I, Oda M, et al. Radiology 1994; 191: 455-460.

11) Udaka F, Sawada H, Kameyama M, et al. Neuroradiology 1992; 34: 389-393.

12) Mori H, Yagishita A, Takeda T, et al. AJNR Am J Neuroradiol 2007; 28: 1511-1516.

13) Tan CF, Kakita A, Piao YS, et al. Acta Neuropathol 2003; 105: 615-620.

14) Oishi N, Udaka F, Kameyama M, et al. Neurology 2005; 65: 1708-1715.

15) Matsui H, Udaka F, et al. Movement Disorders 2006; 21: 2140-2144.

16) Lee MJ, Kim SL, Lyoo CH, et al. J Parkinsons Dis 2014; 4: 421-430.

17) 向井洋平, 髙橋祐二, 村田美穂. 臨床神経学 2018; 58: 549-555.

18) Williams DR, Lees AJ. Lancet Neurol 2009; 8: 270-279.

19) Kanazawa M, Shimohata T, Toyoshima Y, et al. Mov Disord 2009; 24: 1312-1318.

20) Oba H, Yagishita A, Terada H, et al. Neurology 2005; 64: 2050-2055.

21) Matsumoto S, Udaka F, Kameyama M, et al. Clin Neuropathol 1996; 15: 209-214.

22) Gray F, et al. Escourolle & Poirier Manual of Basic Neuropathology. 村山繁雄 監訳. 西村書店, 2009. p172.

23) Kitayama M, Wada-Isoe K, Irizawa Y, et al. Eur J Neurol 2009; 16: 589-594.

24) 渡辺宏久, 陸 雄一, 中村友彦, 他. 臨床神経学 2016; 56: 457-464.

25) 吉田眞理. 自律神経 2015; 52: 50-55.

26) Yoshida K, Kuwabara S, Nakamura K, et al. J Neurol Sci 2018; 384: 30-35.

27) Kawaguchi Y, Nishimura M, Akiguchi I, Kakizuka A, et al. Nat Genet 1994; 8: 221-228.

28) Sone J, Mitsuhashi S, Fujita A, et al. Nat Genet. 2019; 51: 1215-1221.

Ⅳ 神経変性疾患

Memo 9
神経変性疾患と突然死

自律神経系は生命神経系とも呼ばれ，生命維持を支えるための神経系であり，万一その働きを失えば生命にかかわる重要な系であるが，潜在する異常があっても普段は臨床症状としては現れにくい．

突然死といえば循環器系疾患や脳血管障害などの急性疾患に目を奪われがちであるが，徐々に進行する神経変性疾患においても自律神経障害による生体のホメオスターシス機能低下が突然死の背景となることに留意する必要がある．

1 多系統萎縮症 (MSA)

突然死が最も多い変性疾患である．MSA-P，MSA-C，non-motor MSA（Shy-Drager 症候群）の何れでも，最終的には中枢・末梢の自律神経系が広範に障害され様々な全身性の自律神経症候，多様な呼吸障害などを呈する．死因の大部分は夜間の突然死であり，自律神経症候の早期出現例では予後が悪い（Tada M, et al: Arch Neurol 2007;64:256-260）．Non-moter MSA で最も生存期間が短く突然死も多い（Riku Y, et al: J Neurol 2017;264:2249-2257）．

声帯外転麻痺や咽喉頭運動異常による上気道の窒息が突然死の原因と考えられてきたが，気管切開や NPPV でも予防できない例もあり，延髄呼吸中枢の機能低下による睡眠時無呼吸で夜間の低酸素血症から致死的不整脈を生じるなど，心血管系の障害も関与している可能性がある（Shimohata T, et al: Parkinsonism Relat Disord 2016;30:1-6）．本症では延髄の pre Bötzinger coplex や縫線核などの呼吸の化学調節機能に関係する核の変性が認められ，DLB よりも高度であり（Presti MF, et al: Sleep 2014;37:373-378），突然死した non-moter MSA の延髄セロトニンニューロンの選択的かつ高度な脱落（Riku Y, et al: J Neurol 2017;264:2249-2257）が報告されている．

2 パーキンソン病 (PD)

PD では交感神経系の障害が早期から認められ，MIBG 心筋シンチグラフィーで心臓交感神経系の脱神経所見として診断に活用されている．進行期には広範囲に自律神経（特に交感神経系）が障害され，様々な自律神経症候が生じる．血圧に関しては，血圧の著明な変動，起立性低血圧，臥位高血圧，食後低血圧などが生じやすい．中高年者において，起立性低血圧は，めまい，立ち眩み，失神，転倒などの危険因子であるとともに，生命予後にも関係しており（Rose KM, et al: Circulation 2006;114:630-636, Luukinen H, et al: Arch Intern Med 1999;159:273-280, Masaki KH, et al: Circulation 1998;98:2290-2295），本症における突然死の要因の一つである可能性がある．また，臥位高血圧は通常無症状であるが，心・腎・血管に負担がかかり，脳出血の危険がある．食後低血圧は食事中・食後のめまい，意識混濁，誤嚥の危険がある．

本症では心電図の QTc が有意に延長し，重症度や自律神経障害と関係している（石崎文子，ほか：脳と神経 1996;48:443-448）．原因不明の突然死が 7.8~25% と稀ではなく（久野貞子：厚生省特定疾患調査研究報告書1993, P44, Sato K, et al: Mov Disord 2006;21:1384-1395, Matsumoto H, et al: J Neurol Sci 2014;343:149-152），自律神経障害も関与している可能性が高い．313 名（平均罹病期間 7.9 年）をレトロスペクティブに平均 1753 日間観察し生存分析を行った結果，観察期間中 56 名が死亡し，死因は肺炎（40.4%），突然死（19.3%），癌（10.5%），窒息（5.3%）であった．突然死を含む PD 関連死は罹病期間，重症度，CRP 高値，血清アルブミン低値と有意に相関したことから，罹病期間に伴って潜在的に進行する慢性炎症や自律神経障害が突然死のリスクになっている可能性が示唆される（Sawada H, et al: PLoS One. 2015; 10(7): e0134118.）．

3 レビー小体型認知症 (DLB)

DLB でも進行期の PD と同様，交感神経の障害による起立性低血圧，臥位高血圧，血圧変動などが高率にみられ，予後はアルツハイマー型認知症よりも悪い．死因は肺炎が多く，突然死も稀でない．39 例の死因分析で，53.8% が肺炎，突然死は 10.3% との報告（Manabe T, et al: Intern Med 2016;55:2771-2776）がある．本症では，高炭酸ガス血症に対する換気応答の低下がみられ呼吸化学調節機能の障害が示唆される．障害は早期から出現し，炭酸ガス上昇に伴う呼吸困難感が消失している（Mizukami K, et al: Ann Neurol 2009;65:614-617, 水上勝義：自律神経2017;54:9-12）．血中 CO_2 濃度が増加しても正常なら生じるはずの換気量の増加が生じないため，睡眠時無呼吸や肺炎などの際に呼吸機能低下から容易に呼吸不全や突然死に至る危険がある．CO_2 濃度のセンサーは延髄の中枢化学受容野にあり，延髄の pre Bötzinger coplex や縫線核などの呼吸の化学調節機能に関係する核の変性との関連が指摘されてい

る(Presti MF, et al: Sleep 2014;37:373-378, Benarrocch EE, et al: Brain 2005;128:338-344).

4 筋萎縮性側索硬化症 (ALS)

ALSで呼吸筋麻痺が生じても人工呼吸器により長期生存が可能であるが，人工呼吸器管理下でも心停止により突然死する例があり，ciculatory collapseとの関連が報告されている(Shimizu T, et al: J Neurol Sci 1994;124:45-55)．突然死は呼吸器装着例に限らない．302例の死因の77%は呼吸不全で，0.7%は突然死であったとの報告がある(Gil J, et al: Eur J Neurol 2008;15:1245-1251).

臨床症状としては目立たないが，検査で自律神経異常が認められる．呼吸器を装着していない例でもQTcの延長や血圧と心拍数の相関が消失する傾向がみられる(Murata Y, et al: Acta Neurol Scand 1997;96:118-122)．

132例で自律神経機能を検討した結果，1/3で自律神経症状があり，最も多いのは尿意切迫感と便秘であった．複合自律神経重症度スコアの上昇は75%に見られ，軽度が85%，中等度が15%であった．Valsalva法，定量的軸索反射性発汗検査，呼吸性心拍変動，Tilt up試験による自律神経機能等の検討では，50%で心血管系副交感神経障害（呼吸性心拍低下など），46%でコリン作動性交感神経障害（遠位部の発汗低下など），14%でノルアドレナリン作動性交感神経障害（血圧変動など）を認めた．複合自律神経重症度スコアは，上位運動ニューロン障害優位型で有意に高かった(Piccone EA, et al: Muscle Nerve 2015;51:676-679)．これらの結果からも突然死の多くは交感神経系の障害による心臓死が原因と推測される．

人工呼吸器を使用しなかった本症25剖検例で終末期の経時的臨床像と死因を調査した結果，病初期および終末期の心電図が確認できた12例中2例は突然の心停止例であった．全例で発症時および終末期のQTcの延長を認め，突然の心停止例において顕著であった．第2胸髄の連続切片による両側脊髄中間外側核（intermediolateral nuclei; IML）の神経細胞数カウントでは，細胞変性および細胞数の低下が認められた（図A，B）(Asai H, Hirano M, Udaka F, et al: J Neurol Sci 2007;254:78-83)．

35例で心エコーと心MRIを行った研究では，心筋の筋量減少，左右心室の駆出量減少がみられ，造影MRIで23.5%（正常対照群は9.1%）に心筋の線維化所見を認めた．Holter心電図やtroponin Tは全例正常であった(Rosenbohm A, et al: Front Neurol 2017 Sep27;8:479.doi:10.3389/fneur.2017.00479)．機序は不明であるが，心臓交感神経の脱神経が心筋の異常に関係している可能性があり，中枢の責任病巣に関しても，胸髄病変に加え，TDP43の蓄積がみられる扁桃体や視床下部の障害が関連している可能性もある(Cykowski MD, et al: Acta Neuropathol Commun. 2014 Dec 24:2:171. doi: 10.1186/s40478-014-0171-1)．ALSにおいても自律神経障害が存在し，生命予後に関連しうることは重要である．

(宇高)

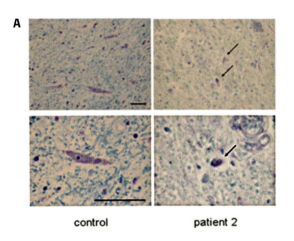 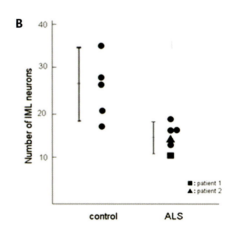

A：脊髄中間外側核の顕微鏡写真．ALS患者(patient 2)では対照に比べて細胞数の減少および残存細胞の萎縮所見が見られる．
B：ALS6例と対照群における脊髄中間外側核細胞数の計測結果．ALSでは有意に細胞数が減少している．Patient 1とPatient 2は急性心停止を呈した．

Memo 10
Selective vulnerability と発生学的視点

　Selective vulnerability（選択的脆弱性）は循環障害，変性疾患の何れにもみられ，マクロでの特定部位，組織，細胞の各レベルで認められる．背景には，細胞のサイズ，軸索・樹状突起の広がり，代謝特性，神経伝達物質，生化学的および電気生理学的特性，細胞構築，血管構築など様々な要因の関与が想定され，詳細はわかっていないが，今後，分子や遺伝子のレベルでの解明が期待される．

　先天奇形や脳腫瘍の分類に際しては発生学・比較解剖学的視点が有用であるが，この視点は神経疾患における病変分布の法則性，Selective vulnerability の理解にも役立つ．

　有名な古典的法則として，"個体発生は系統発生を繰り返す"（Heckel の反復説）があり，神経系に関しては，"神経機能頭端移動の法則；Gesetz der kranialen Wanderung von nervösen Funktionen (Herrick)"や，類義の"終脳化；Telencephalization"がある．進化とともに高等になるにつれて終脳の拡大と機能分化が起こるが脳幹の変化は少なく，あとで発達した上位中枢が下位・尾方にあった中枢の機能を肩代わりするという原則である．

　John Hughlings Jackson によれば，"神経系の機能は進化（evolution）の過程において階層体制（hierarchy）を形成しており，高次階層はそれ自身に固有の機能とともに，低次階層を統制・制御する機能を備えている．神経系の疾患はこの進化の過程の逆行であり，この逆行を機能解体（dissolution）という．

ある階層の機能解体にはそれ自身に固有の症状（陰性要素，陰性症状）とともに，それ自体は健康な低次階層の機能の解放としての症状（陽性現象，陽性症状）を伴う"という（Jackson JH："神経系の進化と解体に関するクローン講義"（1927）秋本治留夫訳「神経系の進化と解体」創造出版，p75，2000）．

　このような考えにより，一般に系統・個体発生的に遅く完成するものほど高次の機能を有し，variation が多く，脆弱であることや，多くの精神症候，原始反射・病的反射などの神経症候の出現を容易に理解できる．

1　ヒト脳の構造・機能と主要な脳障害の分布に関する考え方

　ヒト脳の構造は複雑きわまりないが，最も単純には，大脳は中心溝を挟んで前部と後部に分かれ，感覚系などの入力は後部に入って情報処理を受け，前部より運動系の出力がなされるという構造を示す．

　亀山は，ヒト脳の構造を3層の同心円構造として理解すべきとした（図1）．個体および系統発生学的に最も古い構造である中心層（自律神経中枢・視床下部），その次に古い中間層（辺縁系），最も新しい表層（新皮質・皮質下構造・伝導路）に分けてみると，血管性障害が primary に侵されるのは新皮質系であり，アルツハイマー病で primary に侵されるのは辺縁系である．自律系が primary に侵される疾患は稀であるが，疾患が重症化するにつれて，外のものは中へ，中間部のものは外と中へ進行する．また，深部のものは中間部へと進行する傾向がある．中枢神経系の中心に自律神経・内分泌系があるとの考えである（亀山正邦，ほか：神経内科 1983;19:211-220）．

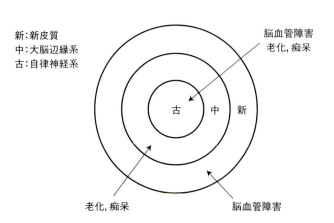

図1　脳の構造（発生学的な新旧）と病変
（亀山正邦，ほか：神経内科1983;19:211-220より転載）

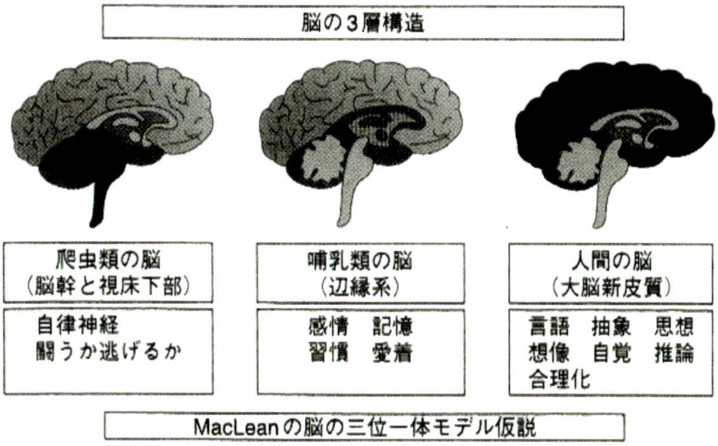

図2　脳の三位一体モデル仮説

（黒岩義之,ほか: 脳神経内科2022;96:637-647より転載）

Paul Donald Maclean（1913-2007）は，脊椎動物脳が，「爬虫類脳⇒旧哺乳類脳⇒新哺乳類脳」と，古い脳の上に新しい脳が付加されつつ進化したという系統発生学的理論に基づき，ヒトの脳が爬虫類脳（脳幹・視床下部；自律神経・戦うか逃げるか），哺乳類脳（辺縁系；感情・記憶・習慣・愛着），人間の脳（大脳新皮質；言語・抽象・思想・想像・自覚・推論・合理化）の3つの脳から作られているという，"脳の三位一体モデル仮説"でヒト脳の構造と行動様式を説明した（**図2**）．この観点から黒岩らは"視床下部症候群（脳室周囲器官制御破綻症候群）"を提唱している（黒岩義之,ほか: 脳神経内科2022;96:637-647, 自律神経2019;56:185-202）．

2　発生学的見地からみた主な神経疾患における Selective vulnerability

1）アルツハイマー病（AD）

ADにおける症状進行は乳幼児の発達過程を大まかに逆行するという観察結果があり，Reisbergらは，この"retrogenesis model"（退行現象モデル）により，ADの重症度分類（Functional assessment；FAST）を提唱した（Reisberg B: Geriatrics 41:30-46,1986, Reisberg B,et al: International Psychogeriatrics 1999;11:7-23）．

病理学的にも，ADの進行過程（Braak stage）は遺伝的に定められた大脳皮質の髄鞘形成の順序と概ね逆に病変が進行する．系統発生・個体発生的に新しい皮質高次連合野は可塑性に富み統合的情報処理を担うが，神経原線維変化形成や神経細胞死の過程には脆弱であるためと推測される．髄鞘形成が早く生下時既に生じている運動・感覚・視覚の一次中枢（primary cortex）は晩期まで保たれる．

2）脳血管障害・血管性認知症

進化による大脳の巨大化に伴い血管支配も長大で複雑になる．線条体や深部白質は皮質枝（主幹動脈）から急角度で分枝した穿通枝（小血管）で灌流されるが，これらの動脈にはネットワーク機能が不十分なため末梢に行くほど虚血に脆弱となる．加齢と動脈硬化により，系統発生的に新しく灌流の最も遠位に位置する前頭葉白質の虚血が生じやすく，血管性認知症の原因になる．系統発生的に古い脊髄の血管障害は稀である．

先に述べた亀山の"3層の同心円構造"説では，血管障害は表層部に多発し，加齢変化は中間層に強く現れる．中心層では血管障害も加齢変化も稀であるが，もしこの関係が逆ならば脳血管障害による片麻痺や失語を呈するまでもなく死亡してしまうはずである．運動や言語などの生活機能は主として内頚・中大脳動脈系（"生活動脈"）で，血圧や心拍・呼吸などの生命維持は脳底動脈系（"生命動脈"）の血流によって維持される．血管性認知症の中核を占める小血管性認知症（多発性ラクナ梗塞型やBinswanger病）の主病変は前頭葉白質病変であり，やはり表層部位の病変による．

3）広範な脳病変による屈曲性対麻痺

多発性脳梗塞や低酸素性虚血性脳症，変性疾患の最終段階などで脳が広範囲に障害された際に出現することの多い大脳性屈曲性対麻痺の機序についての臨床病理学的考察によれば，主病変は前頭葉・淡蒼球・線条

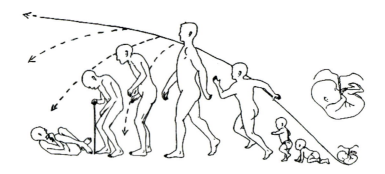

図 3 （Yakovlev PI:J Neuropath Exp Neurol 1954;13:267-296より転載）

体（前脳）の広範な病変である．寝たきり・失禁状態で新生児として生まれたヒトは脳と筋・骨格の発達とともに重力に抗して起立・歩行の能力を獲得するが，前脳の機能が広範に失われることにより重力に負け，やがて寝たきりとなり，胎児の姿勢である屈曲性対麻痺に陥る（図 3）(Yakovlev PI: J Neuropath Exp Neurol 1954;13:267-296)．前脳の広範な障害で屈曲性対麻痺・寝たきり状態に加え，高度認知症ないし遷延性意識障害に陥るのは，起立・歩行，排尿，精神活動の中枢が何れも前脳に存在するためと理解される．

4）筋萎縮性側索硬化症（ALS）

ALSでは運動系のうち，発生学的に新しい錐体路系が選択的に障害される．ALSの索変性像は正常児の胎児期から新生児期に至る脊髄髄鞘染色標本と酷似している．髄鞘形成はおよそ後索，脊髄小脳路，皮質脊髄路の順に形成されるので，すでに後索や脊髄小脳路が濃く染色されるとき，側索や前索はびまん性に不鮮明に染色され，その中で皮質脊髄路が一段と明るく見える(生田房弘,ほか: 神経進歩 1982;26;710-736)．

5）Parkinson病（PD）

発生学的に古い錐体外路系が障害されるPDの病態機序・症候に関し，新しい錐体路系が障害されるALSと比較してみると，ALSの主病変である運動ニューロンは軸索の分岐に乏しく，神経伝達は有髄軸索を介して迅速であり，機能の部位局在は明瞭で機能単位は限局性であるのに対し，PDのLewy小体病理が好発する黒質線条体ニューロンの軸索は細く分岐が著しく，伝達は無髄線維を介して緩慢で機能局在は不明瞭，機能単位の局在も不明瞭である．このような神経細胞の違い，軸索形態の違いは進化に伴う脳の変化に関係しており，この違いが疾患特異的な神経変性のSelective vulnerabilityの一端を説明できる可能性が論じられている(内原俊記: 脳神経内科2024;100:244-252)．

（宇高）

V

認知症疾患

V 認知症疾患

変性性認知症

1 アルツハイマー病

1) アルツハイマー病研究の変遷

　認知症研究には20世紀初頭に始まった①欧州の脳病理/精神病理などの疾病研究の流れと，②北米老年病研究の二つの流れがある．

　①前者は疾患病理/臨床概念確立に関する報告が中心であり，これにより，アルツハイマー病（AD），Pick病，レビー小体型認知症（DLB），血管性認知症（VD），クロイツフェルト・ヤコブ病（CJD）などのそれぞれの臨床病理概念が確立された．1907年アロイス・アルツハイマー（51歳，腎不全で死亡）は［大脳皮質の特異な疾患について］というタイトルで進行麻痺・脳動脈硬化症や早発性・老年痴呆とは異なる精神障害例として患者アウグステ（1901年初診，1906年56歳で死亡）を報告した．特異な大脳皮質の所見とは，細胞外の斑状沈着物（老人斑）と神経細胞内の線維形成（神経原線維変化）であり，患者が神経梅毒や脳動脈硬化症とは異なる痴呆症候を発症していたことも明らかにした[1]（**図5-1〜図5-4**）．

　当時，精神障害は幼年期の心的外傷によるとする精神分析学が主流であったが，彼は［精神病は脳の病気である］と主張し「顕微鏡をかかえた精神科医」と呼ばれた．なお，アルツハイマー病の命名は彼の師であるクレッペリンによるものであり，Pick病の病理所見報告やBinswanger病の命名はアルツハイマーによる．

　その後，AD研究は，AβやTauの生化学・薬理学[2]，PETによるアミロイド画像診断と脳病理との対比[3]，AD発症や治療に関わる脳内炎症/microglia（**図5-4**）についての研究などが展開された[4]．

　②一方，後者は北米の老年医学/臨床疫学/高齢者・老化脳研究の流れであり，老年医学という用語はIgnatz Nascherにより初めて提唱され，1909年には教科書が出版された[5]．Robert Katzmanは老年神経学と高齢者AD研究で数々の重要な指摘をし，老年痴呆の大部分はADであり公衆衛生上の脅威であるとし，1983年にアルツハイマー型老年痴呆（Senile dementia of the Alzheimer type）の病名を初めて提起した[6]．しかし，このことについては功罪もあり，以降，アルツハイマー型老年痴呆ないしADに物忘れを主訴とする認知症のすべてが包含されてしまい，現在の高齢化に伴う多様な物忘れ患者の臨床病名を全てADにしてしまうという問題点を出現させた．

　一方，彼らはAD病理を示しても知的機能の保たれた施設入所者群がいることを指摘し，Nun研究でも示されたように臨床と脳病理が乖離することや大脳に予備能のあることを報告した[7]．認知機能にシナプス/神経ネットワークが関連し，知的刺激はシナプス密度を増加し，神経ネットワークを密にし，AD発症に対して防御・予防効果を示すことも示唆をした（brain reserve; 大脳予備能）[8]．

A 変性性認知症　　　1 アルツハイマー病

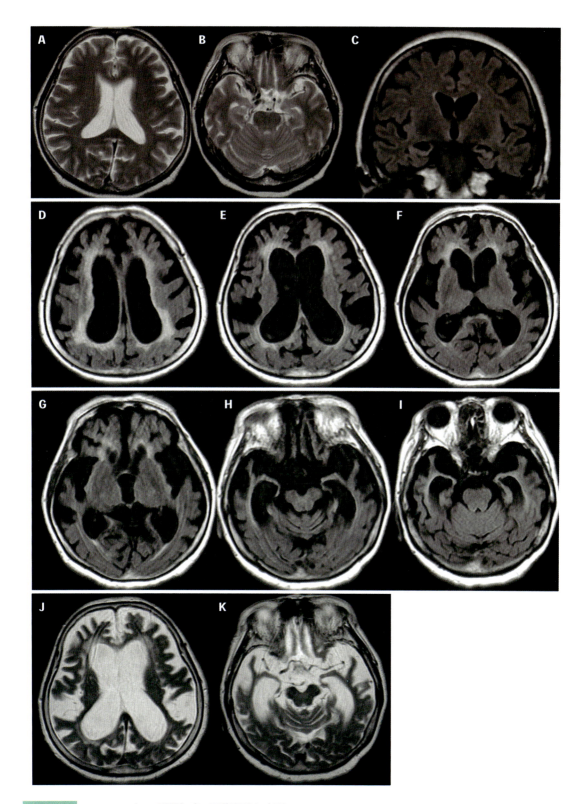

図 5-1　アルツハイマー型認知症の画像経過と病理

死亡時 79 歳女．全経過 14 年．
A-C：65 歳時，健忘症状出現時の MRI．AB：T2．C：FLAIR．海馬に軽度の萎縮を認める．
D-K：78 歳時，高度認知症の時期の MRI．DI：FLAIR．JK：T2．高度の全脳萎縮・脳室拡大・海馬萎縮．

311

V 認知症疾患

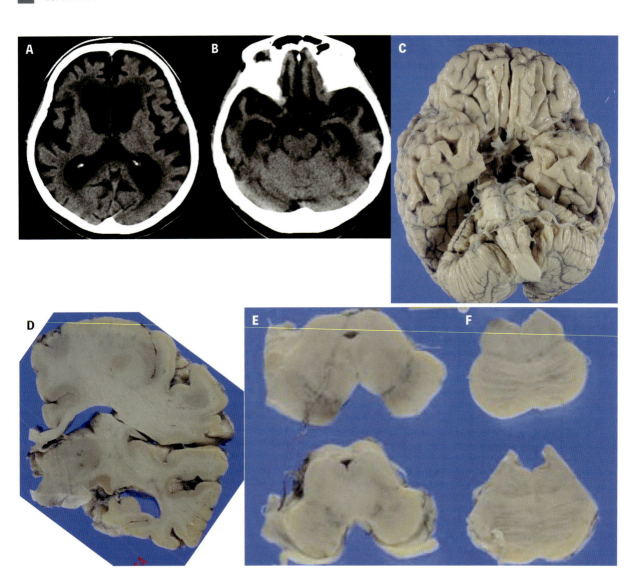

図 5-2　アルツハイマー病(続き)

AB：死亡10日前のCT．高度の全脳萎縮．
C ：脳底面．側頭葉下面の萎縮が目立つ．脳重845g．
D ：視床・外側膝状体を通る前額断割面．内側側頭葉の萎縮が強い．
EF：黒質は残るが青斑核は脱色している(パーキンソン病では両者とも脱色素あり)．

A 変性性認知症　　　1 アルツハイマー病

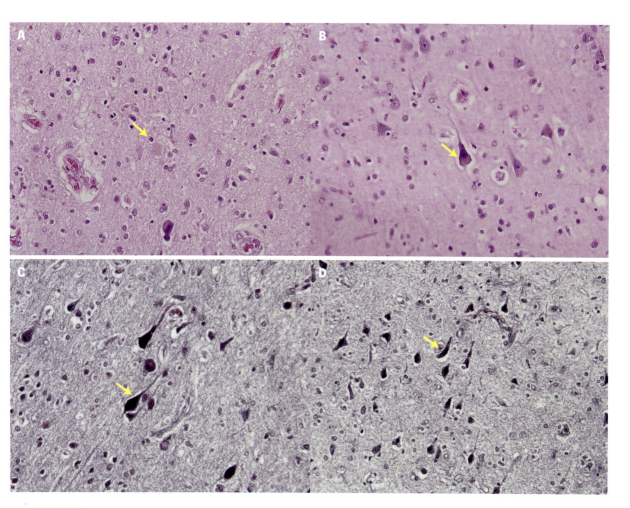

図5-3　アルツハイマー病（続き）

A：前頭葉．老人斑（矢印）．HE染色．
B：前頭葉．神経原線維変化（矢印）．HE染色．
C：前頭葉．神経原線維変化．Bodian染色．
D：海馬．神経原線維変化．Bodian染色．本例の脳動脈硬化は軽度で，他に，両側小脳に新鮮な出血性梗塞を認めた．組織検索では，前頭葉・側頭葉・海馬・海馬支脚・海馬傍回で神経原線維変化と老人斑が高度で，視床にも散在性に神経原線維変化を認めた．α-シヌクレイン染色陽性所見は眼窩回皮質に少量認めたのみであった．

V 認知症疾患

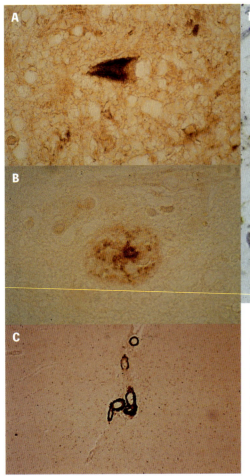
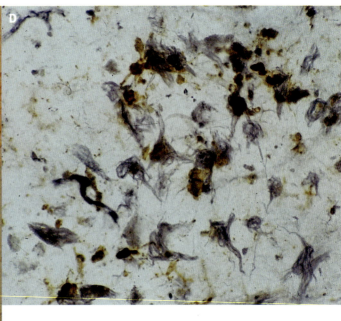

図 5-4 アルツハイマー病脳の免疫組織化学
A：神経原線維変化の Tau 染色.
B：老人斑の Aβ 染色.
C：アミロイド血管症の Aβ 染色.
D：アルツハイマー病の活性化マイクログリアと神経原線維変化. MHC-class Ⅱ陽性のマイクログリア：褐色, ラクトフェリン陽性の神経原線維変化：紫色. AD 脳の細胞変性には虚血やマイクログリア活性化が関与している.

Memo 11
Glymphatic system による睡眠中の Aβ 除去. AD から PD・ALS の成因・治療研究へ

2013 年, glymphatic system を初めて提唱したロチェスター大学医療センター／トランスレーショナル神経医学センターの Maiken Nedergaard ら（Iliff JJ, Nedergaard M et al. Sci Transl Med. 2012;4(147):147ra111）は翌年,「自然睡眠または麻酔が脳間質腔を実に 60% 増加させ, 脳脊髄液と間質液の対流交換が顕著に増加し, この間質液の対流により睡眠中の β-アミロイドクリアランス速度が増加すること」をテトラメチルアンモニウム拡散と二光子イメージングのリアルタイム評価を用いて生きたマウス脳で明らかにした（Nedergaard M. Garbage truck of the brain. Science 2013; 340: 1529-1530）. このことから, 睡眠の回復機能は, 覚醒時に中枢神経系に蓄積した潜在的に神経毒性のある老廃物の除去が glymphatic system により強化された結果であることが明らかにされた（Bohr T, Nedergaard M et al. Glymphatic system: Current understanding and modeling. iScience 2022;25(9):104987）.

「すべての動物種で睡眠が維持されているということは, 睡眠が代謝恒常性を確保し, 生存にとり重要であることを示している. 事実, 良質な睡眠は頭をすっきりさせる. 我々の研究は, 睡眠中と覚醒中の脳の機能が異なることを示している」と Nedergaard は AAAS Award 受賞時に述べている（Study shows "How Brain Cleans Itself While We Sleep" honored by AAAS. Feb. 11, 2015.）.「睡眠の回復力は, 覚醒中に蓄積された Aβ を始めとする神経活動の副産物の積極的な除去の結果と思われる. ミバエからセミクジラまで, ほぼすべての動物種が何らかの形で眠ることが知られている. しかし, この休眠は, 特に捕食者が潜んでいる場合には,

| A | 変性性認知症 | 1 | アルツハイマー病 |

重大な欠点になる．このことから，睡眠がもし重要な生物学的機能を果たしていないとすれば，それはおそらく進化の最大の誤りの1つという見解も成り立つ．最近の研究で，睡眠は記憶の保存と強化に役立つことが示されているが，この利点は前述の付随する脆弱性を上回るものではなく，睡眠覚醒サイクルにはもっと重要な機能があるに違いないと推測されていた」．新たな機能への展望は，2012年glymphatic systemが提唱された頃から拡がった．「脳が使えるエネルギーは限られているので，覚醒して意識がある状態と，眠って掃除をしている状態という2つの異なる機能状態を脳は選ばなければならない．丁度，ホームパーティーのようなものだと考えればいい．ゲストをもてなすこと，家を掃除すること，この両方を同時に行うことは実際には不可能である」．

　この研究のもう一つの重要な発見は，睡眠中に脳細胞が60％縮小する（寄与の大半はグリア，特にアストログリアによると思われる）というもの．この収縮により細胞間のスペースが広がり，脳脊髄液が脳組織をより自由に流れることができる．さらに研究では，睡眠中ノルアドレナリンの活性が低下することが観察され，ノルアドレナリンが睡眠覚醒サイクル中の脳細胞の収縮と拡張を制御する「マスター調節因子」として機能している可能性も示された．この点に関して，最近，脳外傷時にGlymphatic systemが阻害され，その時にNAが過剰放出され，脳浮腫が出現し，pTauが上昇し，これに対してアドレナリン受容体阻害薬カクテルが有効であることがNedergaardのグループから報告された（Hussain R, Nedergaard M et al. Potentiating glymphatic drainage minimizes post-traumatic cerebral oedema. Nature. 2023 Nov 15）．

　外傷性脳損傷（traumatic brain injury；TBI）において脳浮腫は重症度や死亡率に影響を及ぼす．TBI後にノルアドレナリン濃度が上昇し，その上昇幅は重症度と死亡の可能性の予測因子となることが知られている．今回，急性外傷後の脳浮腫はノルアドレナリンの過剰放出に反応して起こるグリンパティック流およびリンパ流の阻害の結果として生じること，ノルアドレナリンの過剰放出が治療標的になることが報告された．この研究は外傷性脳損傷マウスモデルを用いた検討で，具体的には麻酔下で，頭蓋の外から強い力を与えたあとに生じる脳外傷後の浮腫を軽減する方法を検討している．アドレナリン受容体は3種類あることが知られているが（α1，β，α2），そのすべてを抑制できる阻害薬カクテル（プラゾシン，プロプラノロール，アチパメゾール：略してPPA）を外傷後投与したところ，中心静脈圧は正常化し，グリンパティック流および頚部リンパ流が部分的に回復し，その結果，脳浮腫が大幅に減少，認知機能低下などの機能予後も改善した．つまり外傷後のノルアドレナリン放出（アドレナリン・ストーム）は，頚部リンパ管からの排出力の低下を招き，グリンパティック液とリンパの全身循環への還流を低下させ，脳浮腫を生じる．これに対し阻害薬カクテル投与により，グリンパティック液／リンパの全身循環が回復し，外傷性病変からの細胞破片のリンパ輸送が促進され二次的炎症も改善，さらに注目すべきはリン酸化タウの蓄積も大幅に減少させた．

　一方，glymphatic systemについては提唱当時からまず脳内Aβクリアランスに対する役割を想定していたものであったが，そのデータはマウスなどの実験動物に限られていた．最近，ヒト脳に応用できるMRI glymphatic indices（DTI-ALPS指数）が開発され，それによりAD患者における脳内Aβ沈着と認知機能障害にAβクリアランスが関与していることが初めてヒトで示された（Kamagata K, Taoka T, Naganawa S et al. Association of MRI indices of glymphatic system with amyloid β deposition and cognition in MCI and AD. Neurology 2022;99: e2648-e2660）．米国のAlzheimer's Disease Neuroimaging Initiative（ADNI）が公開するMRIデータをもとに，脳クリアランスシステムの間接的な指標（血管周囲腔体積，脳間質自由水量，血管周囲腔に沿った水の拡散率）の評価を行ったところ，脳MRIによりAD患者における脳内Aβ沈着と認知機能障害に脳クリアランスシステムの機能不全が関与していた．すなわちAD患者では血管周囲腔体積，脳間質液量が多く，血管周囲腔に沿った水の拡散率が低いことが明らかになり，これらのMRI指標は脳脊髄液中のアミロイドベータ量や認知機能障害と有意な関連があったというもの．最近，MRI glymphatic indices評価はPD, ALSの成因研究にまで拡がり，今後，これらの変性疾患に対する治療応用に期待が高まる（Shen T et al. Diffusion along perivascular spaces as marker for impairment of glymphatic system in Parkinson's disease. Parkinson's Disease 2022; 8:174. Sharkey RJ et al. Longitudinal analysis of glymphatic function in amyotrophic lateral sclerosis and primary lateral sclerosis. Brain 2024; 147:4026-4032）．

下畑享良. Neurology 興味を持った「脳神経内科」論文
　https://blog.goo.ne.jp/pkcdelta

（秋口）

V 認知症疾患

2) 非 AD 型変性性認知症とアルツハイマー臨床症候群

　昨今の物忘れ・認知症外来では高齢化の加速により今や患者平均年齢は 80 歳であり，AD と臨床診断されている高齢者認知症の約 4 割は，アミロイド β（Aβ）の沈着がみられない非 AD 型変性性認知症 /SNAP（suspected non-Alzheimer's disease pathophysiology）であるといわれ，年齢を考慮した診断が不可欠になってきた[9,10]．この SNAP という言葉が出てきた背景は，Aβ や Tau 沈着が Amyloid/Tau PET や脳脊髄液 Aβ 1-42/Tau などのバイオマーカーで診断できるようになってきたためであり，これにより AD の進展に必須な Aβ（Λ）やリン酸化タウ（T），神経変性（N）の病理診断（ATN 診断システム）が剖検脳ではなく生体脳でも可能になってきた[11]．

　SNAP の中心は高齢者 tauopathy/ 原発性年齢関連タウオパチー（primary age-related tauopathy；PART）であり，その中には従来から報告のあった海馬領域に大量の神経原線維変化（NFT）が沈着する神経原線維変化型老年期認知症（SD-NFT）と内側側頭葉を中心に嗜銀顆粒が沈着する嗜銀顆粒性認知症（AGD）が含まれる[12]．

　一方，最近注目されている大脳辺縁優位性加齢性 TDP-43 脳症（LATE）も SNAP に含まれる[13]．このように高齢者物忘れを主体とする臨床的な AD 診断には SNAP も含まれてしまうため，最近では AD ではなくアルツハイマー臨床症候群（Alzheimer's Clinical Syndrome）という診断名の導入が推奨され，それに基づく臨床例の ATN 診断解析が進められている[14,15]．

　また病理学的に確認された AD 例の解析から AD は約 63 歳を境に 70 台以降中心の高齢発症 AD/LOAD と 50 台以降中心の若年発症の EOAD の 2 型に別けられ，前者は記憶障害が中心で比較的緩徐進行性であることが指摘されている[16,17]（図 5-5）．また高齢者認知症の病態は単一ではなく AD と BD や AD と DLB などの疾患共存も少なくないことに注意を要する（図 5-6，図 5-7，Memo 16）．

A 変性性認知症　　　1 アルツハイマー病

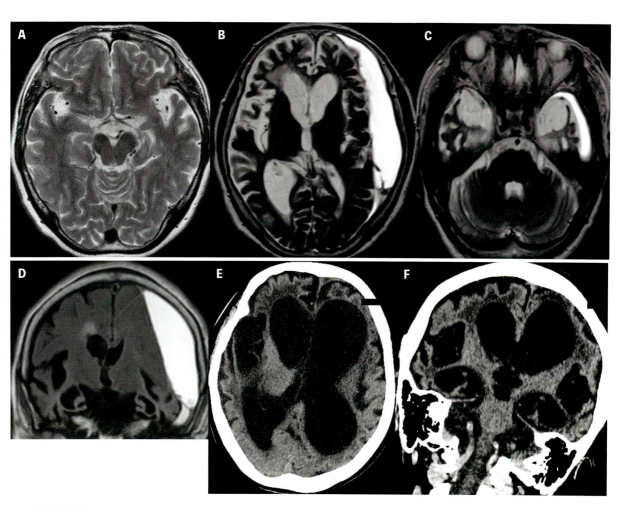

図 5-5 若年発症のアルツハイマー病

54歳女，物忘れで発症．
A ：57歳時のT2．両側海馬の僅かな萎縮．
B-D：66歳時．転倒，頭部打撲し慢性硬膜下血腫を合併．
BC ：T2．
D ：FLAIR．
EF：73歳時のCT．高度認知症で無動・無言，意思疎通不能．四肢屈曲拘縮．食事介助で流動食経口摂取は可能．20年で超高度の脳萎縮に進行した．原疾患の終末期と言える状態でも嚥下など脳幹機能は残存していた．

V 認知症疾患

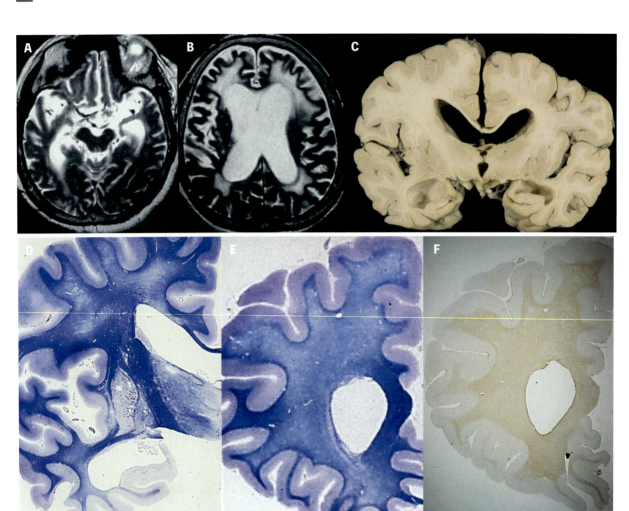

図 5-6　混合型認知症（アルツハイマー病と Binswanger 病）

死亡時 88 歳，女．81 歳時，転倒し頭部打撲後，健忘・見当識障害が徐々に進行．84 歳，人物誤認・被害妄想・幻覚・着衣失行・両便失禁が出現．運動麻痺や前頭葉微候なし．MMSE 10/30．85 歳，oral tendency・摂食意欲低下あり歩行不能で経管栄養で在宅療養．語間代・両側 Babinski 微候陽性・MMSE 検査不能となる．86 歳，両側 paratonic rigidity・強制把握．発語は 2〜3 語のみで寝たきり．88 歳，誤嚥性肺炎で死亡．臨床診断，病理診断はアルツハイマー型認知症と Binswanger 病（皮質下血管性認知症；SVD）の合併．

AB ：T2．海馬萎縮，脳室拡大，前頭葉白質のび漫性高信号域．
C ：同，脳割面．側脳室下角拡大，海馬萎縮，脳梁萎縮が目立つ．
D ：脳前額断 KB 染色ルーペ像．側頭葉底面の萎縮，海馬萎縮，U-fiber を残す前頭葉白質淡明化，被殻・視床のラクナ梗塞と血管周囲腔拡大．
E ：同，前頭前野．び漫性白質病変．U-fiber は保たれる．
F ：同，Holzer 染色．白質のび漫性グリオーシス．

A 変性性認知症　　1 アルツハイマー病

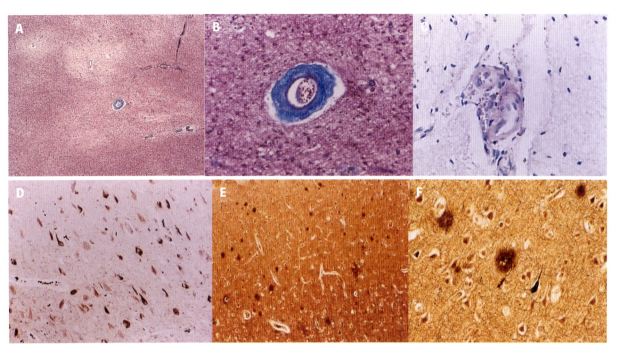

図 5-7　同，続き

A：前頭葉白質．斑状の白質粗鬆化．中央部に壁が肥厚した髄質動脈がみられる．Azan 染色．
B：同部位の髄質動脈拡大．青色は膠原線維．C：同，髄膜血管のアミロイド沈着．Congo red 染色．
D：海馬の神経原線維変化．Bodian 染色．E：後頭葉皮質の老人斑多発．Bielshowsky 染色．
F：同，拡大．老人斑と神経原線維変化．

Memo 12
髄液産生吸収路 update—髄液と脳間質液および脳リンパは互いに交通する

　1）髄液 CSF は①脳脊髄の毛細血管内皮，②脳動脈中膜平滑筋 / 基底膜や脳動静脈血管周囲腔，③脳脊髄硬膜・くも膜顆粒，頭蓋骨・髄膜結合，神経周膜・外膜（嗅神経など）から産生吸収され，最終的に頚部リンパ節へ排液される（図 髄液産生吸収路まとめ，表 髄液産生吸収 A-J を参照）．

　2）間質液 ISF は主に①脳内毛細血管壁から静水圧・浸透圧により産生され，②脈波により平滑筋 / 基底膜を経て逆行性に排液・除去され（IPAD pathway），一方，動静脈血管周囲腔と astroglia/AQP4 との interface では順行性に排液・老廃物除去機構が形成され（Glymphatic system），③脳リンパ排液系下流を経て最終的に頚部リンパ系へ吸収される．

　3）脳リンパ BLF からの老廃物除去・免疫機構は，主に② IPAD と Glymphatic 上流である脳内動静脈血管周囲腔と，下流である③髄膜血管周囲腔・静脈洞・くも膜顆粒，頭蓋骨・髄膜結合で，Aβ/Tau などの除去・髄液排液障害（AD/ PD/ ALS/ iNPH）や，加齢・動脈硬化による脈波駆動低下 / 高血圧症やアミロイド沈着による小血管病進展（BD/ CAA・AD），髄膜・静脈洞・頭蓋骨リンパ系を介する炎症・脱髄（MS/ 脳炎 / 外傷など）を行う．

　以下に上記の図表に関連した最近の髄膜吸収路について知見を紹介する．

1　glymphatic system と髄膜リンパ管

　glymphatic system は，2012 年に Ilif, Nedergaard らが提唱した CSF とともに Aβ をはじめとした脳の廃棄物を除去するシステム（glymphatic system に関しては Memo 6 を参照 → 292 頁）．Glymphatic system に関係するもう一つ重要な発見は 10 年ほど前にリンパ管のネットワークが硬膜に収められていることが再発見されたことである．Da Mesquita らは，

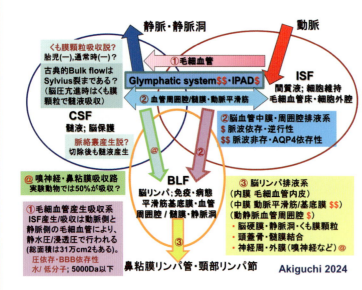

図　髄液産生吸収路まとめ（著者作成）

表　髄液産生吸収路 A-J

1. **A**rachnoid villi
2. **B**lood capillary（Klarica）, BBB & BCSFB/Choroid plexus
3. **C**ribriform plates
4. **D**ural, meningeal lymphatic vessels/ACE point/SLYM
5. **E**pidural lymphatic system
6. **F**atty connective tissue/Fat pad
7. **G**lymphatic system（Nedergaard）
8. **H**uman skull meninges connection/SMC（Kolabas）
9. **I**PAD（Weller）
10. **J**uglar lymphatic trunk-Juglar vein

1-3;古典的経路,
5,6;脊髄硬膜外経路,
7,4,8;脳動静脈血管周囲腔経路,
9;脳動脈中膜経路
三浦真弘. 自律神経2022を参考に著者作成
（三浦真弘, ほか. 最新のNeurofluidの吸収機序—脈管外通液路と髄膜リンパ管の連関吸収メカニズムを中心にして—. 自律神経2022; 59:110-124）.

髄膜リンパ管の除去により髄膜でのアミロイドβが蓄積し，脳実質へのアミロイドβ沈着や認知障害が加速することを観察した[1]．また，髄膜リンパ管の直径や被覆率は加齢により減少することも報告している．髄膜リンパ管系は，1787年に初めて発見されたが[2]，この10年の間に「再発見」されている[3]．これらの知見を総合すると，認知機能維持には，髄膜リンパ管による脳のISFやCSFの排出が必要であると考えられた（glymphatic systemの下流を担当）．すなわちリンパ管は脳実質には存在しないが硬膜には存在し，CSFはここからドレナージされる．硬膜はさらに免疫監視も行い，免疫細胞は脳実質に直接侵入しなくても少なくとも硬膜（や頭蓋骨）で監視をしていると考えられる．グリンファティック系の流れは動脈に沿って血管周囲腔を移動し，glymphatic flowとなって脳実質を通過して静脈血管周囲腔から老廃物を運び出す．この流れはastrocyteの水チャネル（AQP4）によって促進．睡眠中にはニューロン活動の減少や深睡眠中（デルタ波）の同期した神経活動によるCSFの流れの促進により増強される．

1) Da Mesquita S et al. Functional aspects of meningeal lymphatics in aging and Alzheimer's disease. Nature 2018; 560（7717）: 185-191.
2) Mascagni, P. Vasorum lymphaticorum corporis humani historia et ichnographia（Pazzini Carli, 1787）.
3) Louveau A et al. Structural and functional features of central nervous system lymphatics. Nature 2015; 523（7560）: 337-341.

2　ACE（arachnoid cuff exit point）ポイントにおける脳実質と硬膜の連絡

脳からの静脈血はbridging veinを通ってdural sinusに送られる．bridging veinの静脈血管周囲腔はglymphatic systemの上流と下流をbridgeし，くも膜下腔を貫通する際にくも膜の一部と硬膜に至り，ACEポイントと名付けられたカフ状の構造で終わり，ここで硬膜と脳実質間の直接的な連絡が生じる（glymphatic systemの下流を形成）．老廃物が蓄積する変性疾患ではこれらの部位の目詰まりでAβなどの除去がうまくいかなくなる可能性がある．

Kipnis J. The anatomy of brain washing. Science 2024; 385:368.

3　SLYM

最近，第4の髄膜としてSLYM（Subarachnoid LYmphatic-like Membrane）が報告された．マウス及びヒトの脳を検討し，くも膜と軟膜の間に，非常に薄く厚さわずか1〜数個分の細胞で構成される髄膜が発見された．SLYMは肺や心臓などの臓器を取り囲み保護する中皮の一種（ポドプラニン陽性）に相当し，機能に関しては以下の3つが考えられる．

①他の中皮と同様に臓器を包み保護する（脳と頭蓋骨の間の摩擦を軽減）．

②クモ膜下腔を2つのスペースに分け，CSFを分離し，老廃物を含むCSFと，含まないCSFに分離，すなわちglymphatic systemの上流と下流の働きを調

節する役割を担っている.

③外部の免疫細胞の脳への侵入を防ぐ免疫バリア機能を担う.

②の仕組みに変調がおこるとAβやTau等が排出されず脳に蓄積しADなどの神経変性疾患が引き起こされる可能性があり,③が破綻するとCNS以外の免疫細胞が脳内に入り込み,中枢神経系感染症や神経免疫疾患を発症する可能性がある.

Møllgård K, Nedergaard M et al. A mesothelium divides the subarachnoid space into functional compartments. Science 2023;379(6627):84-88.

4 SMC

ヒト頭蓋骨のtranslocator protein(TSPO)-PETによる頭蓋骨の炎症とADと脳卒中の経時的変化.TSPOは活性化したミクログリアやアストロサイトで発現が亢進し,脳に浸潤したマクロファージでも発現.AD,4リピートタウオパチー,脳卒中,MSなどの様々な疾患において頭蓋骨における取り込み増加が確認された.頭蓋骨からの信号が,その下にある脳からの信号を反映しこれらの信号の変化がADや脳卒中患者の病気の進行に対応していることも判明(脳卒中患者では時間とともに信号は減少したが,ADでは経時的に増加),SMCはリンパ排液のみでなく脳内免疫機構にも髄膜とともに関与しているものと考えられる.

Kolabas ZI et al. Distinct molecular profiles of skull bone marrow in health and neurological disorders. Cell 2023; 186:3706-3725.e29.

5 IPAD (Intramural Peri-Arterial Drainage) pathway

IPAD排液路はglymphatic pathwayとは異なり動脈中膜平滑筋基底膜に沿った流路で,ISFのみならず脳内で生じた様々な代謝老廃物を直接,脳髄膜外に血流と逆行して排出するシステムであり,特にAβの排出に重要な役割を果たすと考えられている[1].最近,神経放射線学でトピックスとなっている静注したガドリニウム(Gd)造影剤の脳内からの排出機序にはIPAD経路が専ら利用されることが明らかにされ[2],

ADモデルマウスでもこのIPAD経路が障害されることを明らかにしている[3].IPAD排出機序は,まず間質液が脳内毛細血管壁から静水圧・浸透圧により吸収され中膜の発達しない毛細血管周囲の基底膜に入り,これと連続する細動脈から脈波により脳動脈中膜平滑筋細胞の複数の基底膜を血流と逆行して脳表に進み,途中,髄腔CSFと合流することなく頚部内頚動脈まで進み,最終的に動脈中膜から離れて頚部体性リンパ管に再回収され深頚リンパ節に到達する経路である.

1) Engelhardt B, Weller RO et al. The movers and shapers in immune privilege of the CNS. Nature immunology 2017; 18:123-131.

2) Rasschaert M et al. Retention of Gadolinium in Brain Parenchyma: Pathways for Speciation, Access, and Distribution. J Magn Reson Imaging 2020; 52:1293.

3) Watanabe N et al. Cerebral artery dilation during ischemia is impaired by aβ deposition around the cerebral artery in AD model mice. J Physiol Sci 2020;70:57.

まとめ

髄液の産生吸収・老廃物の除去・脳内免疫系の働きは髄液/間質液/脳リンパinterfacesを介して営まれる.すなわち脳リンパからの髄液と老廃物除去は,主に脳動脈中膜平滑筋層排液路IPADとGlymphatic system(上流である脳内動静脈血管周囲腔と下流である髄膜血管周囲腔・静脈洞・くも膜顆粒,頭蓋骨・髄膜結合)で行われ,Glymphatic systemの下流域は,また脳内免疫チェックシステムとしても重要な働きを担っている.これらが加齢・動脈硬化による脈波駆動低下/高血圧症やアミロイド沈着による小血管病進展などにより障害されると髄液やAβ/Tauなどからの有害老廃物の排液・除去が障害され,AD/ PD/ALSやBD/ CAA/iNPHを発症・進展させる.また髄膜・静脈洞・頭蓋骨リンパ系の免疫チェックシステムが十分に働かないと脳内炎症/脱髄(MSなど)/自己免疫脳炎などを生じる.AD,脳小血管病(BDなど),iNPHは独立した疾患であるが,お互いに1/4〜1/5の重複病理(comorbidity)がある.髄液・脳リンパ排液路障害はこの重複病理を説明する機序のひとつと推定される. (秋口)

2 レビー小体型認知症

　レビー小体型認知症の診断には①認知症の存在が必須であり，②１つ以上の以下の biomarkers（MIBG 心筋シンチ，DAT スキャン，PSG）が陽性であり，③以下の中核症状の２項目の存在が必要である；a. 注意 / 見当識 / 意識清明度などの認知機能変動（fluctuation），b. 再発性幻視（人物・小動物）/ 妄想 / 人・場所誤認，c. レム睡眠行動異常 /RBD，d. パーキンソニズム．また参考となる支持的症状として a. 日中過眠・意識変動・失神，b. 向神経薬過敏性・急な痩せ，d. 自律神経障害（イレウスなど）が指摘されている [18]（**図 5-8**，**図 5-9**）.

　PD は加齢依存性に急増する．理由として PD のみでなく DLB と老化 parkinsonism の混在が考えられる．北イタリア調査では PD 全体の有病率は 0.23%（京都府下でも全体の有病率は 0.2%）であるが，85 歳以上では 1.7%（男性 2.4%）と 10 倍．スペイン 7 地区での調査（2005）では 70 歳代 1.5 ～ 3% が 80 歳代は 2.5 ～ 8.5% と 10 ～ 40 倍の増加を示す [19].

　脳内の Dopamine neuron/DA には，①黒質線条体路 / 運動調節と②中脳辺縁・大脳皮質路 / 認知調節，③視床下部 / 中枢自律神経・内分泌調節の独立した３つの細胞群があり，進行した PD/DLB では脳内の投射 N 系機能（電力供給・送電線）を調節する調節 N 系・DA（変電所・変電盤）の変調とマヒ（fluctuation/off）が再々起こる．これが自律神経・運動症候急変（増悪 / 急な改善）の原因と考えられている．

　なお PD/DLB は高齢になるほど一体化し（LBD 化），抗パ薬は効かず，薬剤感受性・早い経過・変動・急変を示す．その背景には主要脳内調節神経系である Dopamine neuron の脱落・枯渇による脳幹網様体・視床非特殊核・視床下部・島回・帯状回などの中枢・末梢自律神経障害がある．高齢者 PD/DLB では急な傾眠，失神・低血圧，痩せ・摂食障害，イレウス・尿閉・便秘，低体温・低血糖など自律神経関連の non-motor fluctuation に対する対処が必要である [20]（**Memo 13**，**Memo 14**）.

A 変性性認知症　　　2 レビー小体型認知症

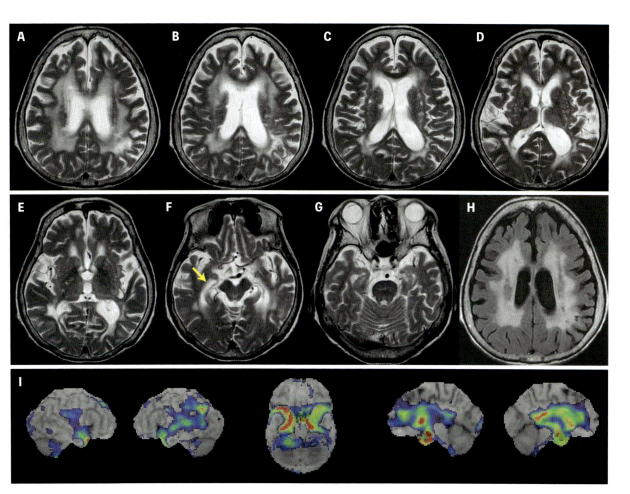

図 5-8　晩期に高度の認知症を合併したパーキンソン病（PDD）の画像と病理

症例：死亡時 88 歳女

既往歴，家族歴：特記事項なし．

経過：71 歳時，抑うつ状態で加療．75 歳より，右手の動きが悪くなり，パーキンソン病と診断されて加療．運動症状の進行は速く，79 歳時には，Hoehn-Yahr4 度になった．80 歳時，幻視・幻聴，日中の傾眠・覚醒度低下が出現．85 歳時，近時記憶障害が強くなり，HDS-R 13 点で中等度認知症と判定．87 歳，両膝屈曲拘縮のため，介助でやっと起立．幻視は消失したが，覚醒度低い時間帯は摂食困難であった．大腿骨頸部骨折 2 回に保存的治療．88 歳，Hoehn-Yahr5 度，MMSE 8/30 点で高度認知症．鑑別診断として，パーキンソン病・認知症（PDD），PD + AD，PD + VaD が挙げられた．

画像所見：

86 歳時の MRI．

A-G：広範な大脳白質の高信号域．側脳室周囲白質と深部白質の両者が認められ，軽度の海馬萎縮もみられる（矢印）．T2．

H：広範なび漫性大脳白質高信号域．FLAIR．

I：IMP-SPECT．左より順に，右半球側面，左半球側面，脳底面，右半球内側面，左半球内側面．両側の側頭・頭頂葉，内側側頭葉（右優位）に加え，アルツハイマー病で特徴的な後部帯状回でも減少所見がみられたが，楔前部では認めなかった．

V 認知症疾患

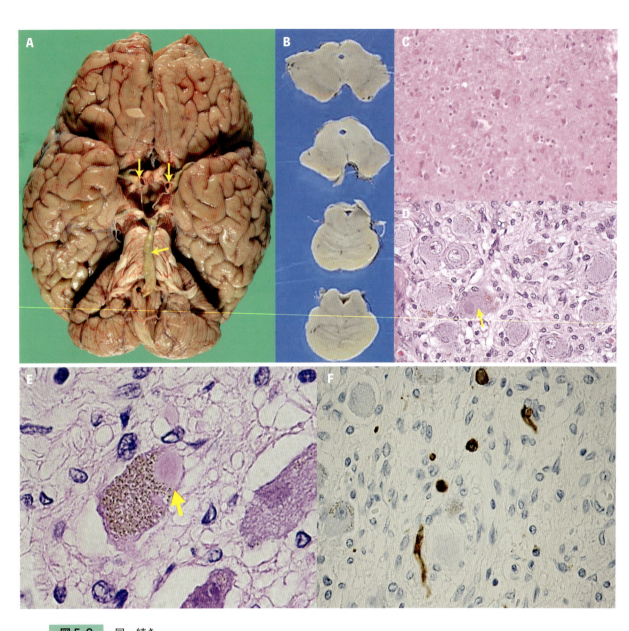

図 5-9 同，続き

病理所見：

A：内頸動脈・脳底動脈のアテローム硬化が高度で 50% 以上の狭窄（矢印）．

B：黒質・青斑核の脱色素が著明．

C：黒質神経細胞脱落消失．

D：レビー小体は脳幹および腹腔神経節に分布（矢印）．大脳皮質にはレビー小体認めず，α-シヌクレイン染色でも大脳皮質の陽性所見なし．海馬・大脳皮質にも老人斑や神経原線維変化殆どなし．基底核の陳旧性ラクナ梗塞・陳旧性大脳白質梗塞・広汎な虚血性大脳白質病変を認め，これが認知症の主因と推定された．

EF：別の症例の HE と α-シヌクレイン染色によるレビー小体（矢印）．

病理診断：晩期パーキンソン病＋広範な虚血性白質病変による血管性認知症．

| A 変性性認知症 | 2 レビー小体型認知症 |

Memo 13
高齢者パーキンソン病 /LBD の急増とその問題点

最近，神経内科・総診救急の時間外や緊急入院で高齢者 PD/DLB が増えている．そんな時に，prodromal PD や初期患者を対象にした薬物療法の検討のみでいいのだろうか？もっと高齢者 PD/DLB の対策・臨床研究が必要ではないか？

一般に高齢になるほど PD/DLB は一体化し（LBD 化），運動・認知機能の急変や感染症のみでなく，①傾眠・活動性低下，②痩せ・摂食障害・低血糖，③低体温・熱中症，④失神・低血圧，⑤イレウス・排便障害などの自律神経症候で外来・救急を受診する．高齢者 DLB ではそのような中枢・末梢自律神経障害への対処と病院・在宅・施設間の医療介護連携が

不可欠である．以下の表のように DLB の診断基準は認知・運動・自律神経障害の三つの主要症候で構成されるが，中でも再発性幻視と認知・運動・自律神経機能の急変に気づくことが大切である．

1 PD は全身病，高齢化・多様性・自律神経に注意

- PD は 加 齢 依 存 性 に 急 増 す る（DLB と 老 化 parkinsonism の混在！）
- 北イタリア調査では全体の有病率は 0.23%（京都府下でも全体の有病率は 0.2%），しかし，85 歳以上では 1.7%（男性 2.4%）と 10 倍（Totaro R et al. Acta Neurol Scand 2005）
- スペイン 7 地区調査（2005）では 70 歳代 1.5-3% が 80 歳代は 2.5-8.5%（10-40 倍！）

① PD 脳の腹外側黒質細胞密度は高度低下（対照脳の 30% 以下に）．

②対照脳では，UPDRS の姿勢安定性・運動減少・歩行が背外側細胞密度低下と相関，発語・顔表情・立ち上がりが背内側細胞密度低下と相関．

③高齢者には LB 出現と無関係の，背外側 DA 細胞減少や軸性・下半身・歩行障害を特徴とする非 PD/ 非 LBD 性の老化 parkinsonism が存在する．このことは以前から言われている高齢者 PD の特異症候に一致する（Ross GW, White LR et al. Ann Neurol 2004）．

2 高齢 PD は再発性幻視のみでなく平衡歩行障害・自律神経障害で発症に注意

1. PD には多くの亜型がある，特に高齢発症では要注意

①平衡・歩行障害型（Freezing 型, 転倒型, 白質病変型）；Factor SA, et al. 2010, Vesely B, et al. 2016, Kelly VE, et al. 2015

②非運動型（自律神経障害型と軽度認知障害型）；Marras C, et al. 2016, Sauerbier A, et al. 2016

2. 高齢では非 LB 型 / 平衡歩行障害型 parkinsonism が高頻度

①非 LB 型の老化 pa; MIBG 正常，軸性障害，治療抵抗性；Ross GW, White LR et al. Parkinsonian signs in decendents elders without PD. Ann Neurol. 2004

② Gait disorders in the elderly；高 次 脳 歩 行 障 害 と の 類 似 ；Nutt JG, Marsden CD et al. Human walking and higher-level gait disorders, particularly in the elderly. Neurology. 1993

表　第 4 次 DLB 国際臨床診断基準（RBD，MIBG，PSG が入った）

三主要病態　認知症（後頭葉）；運動（黒質 / 線条体）；自律神経（交感神経 / 視床下部）

A. 必須（essential）	認知症の存在が前提（特に注意・実行機能・視空間認知障害）
B. 中核臨床特徴（core clinical features）	1 認知変動（注意・覚醒） 2 再発性幻視 3 RBD（レム睡眠行動異常症） 4 parkinsonism（3 徴のうち 1 つ以上）
C. 指示的バイオマーカー（indicative biomarkers）	1 DAT：SPECT 取り込み低下 2 MIBG 心筋シンチ：取り込み低下 3 PSG：筋活動消失のない REM 期

Probable DLB：2 か 2 以上の中核臨床特徴，1 中核特徴と 1 以上の指示的マーカー

Possible DLB：1 つの中核臨床特徴，ないし 1 つ以上の指示的マーカー

（Mckeith, et al. Neurology 2017, 秋口 一部改変）

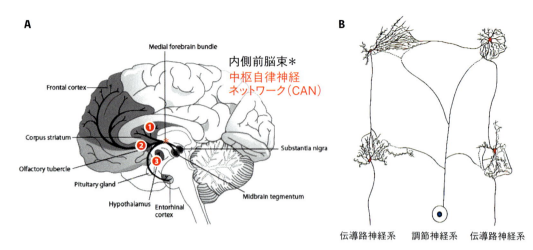

図　三つの脳内 DA ニューロン細胞群とその働き(A)と脳内調節ニューロン系(B)

(前田敏博. アミンおよびコリン作動系ニューロンと脳幹, Clinical Neuroscience 1988;6:127-130 より転載, 一部改変)

3　PD/DLB と脳内 DA/ 自律神経系

　脳内ニューロン系は大きく伝導路・投射ニューロン（N）系，広汎調節 N 系，局所調節 N 系に分けられる（前田敏博）．DA/ ドパミンニューロンは NA や 5HT と共に広汎調節 N 系に属し，脳幹起始細胞群・核から皮質に向かう同側・一部両側支配の広汎な神経投射＊により Glu/GABA 投射 N 系の広域・局所調節を行っている．DA ニューロンには，①黒質線条体路（運動調節）と②中脳辺縁・大脳皮質路（認知・情動調節），③視床下部（中枢自律神経・内分泌調節）の独立した 3 つの細胞群がある．進行した PD/ DLB では DA ニューロンはほとんど枯渇し，その代わりを主に 5HT ニューロンが担っているが調節 N としての働きは不十分であり，脳内の伝導路・投射 N 系（電力供給・送電線に相当）を調節する DA 調節 N 系（変電所・変電盤に相当）の変調とマヒ（fluctuation/off）が再々起こる．これが自律神経調節や運動症候の急変（急な増悪 / 急な改善）の原因とされている．

（秋口）

Memo 14
高齢者の総診救急神経学の重要性

　2000 年代に入り，神経疾患救急受診者の高齢化が進み，対象疾患にも大きな変化がみられるようになってきた．とくに目立つのは，脳塞栓を中心とした脳血管障害と共に，高齢者てんかんと PD/DLB 急変の来院である．そのほかに急性進行性認知症，GBS や MG を含む高齢者神経免疫疾患，アルコールてんかん，薬物 /DLB などを背景とした急性発症の歩行 / 転倒障害にも留意する必要がある．

神経疾患救急医療受診の高齢化

　以下のような理由で高齢者の救急受診が急増しているものと考えられる．
①老化で増える神経疾患
- てんかん；高齢者てんかん（乳幼児と二峰性），海馬硬化，脳萎縮，アミロイド血管症
- 変性疾患・脳血管障害・慢性硬膜下血腫；転倒・歩行障害，呼吸・嚥下障害,
- 高次脳歩行障害・正常圧水頭症；転倒／突進歩行・すくみ足
- PD・DLB；運動・認知機能急変，横紋筋融解，低体温・低血糖・腸閉塞

②疾患の高齢化シフト
- 脳血管障害；脳塞栓・脳血栓・くも膜下出血
- 自己免疫・脱髄性疾患，自己免疫性脳炎；MG／MS／GBS／ADEM
- 変性疾患（異常蛋白蓄積・伝播）；AD・PART・LATE／PD・DLB／CJD

③高齢でも多い病態
- めまい・過換気症候群（若年と二峰性），アルコール中毒，熱中症，失神，頭部外傷など

A 変性性認知症　　2 レビー小体型認知症

前記のうち高齢者 PD, PDD/DLB（LBD）の救急・時間外来院について 2 つの救急病院のデータを以下に示す．何れも運動・認知機能急変，横紋筋融解，呼吸器・尿路感染症，低体温・低血糖・腸閉塞，脱水・摂食障害が主たる理由であり診断・対処にあたり留意する必要がある．

1）康生会武田病院神経内科

年齢：79.01 ± 7.9 歳，男 / 女：45/30，罹病期間：4.65 ± 3.32 年，　重症度：Hoehn-Yahr 分類 III 28.0%，IV 46.7%，V 24.0%.

入院経路：救急搬送：53.3%，一般・時間外外来緊急：30.7%

神経内科入院（853 人）の 8.79% は PD（30），PDD/DLB（45）

2）洛和会丸太町病院総合診療科

年間約 1100 人が入院，ほぼ救急受診．救急内科入院の 80% が総診・総合内科に入院．

退院時 PD/DLB 診断は 11 件（1.1%），救急診療における PD/DLB 疑診例は 75 名（7.5%），救急車来院の PD/DLB 頻度は少なくとも 5% 以上．

表　武田病院 PD/DLB 入院例の契機となった症候と頻度

武田病院入院理由（重複あり）	人数	（%）
歩行障害の急変	30	40.0
転倒	9	12
肺炎	16	21.3
その他の感染症	8	10.7
脱水	6	8
摂食障害	13	17.3
傾眠・意識変容	11	14.7
失神	8	10.7
イレウス	2	2.7

少なくとも約 30% は自律神経障害との関連が考えられた．高齢者 PD/DLB では，薬剤感受性・早い経過・変動や急変を呈し，この背景に脳内ドパミン（NA/5HT/Ach 系を含む）不全に由来する中枢・末梢自律神経障害が存在すると考えられる（川崎照晃，秋口一郎，ほか. 2016）．

（秋口）

そうだったのか　Case 21

せん妄で急性発症，パーキンソン症候群と認知症を呈し長期間経過した症例

症例　　死亡時 90 歳女

既往歴，家族歴　　特記事項なし．

経過　　68 歳時，下痢を伴う発熱を契機に，幻覚・妄想が出現し，錯乱状態を繰り返す．脳炎を疑われ精神科入院．抗精神病薬使用後，無動・筋強剛・仮面様顔貌が出現したため，パーキンソン症候群と診断された．L-dopa の投与により若干改善したが，無動・筋強剛が進行性に悪化した．転倒後，大腿骨頚部骨折を受傷，手術とリハビリで一時は介助歩行可能になったが，3 年後より寝たきり状態となった．以後，認知症が進行し，高度認知症，筋強剛・拘縮高度の状態で経鼻栄養にて約 20 年経過．死亡 1 年前には難治性の麻痺性イレウスを生じ，経鼻栄養の続行が不可能になった．中心静脈栄養も血管確保困難のため，末梢点滴のみで 8 か月経過，低蛋白血症，心不全，肺炎にて死亡．全経過 22 年．

画像所見　　図 5-10，図 5-11 参照．

病理診断　　レビー小体型認知症（アルツハイマー型＆新皮質型）．

ポイント　　①病歴上，せん妄を発症する以前の幻視の有無については確認できなかった．後になって家族より，"そう言えば，発病より前から，いないはずなのに猫がいると言うことが時々あったように思う"との証言を得られた．物忘れは訴えても，幻視は見逃されたり，あっても訴えられない場合が稀ではない．

②末期の麻痺性イレウスは難治性で治療に全く反応しなかった．多系統萎縮症などの場合と同様，原疾患による消化管の自律神経障害が原因と推定された．

V 認知症疾患

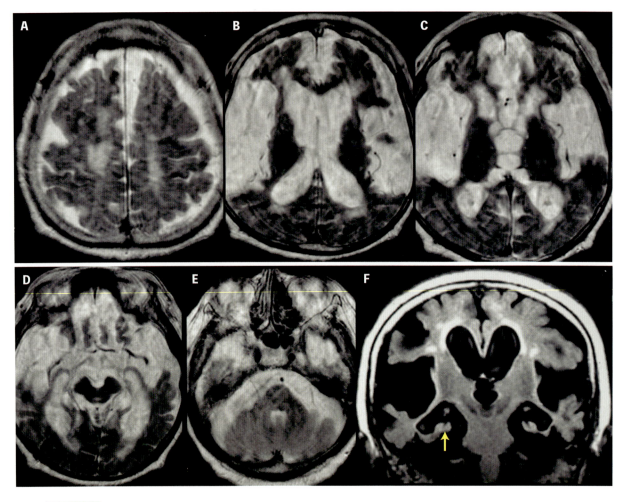

図 5-10 MRI
A-E：発症後十数年を経た時期の T2．側頭葉に特に強い脳萎縮．小脳・脳幹も萎縮．
F ：T1．高度の側頭葉萎縮，海馬萎縮（矢印）．大脳白質変性，脳梁萎縮を伴っている．

A 変性性認知症　　　2 レビー小体型認知症

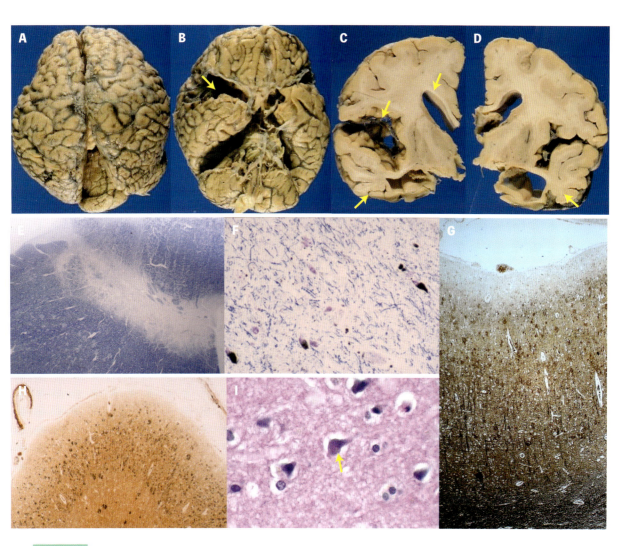

図 5-11　病理所見

AB：脳外観．前方に強調された全脳萎縮，高度の側頭葉萎縮によるシルビウス列の開大（矢印），小脳・脳幹萎縮．
CD：乳頭体レベルの割面．MRI所見に一致した高度の側頭葉萎縮，シルビウス裂開大，海馬萎縮（矢印），脳梁萎縮（矢印）．
E：黒質の著明な変性．KB染色．
F：同，拡大．色素細胞激減，組織は荒廃し色素のみが残る．
G：前頭葉皮質のBodian染色．皮質の荒廃と老人斑の多発．
H：海馬回．老人斑多発．
I：前頭葉皮質神経細胞内に皮質型のLewy小体が多発．

3 その他の認知症

1) 前頭側頭葉変性症 (frontotemporal lobar degeneration；FTLD)

精神症状・行動障害・言語障害を主徴とし，前頭葉・側頭葉前部に病変を有する神経細胞変性型の認知症である．最初に出現する症状に基づき

①行動異常型前頭側頭認知症 (frontotemporal dementia；bvFTD)，

②進行性非流暢性失語 (progressive non-fluent aphasia；PNFA)，

③意味性認知症 (semantic dementia；SD)

に分類される[21]．

bvFTD の病変は前頭葉が中心で，SD と PNFA は側頭葉前半が中心である．bvFTD の症候では，前頭葉そのものの障害による 3 つの陰性症候，①外側前頭葉：実行機能障害，②前頭葉底面：同情・共感性欠如，③内側前頭葉：意欲・自発性欠如と，前頭葉障害により以下の 3 部位が脱抑制されて出現する 3 つの陽性症候，①後連合野（脱抑制行動・反社会行動・注意転導性障害），②辺縁系（多食・異食・偏食），③基底核（常同運動・常同言語・周徊）が特徴である．しかし，アルツハイマー病と異なり，進行するまで記憶障害は認めない．bvFTD はピック病として記載された臨床症候と対応するためピック症候群とも言われる．

bvFTD/Pick 症候群は①限局性脳萎縮（前頭葉，側頭葉）と②失語（PNFA は古典的ブローカ失語，超皮質性運動失語に該当）の組合せを特徴とする疾患群で，①は FTD，PSP，CBD，ALS dementia などを示し，②は PNFA；非流暢・失文法（CBD/PSP 合併，Tau 病理多い），SD 意味性認知症；語想起・呼称障害（ALS 合併，TDP43 病理多い），LPA；乏語・復唱障害（AD 合併，Amyloid 病理多い）の 3 型を特徴とする．また原発性進行性失語 PPA は脳変性疾患に伴う失語症症候群のことであり，個々の症例で背景となる原因疾患も変性パターンも経過も異なる．起承転結の前半（発症 / 初診）を表している概念なので経過 / 転帰・予後を慎重に見極めて（PPA ⇐⇒ PSP/CBD，PPA ⇒進行性球麻痺⇒ ALS など）対策をとる必要がある．(**図5-12**).

2) その他

トリプレットリピート病（ハンチントン舞踏病，マシャド・ジョセフ病；MJD/SCA3 など）も認知症候を示す（**図5-13**）．外傷後の認知障害や（**図5-14**）急性進行性認知症 (rapidly progressive dementia；RPD) の一群（CJD，自己免疫性脳症，非痙攣性てんかん重積など）にも注意が必要である[22]．

A 変性性認知症　　3 その他の認知症

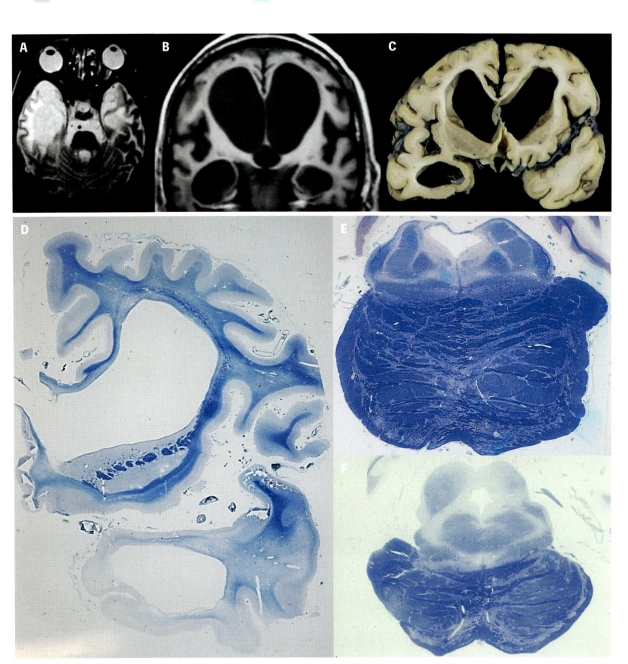

図 5-12　前頭側頭型認知症 bvFTD と進行性核上性麻痺 PSP 合併例

Pick 球なし．高度前頭・側頭葉萎縮を認める．
A：T2．
B：T1．高度の脳萎縮．
C：B の断面に合致した脳割面．
D：同，KB 染色ルーペ像．
E：同，橋上部．被蓋部の高度の萎縮．KB 染色．

V 認知症疾患

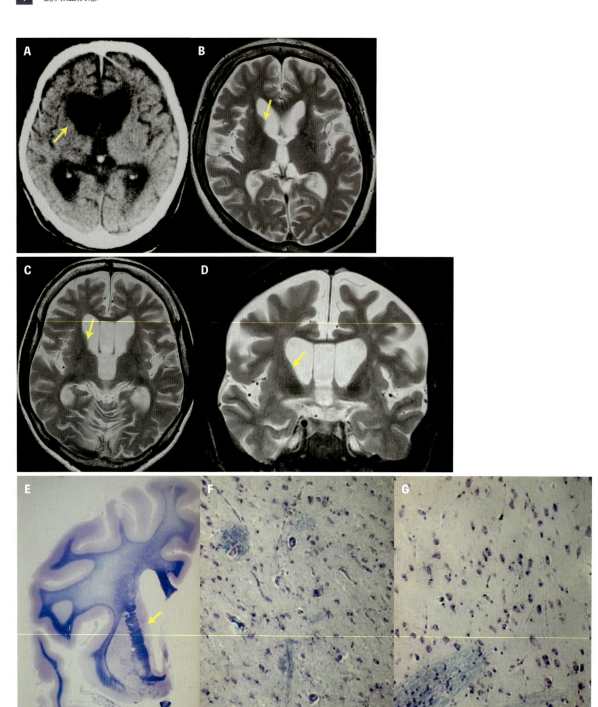

図 5-13 　ハンチントン病

A：ハンチントン病晩期の CT．尾状核萎縮で側脳室前角が拡大（矢印）．
B：43 歳女．3 年前から気分障害，構音障害，歩行障害，記憶障害が出現し緩徐に進行．初診時，思考緩慢，幻覚・妄想あり．認知機能低下（MMSE14/30），構音障害，痙性失調性歩行を認めた．軽度のび漫性脳萎縮，尾状核頭部萎縮．CD：42 歳の妹の T2．同様の所見．
E：類似例の脳割面 KB 染色ルーペ像．尾状核頭部の萎縮（矢印）と前頭葉白質変性．
F：同，尾状核萎縮．KB 染色．大・中の神経細胞は残る．G：正常対照例．KB 染色．

A　変性性認知症　　　3　その他の認知症

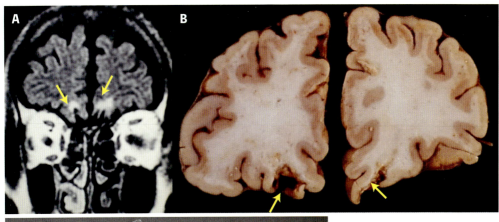

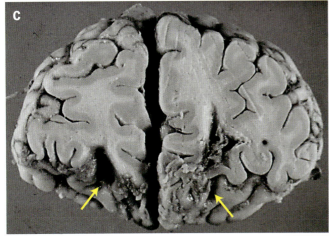

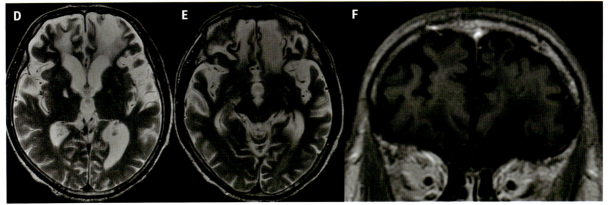

図 5-14　外傷による前頭葉底面損傷後の認知症・尿失禁

A：頭部外傷後に尿失禁を残した例．FLAIR で前頭葉底面に病変を認める（矢印）．
B：類似例の脳割面．外傷性損傷（矢印）．
C：別の類似例．
D-F：78 歳男．55 歳時，交通事故で頭部打撲，脳挫傷．膀胱訓練受けるも尿意なし，後にある程度は感じるようになったが，その後も，頻尿，尿失禁あり．MMSE21/30；時間と場所の失見当識，記銘力低下，脱抑制．筋強剛，嚥下障害もあった．
DE：T2．
F　：T1．

Memo 15
変性疾患における封入体等，顕微鏡レベルの形態変化

画像診断では描出できず，顕微鏡レベルの病理所見としてのみ認められる形態変化や異常蛋白の凝集による封入体は変性疾患の診断に役立つ．

老人斑：加齢およびアルツハイマー病（AD）で神経細胞外のニューロピル内にみられる．変性した神経突起・アストログリア・ミクログリアなどからなり，中心部にアミロイドからなる芯（コア）がある（図A）．定型老人斑のほか，原始老人斑，び漫性老人斑がある．HE染色でも識別できるが，詳細は銀染色やAβ免疫染色による．

神経原線維変化：加齢およびADでみられる，神経細胞内の強い嗜銀性を示す線維状構造でリン酸化3リピート＋4リピートタウ蛋白蓄積による（図B）．

Pick小体（Pick嗜銀球）：前頭側頭葉変性症（FTLD）に属するPick病の一部でみられる．海馬などの神経細胞内封入体で嗜銀性を示す．リン酸化3リピートタウ蛋白蓄積で診断的価値がある（図C）．

tuft-shaped astrocyte：アストログリアの細胞体に近い突起部のリン酸化4リピートタウ蛋白蓄積による．房（tuft）のように見え，進行性核上性麻痺（PSP）に特徴的で診断的価値がある．

astrocytic plaque：アストログリアの突起遠位部のリン酸化4リピートタウ蛋白蓄積による．大脳皮質基底核変性症（CBD）に特徴的で診断的価値がある．

嗜銀顆粒：嗜銀顆粒性認知症でみられ，CBDやPSPなど他の変性疾患にもしばしば併存し側頭葉内側部に好発する．4リピートタウ蛋白蓄積による．

Lewy小体：パーキンソン病（PD），レビー小体型認知症（DLB），加齢などでみられ，主に黒質，青斑核，迷走神経背側核などの神経細胞内のαシヌクレイン蓄積による（図D）．抗ユビキチン抗体でも染色される．HE染色で中心部のコア，周辺にhaloを有する脳幹型と淡い球状の皮質型がある．

Glial cytoplasmic inclusion（GCI）：オリゴデンドログリア細胞内の嗜銀性を示す封入体で，αシヌクレイン蓄積による．多系統萎縮症（MSA）に特徴的で診断的価値がある．

skein-like inclusion，round inclusion：ALSに特徴的で神経細胞内のTDP-43蓄積による．

核内封入体病（NIID）の核内封入体：神経細胞のほか，グリア細胞，末梢神経，皮膚などにもみられるポリグリシン蓄積による．

ポリグルタミン病の核内封入体：遺伝性脊髄小脳変性症，Huntington病，球脊髄性筋萎縮症などに特徴的で異常伸長したポリグルタミン鎖をもつ変異蛋白の蓄積による．

A：老人斑（Bielshowsky染色）．中心部にアミロイドからなるコアがある．
B：神経原線維変化（Bielshowsky染色）．
C：Pick小体（Bielshowsky染色）．
D：リポフスチン顆粒．中心部の丸いLewy小体を取り囲んでいる（HE染色）．

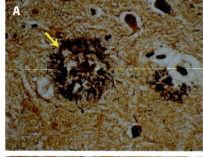
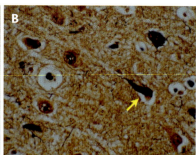
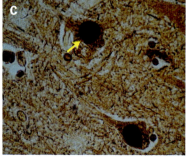
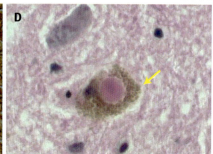

A 変性性認知症　　　3 その他の認知症

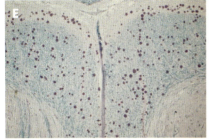
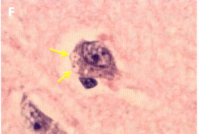
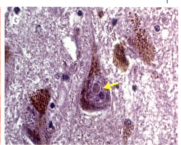
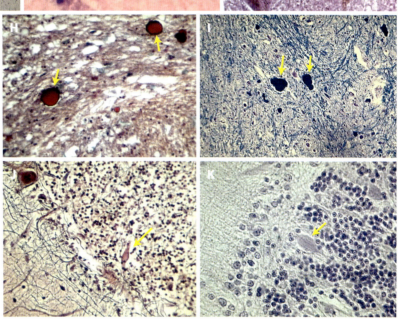

E：Corpora amylacea（KB染色）．
　　淡明化した脊髄後索内に多発している．
F：顆粒空胞変性（HE染色）．
G：マリネスコ小体（HE染色）．
H：Spheroid（Masson-Trichrome染色）．
I：Spheroid（KB染色）．
J：Torpedo（Bielshowsky染色）．
K：Torpedo（KB染色）．

　生理的老化と病的老化の境界は曖昧であり，一定以上見られれば病的と見なされる神経原線維変化や老人斑，レビー小体なども少量なら健常高齢者でもみられる．病的とは見なされない加齢変化には，ある程度までの神経細胞減少や非特異的グリオーシス（中脳水道周囲や下オリーブ核など）のほか，以下がある．

　リポフスチン（老化色素顆粒）：HE染色で黄色の光沢ある顆粒で，大型の神経細胞や運動神経細胞の他，非常に多くの神経細胞の胞体にみられる（図D）．

　アミロイド小体（corpola amylacea，類でんぷん小体）：HEやKB染色で紫色に染まる同心円構造で軟膜下や上衣下に好発する．アストログリアの突起内に存在し，老人斑のアミロイドとは全く別物である（図E）．

　顆粒空胞変性（Granulovacuolar degeneration）：海馬錐体細胞層の神経細胞内にみられる顆粒を入れた複数の空胞で，神経原線維変化と共存することが多い（図F）．

　平野小体：楕円形の好酸性桿状構造で線状の縞模様がみられ海馬錐体細胞層に好発する．

　Marinesco小体：黒質メラニン含有細胞の核内にみられる好酸性顆粒構造物で核小体とほぼ同じ大きさである（図G）．

　スフェロイド（軸索腫大）：神経細胞の軸索近位部がニューロフィラメントの蓄積で球形に腫大したもの（図HI）．嗜銀性を示す．

　トルペドゥー：小脳プルキンエ細胞の軸索近位部がニューロフィラメントの蓄積で紡錘形に腫大したもの．嗜銀性を示す．形状が"魚雷"（torpedo）に似ている（図JK）．

（宇高）

V 認知症疾患

B 血管性認知症

　血管性認知症（vascular dementia；VD）は，虚血（梗塞）あるいは出血により出現する健忘を中核とした症候群でAlzheimer病（AD）の少なくとも約半数から三分の一，認知症のうちの15〜30%を占め，ADに次いで二番目に頻度が高い[23,24]．

1 血管性認知症のサブタイプ

　VDは大きく①皮質血管性認知症；大血管のアテローム硬化・塞栓性閉塞による寝たきり型，②皮質下血管性認知症；高血圧症や慢性低灌流に伴う歩行障害型，③戦略的単発梗塞による急性発症健忘症候群；それらの前ぶれとしての健忘型ラクナや分枝アテローム病に分類される（**表5-1**）[25,26]．

　第1型はVDの約1/3を占め，poststroke dementiaとも呼ばれる[27]．第2型のSVD（subcortical vascular dementia）はVD全体の過半数を占め，その中心型は多発ラクナと広範白質病変を伴うBinswanger病（BD）である[28]（**図5-15**，**図5-16**）．SVDについては，NINDS-AIREN基準に修正を加えたErkinjunttiらによるSVDの臨床診断基準がある[29]（**表5-2**）．

　第3の戦略的単発梗塞による認知症（strategic single-infarct dementia）は，認知症の成立に重要な海馬・視床などの単発梗塞による認知症で，原因としてはアテローム性の穿通枝系病変（アテローム性分枝梗塞；branch atheromatous disease）やラクナが中心である[30]（**図5-17**〜**図5-25**）．なおErkinjunttiらはこれら3型と別にmixed AD with CVD（mixed dementia），すなわちAlzheimer病と脳血管障害の合併という第4型をあげ，両者の合併がAlzheimer病の重症度と予後を増悪させる因子であることを強調している[31]．

表5-1　血管性認知症サブタイプの血管病機序と臨床像

皮質血管性，かつての多発梗塞認知症 大血管病（アテローム血栓，塞栓） 心原・大血管塞栓性，血栓性閉塞	寝たきり・失語症 重症脳卒中 急性期治療が重要
皮質下血管性，ビンスワンガー病 小血管病（高血圧，多発ラクナ・白質病変） 慢性低灌流（主幹動脈硬化）・心不全	歩行障害・構音障害 血管性パーキンソニズム 非卒中性進行
戦略的単発梗塞性，アテローム性分岐梗塞 ないしラクナ梗塞	健忘症候群 前内側視床および 海馬扁桃体系

（Erkinjuntti T, et al. 2002を改変）[29]

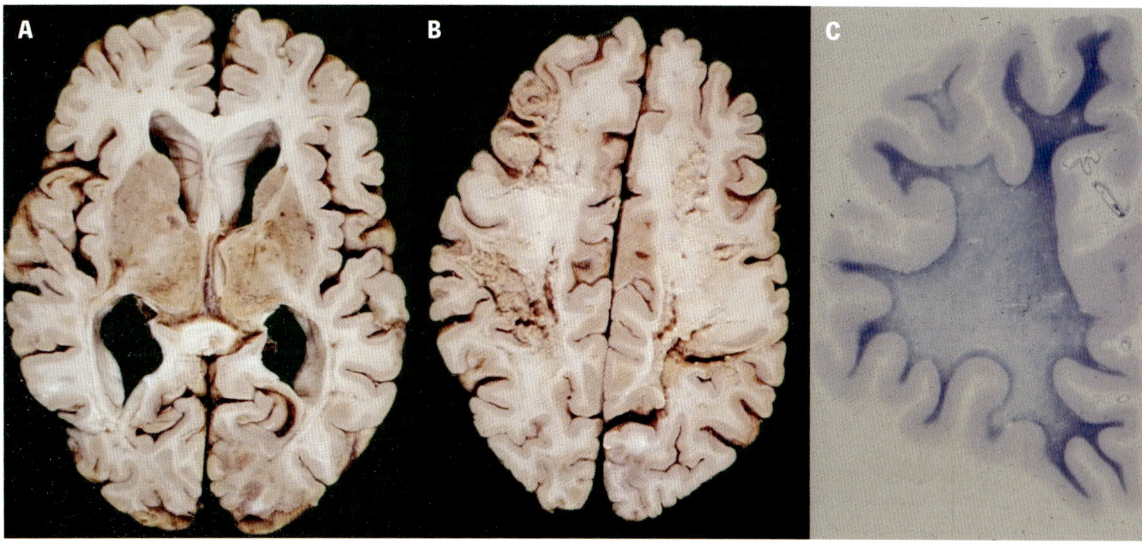

B 血管性認知症　　1 血管性認知症のサブタイプ

図 5-15　Binswanger 病
AB：水平断マクロ．広範な白質の軟化・不全軟化．
C：類似例の冠状断 KB 染色．前頭葉白質の髄鞘淡明化．U-fiber は保たれる．

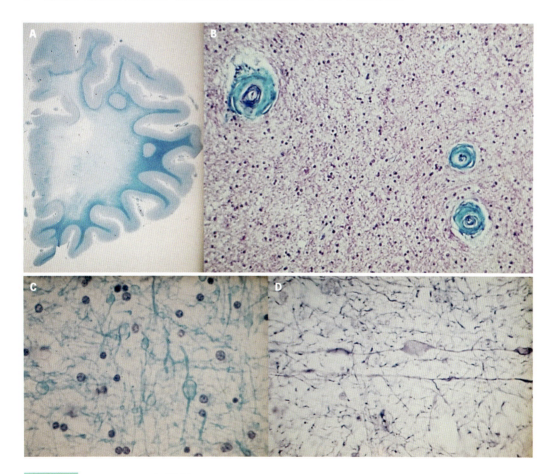

図 5-16　Binswanger 病（続き）
前頭葉広汎白質病変(A)と小動脈の外膜肥厚とヒアリン化(B)，軸索は一部腫大し断裂(C)．PSVE（progressive subcortical vascular encephalopathy of Binswanger type）の典型的な病理所見．LFB と銀染色(D)．

V 認知症疾患

表 5-2　皮質下血管性認知症（SVD）の臨床診断基準

SVD の臨床診断基準は下記のすべての事項を含む

1．認知機能障害（下記の 2 項目を含む）
遂行機能障害 記憶障害（軽度のことあり）
2．脳血管障害（下記の 2 項目を含む）
脳イメージ検査での脳病変 * 脳血管障害の病歴あるいはその存在を示す神経学的徴候

*	【CT】	1．広範な脳室周囲性および深部白質障害の存在 2．皮質病変および特異な白質病変の欠如
	【MRI】	1．白質病変が主体の例（脳室周囲・深部白質広範障害） 2．ラクナ梗塞が主体の例（深部灰白質多発ラクナ） 3．皮質病変（領域・境界域梗塞，出血）の欠如 特異な白質病変および NPH の欠如

(Erkinjuntti T, et al. 2002 を要約)

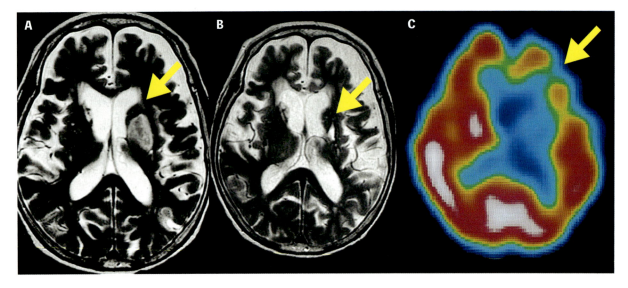

図 5-17　Strategic single infarct dementia（戦略的単発梗塞認知症）の長期経過．

86 歳女．糖尿病，高血圧あり．被殻梗塞により急性発症の小声，高度の意欲低下で発症．一旦回復し，普通の生活を送っていたが，6 年後に明らかな認知障害が出現．
A：左被殻梗塞急性期の T2．被殻のほぼ全域が高信号を示し，striatocapsular infarction と考えられる（矢印）．
B：6 年後，認知症発現時の T2．被殻の梗塞巣は著明に縮小（矢印）し，同側の前頭葉萎縮が顕著．
C：同，IMP-SPECT．左前頭葉の血流減少所見．本例は優位側の広汎な被殻と内包膝梗塞により前頭葉への投射線維が障害され，続発する二次性の前頭葉皮質変性によって生じた血管性認知症と考えられる．

B 血管性認知症　　　1 血管性認知症のサブタイプ

| 図 5-18 | 視床関連梗塞による戦略的単発梗塞認知症 |

A：内包膝梗塞 T1．B：前内側視床梗塞 T2．C：傍正中視床中脳梗塞 T2．CBA の順に脳幹から視床を経て皮質へ向かう上行性網様体賦活系（視床非特殊核系を含む）を形成し，それらの線維束は前視床脚を経て内側前頭皮質下回路（前頭葉帯状回を含む）へ向かう．

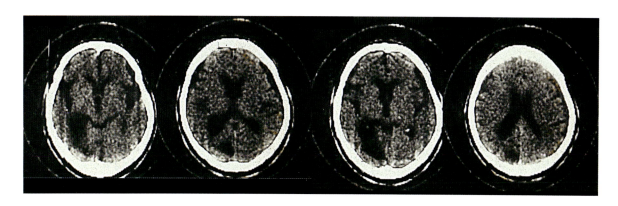

| 図 5-19 | 第 1 世代 EMI Scan による急性発症健忘症症候群（優位側後大脳動脈領域梗塞）1976 年 |

58 歳，市バス運転手．非番中，急に変なことを言い出し，混乱，その後，前向き・逆行健忘が出現．失見当識もあり，自身の物忘れには無自覚．この状態は 2 週間ほど続いた．運動・移動能力には問題がないが右側のものに再々ぶつかった．この症例は CT 導入の初期例で，初めて後大脳動脈領域と海馬・側頭茎病変を確認できた症例である．左 PCA/側頭葉病変では健忘と遷延する急性錯乱（acute confusional state）が出現することに注意．

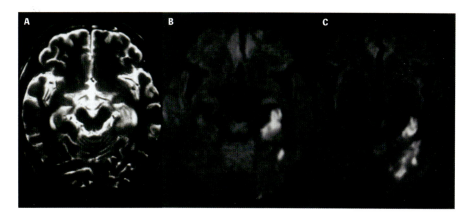

| 図 5-20 | 急性発症健忘症症候群（優位側海馬梗塞） |

61 歳，男．1993 年よりインスリンにより糖尿病治療中．1998 年 X 月 7 日，夕方，転倒している患者を家人が発見．X 月 10 日，入院．失見当識．健忘．呼称障害．HDSR 11/30．X 月 12 日，MRI（T2；A，DWI；BC）で左海馬梗塞と診断．X 月 25 日，上記症候は軽快したが HDSR は 25/30．

339

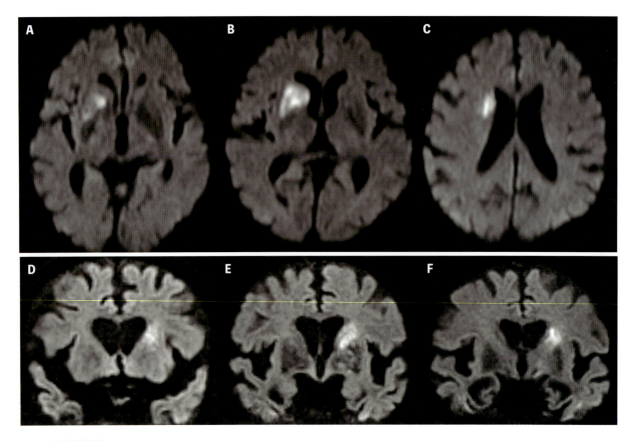

図 5-21 68歳男　内包膝・尾状核梗塞（ABC：丸太町病院症例）

2〜3日前からぼーっとしている様子で仕事の指示が入らない．入院当日高度の眠気 pseudohypersomnia の状態で救急来院．診察時は刺激がないといびきをかいて寝てしまう．運動麻痺はなし．入院2〜3日後から覚醒状態となったがやや意欲自発性低下あり，脱抑制が残ったが仕事に復帰した．

75歳女　尾状核梗塞，アルツハイマー型認知症（DEF：丸太町病院症例）
MMSE，HDSR とも指示が入らず検査不能．傾眠なし．易怒性が顕著．殴る，けるなどの暴力行為や食事拒否が持続．疎通性不良で基本的に意味のない独語．認知機能低下は脳梗塞の前からあったが，以後により顕著となる．

尾状核梗塞は一般に，内側面が障害されると帯状回などとの線維連絡が障害され意欲自発性低下・無動無言・傾眠が出現し，眼窩面の辺縁系などへの線維連絡が障害されると易怒性・興奮などが出現する．外側面が障害された場合は実行機能障害やパーキンソニズムが出現する傾向がある．

B 血管性認知症　　1 血管性認知症のサブタイプ

図 5-22

海馬梗塞（優位側後大脳動脈領域梗塞）による健忘症候群

85歳のAF患者が急に辻褄の合わないことを言い出し，物忘れが出現した．症状は一旦軽快したが，感染症が増悪し発症後1か月弱で亡くなった．

A：単純および造影CT像．
B：同一症例の剖検マクロ所見．左後大脳動脈鳥距枝および海馬回旋枝領域が再開通によると思われる出血性梗塞に陥っている．

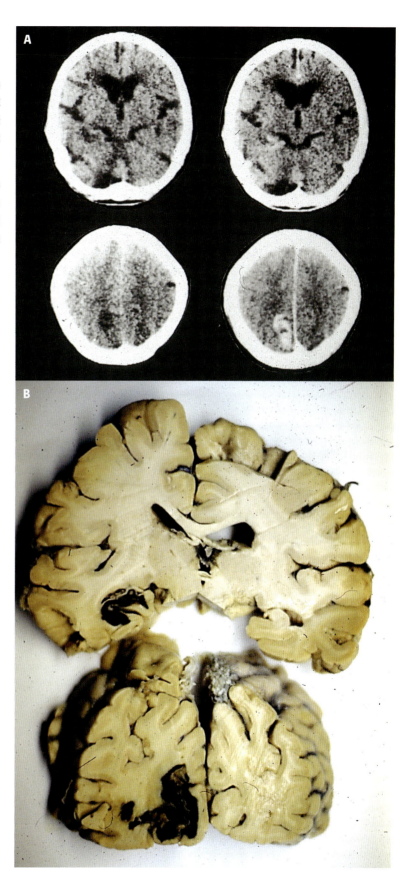

| V | 認知症疾患

> **図 5-23**
>
> 前脈絡叢動脈領域梗塞 3 例の前額断
>
> A：剖検脳マクロ所見.
> B：FLAIR.
> C：T1.
> それぞれ矢印は梗塞巣.
> ％は temporal stem 側頭茎, ＊は側副溝 collateral sulcus, ＃は angular bundle 線維束を示す.
> B の症例のみ健忘症候群を示した.
> B の病変は広範で前脈絡叢動脈領域梗塞と考えられ, 左海馬・海馬傍回・側副溝深部の側副峡と側頭茎内側線維を傷害している.
> C の症例でも海馬・海馬傍回病変は不詳であるが左 angular bundle が不明瞭で, 側副峡・側頭茎病変を明瞭に認める.
> A の症例では左側頭茎内側の軟化巣を認める.

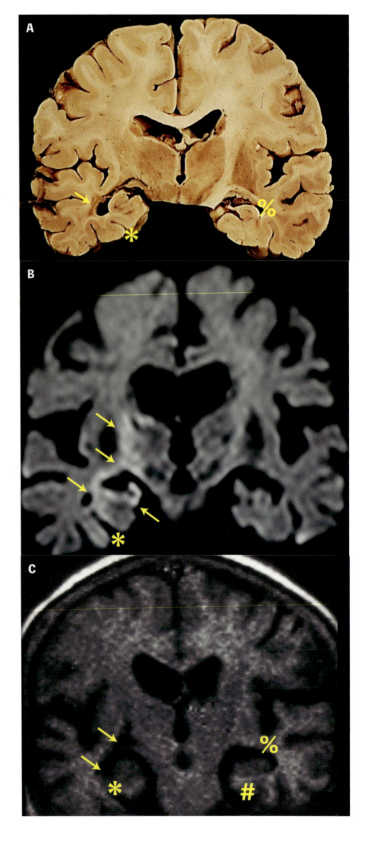

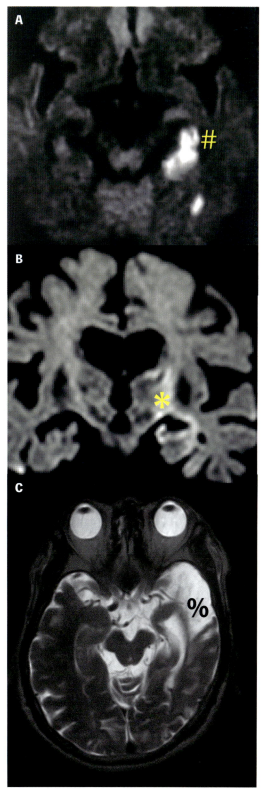
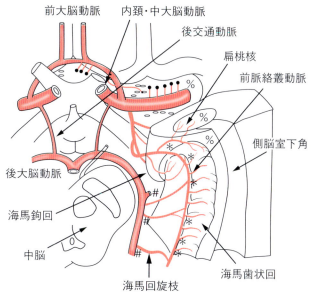

図 5-24

海馬の血行動態は後大脳動脈海馬回旋枝，前脈絡叢動脈，および内頚動脈により重層的に保護されている

A：# 海馬回旋枝領域梗塞（BAD 的だが発生学的には皮質枝梗塞）

B：＊前脈絡叢動脈領域梗塞（BAD）の梗塞巣と血行支配．

C：％内頚動脈閉塞（大血管性；前脈絡叢動脈・中大脳動脈との境界域梗塞）

（図は Haymaker and Bing 1969 より作成）

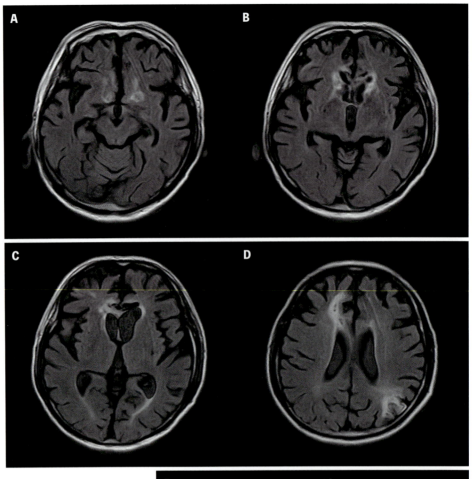

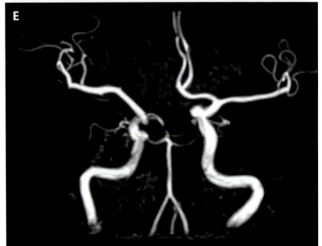

図 5-25
塞栓性両側前大脳動脈領域梗塞により急性期の parkinsonism と認知症を示した例の MRI/A

70歳男，自営業，AF．

200X年4月，急に傾眠，その後高度の自発性低下，失禁，アカシジアとともに parkinsonism を発症した．抗 Pa 病薬治療が少し有効だった．6月に入り上記症候は軽快．しかし WAIS-Ⅲ,WMS-R は知能・記憶とも全般に低スコア．意欲・自発性低下にモデイオダール有効，ワーファリンも投与中．8月，仕事に復帰したが，実行能力は低下．常同行為，周徊，立ち去り行為が目立つ．

A-D：両側前大脳動脈領域近位部と左中大脳・後大脳境界域に梗塞巣を認める．FLAIR．
E ：MRA．前大脳動脈は左右共通枝で左内頚動脈より分枝．

B 血管性認知症　　　1 血管性認知症のサブタイプ

そうだったのか Case 22
血栓溶解療法による再開通後の遅発性血管性認知症

75歳男．急性発症の意識障害・顔面含む左片麻痺・左半側空間無視で右内頚動脈閉塞と診断，3時間以内にアルテプラーゼ投与．再開通が確認され，運動麻痺等の症状は完全に消失し退院した．2か月後，遂行機能低下・集中力低下・自発性低下・尿失禁・易怒性等の前頭葉症状出現．MMSE 30，HDS-R 29，FAB 9/18 であった（図 5-26）．

参考　稀な現象だが同様の報告あり．

① 佐々木貴浩ほか：脳卒中 40: 270-274, 2018（79歳女．3時間前からの左片麻痺で救急搬送．MRI で右 MCA 近位部心原生塞栓性閉塞による梗塞像を認め，アルテプラーゼ静脈内投与と Penumbra システムによる血栓回収術にて再開通．翌日の MRI で梗塞巣は放線冠と被殻に限局し，術後10日目に m-RS1 で自宅退院．2か月後，意欲低下が出現，T2，FLAIR で右 MCA 灌流領域の白質高信号域が新たに出現）．

② 大塚俊宏ほか．脳卒中 2022; 44: 324，（血栓溶解後の遅発性白質病変の原因として，遅発性低酸素白質脳症および親水性コーティングによる肉芽腫性病変などを指摘）

③ 沓名章仁ほか．臨床神経 2022; 62: 716，（Libman-Sacks 心内膜炎による MCA 閉塞にアルテプラーゼ投与後）

④ Ikeda T et al. Neurology and Clinical Neuroscience 2023;11:103，（機械的血栓除去後の遅発性白質病変に大動脈由来の塞栓や造影剤など複数原因が関与している可能性を議論）．

運動機能や神経症候を中心に評価する NIHSS，Barthel Index，Rankin score などは脳梗塞後遺障害の全てを捉えているわけではない．近年，急性期・回復期リハ・慢性期と区切って分業することで脳梗塞治療体制を効率化してきたが，必ずしもシームレスな治療にならず，中・長期的な経過が見えにくくなっているのではないかと思う．

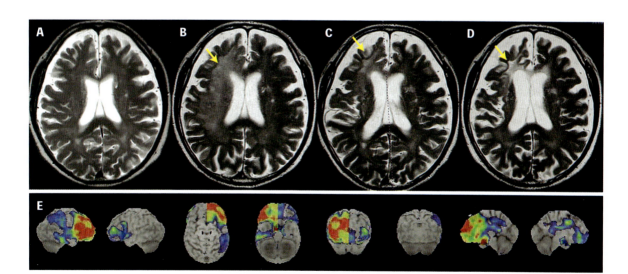

図 5-26
A：再開通確認時の T2．B：2か月後．前頭葉優位にび漫性の，淡い白質高信号域が出現（矢印）．
C：12か月後．白質の容積減少，前頭葉萎縮（矢印）．D：5年後．前頭葉萎縮は進行性である（矢印）．
E：5年後の IMP-SPECT．右前頭葉の血流減少が著明．本例は，血栓溶解療法による再灌流の後に生じた遅発性白質病変が原因の "post-stroke dementia" と考えられる．

2 ビンスワンガー病 (Binswanger's disease)

広義のSVDはビンスワンガー病（BD），ラクナ認知症，その他のSVD（CADASIL；cerebral autosomal dominant arteriopathy with subcortical infarcts and leukoencephalopathyなど）に分けられる．BDはOtto Binswangerにより1894年に最初に報告され，1902年にAlois AlzheimerによりBinswanger's diseaseと記載された．BDはSVDの主要型であり，高血圧性脳小血管病による慢性低灌流と脳内炎症により修飾された広汎な虚血性白質病変と多発ラクナを特徴とする[32]．一方，ラクナ認知症は視床・海馬・尾状核などの認知機能に関連する部位の多発ラクナにより出現する（図5-18，図5-21）．BDは我国の老人病院剖検脳の約4%にみられ[33]，BDの典型画像所見である広汎白質病変と多発ラクナ（図5-27，図5-28）は75歳オーストリア地域住民の約2%にみられる．Bennettらは，BDの臨床診断基準を剖検脳所見と臨床症候から作成し，本基準の有用性を明らかにした（図5-27）[34]．その中では，特に，MRIのT2強調画像による両側多発性・びまん性白質病変が重視されているが，筆者はこれに多発ラクナの共存を加えることで白質病変の虚血病態がより明確にされると考えている（図5-28）．

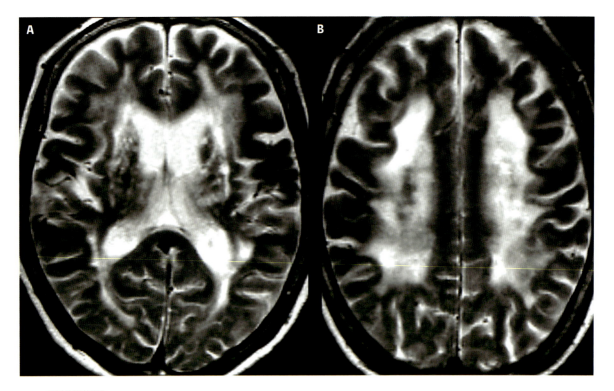

図5-27 Binswanger病（Bennett DAら診断基準1990を要約）
① Binswanger病（BD）は脳萎縮・脳室拡大・脳動脈硬化症とともに両側びまん性大脳病変・多発ラクナを特徴とする．
② BD患者は認知障害，高血圧などのリスク要因，局所脳血管症候，歩行障害などの皮質下脳機能障害を示し，①に対応する画像所見（図参照）を示す．
AB ：BD症例のMRI T2. 多発ラクナ（A）と広汎白質病変（B）を認める．

B 血管性認知症　　　2 ビンスワンガー病 (Binswanger's disease)

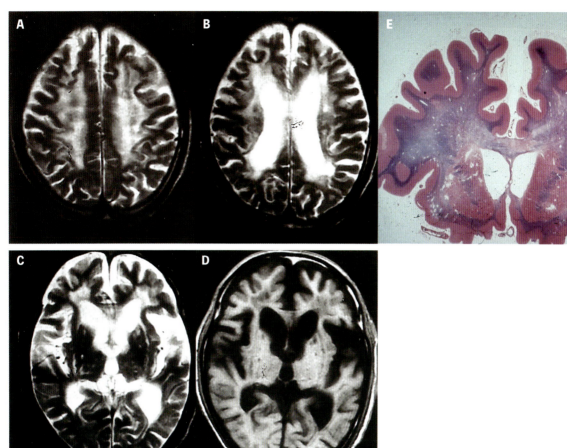

図 5-28　Binswanger 病の MRI 所見
A-D：T2(ABC)およびT1(D)．広汎白質病変と多発ラクナ．
E ：脳病理所見(HE 染色)．ウィーン大学神経研究所症例，Budka 先生のご好意による．

　筆者らはオーストリア地域住民 503 例の 90 か月にわたる疫学病理研究に従事し，作成した BD の病理診断基準を用いて（表 5-3，図 5-29〜図 5-31），剖検できた参加者 19 名の脳病理学的検討を行い，MRI 上の多発ラクナ・広汎白質病変者（MRI-BD）6 例のすべてが BD 病理診断基準を満たしたことを明らかにした[35]（図 5-31，図 5-32）．Alzheimer 病理の合併については，6 例中，軽度の AD 病理が 2 例，NIA-Reagan 基準の AD 合併が 1 例で，残りの 3 例は BD 病理診断基準のみを満たした BD 純粋型であった．すまわち，血管性認知症の病理根拠（病理診断基準）については BD 脳に VD 脳病理の典型があり，①前頭葉優位白質病変と②視床・海馬関連ラクナ・線維束病変には，AD 脳の①老人斑と②神経原線維変化に対応する病理診断根拠があると考えられた[36]．
　なお BD の鑑別病態として脳萎縮，脳室拡大，白質病変を同様に示す iNPH 特発性正常圧水頭症の重要性が指摘されているが，両者は合併するものの，病態の異なる全く別の疾患である[37,38]（図 5-33，図 5-34）．

V 認知症疾患

表5-3	Binswanger 病（BD）の病理診断基準（Akiguchi & Budka 2014）

BD 病理診断基準作成のための認知症候機能解剖

1．注意・意欲自発性・実行機能障害の背景

①上行性網様体系（前視床脚・内包膝）.
②視床非特殊核（CM・IL・PF 核など）・VA/VL 核など.
③前頭皮質下回路（Alexander GE, Cummings JL ら）.

2．記憶・情動障害の背景

①辺縁系（海馬・扁桃体, 側頭茎など）.
②前内側視床特殊核（DM・A 核など）.
③ Papez & basolateral (Yakovlev)辺縁回路

1 は前頭・頭頂葉の広汎白質・線維束病変, 2 は視床・海馬関連のラクナ・線維束病変で出現. このトポグラフィーと, 成因としての高血圧性小血管病変と, 慢性低環流による軸索障害・炎症反応が BD の病理根拠として必要.

（Akiguchi, Budka et al. Acta Neuropath 1997, 1999, 2004）

染色	必要：1）HE, KB. 2）Elastica VG. 3）Bielschowsky 染色. 推奨：1）HLA-DR or CD68 免疫組織化学（活性化ミクログリア指標）. 　　　2）APP 免疫組織化学（軸策障害指標）. 　　　3）amyloid 染色（アミロイド血管症除外）.
診断ステージング	1）皮質下および傍脳室部白質病変 　Stage 0：none. 1：mild/focal. 2：moderate/focal. 3：severe/fronto-parietal. 　4：diffuse. 2）多発ラクナ 　Stage 0：none. 1：1 to 2 in total. 2：3 〜 4 lacunes. 3：5 or more. 3）小血管病（髄質動脈の lipohyalinosis および fibrohyalinosis） 　Stage 0：none. 1：mild. 2：moderate. 3：severe.
診断を支持する所見	1）APP 陽性軸策・HLA-DR/CD68 陽性ミクログリアクラスター（Akiguchi et al. 1997）. 2）PVS 拡大・PVS 病理（Akiguchi et al. 2014）. 3）記憶回路病変；内包膝・前視床脚ないし側頭茎（Akiguchi et al. 2004）.
除外項目	1）主幹動脈閉塞. 2）intermediate/high AD 病理（NIA-Reagan criteria）. 3）CAA および CADASIL/CARASIL などの遺伝性脳小血管病.
診断基準	definite BD ＊： 　1）白質病変 3 か 4. 2）多発ラクナ 2 か 3（白質病変 3 では多発ラクナ 3）. probable BD ＊： 　1）白質病変 3 か 4. 2）多発ラクナ 1 か 2. 　＊ 3）の小血管病に関しては Stage 3：severe であることが必要.

B 血管性認知症　　2 ビンスワンガー病（Binswanger's disease）

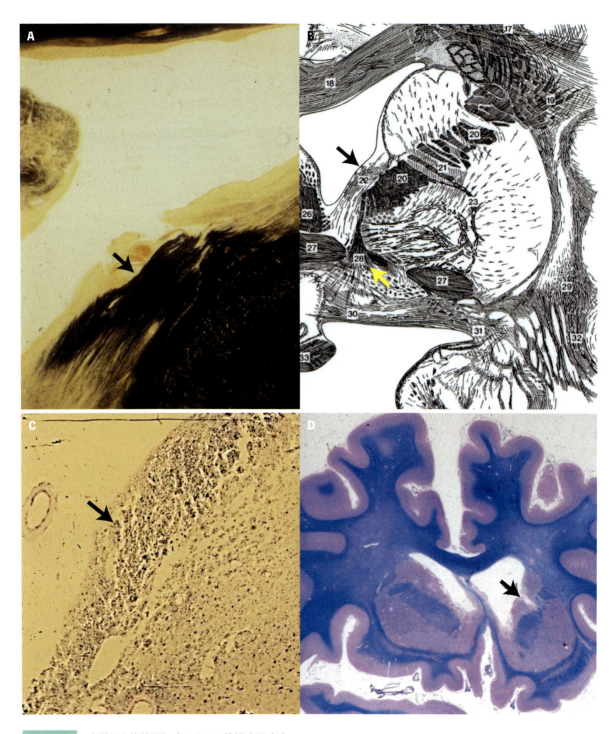

図 5-29　皮質下血管性認知症における前視床脚病変
黒矢印：前視床脚（AB）およびその病変（CD）．黄矢印（B）：下視床脚．

V 認知症疾患

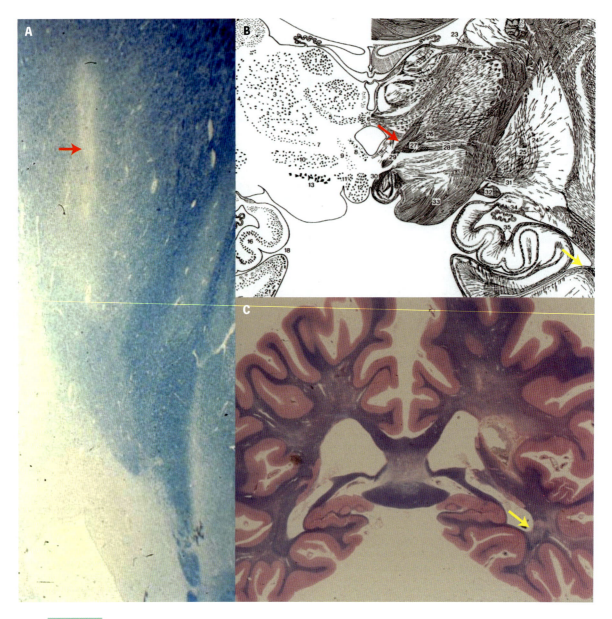

図 5-30 皮質下血管性認知症における乳頭体視床束および側頭茎病変

A ：乳頭体視床束病変（赤矢印）．
C ：側頭茎病変（黄矢印）．

B 血管性認知症　　　2 ビンスワンガー病（Binswanger's disease）

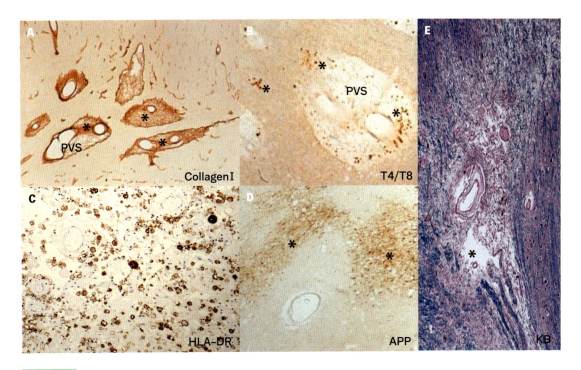

図 5-31　BD 病理
慢性低灌流よって誘発される炎症および軸索損傷は血管周囲腔(PVS)内およびその周辺で加速する．
A：PVS の collagenosis（＊）．CollagenI 染色．B：PVS 内や周辺の T 細胞浸潤（＊）．C：PVS 周囲の活性化マイクログリアの集簇．D：APP 染色による PVS 周囲の軸索損傷（＊）．E：PVS 周囲の微小梗塞（＊）．

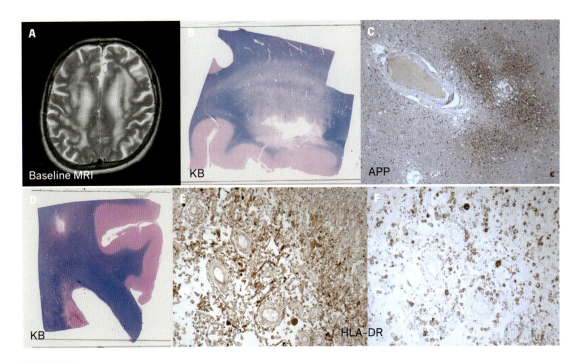

図 5-32　BD 画像診断 2 例（広汎白質病変と多発ラクナ）の脳病理所見
APP 免疫組織化学による小血管・血管周囲腔病理と軸索流障害(C)および HLA-DR 免疫組織化学における PVS 内/周囲の活性化ミクログリア(EF)．
1) 78 歳男．baseline の MRI．T1(A)．皮質下ラクナ，マクロ病理 KB 染色(B)．
2) 77 歳男．皮質下白質のラクナ，マクロ病理 KB 染色(D)．

351

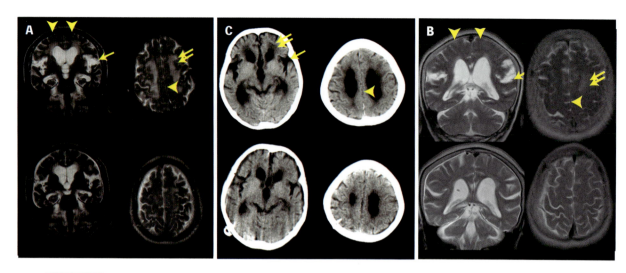

図 5-33 iNPH のシャント術前後の MRI/CT 比較

歩行障害は高位円蓋部圧迫(SMA/M1 領域)と対応し，parkinsonism は傍脳室部白質病変 / 第 3 脳室圧迫と対応．術前の冠状断および水平断の MRI T2(A と B の上 2 枚)と水平断 CT 画像(C の上 2 枚)．シルビウス裂開大(矢印)と高位円蓋部狭小化 (矢印頭) および脳室周囲白質高信号(二重矢印)はシャント手術後ほぼ消失(A，B，C の下 2 枚)．

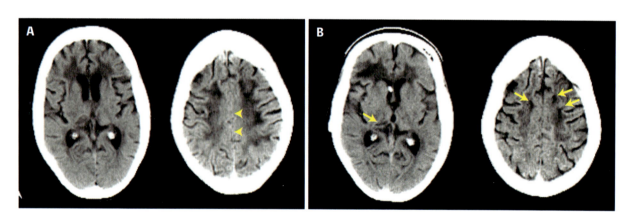

図 5-34 BD 画像合併例の CT 所見

BD と iNPH の両方の特徴を持つ患者の術前術後評価．
術前の CT 画像 (A)；高位円蓋部狭小化(矢印頭)と 傍脳室部を中心とする白質病変はシャント後に若干改善 (B)．しかし視床および深部に散在する多発ラクナ(矢印)と深部白質病変は不変であった．

3 脳アミロイド血管症関連認知障害 (CAA-VCI)

　脳アミロイド血管症（cerebral amyloid angiopathy：CAA）には皮質下出血反復のみではなく，脳内炎症と可逆性白質病変を伴う型（従来の反復出血型と比べ，より若年発症で認知障害が強く，アポE蛋白の ε4 アレルの頻度が高く，白質病変が副腎皮質ステロイドや免疫抑制剤に反応する）がある．これに対して最近，高齢者で CAA を背景とする血管性認知障害を再々経験するようになった．CAA は，皮質下出血・多発微小出血・くも膜下出血・脳表ヘモジデローシス・再発性小梗塞・CAA 関連炎症など多様な脳血管病理と AD との接点が特徴であり，高年齢，特に 75-80 歳以上で発症が多い[39]．CAA は非認知症を含めた本邦の 60 歳以上の実に 50%，AD の 90% の頻度で脳病理学的に認められる．また CAA は脳アミロイド病態を介して AD と合併するが，一方で AD とは異なる病像，例えば，内前頭葉 / 後側頭葉優位のアミロイド PET（Pib-PET）沈着パターンと皮質萎縮，実行機能障害優位の神経心理検査結果を示し，むしろ BD と入れ替わった高齢発症血管性認知症としての側面がある（**表 5-4**，**図 5-36**）．Greenberg は脳アミロイド血管症関連血管性認知障害，すなわち CAA-vascular cognitive impairment/CAA-VCI という概念を提唱しこのことに関し注意を喚起している[40]．CAA では amyloid spell と呼ばれるてんかん発作や一過性脳虚血症候・無症候性小虚血病変が出現するので抗血小板薬や DOAC がしばしば投与されるがこの有効性は不明であり，むしろ出血助長のリスクが指摘されている[41,42]．

表 5-4　**CAA-VCI 画像診断基準**（Akiguchi 2020）

CAA-VCI：Cerebral amyloid angiopathy related Vascular Cognitive Impairment（Greenberg 2004）

1　Lober CMBs；脳葉型微小出血：皮質，特に後頭葉 #
2　cSS；皮質脳表ヘモジデリン沈着，ないし cSAH；皮質クモ膜下出血；皮質
3　Cortical atrophy/thinning；皮質萎縮 / 菲薄化；後頭 / 後側頭
4　MI；DWI 小高信号；微小梗塞（多発 / 反復）；皮質枝 / 髄質枝領域
5　WMH；大脳白質高信号；特に後頭葉白質優位 ##
6　EPVS；血管周囲腔拡張；特に半卵円中心 ###
7　大梗塞なし；IC/MCA/PCA/ACA/VA 領域梗塞鑑別
8　大出血なし；被殻 / 視床 / 橋 / 小脳出血鑑別（皮質下血腫除外）
9　後内側側頭葉高度萎縮なし；AD 鑑別
10　側頭葉高度萎縮なし；FTLD 鑑別

CAA-VCI 診断基準：1 の CMBs と，2 〜 6 の 1 ないし 2 項目の存在，項目 7 〜 10 を満たすこと
参考 1；
　1　高血圧性小血管病（以下 HTSAD）の MBs（基底核 / 視床中心）を鑑別 #
　5　HTSAD の WML（前頭葉白質優位）を鑑別 ##
　6　HTSAD の EPVS（基底核中心）を鑑別 ###
参考 2；Amyloid spells と呼ばれる以下の発作性・一過性症候を示すことがある
　1．てんかん /NCSE，部分運動発作様エピソード．
　2．TIA，典型的 TIA 様エピソード．
　3．片頭痛前兆，視覚異常（通常，片頭痛前兆類似の陽性視覚症候）など．

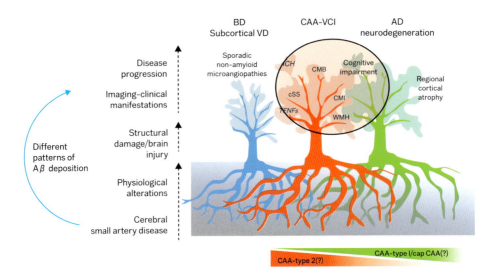

図 5-35　CAA-VCI は超高齢者血管性認知症の一型（Charidimou, et al. Brain 2017）
Multi-pathology/VCI; 小出血 , 小梗塞 , 炎症 , 白質病変 , 血管周囲腔拡大 , 皮質萎縮
Age-related intramural perivascular drainage damage; reduced A β clearance, protein elimination failure angiopathy. AD と異なる Pib PET 沈着，皮質萎縮（内前頭葉 / 後側頭葉），神経心理（実行機能障害等）

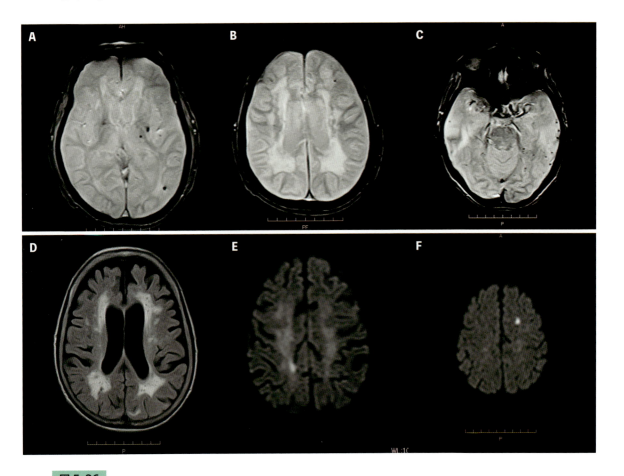

図 5-36
純粋型，後頭葉・側頭葉を中心に多数の微小出血を認める（A-C）．
白質病変は後角優位（BD），頻回の偶発小梗塞（EF）．

| | B | 血管性認知症 | | 3 | 脳アミロイド血管症関連認知障害（CAA-VCI）|

文献

1) Alzheimer A, Stelzmann RA, Schnitzlein HN, et al. Clin Anat 1995; 8: 429-431.

2) Wong CW, Quaranta V, Glenner GG. Proc Natl Acad Sci USA 1985; 82: 8729-8732.

3) McGeer PL, Kamo H, McGeer EG. et al. Neurology 1986; 36: 1569-1574.

4) McGeer PL, Akiyama H, McGeer EG, et al. Ann Neurol 1988; 24: 574-576.

5) Cohen AB. J Am Geriatr Soc 2014; 62: 2428-2429.

6) Terry R, Katzman R. Ann Neurol 1983; 14: 497-506.

7) Katzman R, Terry R, DeTeresa R, et al. Ann Neurol 1988; 23: 138-144.

8) Zhang MY, Katzman R, Salmon D, et al. Ann Neurol 1990; 27: 428-437.

9) Jack CR Jr, Knopman DS, Chételat G, et al. Nat Rev Neurol 2016; 12: 117-124.

10) Burnham SC, Bourgeat P, Doré V, et al. Lancet Neurol 2016; 15: 1044-1053.

11) Jack CR Jr, Bennett DA, Blennow K, et al. Alzheimers Dement 2018; 14: 535-562.

12) Crary JF, Trojanowski JQ, Schneider JA, et al. Acta Neuropathol 2014; 128: 755-766.

13) Nelson PT, Dickson DW, Trojanowski JQ, et al. Brain 2019; 142: 1503-1527.

14) Jack CR Jr, Bennett DA, Blennow K, et al. Alzheimers Dement 2018; 14: 535-562,

15) Kasuga K, Tsukie T, Kikuchi M, et al. Neurobiol Aging 2023; 127: 23-32.

16) van Duijn CM, de Knijff P, Cruts M, et al. Nat Genet 1994; 7: 74-78.

17) Smirnov DS, Galasko D, Hiniker A, et al. Neurology 2021; 96: e2272-e2283.

18) Mckeith IG, Boeve BF, Dickson DW, et al. Neurology 2017; 89: 88-100.

19) Pringsheim T, Jette N, Frolkis A, et al. Mov Disord 2014; 29: 1583-1590.

20) Struck LK, Rodnitzky RL, Dobson JK. Neurology 1990; 40: 467-470.

21) Rascovsky K, Hodges JR, Kipps CM, et al. Alzheimer Dis Assoc Disord 2007; 21: S14-8.

22) Geschwind MD, Shu H, Haman A, et al. Ann Neurol 2008; 64: 97-108.

23) Yanagihara T. Ann N Y Acad Sci 2002; 977: 24-28.

24) 秋口一郎, 山本康正：脳卒中を診るということ. 金芳堂, 2021. p239.

25) Erkinjuntti T, Román G, Gauthier S, et al. Stroke 2004; 35: 1010-1017.

26) Román GC, Erkinjuntti T, Wallin A, et al. Lancet Neurol 2002; 1: 426-436.

27) Pohjasvaara T, Erkinjuntti T, Ylikoski R, et al. Stroke 1998; 29: 75-81.

28) Román GC, Erkinjuntti T, Wallin A, et al. Lancet Neurol 2002; 1: 426-436.

29) Erkinjuntti T. Cerebrovasc Dis 2002; 13 Suppl 2: 58-60.

30) Jellinger KA. J Neurol Sci 2002; 203-204: 153-157.

31) Erkinjuntti T, Kurz A, Small GW, Bullock R, et al. Clin Ther 2003; 25: 1765-1782.

32) Akiguchi I, Tomimoto H, Suenaga T, et al. Stroke 1997; 28: 1423-1429.

33) Tomonaga M, Kameyama M, et al. J Am Geriatr Soc 1982; 30: 524-529.

34) Bennett DA, Wilson RS, Gilley DW, et al. J Neurol Neurosurg Psychiatry 1990; 53: 961-965.

35) Akiguchi I, Budka H, Shirakashi Y, et al. Ann Clin Transl Neurol 2014; 1: 813-821.

36) Akiguchi I, Budka H, et al. Acta Neuropathol 2004; 107: 563-570.

37) Koto A, Rosenberg G, Zingesser LH, et al. J Neurol Neurosurg Psychiatry 1977; 40: 73-79.

38) Akiguchi I, Shirakashi Y, Budka H, et al. Ann Clin Transl Neurol 2014; 1: 562-569.

39) Sakurai K, Tokumaru AM, Nakatsuka T, et al. Insights Imaging 2014; 5: 375-385.

40) Greenberg SM, Gurol ME, Rosand J, et al. Stroke 2004; 35 (11 Suppl 1): 2616-2619.

41) Charidimou, Boulouis G, Gurol ME, et al. Brain 2017: 140: 1829-1850.

42) van Veluw SJ, Lauer A, Charidimou A, et al. Neurology 2017; 89: 2136-2142.

Memo 16
疾患共存 comorbidity は高齢者神経疾患の基本病態

Alzheimer 病 AD，Parkinson 病 PD などの高齢で増加する変性疾患，血管性認知症 VD（特に Binswanger 病 BD などの皮質下血管性認知症），特発性正常圧水頭症 iNPH は独立した疾患であるが，お互いに少なくとも 1/3 〜 1/4 の重複病理 / 併存疾患（comorbidity）がある．この背景には加齢や高血圧症・糖尿病などの生活習慣病により形成された重複病理もあるが，最も重要な機序は高血圧性小血管症や脳アミロイド血管症による老廃物・脳リンパ排液路障害と考えられる．このことを iNPH と脳アミロイド血管症について我々の検討結果を示す．

1 iNPH における疾患共存

1) Vienna Trans-Danube Aging Study;

ウィーン市 11 区の 75 歳地域住民 503 人に対し 30 か月毎に ① MRI，mini-mental state examination (MMSE)，② unified Parkinson disease rating score (UPDRS)，③ trail making test（TMT）と問診・ADL 調査を行った．その結果，baseline の併存疾患の検討で BD を 13%，追跡 30 か月で AD を 25% に認めた．

PD を含む parkinsonism は 63%，傍脳室白質病変は 88%，皮質下白質病変は 50% と高率であった．

2) Takeda Hospital iNPH Study;

対象は 2005 年から 2016 年の間に iNPH 疑いで康生会武田病院神経内科へタップテスト入院をした 122 名（男性 78，女性 44；平均年齢 76.7 歳）で INPHGSR 第 2 版の probable iNPH 以上に相当．これに対し a) 122 名全例の併存疾患と，b) シャント術と反復タップテストが有効だった definite iNPH 54 例の予後調査を行った．

a) 122 名の併存疾患検討では，認知障害を 64 人 (52.5%)，脳血管障害 60 人 (49.2%)，高血圧症 48 人 (39.3%)，糖尿病 21 人 (17.2%)，Parkinsonism 20 人（16.8%；Parkinson 病 8 名を含む）を認めた．

b) 予後調査は，シャント術施行の合計 41 人 (33.6%) と 2 回以上タップテスト repetitive taps の合計 30 人 (24.6%) について電話により行った．その結果，1-5 年後の予後（回答率 69.3%）で 9 人 (33%) が死亡し，残り 62 例の大半で何ら認知障害を認めた．

2 物忘れ外来における疾患共存

京都認知症総合センターの物忘れ外来新患約 2700 人（2018 年 3 月から 2024 年 11 月まで；平均年齢約 80 歳）で特に高齢者では AD/VD，AD/DLB，AD/CAA-VCI 脳アミロイド血管症による血管性認知症，

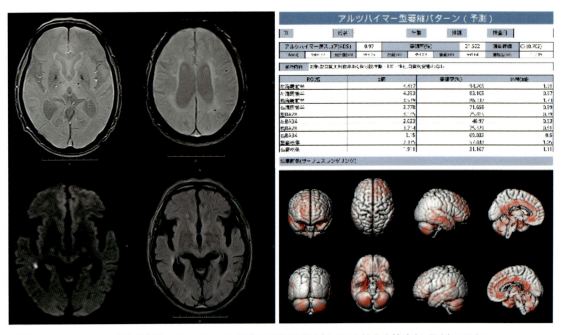

症例 1　CAA-VCI・AD 疾患共存例，Microbleeds は高血圧性（上段左）と CAA 性小血管病（上段右）の混在 ADS の AD 脳萎縮パターン（右図）は 0.97 と高値．側頭茎に偶発梗塞（下段）．

D　その他の変性疾患　　　2　神経核内封入体病

A：症例2　CAA-VCI と高齢者てんかん共存例
後頭葉の微小出血が著明；上段(T2* より 右上 SWI の方ががよくわかる)．偶発梗塞；左下，海馬硬化著明；右下．

B：症例3　CAA-VCI・AD・脳出血共存例
無症候性皮質血腫で放射線科より連絡．12年前から物忘れ．MMSE;13/30，VSRAD;3.95 と中等度の海馬萎縮，ADS;0.96 とアルツハイマー型認知症に対応する脳萎縮あり，脳微小出血 CMBs と脳表へモジデローシス cSS あり．

AD/ARIA アミロイド関連画像異常（amyloid-related imaging abnormalities），BD/iNPH，AD/ 高齢者てんかん，脳アミロイド血管症 / 高齢者てんかん，などの疾患共存が少なくない．これらの背景病理にも加齢や高血圧症・糖尿病などの生活習慣病，高血圧性小血管病や脳アミロイド血管症による老廃物・リンパ排液路障害が関与していると考えられる．ここでは頻度ではなくそれぞれの実例を示し，その重要性を喚起したい．　　　　　　　　　　　　　　　　　　　　　　（秋口）

Memo 17
高齢者てんかんと認知症の接点

1　高齢者てんかんの増加―神経内科入院および介護施設

　高齢者てんかんに多い複雑部分発作では，①短時間の意識減損（開眼し簡単な反応はするがいつもと様子が違う），②口をペチャペチャ，手をモゾモゾさせるなどの自動症がみられ，③発作は数十秒〜数分続くがこの間の行動は記憶に残らない，④発作前後や過去のエピソード記憶について記銘・想起の障害がおこる，⑤これらの意識・運動・認知の障害がステレオタイプに繰り返し出現する事が特徴である．

　てんかんの発病率は，乳幼児期に高く，小児期を通じて低下し，60歳を超えると反転上昇する二峰性で，特に高齢者で急増し，65歳以上の0.15％で発症すると言われている．

　高齢者における Acute seizures（急性発作）と Epilepsy（てんかん）の病因は，急性発作については脳卒中が50％，代謝性脳症 6-30％，薬物 10％，外傷・感染症 5-29％であり，てんかんについては脳血管障害 30-50％，認知症 9-17％，腫瘍・外傷 5-15％，不明 30-50％であり，原因不明者が半数を占める（Boggs JG. Up-To Date, 2014）．

　1）京都認知症総合センター（クリニック / デイが大半の認知症初期 / 中期が主体のコホート；399名）における高齢者てんかん有病率調査では，①てんかんあり 8（うち服薬中が7），②今までてんかん診断なしで疑い判定 24，再調査で要観察・服薬開始 10（全て

認知症あり），③てんかん全有病率 18/399（4.51%）であった．今回の 4.5% は従来報告の老年者 1.5%，高齢者施設入所者 6%，高齢者入院 11% の中間値であった．

2）京都市内 T 救急病院における入院を要した高齢者てんかんの検討では，①てんかん疑いで入院し診断が確定した 65 歳以上 60 例，②平均年齢 80.7 歳：（男性女性は 27:33），初発 33 例，再発 27 例，③発作病型：全般発作 36.7%，複雑部分発作 21.7%，単純部分発作 5%，てんかん重積 20%，NCSE（非痙攣性てんかん重積）5%．④原因：脳血管障害は 30% で，併存を含め 50% に認知症を認め，そのうちアルツハイマー型認知症（AD）は 73.3%，AD+血管性認知症が 10%，その他 16.7% だった（図 1）．

まとめると，救急・時間外受診から入院の原因としては脳血管障害とともに認知症が急増し，特に AD に伴うてんかんが多く見られた．病型としては二次性全般化と重積・NCSE が 2/3 を占めた．

高齢者てんかんは，従来の報告では 60 歳を超えると発症率が急上昇し，有病率は約 1.5% で，施設入所/入院例では 6%/11% の報告がある．高齢初発てんかんの原因で最も多いのは脳血管障害で 30〜50%，次が AD を含む神経変性疾患で 20%，病因不明の潜因性が約 1/3 を占める．今回の検討では高齢者施設でてんかんは増加し，物忘れ外来とデイの調査で 5-6% を占め，ほとんどが認知症を合併していた．また，高齢者てんかんは救急来院と入院で増加し，重積と二次性全般化で入院となり，50% が認知症を合併し（3/4 が AD），脳血管障害は 30% であった．

2　失神と高齢者てんかん

症例：80 歳男，AD/CAA 進行例，DESH，甲状腺機能低下症

現病歴・経過：20XX 年物忘れと歩行障害で神経内科初診．以降，認知・運動障害進行．現在，要介護 5，デイ週 5/ショート月 1-2 回利用．数年後から月 1-2 回，目がおかしくなり意識が減損するエピソードが出現（5 分位でもどる）．冷汗がでる，痙攣はない，声かけても反応がないがそのうち意識は戻る．パターンは同じで奥さんが対処していた．直近では，①6月1日，デイサービスで入浴後に発症，5 分後の血圧は 80/50，脈 45 だった．②7月24 日夕方，家で座位，水を飲まそうと思っていて意識減損，4-5 分持続，発汗あり体が冷たかった．

現症；日中座位，発語は"うんうん""ひろこさん"のみ．MRI；①複数の亜急性・陳旧性皮質下小血腫と後頭葉皮質優位の microbleeds/superficial hemosiderosis，②水頭症画像（DESH）と脳室周囲優位の白質病変，③海馬硬化を含む両側側頭葉内側萎縮あり．MMSE は 0/30．その後イーケプラ 250-500mg で発作が減っている気がする，服薬以降は連続のエピソードがないと奥さんの話．失神？てんかん？　高齢者認知症例ではこのようにしばしば鑑別が困難である．

注；痙攣性失神（Convulsive Syncope）；痙攣があると更に鑑別困難

［てんかんのけいれん］と［失神のけいれん］：てんかんの場合，けいれんは，［発作の始まり］から起きることが多いが，失神でけいれんを伴う場合は［失神してから（意識を失ってから）けいれんする］？ただし，実際にいつからけいれんが始まったのか意

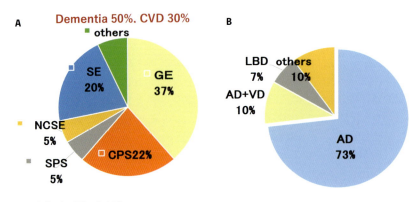

図 1　入院患者の発作型と認知症病型
A　GE：全般発作，CPS：複雑部分発作，SPS：単純部分発作，NCSE：非けいれん性てんかん重積状態，SE：てんかん重積．
B　AD：アルツハイマー型認知症，VD：血管性認知症，LBD：レビー小体型認知症

識を失った患者に後から問診してもよく分からないことが多い．この場合，「10/20 ルール」はてんかん発作と失神によるけいれんの鑑別で使える新しい臨床ルールで，けいれん回数（ガクガクしたけいれんの動きの回数）が 20 回以上ならてんかん発作，10 回以下なら失神を示唆するという簡単なもの．これは血管迷走失神患者の Tilt-up 誘発テスト（70度/20分間）の PSG から提案された（Shmuely S et al. Neurology. 2018;90(15):e1339-e1346）．

3　脳血管障害と高齢者てんかん

症例：81 歳女，慢性硬膜下血腫（CSDH），複雑部分発作（全般化 / 重積）

現病歴・経過：201X 年 5 月から時々転倒，6 月食思不振．6 月 12 日意識レベル低下し ER 受診，低 Na 血症（109mEq/L）で入院，19 日朝までは Na 補正で反応良かった．9 時頃に全身けいれん発作．重積となる．

現症：呼びかけ・痛み刺激に無反応，左共同偏視，左上肢屈曲，ロモグモグ．

脳波；右半球に PLEDs あり，ミダゾラム 2mg のフラッシュで軽減．その後，抗てんかん薬投与で改善，発作は起こらなくなった．

考察；①CSDH，②低 Na と補正スピード，③尿路感染が痙攣閾値を下げたと考えた．

CSDH は急性期も慢性期も「けいれん発作」を呈することがあり，海綿状血管腫のようにヘモジデリン沈着がてんかん原性を示しうる．血腫は CT で混合性血腫（M 型），FLAIR で sulcul hyperintensity を示すと，よりてんかん発症リスクが高い（音成ら，臨床神経2014）．急性期の M 型や脳溝高信号は慢性期へモジデリン沈着へも繋がると考えられ，てんかん発症に対する注意が必要である．本例の MRI は急性期のみ右前頭葉 / 島 / 側頭葉（赤矢印頭）/ 視床枕 / 海馬（青矢印頭）に DWI 高信号を認めた（図 2右）．

4　視床枕・海馬と皮質が光ったらてんかんを考える！

視床枕 Pul は視床 LP 核と同様に VA，VL 核の皮質投射先から逆向きの密な投射を受け皮質間の中継を行っている．視床は Pul/LP や CM などの特殊・非特殊核群から新皮質・辺縁系へ前・下・上・後視床脚，乳頭体視床束，等の回路（Papez，basolateral 辺縁回路を含む）を伸ばしている．皮質や内側側頭葉に出現したてんかん性興奮はこれらの回路を介して視床枕と同側皮質（緑矢印）・海馬・脳梁膨大部・皮質等の興奮毒性や代謝血流変化による DWI 信号異常と密接に関連する（図 2 左，図 3）．この病態は海馬硬化や広範白質病変，ヘモジデリン沈着などを伴う血管性認知症でより顕著になる．

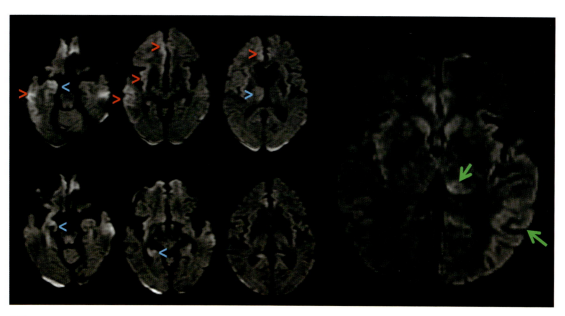

図 2

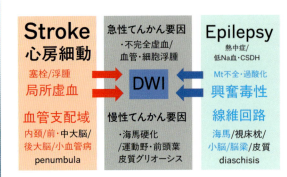

図3 高齢者てんかん重積発作の機序（DWIで光る要件）

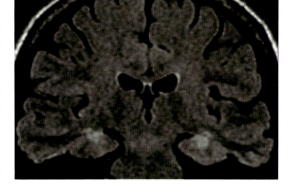

図4 Bilateral Hippocampal Solerosis. Coronal FLAIR

5　Hippocampal sclerosis/HS　海馬硬化

神経細胞の脱落でグリアが増殖し，海馬が硬くなった状態である（図4）．

側頭葉てんかん/TLEは海馬形成不全・HSが原因となる．一方，発作反復の結果，HSが出現し病態が増強される．この場合Aβやp-Tau沈着がAD病理/認知障害合併を助長する．HSは，②AD，③BD/皮質下血管性認知症（広範白質病変・多発ラクナ）でも出現するが病理学的には三者の病理変化や病変分布は均一でない．TLEによる場合は一般にCA1, 3, 4と顆粒細胞層病変が強く，海馬支脚は保たれることが特徴．しかし画像診断上は三者とも区別がつきにくく，MR冠状断でT2/FLAIR/STIR高信号と海馬萎縮・層構造消失を示す．

（秋口）

VI

炎症性疾患

VI 炎症性疾患

A 感染症

　細菌，真菌，ウイルス等，多様な種類の病原体は血行性に，末梢神経を逆行性に，あるいは頭蓋骨や硬膜などを介して髄腔内に直接侵入し，髄膜炎や脳炎，脳膿瘍などの炎症性病変を生じる．血管が障害されることも多く，血管への直接感染，炎症反応による血管障害，他臓器からの菌塊などが脳血管を塞栓性に閉塞するなどの機序で脳梗塞，脳出血，くも膜下出血などをきたす．

1 細菌性髄膜炎・髄膜脳炎

　細菌性髄膜炎（化膿性髄膜炎）は髄膜の細菌感染症であり，主にくも膜下腔が侵されて炎症を生じ膿が形成される．症候は発熱，頭痛，項部硬直などである．感染経路は遠隔部感染巣からの血行性感染が多く，起炎菌は成人では肺炎球菌，髄膜炎菌が多い．

　病理は，肉眼的には化膿性滲出物が大脳穹窿部表面を覆い，脳溝に沿って侵入している（**図6-1**）．組織像は，くも膜下腔の好中球を主とする化膿性炎症細胞の浸潤であり，血管の充血，フィブリン析出，マクロファージなどがみられる．炎症細胞は，経過とともにリンパ球，組織球の割合が増え，発症1週間後にはこれらが優位となる．炎症細胞は脳実質の血管壁，血管周囲腔にも浸潤し，小血管内の血栓形成，これによる大脳皮質の大小様々な梗塞，出血性梗塞が生じる（**図6-2**，**図6-3**）．稀には脳内出血，くも膜下出血や膿瘍を合併することがある．

　脳室内に侵入すると脳室上衣炎（**図6-2**～**図6-4**）を生じる．膿は髄液よりも重いため側脳室後角に貯留し水平面を形成する．慢性期にはくも膜は線維性肥厚，癒着を生じ，水頭症を併発する（**図6-5**）．

　CT，MRIでは，くも膜下腔の造影効果がみられ，FLAIRでは，くも膜下腔の髄液蛋白上昇によると考えられる異常高信号を示す．T2，FLAIRで病変近傍の皮質下白質の低信号を認めることがある．脳室上衣炎を併発すると脳室壁がDWIで高信号を示す（**図6-4AB**）．

A 感染症　　　1 細菌性髄膜炎・髄膜脳炎

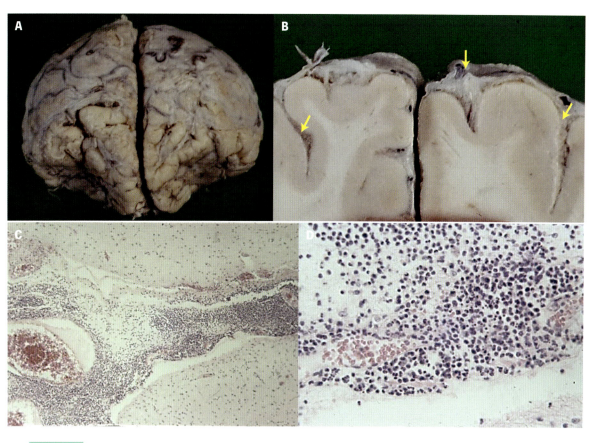

図6-1　細菌性髄膜炎
A：脳外観．軟膜の混濁．
B：割面．クモ膜下腔の膿貯留（矢印）．
C：同拡大．クモ膜下腔の炎症細胞浸潤．
D：同，拡大．殆どは好中球．HE染色．

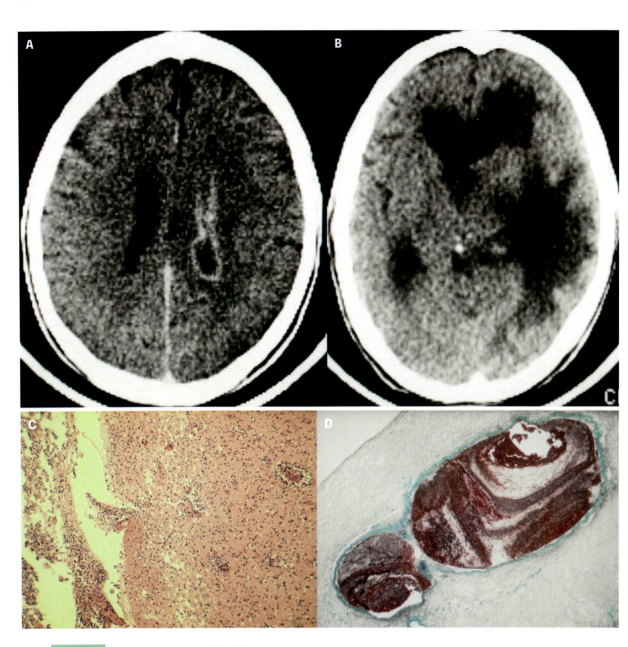

図 6-2　細菌性髄膜脳炎と脳室上衣炎

AB：造影 CT．脳室壁に沿った造影効果（脳室上衣炎）と大脳白質の浮腫を示す低吸収域．
C：髄膜脳炎によるクモ膜下腔および脳実質への炎症性細胞浸潤．HE 染色．
D：皮質静脈の血栓．MTC 染色．

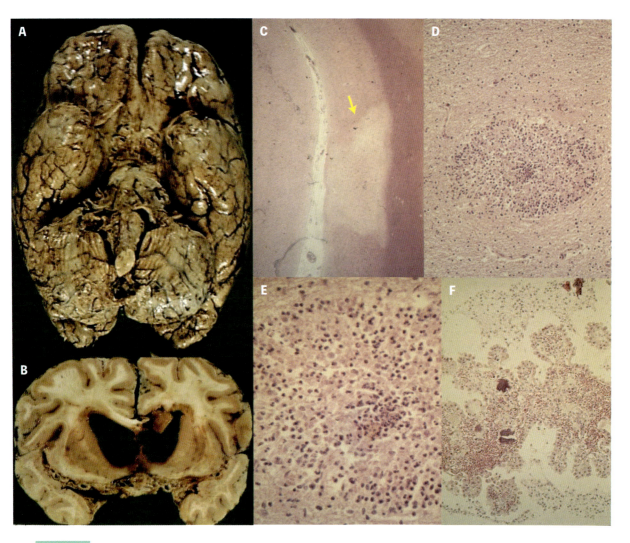

図 6-3　細菌性髄膜脳炎と脳室上衣炎

A：脳外観．軟膜の混濁．
B：同割面．クモ膜下腔の膿貯留．脳室壁の壁不整と着色は脳室上衣炎による．
C：皮質の新鮮梗塞（矢印）．
D：大脳白質内の微小膿瘍．
E：同拡大．好中球の集簇．
F：Choroid plexus の炎症．何れも HE 染色．

Ⅵ 炎症性疾患

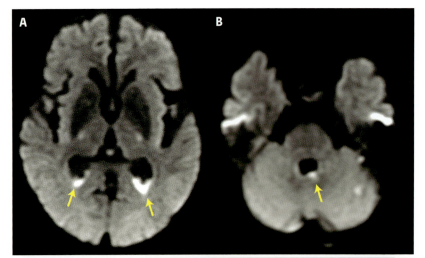

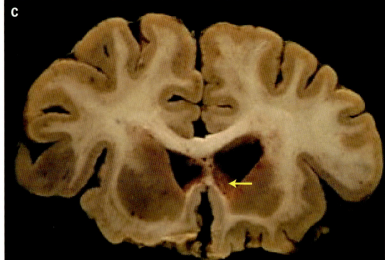

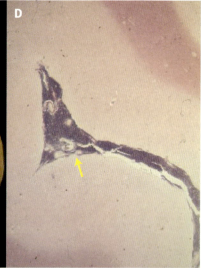

図6-4

細菌性髄膜炎と脳室上衣炎

AB ：87歳男．細菌性髄膜炎．DWI．両側側脳室後角内および第Ⅳ脳室の高信号域（矢印）は脳室上衣炎による膿貯留を示す．

C ：類似例の脳割面．87歳女，大腸菌による敗血症．側脳室壁の赤褐色（矢印）は脳室炎を示す．

D ：同，大脳皮質 HE 染色拡大．クモ膜下腔の細胞浸潤（矢印）．

E ：同，拡大．多核白血球の浸潤．

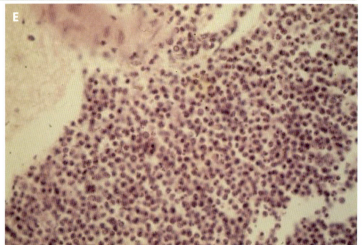

A 感染症　　　1 細菌性髄膜炎・髄膜脳炎

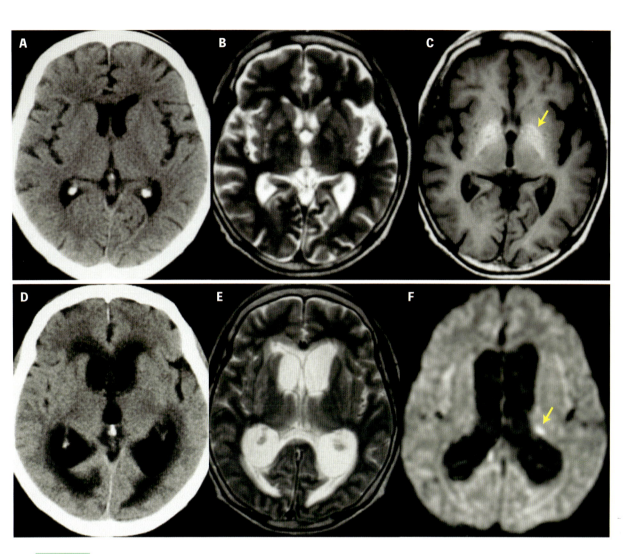

図 6-5　水頭症を併発したリステリア髄膜炎

A：糖尿病，肝硬変・肝癌患者に合併した Listeria monocytogenes による髄膜炎発症直後の CT.
B：同 T2.
C：同 T1. 淡蒼球高信号（矢印）は肝硬変による Mn 沈着を示す.
D-F：続発性水頭症を発症後の CT, T2, DWI. 脳室拡大と脳室壁の低吸収域または高信号域. DWI で見られる脳室壁の点状高信号域（矢印）は梗塞巣と考えられる. Listeria 髄膜炎は髄膜脳炎，膿瘍となることが多く，脳幹への浸潤（"菱脳炎"；rhombencephalitis）も多い.

VI 炎症性疾患

そうだったのか **Case 23**

超急性の経過を辿った劇症型 A 群連鎖球菌（Streptococcus pyogenes）感染症

症例 1	72 歳，男
既往歴	高血圧，糖尿病；コントロール良好．発症前数日の間にアウトドア活動や外傷，感染を示唆する前駆症状なし．
家族歴	特記事項なし．
主訴	下肢痛．
経過	突然に右肩痛，歩行困難，悪心を自覚，翌日には両下肢痛，下肢しびれ感，構音障害などが加わり近医受診．著明な炎症反応，CK 高値（約 3000U/L）を伴う急性腎障害，頭部 MRI で陳旧性梗塞に加えて DWI で左大脳白質や小脳半球に多発性点状高信号域を認めたため救急搬送された（**図 6-6A**）．来院時，バイタルサインは保たれ意識清明であったが搬送 1 時間後には意識混濁を来した．著明な代謝性アシドーシス（pCO2 18.4mmHg，BE -16.1mmol/l，Lac 8.3mEq/l）と呼吸性代償，白血球数 5600，核左方移動（Myelo10%，Metamyelo4%），CK 著明高値（約 15000 U/L），腎障害（Creat3.6mg/dl），炎症反応（CRP38.1mg/dl），肝障害，凝固異常（pFDP37.7μg/ml，D-dimer15.4μg/ml）などを認めたため Toxic shock syndrome と診断，ICU で治療を行ったが来院 3 時間後には昏睡となり，4 時間後に死亡した．臨床診断は劇症型 A 群連鎖球菌感染症（Streptococcus pyogenes），敗血症，DIC．陳旧性脳梗塞，敗血症に伴う新規脳梗塞．
病理所見	劇症型 A 群連鎖球菌感染症．敗血症，DIC．感染臓器は下腿軟部組織の壊死性筋膜炎・筋炎，腎血行性多発性膿瘍，脾炎．脳の変化は他臓器に比べると軽いが，髄膜炎と小梗塞巣を認めた．
画像と病理	**図 6-6** 参照．
ポイント	①劇症型 A 群連鎖球菌感染症 Streptococcal Toxic Shock Syndrome（STSS）は "人喰いバクテリア" とも呼ばれ，死亡率約 30％の重篤な疾患である．四肢の疼痛等から突然発症し，四肢の壊死，ショック，多臓器不全などを併発し 2 ～ 3 日で死に至る．進入門戸は咽頭，粘膜，皮膚で，皮膚軟部組織感染症が半数以上を占める．本例では侵入門戸は不明であった．
	②診断基準は，（1）ショック症状，（2）肝不全，腎不全，急性呼吸窮迫症候群，血液凝異常（DIC），軟部組織炎，全身性の紅斑性発疹，けいれん，意識消失などのうち 2 つ以上，（3）通常は無菌的な部位（血液，髄液，胸水，腹水，生検組織，手術創など）から A 群溶血性レンサ球菌が検出される，の 3 項目であり，早期診断が必須である．
	③全症例報告対象の感染症であり 7 日以内に最寄りの保健所に届出が必要である．
	④脳病変についての既報告は殆どないが，本例では敗血症に伴う脳梗塞を認めた．
	⑤本邦で最近増加している注目すべき感染症である．

A 感染症　　1 細菌性髄膜炎・髄膜脳炎

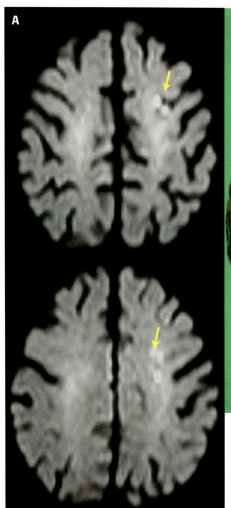
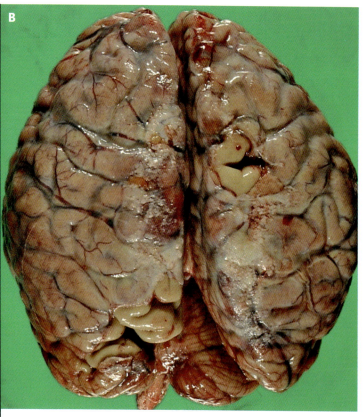
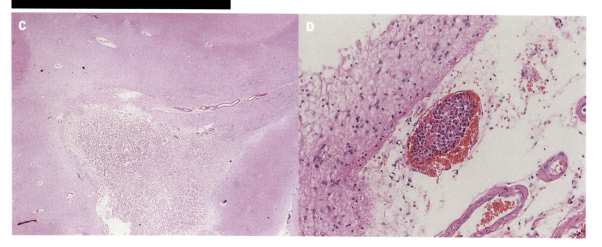

図6-6

A：説明は本文参照．
B：脳外観．円蓋部脳表面の混濁があり髄膜炎の所見．
C：DWIの皮質高信号に一致する小梗塞巣．HE染色．
D：septic emboliによる血管閉塞像．

2 脳膿瘍

　脳膿瘍は典型例では突然発症の頭痛と大脳皮質局所症候を呈する．炎症反応は陽性のことが多いが，発熱は半数に過ぎず，速やかな治療が必要なことから悪性グリオーマや脳血管障害との鑑別が重要である．病変はブドウ球菌，連鎖球菌，大腸菌などによる脳実質内の限局性化膿性病変で，線維性肉芽組織からなる被膜に包まれている．膿瘍の内容物は好中球，フィブリン，壊死産物である．

　感染早期には限局性の炎症で膿の貯留はないが，炎症が拡大し膿貯留が生じると周囲に線維芽細胞が集簇し，1週間ないし10日で被膜が形成される．感染巣が被包されると2週間程度で縮小するが，浮腫を伴い周囲を圧迫する．

　画像では，CTで限局性の低吸収域，リング状の増強効果を示す．造影増強効果部位が膿瘍壁で周囲の浮腫は低吸収を示す．MRIでは炎症による水分増加を反映し，T2，FLAIRで高信号，T1では軽度の低信号を示す．造影効果は早期にはみられないが，進行とともに中心部の不整斑状の軽度の造影効果を示す．被膜が形成されるとT2で低信号傾向，T1で高信号傾向を示し，被膜のリング状造影効果が認められる．中心部の膿はT2・FLAIRで高信号，T1で低信号を呈し，DWIで高粘稠度による拡散低下を示すとされる高信号を示す．浮腫部位はT1で低信号，T2で高信号を示す（図6-7）．

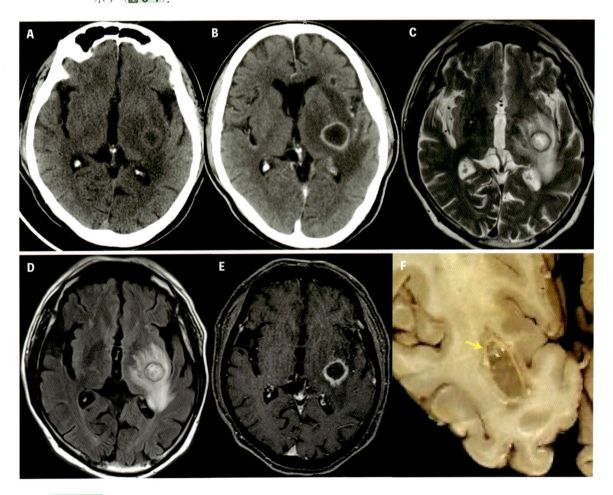

図6-7　脳膿瘍　※図説は次頁上部

A 感染症　　　2 脳膿瘍

> **図 6-7**　脳膿瘍　※図は前頁

73歳男．高血圧，糖尿病あり．両下肢脱力，歩行障害で急性発症，発熱，軽い意識障害，失語，記憶障害も出現．脳膿瘍と診断，穿頭ドレナージ施行．起炎菌は歯周病由来の Fusobacterium で，抗生剤治療により軽度認知障害を残して治癒．
A：発症直後のCT．
B：1週間後の造影CT．リング状の造影効果．
C：発症2日目のT2．病巣周囲に浮腫による高信号域が認められる．
D：同，FLAIR．
E：同，造影T1．リング状の造影効果．
F：類似例の病理割面．造影部位は被膜（矢印）に相当する．

　肉眼や画像で見えるサイズではないが，顕微鏡観察で微小な膿瘍が発見される例は多い（microabscess）（**図6-8**）．末期の敗血症などによる変化で，血行性感染により血管内に細菌性塞栓を形成する（**図6-9**）．弱拡大では細胞密集領域，強拡大ではマクロファージを混じた多核球が多数みられ，周囲は反応性アストログリアに囲まれている．

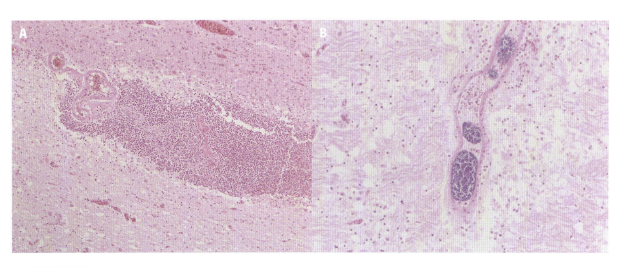

> **図 6-8**　微小膿瘍

末期に敗血症を合併した例に見られた微小膿瘍．
A：脳実質血管周囲に好中球が集積した微小膿瘍がみられる．
B：血管内に好中球集積および菌塊が認められる．

VI 炎症性疾患

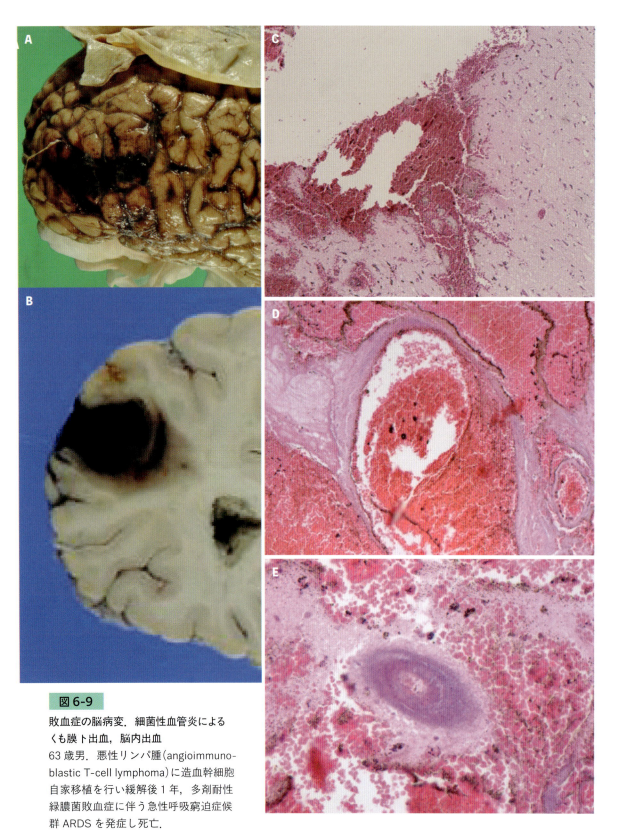

図 6-9

敗血症の脳病変．細菌性血管炎による
くも膜下出血，脳内出血

63歳男．悪性リンパ腫 (angioimmuno-blastic T-cell lymphoma) に造血幹細胞自家移植を行い緩解後1年，多剤耐性緑膿菌敗血症に伴う急性呼吸窮迫症候群 ARDS を発症し死亡．

A：前頭葉脳表に出血巣を認める．B：割面．くも膜下出血と脳内への血腫浸潤．
C：脳表の出血部位拡大．くも膜下出血の皮質内浸潤．HE 染色．
D：くも膜下腔の血腫内部の細菌性血管炎による血管破綻．E：血腫内血管壁の細菌塊集積．

3 敗血症関連脳障害および感染性心内膜炎

　敗血症関連脳障害（sepsis-associated brain dysfunction ; SABD）は，狭義には，脳の直接感染ではなく，炎症性メディエーターによる一次性の脳障害であり，せん妄，昏睡，けいれん，片麻痺などを呈する．重症敗血症の一部で早期に発症し，ICU でみられる最も重い脳症で予後不良である[1]．広義には敗血症に伴う二次性脳障害として，腎不全，電解質異常，低酸素，低灌流，高アンモニア血症，薬剤の影響などによる間接的な脳障害，さらに，敗血症に合併・続発した感染性心内膜炎に伴う脳血管障害や髄膜炎，脳膿瘍，痙攣，PRES などに大別されるが，これらは混合して生じ区別できないことが多い（図 6-9 〜 図 6-11）．予後は不良で，せん妄の持続時間が予後に関連するとされる[2]．

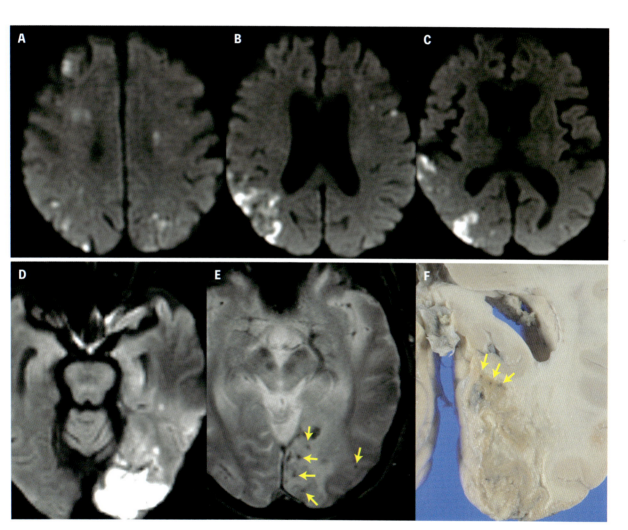

図 6-10　敗血症の脳病変

68 歳女．高血圧，糖尿病，関節リウマチで長期加療．全身性アミロイドージス併発．敗血症性ショック（Enterococcus raffinosus）から DIC 併発，意識障害，けいれん発作，多発性出血性脳梗塞を反復した．
A-C：発症 1 か月後の DWI．梗塞による多発性小高信号．D：2 か月後の DWI．後頭葉の新規梗塞．
E：同 T2*．点状低信号域は出血を示す（矢印）．F：同病理．陳旧性梗塞巣．褐色の点状病変（矢印）は微小出血．

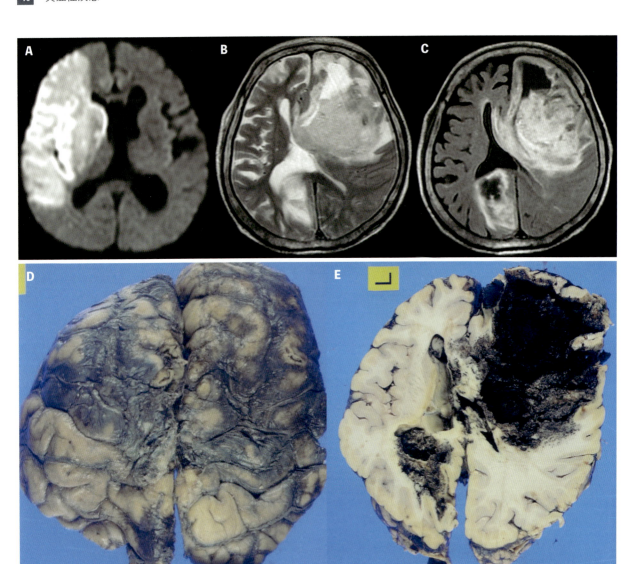

図 6-11 感染性心内膜炎と二次性脳病変

A：73歳男．弁膜症で弁置換術後，慢性心不全，発作性心房細動を認め抗凝固薬使用中．塞栓性小脳梗塞の既往あり．食思不振，歩行障害，構音障害で発症．心エコーで僧帽弁に疣贅を認め血液培養で Hemophilus parainfuluenzae を起炎菌とする感染性心内膜炎と判明．経過は亜急性に進行し MCA 閉塞が出現した．抗生剤で治癒したが片麻痺，構音嚥下障害，病態失認，半側無視，中枢性疼痛の後遺症を残した．DWI．

B-E：82歳女．全身性強皮症で長期療養中，カテーテル感染から感染性心内膜炎，MRSA（メチシリン耐性黄色ブドウ球菌）による菌血症を発症．意識障害，右共同偏視を認め，脳膿瘍，クモ膜下出血，脳ヘルニアをきたして死亡．

B：T2．
C：FLAIR．巨大病変で脳ヘルニアを生じている．
D：脳外観．くも膜下出血と浮腫．
E：割面．黒色の巨大な病巣は大出血を伴った膿瘍であった．

A 感染症　　　3 敗血症関連脳障害および感染性心内膜炎

　感染性心内膜炎は弁や心内膜に細菌が感染・増殖して疣贅を形成し，弁破壊による心不全，菌塊による塞栓によって全身の臓器に障害をきたす感染症である．弁置換術後やTAVI（経カテーテル大動脈弁治療）後などにも起こりやすい．既に存在する非細菌性血栓性心内膜炎（NBTE）の疣贅に齲歯などから生じた一過性菌血症が原因となって発症することもある．脳血管障害は最も代表的な合併症で，頻度は2割以上に及び，septic embolismにより症候性・無症候性の大小様々な脳梗塞や微小出血，微小動脈瘤，くも膜下出血などを生じる（**図6-11〜図6-13**）．

　MRIで検出される梗塞は中大脳動脈の分枝に限局した梗塞や10 mm以下の小梗塞が多く，しばしば多発性で，皮質枝領域の広範な梗塞は少ない．微小出血もしばしばみられる[3-5]．

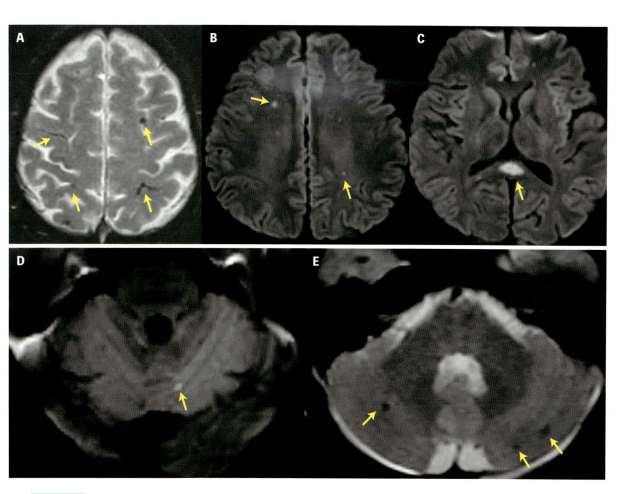

図6-12　感染性心内膜炎のMRI 2例（A，B-E）

A：70代男，感染性心内膜炎．T2*．大脳皮質に点状および線状の低信号域（矢印）を認め，微小出血や限局性くも膜下出血を生じていることがわかる．
B-E：30代男．MSSA（メチシリン感受性黄色ブドウ球菌）による感染性心内膜炎の治癒例．
B-D：DWI．点状高信号（矢印）は微小梗塞を示す．脳梁後部にも高信号域（矢印；"MERS"；→450頁，Memo 24）を認める．
E：T2*．点状低信号（矢印）は微小出血．

375

VI 炎症性疾患

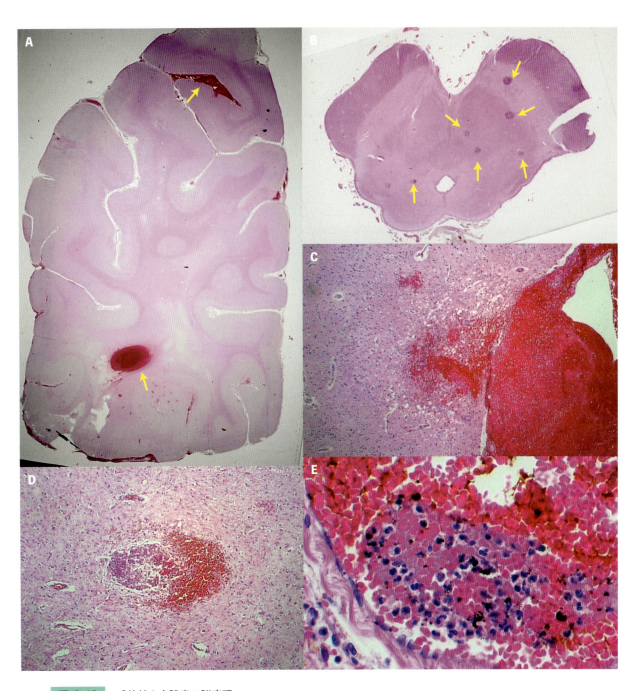

> **図 6-13**　感染性心内膜炎の脳病理
>
> 75歳男．感染性心内膜炎で死亡．
> A：後頭葉冠状断 HE 染色ルーペ像．脳実質内の出血と限局性くも膜下出血（矢印）．
> B：中脳の多発性点状出血（矢印）．
> C：脳表，くも膜下出血部位拡大．
> D：後頭葉白質内点状出血部位拡大．
> E：同拡大．出血巣内に多数の多核白血球を認める．

A 感染症　　4 結核

4　結核

　脳の結核性病変には血行性波及で生じる髄膜炎，結核腫，二次的に生じる血管障害や水頭症などがある．結核性髄膜炎は亜急性の経過を辿り，頭痛，発熱，食思不振，体重減少など非特異的症状に加え，項部硬直，意識障害，脳神経障害（Ⅵ，Ⅲ，Ⅶが多い），痙攣などの神経症候をきたす．髄液はリンパ球優位の細胞増多，糖減少を示す．予後の点から，本症が疑われたら髄液培養やPCR検査の結果を待たずに治療を開始する．病理では脳底部を中心とする軟膜・くも膜の白濁（脳底部髄膜炎）を示し，しばしば水頭症を合併する．軟膜の血管壁への炎症性細胞浸潤，閉塞性動脈炎（endoarteritis）がみられ（図 6-14F），主に脳底部くも膜下腔部位での血管閉塞による脳梗塞（基底核，内包に多い）を合併する（図 6-15A）．MRIでは脳底部髄膜の，び漫性または限局性の造影効果（図 6-14A-C）が特徴で，特に脳底槽，脚間窩に多い．

　結核腫は肉芽種からなる腫瘤性病変で血行性播種によって生じる．乾酪壊死の周囲を被膜が覆い，ラングハンス型巨細胞やリンパ球を認める．髄膜炎は伴うことも伴わないこともある．T2では乾酪壊死巣が不均一な等信号あるいは低信号を示す（図 6-15B-F）．

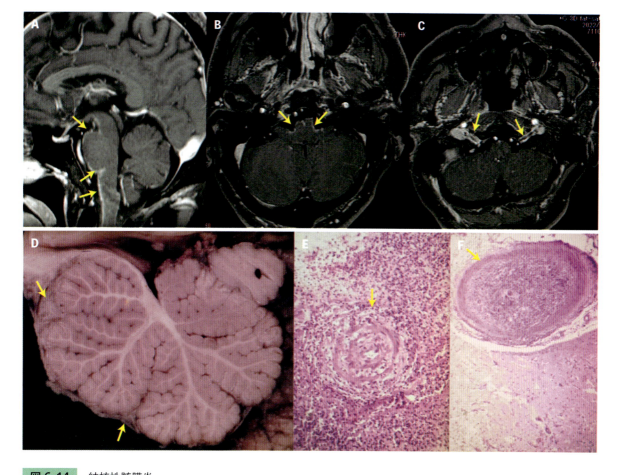

図 6-14　結核性髄膜炎

40代男．2〜3か月の経過で発熱，倦怠感，食思不振，意識障害，項部硬直が出現．髄液PCRは陰性であったが臨床経過より結核性髄膜炎と診断，加療により治癒した．A-C：脳幹表面および脳神経の造影増強効果（矢印）．造影T1．D：類似例の病理．小脳虫部くも膜下腔の膿貯留．E：類似例の病理．クモ膜下腔に炎症細胞浸潤，血管炎（矢印）を伴っている．F：同，脳表の閉塞性動脈炎（矢印）．何れもHE染色．

377

VI 炎症性疾患

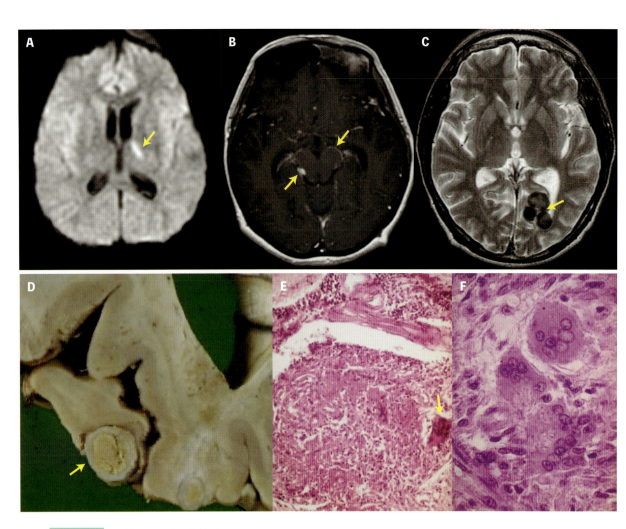

図 6-15　結核性髄膜炎と結核腫

A：結核性髄膜炎に合併した穿通枝領域の内包・前視床を含む小梗塞(矢印)．DWI．
B：結核性髄膜炎と結核腫．大脳脚表面の造影効果は脳底部髄膜炎，中脳被蓋部表面の造影効果は結核腫を示す(矢印)．造影 T1．
C：類似例の T2．3 個の結核腫(矢印)．
D：類似例の病理．被膜と内部の乾酪壊死(矢印)．
E：類似例．軟膜静脈周囲の結節．ラングハンス型巨細胞がみられる(矢印)．
F：同，強拡大．ラングハンス型巨細胞．何れも HE 染色．

5 神経梅毒

Treponema pallidum の感染により生じ，進行麻痺，視神経炎，中枢神経ゴム腫，脊髄癆などがある．進行麻痺では髄膜炎・髄膜血管炎が大脳皮質に波及して脳炎を生じ，皮質の神経細胞脱落とグリオーシスをきたす．主な臨床症候は精神症状や認知症であり，教科書的によく知られた Argyll Robertson 瞳孔や脊髄癆は近年，殆ど見られない．形態画像は大脳萎縮，時に，皮質・皮質下，側脳室周囲に T2 で非特異的高信号を示す．

6 真菌症

真菌感染症は呼吸器や消化器などの感染に由来し，造血系悪性腫瘍など免疫抑制状態で発症しやすい．様々な真菌が病原体となりうるが，代表的なものは，クリプトコッカス症，アスペルギルス症，カンジダ症，ムコール症などである．

カンジダ症（**図 6-16A-C**）は最も多い真菌感染症であり，Candida alvicans が病原体のことが多い．血行性播種により脳実質内に小膿瘍を形成する．菌の形状は細長いねじれを持った菌糸に円形ないし類円形の胞子が付着している．

アスペルギルス症（**図 6-16D-F**）はカンジダ症に次いで多く，Aspergillus fumigatus が病原体である．脳では髄膜炎，髄膜脳炎，脳膿瘍，肉芽腫などをきたす．眼窩先端症候群の原因としても重要である．

クリプトコッカス症（**図 6-16G-I**）は Cryptococcus neoformans が病原体であり，髄膜炎を起こしやすく，真菌性髄膜炎の 9 割はクリプトコッカス髄膜炎である．形状は球状の無子嚢胞酵母である．脳実質内への浸入，特に血管周囲への浸入が約半数で生じ，炎症細胞と菌体を含む膿瘍様の限局性偽嚢胞，炎症細胞に乏しく菌体が大部分を占めるゼラチン性偽嚢胞（soap bubble appearance），線維性肉芽腫性病変などを生じる．

真菌性髄膜炎の画像所見は結核性髄膜炎に類似し，髄膜に沿った造影効果を示す．水頭症や脳梗塞を合併することもある．

Ⅵ 炎症性疾患

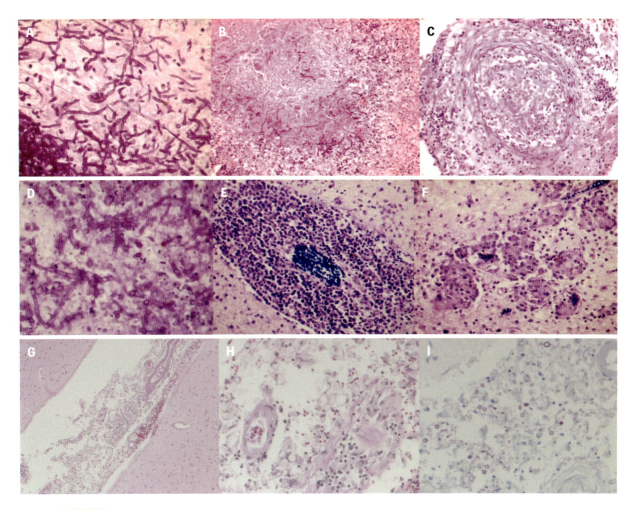

図6-16　真菌症（カンジダ，アスペルギルス，クリプトコッカス）

A-C：カンジダ症．A：分枝状の偽菌糸．B：壊死と炎症反応．C：髄膜血管炎．
D-F：アスペルギルス症．D：菌糸．E：血管周囲細胞反応．F：Granuloma．何れもPAS染色．
G-I：クリプトコッカス髄膜炎．G：クモ膜下腔への細胞浸潤，髄膜炎の所見．HE染色．H：同，病変部拡大．炎症細胞と円形の胞子．I：同，KB染色．円形で中空の胞子が多数染色されている．

Memo 18
上眼窩裂症候群，眼窩先端症候群

　眼窩先端部や上眼窩裂周辺は狭い空間に複数の脳神経が走行し，その部位の病変により脳神経障害の組み合わせによる症候を来す．

　上眼窩裂症候群は上眼窩裂を通る脳神経Ⅲ，Ⅳ，Ⅵの障害による眼球運動障害や眼瞼下垂と三叉神経第1枝（V1）の障害による前頭部・眼窩部痛，鼻背部と角膜の感覚鈍麻をきたし，角膜反射は減弱・消失する．

　病変が眼窩先端部に拡大すると，視神経管を通過する視神経も障害され，視力障害も加わって眼窩先端症候群を呈する．

　これらは海綿静脈洞内の内頸動脈周囲の炎症による有痛性眼筋麻痺（Tolosa-Hunt症候群）と似ているが，対光反射が保たれる点で異なる．

　原因疾患は感染症（細菌，アスペルギルスなどの真菌，結核，梅毒など），非感染性の炎症（多発血管性肉芽腫症，サルコイドーシス，IgG4関連疾患など），腫瘍（悪性リンパ腫，転移性腫瘍など），内頸動脈瘤等，様々で，画像で腫瘤性病変を描出できても質的診断は困難で生検による病理診断が必要になることが多い．

（宇高）

A　感染症　　　　　6　真菌症

そうだったのか　Case 24

骨髄性白血病転化で骨髄移植を受けた例のムコール症

症例	48歳，男
既往歴	20歳代にⅠ型糖尿病を発症しインスリン治療中．3年前，貧血が出現，骨髄異形成症候群と診断．2年前，急性骨髄性白血病転化のため，同種骨髄移植を受けた．
家族歴	特記事項なし．
主訴	左上肢の弛緩性麻痺．
経過	骨髄移植後の生着が悪く化学療法，緩和的治療を受けていた．胸痛が出現，胸部レントゲン上の肺野病変と，末梢血に腫瘍細胞増多と血小板減少を認め，急に左上肢の弛緩性麻痺が出現した．直後のCTでは異常を認めず，翌日のDWIで右大脳半球に高信号域を認めた（**図6-17A**）．T1では低信号（**図6-17B**），T2*で病巣中心部に低信号部位があり（**図6-17C**），腫瘤の辺縁部に弱い造影効果を認めた（**図6-17D**）．β-Dグルカン正常，カンジダ，アスペルギルス，クリプトコッカス抗原何れも陰性であった．2日後には左上下肢の痙攣が出現，4日の経過で昏睡状態となり死亡した．臨床診断は脳膿瘍の疑い．
病理所見	白血病細胞の浸潤が脳・髄膜を含む全身諸臓器にみられるとともに，ムコール菌体が脳，肺，腎に認められた．脳は腫大し，右半球は肉眼的に出血性梗塞とそれによる脳ヘルニア（**図6-17EF**），静脈洞血栓（**図6-18A**）が認められた．脳実質および血管内に白血病細胞の浸潤とムコール菌体が認められ，血管の一部は両者で充満していた（**図6-18B-D**）． 病理診断は白血病，全身播種型ムコール症．
画像と病理	**図6-17**，**図6-18** 参照．
ポイント	①ムコール症は様々な接合菌属による真菌症の総称で，鼻脳型ムコール症，肺ムコール症，皮膚ムコール症がある．悪性腫瘍や重度の糖尿病などによる免疫不全状態がリスク因子で，副鼻腔から浸潤し，ときに全身に播種して肺炎や髄膜脳炎を起こす．血管親和性が高く，血管内に菌塊が充満する播種性脳塞栓症，出血性脳梗塞を起こす[1]． ②ムコール菌糸は太く好塩基性に乏しく内部は中空状に見える．菌糸に隔壁を認めない．グロコット染色やPAS染色は陽性だが染色性は弱い（**図6-18D**）．致死率は約50%と言われ，重篤な感染症である．早期診断，早期治療が重要である．

文献　　1）高嶋良太郎, ほか. ムコール菌性塞栓症を呈した脳幹梗塞の1例. BRAIN and NERVE 2009; 61:1079-1082.

Ⅵ 炎症性疾患

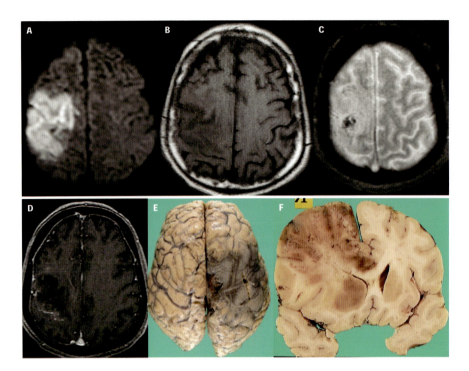

図 6-17　MRI とマクロ病理

A-F：説明本文．

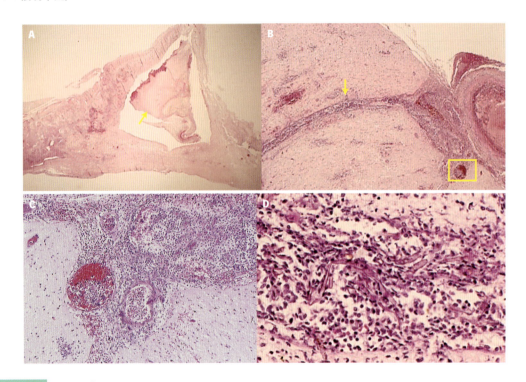

図 6-18　ミクロ病理

A：硬膜への浸潤と上矢状静脈洞内血栓（矢印）．
B：白血病細胞の髄膜浸潤，脳実質内浸潤，髄質動脈血管周囲腔浸潤（矢印）および内腔閉塞（枠）．
C：同部位の拡大．血管周囲腔への浸潤，血管内にも白血病細胞が浸潤して閉塞．脳実質内浸潤もみられる．
D：髄質動脈内の拡大．白血病細胞と細長いムコール菌糸が充満している．何れも HE 染色．

A 感染症　　　　6 真菌症

そうだったのか Case 25

白血病に続発した真菌感染症

症例　　62歳，男

主訴　　めまい．

既往歴　高血圧．2年半前，急性骨髄性白血病で同種末梢血幹細胞移植を受けている．

家族歴　特記事項なし．

経過　　2年後白血病再発，再発寛解療法を施行したが骨髄抑制状態でDICを併発しヘパリン投与中であった．めまいを訴えた翌朝に傾眠傾向となった．頭部CTで左尾状核頭部〜被殻に低吸収域と変形（**図6-19A**矢印），左小脳上面に高吸収域（**図6-19B**矢印），左上顎洞内の貯留像（**図6-19C**矢印）を認めた．同日の血中β-D-グルカン上昇，髄液好中球増多があり，左上顎洞の病変が真菌感染巣で真菌性髄膜炎を発症した可能性が高いため治療を開始したが，3日後に死亡した．臨床診断は急性骨髄性白血病（M5b），真菌性髄膜炎．

病理所見　急性骨髄性白血病（M5b），同種末梢血幹細胞移植後状態（骨髄，脾臓）．左上顎洞に膿様の貯留物は真菌感染巣で髄膜に浸潤したと考えられる．小腸に微小な潰瘍形成があり血行性播種による真菌感染症の所見．菌体はDNA解析でScedosporium prolificansと判明．副次所見として，GVHDや免疫抑制剤，化学療法などの影響による肝・腎障害所見．診断は真菌感染症（Scedosporium prolificans；心臓，肺，腎臓，甲状腺，中枢神経）．脳は髄膜炎の所見と真菌症が原因の多発脳梗塞．

画像と病理　**図6-19**参照．

ポイント　① Scedosporium prolificansは造血器悪性腫瘍など免疫抑制状態で発症する新興の日和見感染症の一つで，死亡率は約50%，敗血症では約90%と重篤な感染症で[1]．抗真菌薬で治癒できる可能性は少ないが早期発見が重要である．

② 造血系悪性腫瘍の死因として，出血，腫瘍死に加え日和見感染症も重要である．

文献　1) Rodriguez-Tudela JL, Berenguer J, Guarro J, et al. Epidemiology and outcome of Scedosporium prolificans infection, a review of 162 cases. Med Mycol 2009; 47: 359-370.

VI 炎症性疾患

図 6-19

画像と病理

A-C：
説明は本文参照．

D：
脳の軽度腫脹と軟膜混濁を認め髄膜炎の所見．

E：
被殻の病巣．CTで認めた病変は拡大し被殻は大きく壊れている（矢印）．

F：
小脳の病巣．CTの高吸収域に一致して出血性である（矢印）．

G：
小脳組織 HE 染色拡大．分子層に細長い菌糸がみられる（矢印）．

H：
同，グロコット染色拡大．胞子と菌糸．

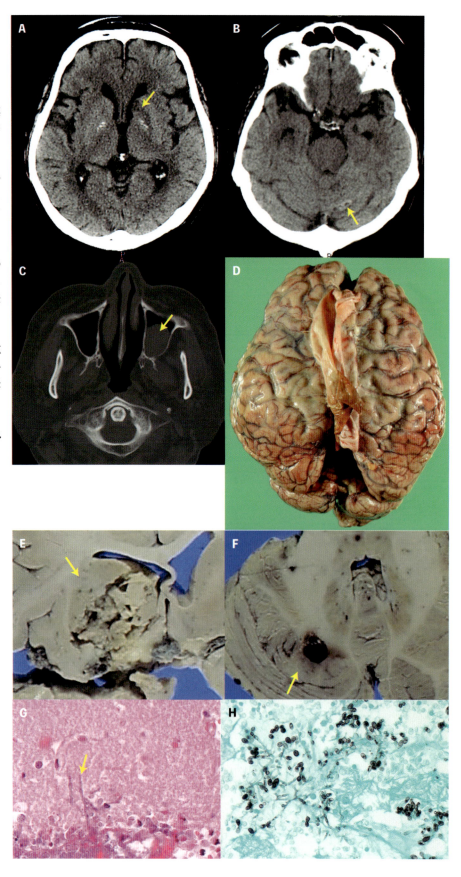

384

7 ウイルス性脳炎

　代表的な急性ウイルス性脳炎は，単純ヘルペス脳炎，日本脳炎，サイトメガロウイルス脳炎，狂犬病などである．これらに共通する脳の肉眼的所見は脳腫脹と点状出血であり，組織は髄膜や脳実質の炎症性細胞浸潤，特に実質の血管周囲腔へのリンパ球や形質細胞なのどの単核球浸潤がみられ，ミクログリアの肥大と増殖（ミクログリア結節：microglial nodule）を認めることがある．神経細胞壊死，neuronophagia（神経細胞貪食）がみられ，ウイルスの種類によっては細胞内に封入体が観察される．

　単純ヘルペス脳炎は HSV-1 による感染が大部分で，発熱，意識障害，痙攣，言語障害，異常行動，錯乱，性格変化などを呈するが，初期には発熱や頭痛がなく精神症状のみのことがある．肉眼病理では側頭葉内側面から底面の出血性壊死巣を認め，病変分布は海馬，海馬傍回，梨状回，下〜中側頭回前半に強い傾向がある．皮質下白質や扁桃体も侵される．病変は両側性だが一側優位のことが多い．組織学的には髄膜と大脳皮質の炎症細胞浸潤，血管周囲のリンパ球・形質細胞浸潤，神経細胞変性，壊死，neuronophagia，ミクログリア増多などを示す．MRI では病変部位が初期はDWI で高信号，T2，FLAIR で高信号，T1 では等〜低信号を示す（**図6-20**）．病理を反映ししばしば両側性だが左右差があることが多い．また，出血性壊死性病変を反映し T2* や SWI で低信号を示すことがある．

　日本脳炎は発熱，意識障害と錐体外路症候が特徴で，主に黒質と視床が障害される．大脳白質，基底核，海馬にも病変が及ぶことがある．病変分布を反映し，T2 で視床，脳幹などが高信号を示す（**図6-21**）．

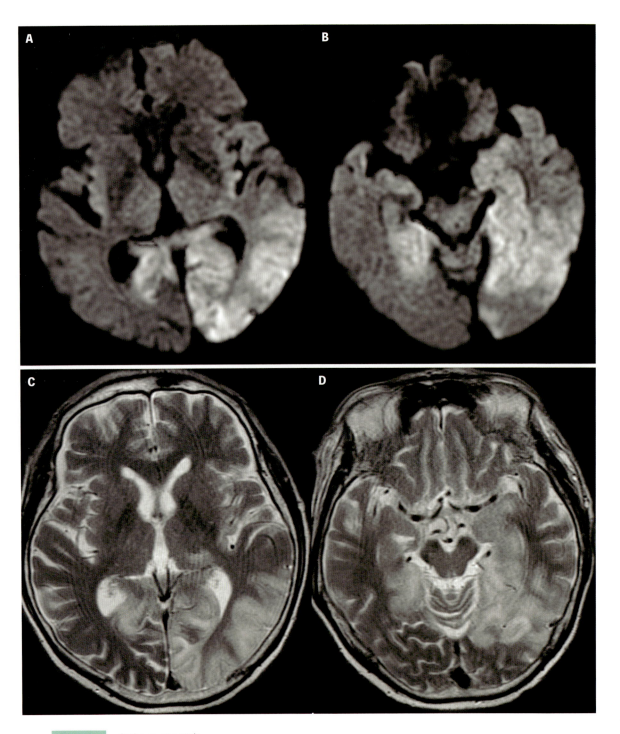

図 6-20 単純ヘルペス脳炎

70歳男.半盲と構音障害を残して治癒.
AB：急性期の DWI.
CD：同 T2.左優位の両側後頭葉・側頭葉,左視床後部・海馬に高信号域を認める.

A 感染症　　　7 ウイルス性脳炎

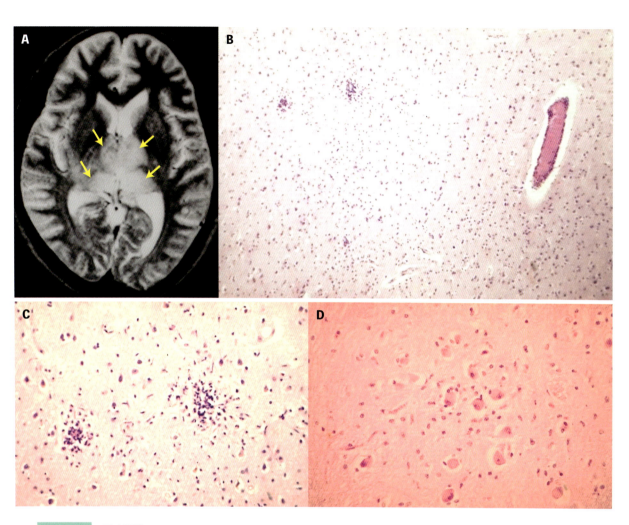

図 6-21　日本脳炎

A：30代女．発熱と意識障害で発症，1か月後死亡．発症10日後のT2．両側視床の高信号域（矢印）．
B：類似例の大脳HE染色．2個のグリア結節を認める．
C：同，グリア結節部位の拡大．
D：同，Neuronophagia．何れもHE染色．

8 進行性多巣性白質脳症 (Progressive multifocal leukoencephalopathy ; PML)

　スローウイルス感染症に属し，JCウイルスがオリゴデンドロサイトに感染して起こる脱髄性脳炎である．HIV感染者や血液悪性疾患，自己免疫疾患，免疫抑制剤使用中など細胞性免疫不全患者に好発するが，高齢者では基礎疾患不明のこともある．多巣性を反映して運動麻痺，認知機能障害，失語・視覚障害など多彩な症状を呈し亜急性に進行する．髄液PCR検査でJCV-DNAを検出すれば診断はほぼ確定する．必須ではないが生検組織の検索から多くの情報が得られる[6]．

　病変は皮質下白質に集中し，斑状の髄鞘崩壊が散在あるいは融合し，汚く見える．U-fiberも侵されるが健常部位との境界は明瞭である．脱髄巣には泡沫マクロファージ，腫大し濃染する核内封入体を持つ異常なoligodendroglia，巨大な核を持ち一見，腫瘍のように見えるastrocyteが見られる（図6-22〜図6-24）．

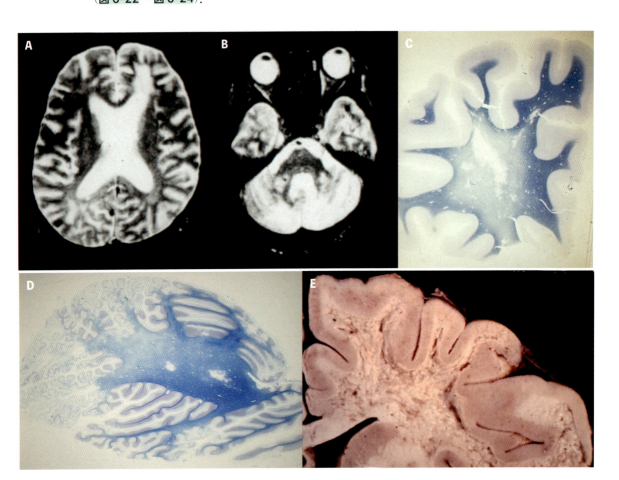

図6-22　進行性多巣性白質脳症（PML）

58歳女．亜急性経過の胸髄横断症状で初発，肝の悪性リンパ腫が発見された．半年後無動性無言状態となり，10か月後死亡．
AB：T2．大脳深部および脳室周囲白質，小脳，中小脳脚に高信号域．
CD：同，KB染色病理像．前頭葉白質および小脳の脱髄病変．
E ：類似例の脳割面．白質の不規則な壊れ方が特徴的である．

A 感染症　　　7 進行性多巣性白質脳症（Progressive multifocal leukoencephalopathy；PML）

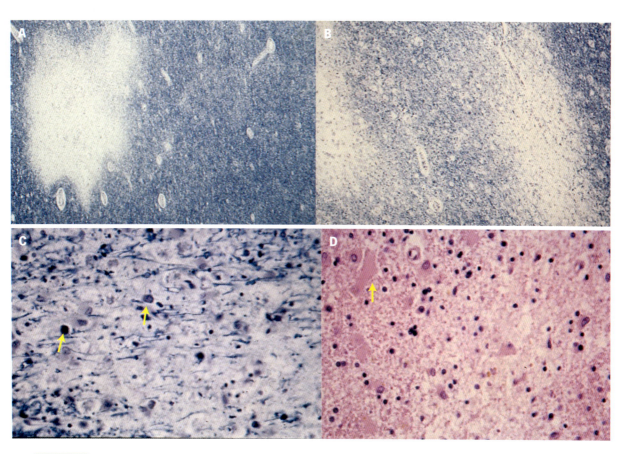

図 6-23　進行性多巣性白質脳症（PML）

図 6-22A-D と同じ例の病理組織．

AB ：脱髄巣．
C ：同拡大．病巣中心部では髄鞘とオリゴデンドロサイトの消失，周辺では腫大したオリゴデンドロサイト（矢印）を認める．ABC は KB 染色．
D ：異形性を示すアストログリア（矢印）．HE 染色．

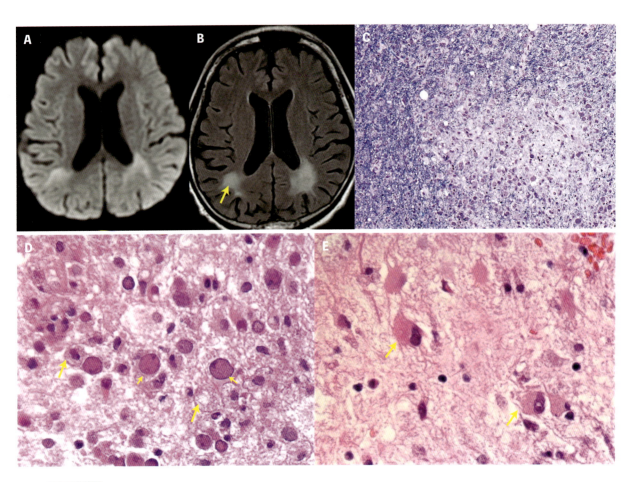

図 6-24　進行性多巣性白質脳症（PML）

57歳男．び漫性大細胞性B細胞悪性リンパ腫に合併したPML．見当識障害，構成失行，Gerstmann症候群，視空間失認，左半側空間無視などを示し，髄液一般検査は正常．髄液JCV-DNA解析で本症と診断．
A：DWI.
B：T2．側脳室後角周囲白質の高信号域．
C：Bの矢印部位の生検病理組織にみられた脱髄巣．KB染色．
D：同，拡大．HE染色．泡沫マクロファージ（矢印大）と腫大したオリゴデンドロサイト（矢印小）．
E：同，拡大．異型性を示すアストログリア（矢印）．HE染色．

（CDEは国立感染症研究所感染病理部のご好意による）

　MRIではT2，FLAIRで白質に斑状融合性，非対称性の高信号域が広がり，多層性の病変を形成する．高信号域は当初均一であるが経過とともに囊胞様の構造が混在するようになる．占拠性効果に乏しく，T1では低信号で造影はされない（図6-25）．

　多発性硬化症の生物学的製剤使用に関連したPMLでは予後良好な例が多く，初期病変の検出が重要である．MRI所見のパターンを，A（中心前回・前頭回を含む大脳病変），B（深部灰白質病変），C（小脳・脳幹病変），D（深部白質の点状・粟粒状病変）に分類して病変拡大の経過と適切な生検部位を考察する試みがある[7]．一部の例では，脳浮腫や造影効果を示す．

A 感染症　　7 進行性多巣性白質脳症（Progressive multifocal leukoencephalopathy；PML）

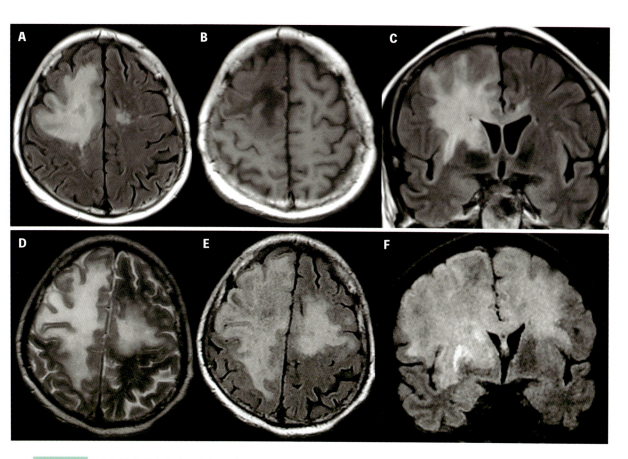

図 6-25　進行性多巣性白質脳症（PML）

45歳女．ホジキンリンパ腫に対し同種移植を施行後に本症を合併して無動性無言状態となり，1年後死亡．
A-C：発症1か月後の MRI．
A ：FLAIR．
B ：T1．
C ：FLAIR．右前頭葉白質の病変．
D-F：発症2か月後．
D ：T2．病巣が両側に拡大しているが高信号は均一である．
E ：FLAIR．T2 とは異なり，病巣内部に低信号の部位を認め，図 6-22E のような組織崩壊に近い高度の白質病変部位を示すと考えられる．
F ：脂肪抑制 FLAIR 像．両半球への病巣拡大が著明．

9 | プリオン病

プリオン病は孤発性クロイツフェルト・ヤコブ病（CJD），遺伝性プリオン病，獲得性プリオン病に分類され，孤発性 CJD が 3/4 を占める．孤発性 CJD はプリオン蛋白遺伝子コドン 129 多型（MM,MV,VV）とプリオン蛋白（PrP）のウエスタンブロットパターン（1 型，2 型）の組み合わせで 6 亜型に分類され，それぞれ特徴的な病変分布や臨床症候を示す．典型的な臨床・病理像を呈するのは MM1 型と MV1 型（古典型）で最も多く，7 ～ 8 割を占める．他には MM2 皮質型，MM2 視床型，MV2 失調型，VV1 皮質型，VV2 失調型がある．

古典型の症候は非特異的症状に始まり急速進行性の認知機能障害，運動失調，錐体路症候，ミオクローヌスなどの神経症候をきたし半年ほどで無動性無言状態に至る．脳波は多くの例で PSD が出現する．視覚障害で始まる Heidenhein 型も MM1 型である．本症では全脳の灰白質・白質が広範に侵され高度の萎縮を示すが，海馬は比較的保たれる（**図6-26**）．

病理組織像は海綿状変化，グリオーシス，神経細胞脱落，神経線維網の粗鬆化であり，免疫染色で異常プリオン蛋白の沈着が認められる．炎症細胞浸潤や血管増生などの炎症性変化は伴わない．

MRI は早期から DWI で線条体前部および大脳皮質が高信号を呈し，海綿状変化内の水分子の拡散低下を反映した所見と考えられる[8]．また臨床症候出現以前に DWI 高信号を認めたとの報告もある[9]．程度は軽いが視床も高信号を示すことが多い．FLAIR でも線条体前部と大脳皮質は軽度高信号を示し（**図6-27**，**図6-28A-C**），T2 も線条体前部は軽度高信号を呈する．経過とともに脳萎縮が進行し，全脳型の終末期には原疾患による一次性の白質萎縮と信号上昇域拡大から極めて高度の脳萎縮に至る[10]．

遺伝性プリオン病は全プリオン病の 10 ～ 15% を占め，V180I 遺伝性 CJD，E200K 遺伝性 CJD，M232R 遺伝性 CJD，Gerstmann-Sträussler-Scheinker 症候群（GSS 症候群）などがある．

V180I 遺伝性 CJD は孤発性の発症形式で経過は長く，MRI は DWI で大脳皮質が症候と不釣合いに広く浮腫状に腫脹した著明な高信号を示し，T2，FLAIR でも同様の高信号を示すことが特徴である（**図6-28E**）．E200K 遺伝性 CJD は古典型孤発性 CJD と同じ症候を示す[11]．

GSS 症候群は，P102L 古典型（小脳失調型；codon102 番 proline が Leucine に置換）が約 9 割で最も多く，他にも P105L 痙性麻痺型や終脳型など様々な型がある．古典型では緩徐進行性の歩行障害・小脳性運動失調で発症，下肢腱反射消失，認知症が加わり，数年の経過で無動性無言状態に至る．

病理像は全脳萎縮，大脳・小脳・脳幹の神経細胞脱落がみられ，多数のアミロイド斑（kuru 斑），multicentric type や primitive type，senile type などの plaque が大小脳皮質を中心に広範に分布し，これらは PrP 免疫染色で染まる．脊髄小脳路，錐体路，後索，上小脳脚などの系統変性，脳幹諸核，基底核，白質の変性もみられる．海綿状態は軽度のことが多いが高度の例もある（**図6-29**，**図6-30**）[12]．脊髄では主に腰髄レベルで後角にアミロイド斑（**図6-31**）がみられ，下肢腱反射消失や下肢の痛み・しびれ感などの原因と考えられる[13,14]．

画像は初期には諸症候が進行するにもかかわらず脳萎縮はみられないが，無動性無言状態に至った後のある時点から急速に脳萎縮が進行し，末期には極めて高度の脳萎縮を呈する．初期からの DWI 高信号は CJD とは対照的に少ないが，例外もある（**図6-32**）．

獲得性プリオン病には硬膜移植などによる医原性 CJD（**図6-28EF**），ウシ海綿状脳症がヒトに伝播した新変異型 CJD などがある．

A 感染症　　　9 プリオン病

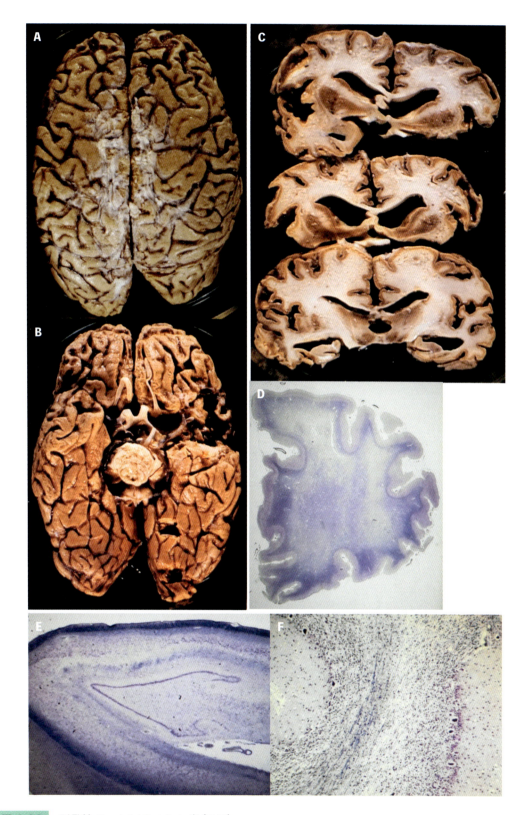

図 6-26　孤発性 Creutzfeldt-Jakob 病（CJD）

AB：脳外観．前頭葉優位の萎縮．C：同割面．皮質・白質の広範な障害．
D：同前頭葉割面．皮質病変，広範な白質病変．U-fiber は比較的残存．E：海馬の構造は残存．
F：小脳．顆粒層の障害が目立つ．何れも KB 染色．

VI 炎症性疾患

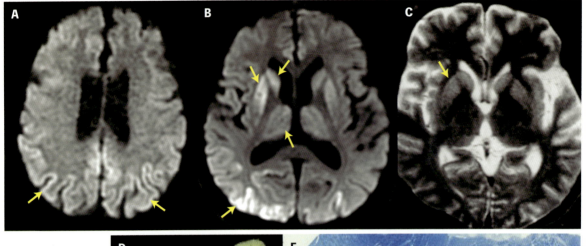

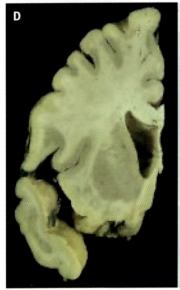

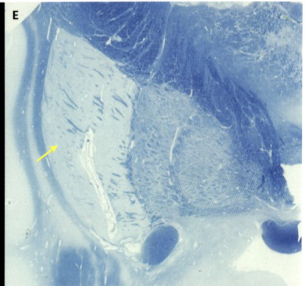

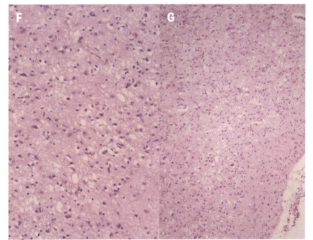

図 6-27

孤発性 Creutzfeldt-Jakob 病（CJD）3 例
（A, B, C-G）

A：孤発性 MV1 型 CJD. DWI. 両側後頭葉に皮質高信号がみられる（矢印）.

B：類似例の DWI. 右優位で後頭葉，被殻前部および尾状核（線条体前部），視床に高信号（矢印）.

C：50 歳女. 孤発性 MV1 型. ふらつきで発症し急速に無言状態となる. ミオクローヌスあり. 発症時の T2 で線条体前部が軽度の高信号を示す（矢印）.

D：同, 脳割面. 脳重 1080g で瀰漫性脳萎縮を認めるが被殻は肉眼的に異常を認めない.

E：冠状断 KB 染色ルーペ像. 被殻（矢印）は正常～やや淡明か.

F：被殻の HE 染色. 軽度の海綿状態.

G：大脳皮質の HE 染色. 軽度の海綿状態.

A 感染症　　9 プリオン病

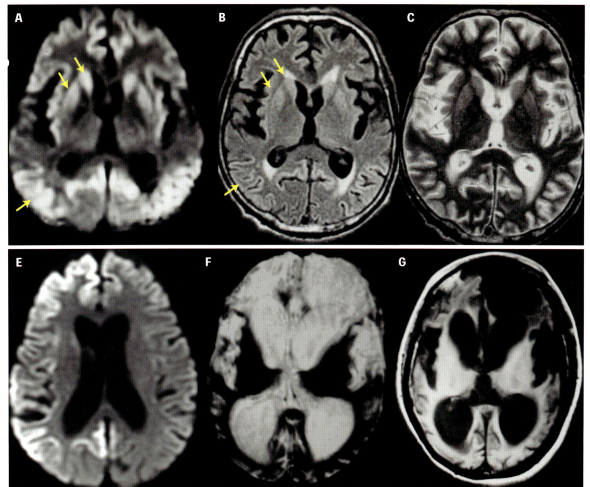

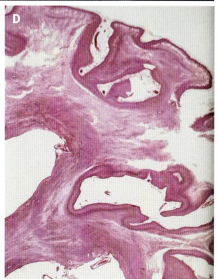

図 6-28
孤発性 Creutzfeldt-Jakob 病（CJD）および硬膜移植後の CJD

A-D：75 歳男，急速進行性の認知機能低下，歩行時のふらつきが出現，2 か月後には会話不能．PrP 遺伝子変異認めず．

A：発症時の DWI．後頭葉優位の大脳皮質および線条体前部（矢印）の高信号．

B：FLAIR．DWI 程のコントラストではないが同じ部位に高信号がみられる．

C：T2．同じ部位が僅かに高信号の傾向を示すのみ．経過とともに脳萎縮が高度となり 1 年後死亡．

D：同，病理．冠状断 HE 染色ルーペ像．広範な萎縮，白質減少．基質の海綿状態．

E：V180I CJD の DWI．大脳皮質の浮腫状高信号が広範に認められる．

FG：硬膜移植後に発症した CJD．30 代女．前頭葉巨大髄膜腫の摘除術時に市販の死体由来硬膜を使用．数年後に緩徐進行性の前頭葉症候群を発症，8 年後死亡．

F：同，末期の T2．

G：同，T1．極めて高度の脳萎縮．

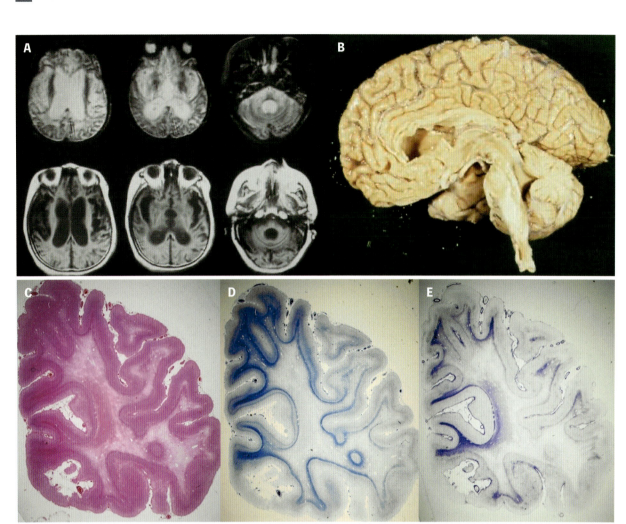

図 6-29　Gerstmann-Sträussler-Scheinker 症候群 (GSS)

死亡時 62 歳女．家族歴あり（実母と姉が同様の経過で死亡）．57 歳頃より体幹の運動失調が出現し徐々に進行．認知機能低下，失禁，腱反射消失，ミオクローヌスなどが加わり 3 年後には寝たきり，無動性無言状態になった．しかし MRI は著変認めず，SPECT で全脳の血流減少所見を認めた．脳波で PSD はみられなかった．PrP 遺伝子解析により古典型 GSS と診断．発症 4 年後頃から脳萎縮が進行し，5 年後には高度となった．発症 5 年半後に中枢性呼吸不全で死亡．

A：発症 5 年後（死亡の半年前）の MRI．上段 T2．下段 T1．高度の脳萎縮．
B：脳外観．脳重 850g．全脳萎縮．小脳・脳幹も高度に萎縮．
C-E：後頭葉冠状断切片ルーペ像．
C：HE 染色．
D：KB 染色．
E：Holzer 染色．高度の白質変性と残存 U-fiber のグリオーシス．

A 感染症　　　9 プリオン病

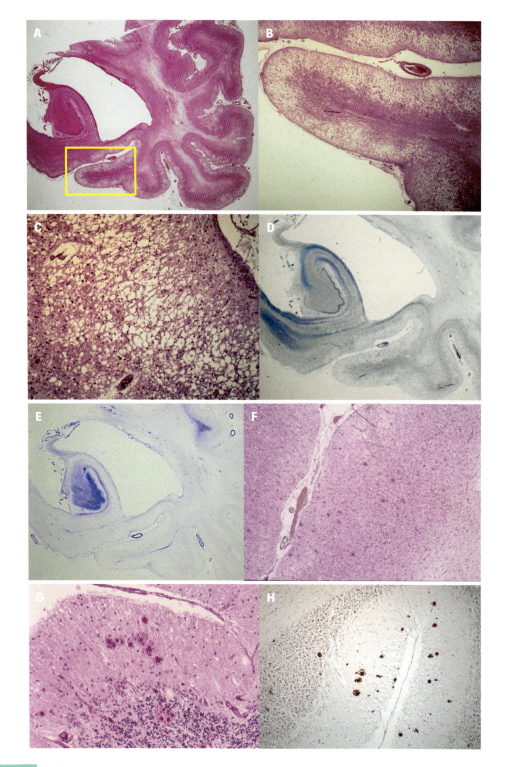

> **図 6-30**　図 6-29 続き
>
> A：側頭葉下面の PAS 染色冠状断切片．高度の白質変性，皮質の海綿状態．海馬の構造は保たれている．
> B：同，A の枠部位の拡大．海綿状態．　C：側頭葉別部位の拡大．高度の海綿状態．PAS 染色．
> D：A と同切片の KB 染色．海馬の構造は保たれる．E：同，Holzer 染色．海馬歯状回のグリオーシス．
> F：後頭葉皮質．アミロイド斑（Kuru 斑）が散在．PAS 染色．
> G：小脳皮質．分子層，顆粒層にアミロイド斑散在．PAS 染色．
> H：抗 Prion 蛋白抗体染色．アミロイド斑が染色されている．

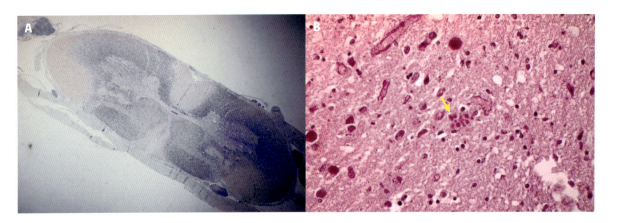

図 6-31 図 6-30 続き
A：第 5 頚髄．側索・前索・後索の二次変性．KB 染色．B：腰髄後角にも少数のアミロイド斑(矢印)．PAS 染色．

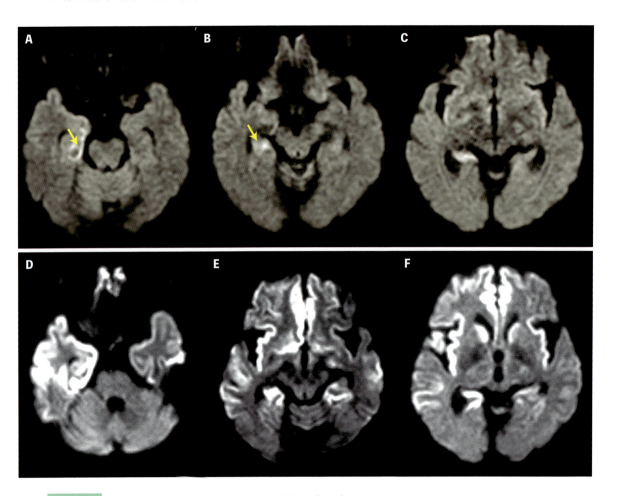

図 6-32 Gerstmann-Sträussler-Scheinker 症候群 (GSS)
A-F：62 歳女．家族歴あり(実母が 50 歳代で歩行障害，認知症を発症，寝たきりとなり 2 年の経過で死亡)．2 年程前から両下肢脱力感，構音障害が出現，脊髄小脳変性症として近医で加療．その後も進行するため入院精査．PrP 遺伝子解析で古典的 GSS と判明．
A-C：入院直後の DWI．右海馬傍回に限局した高信号域．
D-F：4 か月後の DWI．右海馬傍回の高信号残存，右優位に尾状核や島皮質，前頭葉・側頭葉・頭頂葉の皮質に高信号が拡大．なお，6 か月後には高信号がやや弱くなった．

文献

1) Crippa IA, Subirà C, Vincent JL, et al. Crit Care 2018; 22: 327.

2) 黒田泰弘. 日本外科感染症学会雑誌 2021; 18: 368-376.

3) García-Cabrera E, Fernández-Hidalgo N, Almirante B, et al. Circulation 2013; 127: 2272-2284.

4) Heiro M, Nikoskelainen J, Engblom E, et al. Arch Intern Med 2000; 160: 2781-2787.

5) 高橋若生. 脳卒中 2017; 39: 476-479.

6) 高橋健太, 鈴木忠樹, 片野晴隆, 他. 神経内科 2017; 87: 377-383.

7) 宍戸-原由紀子, 鹿戸将史. BRAIN and NERVE 2020; 72: 973-986.

8) Mittal S, Farmer P, Kalina P, et al. Arch Neurol 2002; 59: 128-134.

9) Iwasaki Y, Mori K, Ito M, et al. Neuropathology 2017; 37: 78-85.

10) Matsusue E, Kinoshita T, Sugihara S, et al. AJNR Am J Neuroradiol 2004; 25: 910-918.

11) 水澤英洋. 日本内科学会雑誌2015; 104: 1783-1801.

12) Kuzuhara S, Kanazawa I, Sasaki H, et al. Ann Neurol 1983; 14: 216-225.

13) Yamada M, Tomimitsu H, Yokota T, et al. Neurology 1999; 52: 260-265.

14) 安藤利奈, 永井将弘, 岩城寛尚, 他. 臨床神経学 2016; 56: 7-11.

VI 炎症性疾患

B 膠原病，その他の炎症性疾患

1 全身性エリテマトーデスおよび抗リン脂質抗体症候群

　全身性エリテマトーデス（SLE）は全身の臓器障害をもたらすとともに，様々な中枢神経，末梢神経の障害をきたし，neuropsychiatric SLE（NPSLE；旧称 CNS ループス）と称する（**表6-1**）[1].

　SLE の神経病理像は多様であり，標本を見ただけで臨床情報なしに本症と診断できるような所見はない．治療による予後向上で病理所見を観察できる機会は極めて少ないが，過去の報告から，血管病理所見が多く，神経精神症候を呈していない例でも脳内病理変化がみられる[2].　梗塞・不全軟化，出血，小動脈・細小動脈の内膜肥厚，壁の硝子様変性，フィブリン血栓による閉塞，血栓の器質化，再疎通など，何れも慢性的な血管病変が主体である．原因として，動脈硬化の促進，血管炎，しばしば合併する抗リン脂質抗体症候群の影響などが推測される．また，稀ではあるが，非感染性・非リウマチ性の疣状心内膜炎（Libman-Sacks 心内膜炎）による塞栓症（**図6-33**）[3] がある．

　画像上も，多発性白質病変に加え，淡蒼球や小脳歯状核の石灰化[4]，基底核や白質の多発性点状石灰化[5]，脱髄性疾患との鑑別を要する脳梁や側脳室近傍の白質病変[6]，さらに，PRES（posterior reversible encephalopathy syndrome），脱髄性疾患や進行性多巣性白質脳症（PML）の合併[7] など様々な所見の報告がある．

　抗リン脂質抗体症候群は様々な抗リン脂質抗体が関連して発症する自己免疫疾患である．SLE などの自己免疫疾患，感染症，腫瘍，血液疾患などに合併する二次性と基礎疾患のない一次性とに大別され，動脈硬化を基盤としない後天的な血栓症の原因の1位を占める．動静脈の血栓症の既往，習慣性流産や血小板減少，抗カルジオリピン抗体や lupus anticoagulant 陽性などが特徴で，脳梗塞や TIA の原因となる．上記の Libman-Sacks 心内膜炎による脳梗塞を合併することもある．

表6-1　米国リウマチ学会（ACR）による神経精神全身性エリテマトーデス（NPSLE）分類[1]

中枢神経系		末梢神経系
局所性症候	無菌性髄膜炎 脳血管障害 脱髄疾患 頭痛（片頭痛・特発性頭蓋内圧亢進症含む） 舞踏病 脊髄症 けいれん	急性炎症性脱髄性多発根神経障害 自律神経障害 単神経障害・多発性単神経障害 重症筋無力症 脳神経障害 神経叢障害 多発神経障害
びまん性症候	急性錯乱状態 不安障害 認知機能障害 気分障害 統合失調様精神症状	

B 膠原病，その他の炎症性疾患　　1 全身性エリテマトーデスおよび抗リン脂質抗体症候群

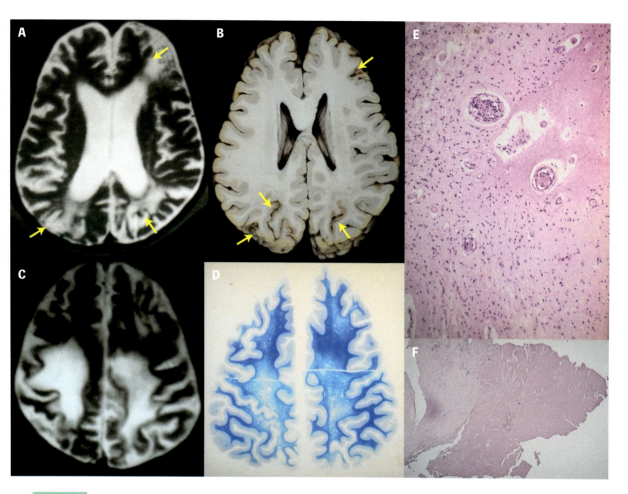

図 6-33　SLE に合併した Libman-Sacks 心内膜炎による多発性脳塞栓症

34歳女．進行性の四肢筋力低下，下肢動脈閉塞，慢性腎不全，大動脈弁・僧帽弁閉鎖不全を呈し2年で寝たきりとなる．更に脱毛，蝶形紅斑，汎血球減少が出現，抗カルジオリピン抗体陽性となり SLE の診断基準を満たす．治療抵抗性で，右共同偏視を伴う左片麻痺，けいれん，認知機能低下，感情失禁，前頭葉徴候などが出現，消化管出血を繰り返し死亡．剖検では間質性肺炎，糸球体腎炎，副腎髄質静脈血栓，僧帽弁や大動脈に血栓性疣贅が付着し，SLE の病理所見であった．

A：片麻痺出現時の T2．前方・後方に高信号域（矢印）．
B：同，病理割面．塞栓性梗塞による前方および後方，ACA/MCA および MCA/PCA 境界域の皮質梗塞（矢印）を認める．
C：A と同時期の T2．後方優位のび漫性高信号域．
D：C と同一割面の KB 染色．白質不全軟化で U-fiber は保たれる．Bodian 染色で軸索も減少し，後方優位，広範な虚血性白質病変であった．
E：梗塞部位近傍の皮質直下の組織．髄質動脈閉塞と再開通像．HE 染色．
F：僧房弁に付着した血栓．HE 染色．

VI 炎症性疾患

そうだったのか Case 26

亜急性発症の前頭葉症候群から長期間経過した NPSLE

症例　発症時 58 歳，死亡時 74 歳 女

既往歴　妊娠 2 回，流産なし．50 歳時ネフローゼ症候群で入院歴．詳細は不明．

家族歴　特記すべきものなし．

経過　58 歳時，全身倦怠感，四肢近位部・体幹の皮疹が出現．2 か月後，構音障害，四肢筋力低下，意欲・自発性低下が出現し徐々に悪化，発語はなくほぼ全介助となった．近医でうつ病を疑われ精神科を紹介されたが改善しないため来院．開眼したが発語なく，無動性無言の状態で，強制把握，吸引反射，失禁，paratonia など前頭葉徴候，両側 Babinski 徴候陽性．亜急性発症の前頭葉症候群を呈した．血液検査で WBC5800（好酸球 20%），CRP・D-Dimer 軽度上昇，補体低下，IgG・IgM・IgE 増加，リウマチ因子・抗核抗体・dsDNA 抗体陽性で SLE の診断基準を満たし，SLE および NPSLE と診断．

脳画像　DWI で両側大脳白質の広範な高信号域（**図 6-34A**），脳血流シンチグラフィーで前頭葉血流著減（**図 6-34B**），T2 で大脳深部白質・被殻・内包・小脳歯状核に対称性高信号域がみられた（**図 6-34C-G**）．

病理所見　多発膿瘍（両腎・心臓・膵前脂肪織・脳），肺血栓・塞栓症，大動脈粥状硬化．NPSLE．大脳，小脳に陳旧性梗塞散在．

画像と病理　**図 6-34**，**図 6-35**，**図 6-36** 参照．

病理診断　NPSLE の血管炎，浮腫および壊死後に生じた慢性期変化，梗塞後の長期経過像．

ポイント　①亜急性発症の前頭葉症候群から無動性無言で長期経過した NPSLE で，大脳深部白質・被殻・内包・小脳歯状核に左右対称性の高信号域を認めた点が特徴的であった．このような症例は稀であるが，類似例の報告がある（山手康司ほか：臨床神経 55 suppl S443,2015）．

②最終 MRI 施行後に生じたと考えられる中等大の梗塞巣が脳切時に発見された．

③大血管と小血管，双方の病変で大小の多発性梗塞を生じており，様々な機序の血管病変の混在が推測される．しかし，剖検時に明らかな血管炎の所見は認めなかった．早期の広範な白質病変は，血管炎による虚血と浮腫，あるいは，炎症性脱髄などであった可能性があるが，ステロイド治療と長期間経過のため炎症は消退したものと推定された．

402

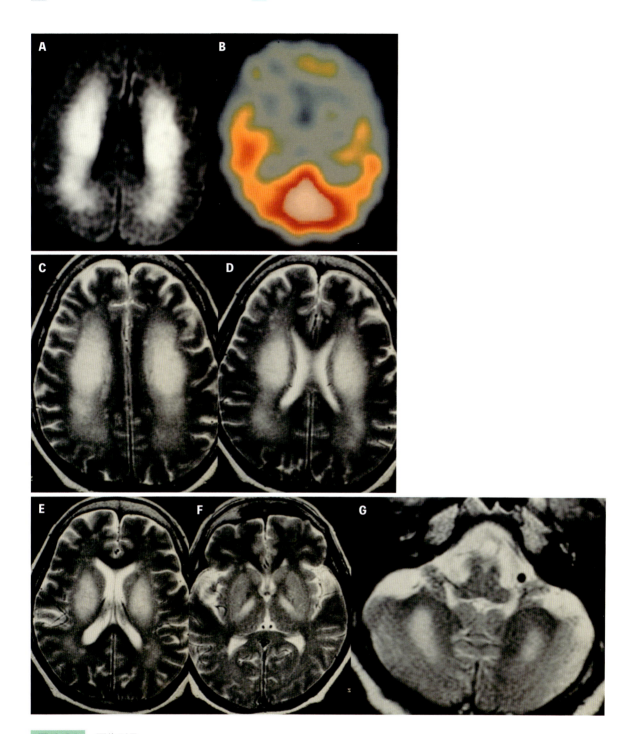

図 6-34 画像所見

4回のステロイドパルス療法に反応，意思表示や歩行が可能となりリハビリテーションを続けた結果，退院できた．1年後より，SLEの病勢悪化を繰り返し，その都度エンドキサンパルスにより改善したが，意欲低下が進行し，無動性無言に近い状態で固定し経管栄養で長期臥床となった．

慢性期のMRIでは脳萎縮が目立ち，白質病変と錐体路二次変性がみられた（図6-35A-D）．SLEの病勢を抑えるためプレドニゾロン16mg投与を継続したが，無動性無言のまま経過し，74歳時，敗血症で死亡．全経過16年．

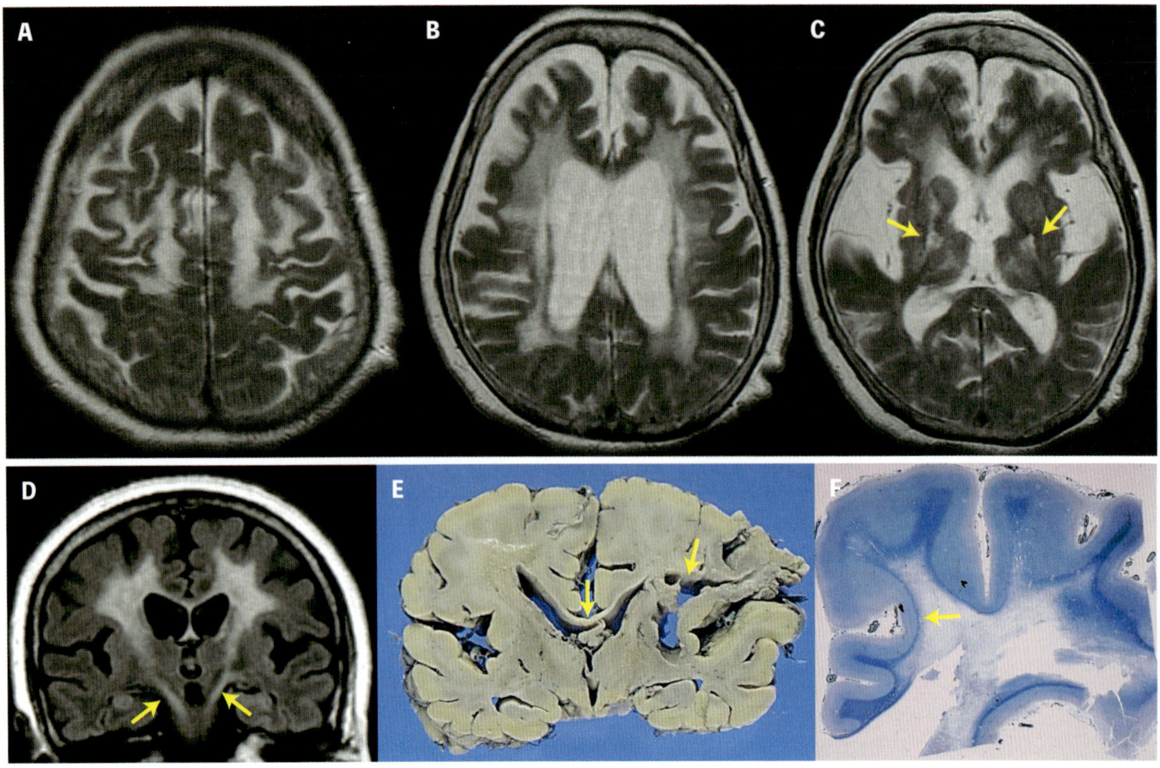

図 6-35　慢性期 MRI と病理

A-C：慢性期 T2．前頭葉優位の脳萎縮，脳室拡大，白質病変．内包の錐体路二次変性（矢印）．
D：FLAIR 冠状断．前頭葉深部白質病変と脳梁萎縮．錐体路二次変性（矢印）．
E：冠状断脳割面．最終 MRI より後に生じた前頭葉皮質下の陳旧性梗塞（矢印大）．脳梁萎縮（矢印小）．
F：前額断割面 KB 染色ルーペ像．広範な白質病変，U-fiber は残存（矢印）．

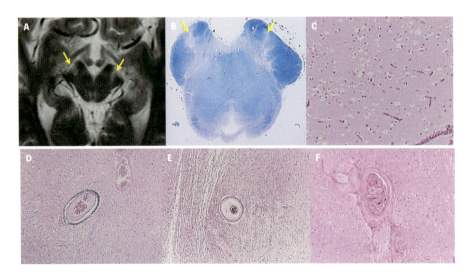

図 6-36　続き

A：慢性期の T2．両側大脳脚の錐体路二次変性（矢印）．B：同じ面の病理．KB 染色．大脳脚の錐体路二次変性（矢印）．C：大脳皮質・白質の陳旧性梗塞による空胞化．D：白質病変部位の小血管中膜肥厚・外膜石灰化．E：同，外膜石灰化と高度に肥厚した中膜．F：同，白質の血管壁肥厚．何れも HE 染色．このような小血管病変が多発し，多発性微小石灰化，グリオーシス，脱髄性変化を認め，末期の敗血症による微小膿瘍が散在していた．炎症性細胞浸潤は認めなかった．

2 Sneddon 症候群

　Sneddon 症候群は 1960 年に Champion，1965 年に Sneddon によって報告された網状皮斑（Livedo reticularis）や分枝状皮斑（livedo racemosa）と反復性の脳血管障害が合併する稀な症候群である．8 割は女性で 40 代が最も多く，一部の例は家族性である．抗リン脂質抗体陽性群と陰性群に大別され，何れも長い経過で多発脳梗塞と進行性の認知機能低下をきたす．脳内出血の報告例もある．

　神経症候から 3 期に分けられ，第 1 期は頭痛やめまい等，非特異的症状の前駆期，第 2 期は TIA や脳梗塞を繰り返す時期，第 3 期は認知症を示す時期である．網状皮斑は脳血管障害を生じる 10 年以上前から出現するが，その重要性に気付かれるのは通常脳血管障害を生じた後である．脳梗塞の機序として，しばしば合併する高血圧症，Libman-Sacks 心内膜炎，心臓弁膜病変や，抗リン脂質抗体症候群による凝固能亢進が重要である．皮膚の血管病理所見は非炎症性の末梢動脈閉塞であるが（図 6-37A-C），脳の血管病理についての報告は少なく，皮膚の血管病変との関係についてはよくわかっていない．脳梗塞は，テント上，テント下，主幹動脈領域，表在穿通枝領域，深部穿通枝領域の何れにも生じるが（図 6-37D），基底核や小脳の梗塞は高血圧性に比べて少ない．脳萎縮に関しては，梗塞による局所的脳萎縮に，び漫性全脳萎縮が重畳している[8]．

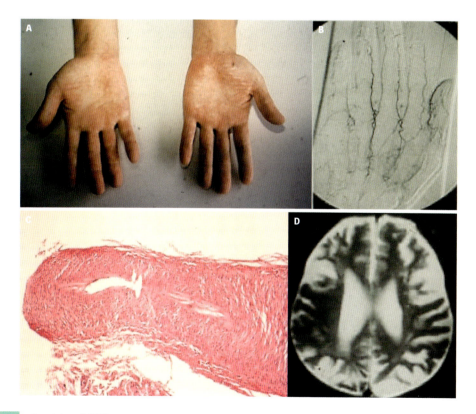

図 6-37　Sneddon 症候群
A：42 歳男．手指末梢循環障害．
B：同，血管造影．指の動脈が末梢で途絶している（写真上部）．
C：皮膚生検で得られた皮膚の動脈．非炎症性の壁肥厚，血管閉塞．
D：同，T2．境界域を中心に皮質の萎縮が目立つ．

VI　炎症性疾患

そうだったのか　Case 27

多様な精神神経症候を呈し，Sneddon 症候群から SLE に移行した多発性脳梗塞例

症例 死亡時 57 歳 女

既往歴 20 歳時に人工妊娠中絶後不妊.

家族歴 特記事項なし.

経過 42 歳時，複視，肩凝り，片頭痛様症状で初診．神経学的所見，頭部 MRI 異常なし.
44 歳時再診，頭痛，肩凝り，構音障害，平衡障害，失算，書字・着衣困難あり．頭部 MRI で脳萎縮を認めた．抗核抗体および Lupus anticoagulant 陽性，血清梅毒反応生物学的偽陽性で，抗リン脂質抗体症候群と診断．その後も，一過性黒内障，語性錯誤，失行が出現，症状は進行．45 歳時の MRI で両側 MCA/PCA の境界域皮質病変を認めた（**図 6-38A**）．経過中に四肢・体幹に網状皮斑が出現，Sneddon 症候群が疑われた．脳血管撮影で動脈硬化性変化なし．心エコーで僧帽弁狭窄・閉鎖不全（grade 2/4）あり．47 歳時，網状皮斑部位の皮膚生検で非炎症性の血管閉塞所見（**図 6-38D**）を認めたことから Sneddon 症候群と診断．その後 ADL 悪化し要介護状態となり，血小板減少（Plt 85.000）が出現，SLE の診断基準を満たした．MRI では皮質病変が多発し脳萎縮が進行（**図 6-38B**）．48 歳時より寝たきりになり，皮質盲，無動性無言状態で固定した．52 歳時の MRI で高度の脳萎縮に加え側頭葉に血腫が認められた（**図 6-38C**）．57 歳時，中枢性呼吸不全で死亡，全経過は 15 年．この間，副腎皮質ステロイド薬，抗血小板薬，抗凝固療法，血漿交換等を試みたが無効であった.

病理所見 心臓は僧帽弁・腱索線維化，先端に疣贅付着．諸臓器に活動性血管炎の所見なし．脳，腎臓，肝臓，心臓の血管内に多数の器質化血栓．脳の器質化血栓は中～小型動脈に多く，細動脈や毛細血管内には乏しい．大動脈の動脈硬化所見なし.
脳実質は皮質・白質に陳旧性梗塞が多発して高度に障害され，広範なグリオーシスを伴っていた．大脳の中型～小型血管の内腔は器質化血栓により狭小化し，一度塞栓などで血管が閉塞した後に再疎通した像であった．側頭葉皮質下出血を認めたが，脳血管奇形，もやもや病，アミロイド血管症は否定された.

画像と病理 **図 6-38**，**図 6-39** 参照.

ポイント ① Sneddon 症候群は血管性認知症の原因となる稀な疾患の一つである．約半数では抗リン脂質抗体が陽性で，家族性の例もある．関連遺伝子も同定されているが，本例では家族歴はなく，Sneddon 症候群から SLE に移行したこと，脳内出血を合併したことが特徴的であった．本文で述べたように第 1 期，第 2 期，第 3 期と進行し，血管性認知症出現から無動性無言状態に至る長い過程を観察できた．その本態は繰り返す心原性塞栓による広範な多発性脳梗塞であった.

② 脳血管病変は皮膚の網状皮斑にみられた非炎症性血管閉塞とは異なっていた．本例では，心原性多発塞栓と抗リン脂質抗体症候群に伴う凝固能亢進の両者が繰り返す梗塞の発症に関与した可能性がある.

③ 閉塞後再開通所見は中大脳動脈など主幹動脈の分枝に目立ったが，梗塞巣は境界域梗塞が集合・拡大したような分布を示した.

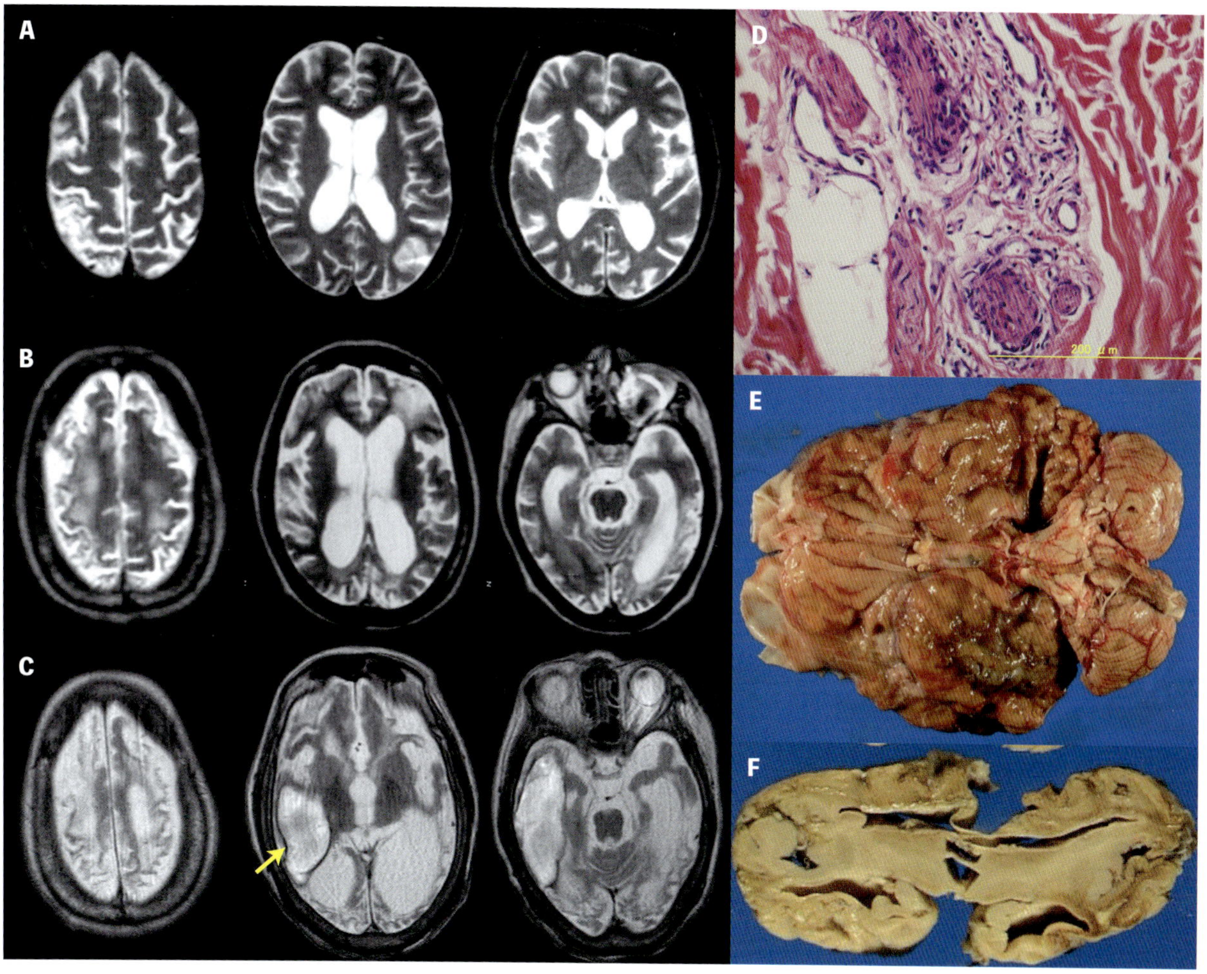

B　膠原病，その他の炎症性疾患　　2　Sneddon 症候群

図6-38　経時的 MRI と病理

A-D：説明は本文参照．

E　：脳底面外観．高度の全脳萎縮，脳重量530g．右側頭葉下面に皮質下出血の痕跡．脳表は血腫のくも膜下漏出により全体に褐色調を呈する．

F　：前額断脳割面．基底核は比較的残っているが大脳病変は高度．小脳と中脳部の割面では中脳は比較的保たれる．何れも C の画像所見と合致．

407

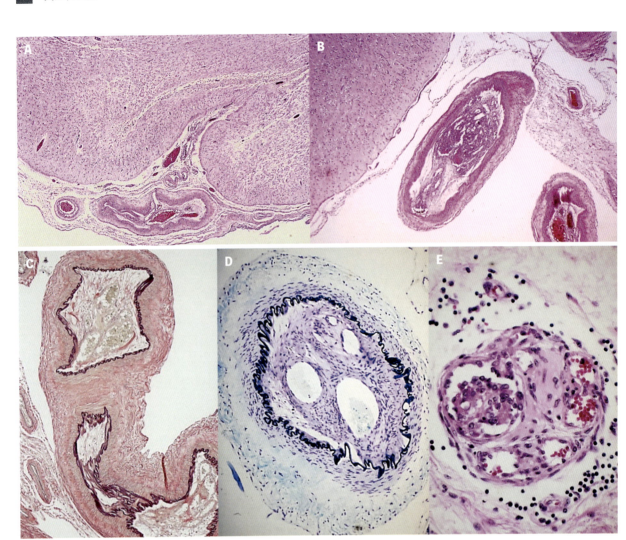

図 6-39 続き

A：側頭葉の脳病理組織．広範な陳旧性脳梗塞，再疎通した器質化血栓．
B：同，大脳皮質が比較的保たれた部位．中大脳動脈分枝に塞栓による器質化血栓再開通像．HE 染色．
C：中大脳動脈分枝．壁破壊なく，内弾性板は保たれ，血管炎の所見なし．Elastica van Gieson 染色．
D：同，中大脳動脈分枝．塞栓による器質化血栓再開通像．KB 染色．
E：小血管の閉塞後再開通像．HE 染色．

B 膠原病，その他の炎症性疾患　　　3 神経ベーチェット病

3 神経ベーチェット病

　ベーチェット病は，再発性口腔内アフタ性潰瘍，皮膚症状，外陰部潰瘍，眼病変を4大主症状とする炎症性疾患であり，約10%で中枢神経病変がみられ，この場合は神経ベーチェット病と呼ばれる．脳実質の病変によるものと脳静脈洞血栓によるものがあり，脳実質病変は急性型と慢性進行型がある．急性型では発熱を伴った髄膜脳炎の病型を示し，基底核や脳幹が好発部位である．慢性進行型では，急性型が先行した後に，数年の経過で認知症や精神症状，構音障害，運動失調などが進行する．

　病理像はリンパ球，形質細胞などの静脈周囲浸潤を伴う小壊死巣の多発が特徴で，慢性炎症の所見を示す（図6-40，図6-41）．急性期病巣はT2高信号を示し，慢性期には脳幹や小脳の萎縮を示す例が多い（図6-40）[9]．

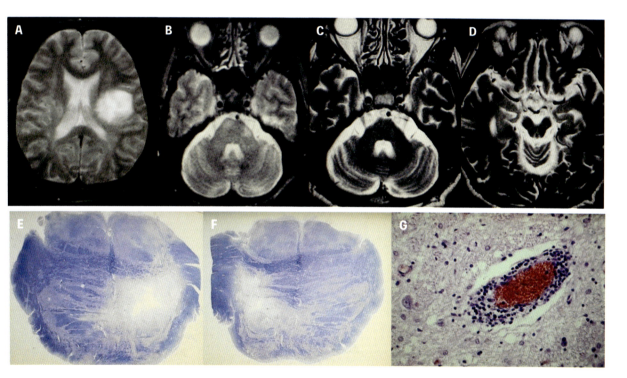

図6-40　神経ベーチェット病（1）　MRI 3例（A, B, CD）と病理1例（E-G）
A ：急性期の大脳半球病変．
B ：慢性期の橋病変．
CD ：陳旧例．橋・小脳・中小脳脚・大脳脚・中脳の萎縮．A-D：何れもT2．
EF：類似例．52歳男．橋底部の多発性病巣．血管支配とは異なった分布を示す．KB染色．
G ：同，拡大．静脈周囲の細胞浸潤(perivascular cuffing)．HE染色．

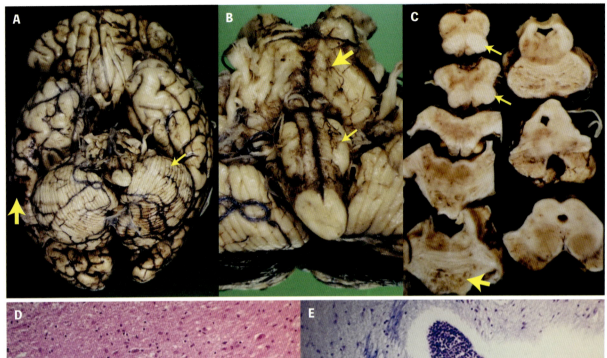
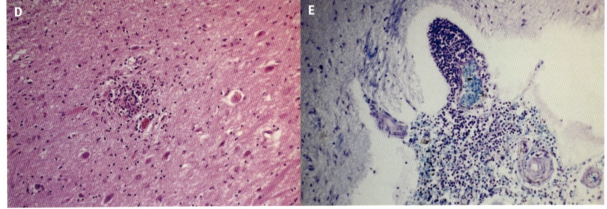

図 6-41　神経ベーチェット病（2）

死亡時 62 歳女．45 歳時口腔内アフタ，51 歳陰部潰瘍，57 歳発熱，構音・嚥下障害，四肢麻痺，運動失調，髄膜刺激症状，感情失禁，意識障害などが次々と出現．髄液細胞増多，針反応陽性．口蓋ミオクローヌスあり．腎盂炎を繰り返し敗血症で死亡．

A-C：脳マクロ外観．
A：小脳萎縮（矢印小）とクモ膜下出血（矢印大）．
B：橋底部高度萎縮（矢印大）とオリーブ核の腫大（矢印小）．
C：脳幹部割面．橋底部の多発性陳旧性梗塞・不全軟化（矢印大），延髄下オリーブ核偽性肥大（矢印小）．
D：橋底部の炎症細胞浸潤．HE 染色．
E：静脈周囲細胞浸潤．KB 染色．他に，図には示さないが，2 核の神経細胞，著明なグリオーシスと脊髄錐体路二次変性を認めた（下津浦宏之博士ご提供）．

4 神経サルコイドーシス

サルコイドーシスは乾酪壊死を伴わない類上皮細胞肉芽腫を特徴とする全身性炎症性疾患で，過剰な免疫反応によると考えられている．肺や心臓，腎臓，眼球などが好発部位で，稀には神経系も障害され，この場合は神経サルコイドーシスと呼ばれる．脳神経（Ⅱ，Ⅶ，Ⅷ），軟膜，硬膜，脳実質，脊髄，下垂体，末梢神経などに病変が生じる．中枢神経サルコイドーシスで最も頻度が高いのは無菌性髄膜炎で，軟膜や硬膜に腫瘤状ないし結節性病変をしばしば伴う．肥厚性硬膜炎や水頭症を合併することもある．MRIでは線状の軟膜造影像がみられ，一部は結節状である（図6-42）．

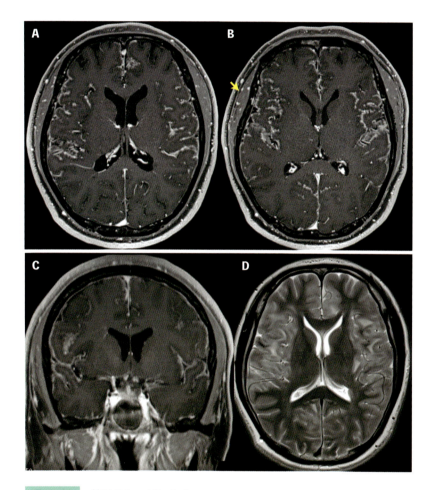

図6-42 神経サルコイドーシス

A-C：40歳男．一過性の下肢脱力・知覚鈍麻，失語，視野異常，頭痛などが頻回に出現．造影T1で脳表・脳軟膜に沿って，びまん性に拡がる粒状の異常濃染部位を認める．側頭筋内部にも点状の造影部位(矢印)があり，微小結節状で肉芽腫を疑わせる所見．脳軟膜生検で多核巨細胞を含む類上皮肉芽種を認め，真菌や抗酸菌を認めず，本症と診断された．

D：同，2年後の増悪時．両側大脳半球の浮腫と思われる多発性高信号域と側脳室の狭小化．T2．

VI 炎症性疾患

5 | 自己免疫性脳炎

　自己免疫性脳炎は亜急性発症の記憶障害，意識変容，けいれん，髄液細胞増多などを示し，他の原因を除外できることで診断される．原因として多数の自己抗体が知られており，抗原も細胞内抗原，シナプス受容体，イオンチャンネルや細胞表面蛋白など多様で，悪性腫瘍が基礎疾患であることも少なくない．病変部位は辺縁系（内側側頭葉・扁桃体・帯状回）が多く，自己免疫性辺縁系脳炎と呼ばれる（**図6-43**）．病変は片側性または両側性で，慢性期には晩期のアルツハイマー病を思わせるような海馬や扁桃体の萎縮をきたす．また，LGI1抗体陽性例など一部の例では緩徐進行性の認知機能障害を呈し，アルツハイマー型認知症など変性疾患との鑑別が必要な例も存在する．

　自己免疫性脳幹脳炎は辺縁系脳炎や傍腫瘍性脳炎の病巣の一部として生じるほか，Bickerstaff脳幹脳炎もこれに含まれる．また，Bickerstaff脳幹脳炎と類似の病態と考えられるMiller-Fisher-Guillain-Barré overlap症候群で，延髄の脊髄小脳路走行部位に炎症を示唆する造影効果がみられ，これが運動失調の責任病巣と推定された例の報告がある（**図6-43H**）[10]．

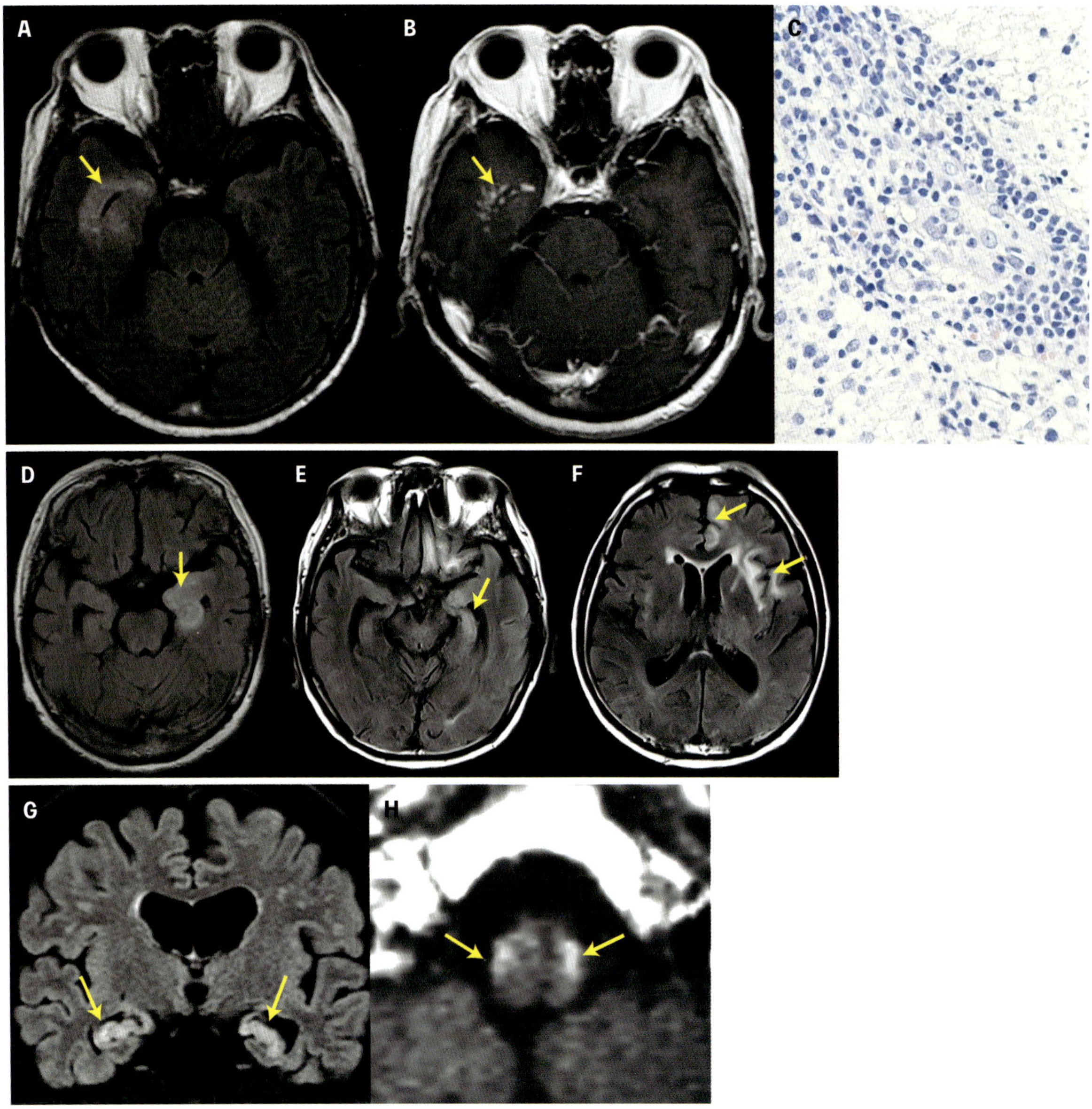

B 膠原病，その他の炎症性疾患　　5　自己免疫性脳炎

図6-43　自己免疫性脳炎

A-C：68歳男．3か月前より食思不振・体重減少，1か月前，全身けいれん，傾眠，認知機能障害が出現．見当
　　　識障害，多幸症，前頭葉徴候，吃逆，両上肢姿勢時振戦，腱反射亢進を認めた．髄液細胞増多（275/3），蛋
　　　白上昇（64.9mg/dl），細菌・virus抗体等すべて陰性．

A　：FLAIR．側頭葉深部の淡い高信号域．

B　：同病変の造影効果．造影T1．

C　：脳生検病理像．リンパ球の集簇．HE染色．悪性リンパ腫は否定され自己免疫性脳炎と診断．悪性腫瘍もな
　　　く副腎皮質ステロイドの投与で完全治癒．

D　：78歳女．記銘力低下で急性発症したLGI1抗体陽性自己免疫性辺縁系脳炎．1か月後，けいれん発作を生じ
　　　た時期のFLAIR．左側頭葉内側下部の腫大と高信号化（矢印）．

EF：類似例．82歳男．認知機能障害，けいれん発作で発症した抗LGI1抗体陽性自己免疫性辺縁系脳炎．海馬，
　　　左前頭葉皮質・皮質下，島葉皮質下に高信号域（矢印）．FLAIR．

G　：74歳男．急性発症の認知機能低下，痙攣重積を呈し，肺小細胞癌に先行した抗amphiphysin抗体陽性の傍
　　　腫瘍性自己免疫性辺縁系脳炎．両側海馬の高信号域（矢印）．FLAIR．

H　：Miller-Fisher症候群．発症の急性期に延髄外側の脊髄小脳路走行部位に一致して造影効果を認めた．造影
　　　T1．

413

VI 炎症性疾患

Memo 19
北欧の火事 Norse Fires

Norse Fires「北欧の火事」は自己免疫てんかんと自己免疫性脳炎・脳症の臨床的重要性を喚起するために著者が作ったキャッチコピーである．NORSE; new onset refractory status epilepticus; 原因不明の難治性てんかん / てんかん重積発作は自己免疫性てんかんの鑑別診断や治療を考えるうえで重要な概念であり，FIRES; febrile infection-related epilepsy syndrome は自己免疫性脳炎・脳症；てんかんを伴う原因不明の脳炎や変性疾患 mimics の診断を考慮する場合に重要な概念である．

NORSE に関しては，最近，特に C-NORSE; cryptogenic NORSE；特発性 / 原因不明の NORSE に関心が集まっており，FIRES に関しては小児神経学の重要なトピックスである AEERPS；難治頻回反復性けいれん重積性急性脳炎（本邦神経難病 153）が FIRES とほぼ同じ概念であることからこの診断と治療に関しても注目が集まっている．

NORSE と FIRES は主に学齢期の子供と若年に発症し，NORSE の 2/3，定義上すべての FIRES で，インフルエンザのような症状を伴う前駆期がてんかん重積発症に先行し，重積状態は通常，二次的な両側性化を伴う焦点発作の繰り返しで始まる．短期死亡率は 12 〜 27% でてんかん発作は難治性で継続し機能予後も不良である．これまでのところ早期診断を可能にする特定の画像異常や臨床検査異常は確認されておらず，成人症例の半数は依然として原因不明であり，特定の診断がつかない場合は，早期から抗てんかん治療に加えてシクロフォスファミドなどの免疫療法を試すべきである（Sculier C et al. New onset refractory status epilepticus（NORSE）. Seizure 2019;68:72-78）.

1）NORSE/C-NORSE

NORSE は健康な人に突然発症する治療抵抗性てんかん重積状態で，多くは原因不明であるが，原因が判明した症例で最も頻度の高いのは NMDA 受容体脳炎で，NORSE の半数は NMDA 受容体抗体脳炎や傍腫瘍症候群などとされる．飯塚らは NMDA 受容体脳炎と原因不明の NORSE（Cryptogenic NORSE：C-NORSE）とを比較し，C-NORSE の診断における以下の C-Nores score の有用性を報告している．C-NORSE11 例と抗 NMDA 受容体関連脳炎 32 例を比較し，C-NORSE では抗 NMDA 受容体関連脳炎と比較して発熱の先行（91%），人工呼吸管理（100%），頭部 MRI の左右対称性の信号変化（73%），髄液蛋白上昇 53mg/dL，予後不良（mRS 3-6；73%）が有意に多く，逆に精神記憶障害，不随意運動，髄液 OCB

陽性，腫瘍合併などは抗 NMDA 受容体関連脳炎で有意に多い結果で，C-NORSE と抗 NMDA 受容体関連脳炎は臨床的に鑑別すべき病態である．

画像検査では発症時には明らかな異常所見を認めないが経過中に 70% 程度で左右対称性の DWI/T2/FLAIR 高信号領域を認め，また前障に信号変化を認めることも特徴的（Claustrum sign/Claustrum hyperintensity）である．治療については抗てんかん薬単独ではほとんど効果がなく，1st line immunotherapy（具体的にはステロイドパルス療法・免疫グロブリン療法・血漿交換療法）に反応したのは 2/10 例のみであったが，2nd lin immunotherapy のシクロフォスファミド投与では 4/5 例で反応があり早期からの免疫抑制治療が重要であると考えられた（Iizuka T et al. Cryptogenic NORSE: Its distinctive clinical features and response to immunotherapy. Neurol Neuroimmunol Neuroinflamm 2017;4:e396）.

表 C-Nores score

1．抗てんかん治療薬に高度に抵抗性を示す
2．てんかん重積発作の発症以前は健康であった
3．原因不明の高熱が先行する
4．発症前に精神行動異常や記銘力障害は認められない
5．持続する口部顔面四肢ジスキネジアは認められない
6．対称性の拡散強調画像・T2/FLAIR 高信号病変（図）
7．血清・髄液に既知の抗神経抗体が認めない
8．その他の原因が除外されている

このうち 1 から 6 を C-NORSE スコアとし，1 と 2 を絶対条件とし，5 点以上で C-NORSE が臨床的に疑われる．

2）FIRES（Febrile infection related epilepsy syndrome）

別名難治頻回部分発作重積型急性脳炎とも呼ばれ，生来健康な人が，感染・発熱を契機に群発型けいれん重積を呈する病態である．人工呼吸管理を含めた集中治療が長期に及びその合併症から生命の危機に直面することもある．また，難治なてんかんを残し，神経学的予後も不良．原因はいまだに不明であるが，免疫関連性神経疾患の早期バイオマーカーである髄液中ネオプテリンや髄液中サイトカイン / ケモカインが著しく上昇することが報告され，神経炎症の関与を示唆する報告が増えてきたが，その著しい神経興奮性の直接原因は解明されていない．最近，デキサメサゾンを髄腔内に投与し脳内炎症を直接的に抑制することが，FIRES の新たな治療戦略として示された（Horino A et al. Intrathecal dexamethasone therapy for febrile infection-related epilepsy syndrome. Ann Clin Transl Neurol 2021;8:645-655).

難治頻回部分発作重積型急性脳炎 acute encephalitis with refractory, repetitive partial seizures (AERRPS) は極めて難治かつ頻回の部分発作を特徴とする原因不明の脳炎でありFIRESとほぼ同義である．長期間にわたりけいれんが持続し，重篤な状態が持続するため人工呼吸管理を含めた集中治療が長期に及ぶことが多く，機能予後も不良である．発症に男女差はなく，発症年齢は小児期全般に及ぶが幼児期から学童期にピークがある．発熱を伴うけいれんで発症し，頻度は徐々に増加して1-2週間でピークに達し，群発型けいれん重積の状態に至る．発作型は眼球偏位や顔面間代が多く，個々のけいれんの持続は短いが，急性期には5-15分間隔で規則的に反復する．他に意識障害，精神症状，不随意運動などを伴うことがある．後遺症として高率に知的障害を残し，重症例では痙性四肢麻痺など最重度の運動障害を残す（難治頻回部分発作重積型急性脳炎（指定難病153）https://www.nanbyou.or.jp/entry/4460）．

（秋口）

6 自己免疫性下垂体炎

下垂体や視床下部にリンパ球や形質細胞浸潤が認められる慢性炎症性疾患で，自己免疫疾患と考えられ，IgG4関連下垂体炎が30％を占める[11]．下垂体前葉炎，漏斗下垂体後葉炎，汎下垂体炎に分類され，下垂体前葉機能低下や中枢性尿崩症，頭痛，視野障害，高プロラクチン血症などを示す．MRIでは，下垂体および下垂体茎の腫大，造影効果を示す（**図6-44**）．

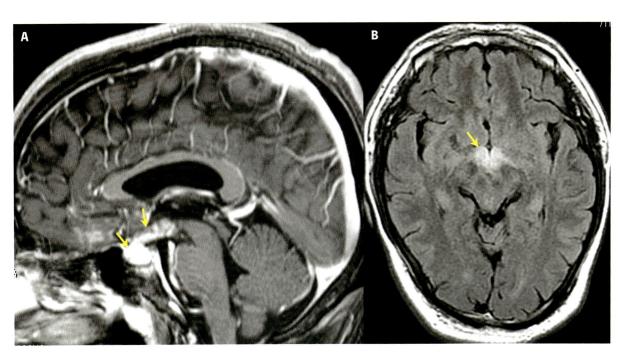

図6-44 リンパ球性汎下垂体炎
30歳男．急性リンパ球性下垂体前葉・後葉炎による視力障害．汎下垂体前葉機能低下症と中枢性尿崩症を合併．ステロイド治療で改善したが，軽い尿崩症を残す．
AB：造影T1．下垂体の腫大，下垂体から視床下部の造影効果を認める（矢印）．

VI 炎症性疾患

7 高好酸球性脳症

　高好酸球血症は末梢血好酸球数が 1500/ mm3 以上の場合を指し，原因は寄生虫などの感染症，アレルギー性疾患，血液疾患，悪性腫瘍，薬剤性など多様である．好酸球増多症候群とは，好酸球増多による中枢神経，心臓，肺，皮膚などの臓器障害を生じた場合で，クローン性に起こる一次性，非クローン性の二次性，それ以外の特発性に大別される．

　高好酸球血症で引き起こされる脳症が高好酸球性脳症で，好酸球の直接浸潤，好酸球顆粒蛋白による神経毒性や血管内皮毒性，心内膜障害による血栓塞栓（Löffler 心内膜心筋炎）などの機序が考えられる．

　好酸球性多発肉芽腫性血管炎（EGPA；Eosinophilic Granulomatosis with PolyAngiitis）も高好酸球性脳症の原因疾患の一つである．従来から Churg-Strauss 症候群またはアレルギー性肉芽腫性血管炎とも呼ばれ，気管支喘息，好酸球増多，中小血管（主に細動脈）の血管周囲への好酸球浸潤・壊死性肉芽腫性血管炎または血管外肉芽腫の存在という 3 徴を持つ疾患であり，3 〜 10%に脳梗塞を合併する [12,13]．(**図 6-45A-F**)．

　高好酸球性脳症の MRI は，DWI，T2 で多発性点状高信号域を示すことが特徴的で，両側大脳半球の皮質・皮質下，特に境界域に多い傾向がある [14]（**図 6-45G**）．

B 膠原病，その他の炎症性疾患　　7　高好酸球性脳症

図6-45　高好酸球性脳症2例（A-F, G）

A-F：33歳男．他医で自己免疫性溶血性貧血，好酸球増多症（約25,000/mm³）に対し副腎皮質ステロイド治療を受け改善していたが1年程中断．腹痛のため救急外来を受診，炎症反応強陽性（CRP16），白血球増多（3.1万），好酸球増多（30〜60%），腎障害等を認め，急速にショック状態から心停止に至り，蘇生を試みるも当日に死亡．頭部CTでは異常認めず．剖検で心臓，肺，消化管はじめ全身諸臓器に好酸球浸潤を伴うフィブリノイド壊死，多核巨細胞を伴う肉芽腫，フィブリンによる血管閉塞など好酸球性多発性肉芽腫性血管炎（eosinophilic granulomatosis with polyangiitis: EGPA）の病変を認め，消化管潰瘍，心外膜炎，心筋炎，肺胞出血を合併．直接死因は心筋への好酸球浸潤による心機能低下と推定．脳や脳動脈の肉眼観察では異常を認めなかった．

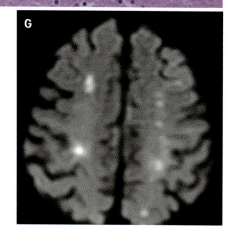

A：CTでは異常を認めない．B：前頭葉白質．血管周囲腔の拡大（矢印）．KB染色．
C：矢印部位拡大．血管周囲腔拡大と出血の跡．D：大脳白質の微小出血．
E：小血管内の好酸球増加，壁破壊，微小出血．
F：同，褐色のヘモジデリン含有マクロファージ（古い出血所見）．何れもHE染色．
G：EGPAの類似例．79歳女．進行性認知障害を示し，好酸球性心内膜炎（Löffler症候群）による多発性脳塞栓症と考えられた．高信号病変が深部境界域に多発している．T2．

8 巨細胞性動脈炎，側頭動脈炎

　巨細胞性動脈炎（giant cell arteritis）は大動脈，鎖骨下動脈，大腿動脈，椎骨動脈，頚動脈とその分枝，特に側頭動脈を好発部位とする肉芽腫性の動脈炎で大型血管炎に分類される．従来，側頭動脈炎と呼ばれたが，側頭動脈病変のない例もあること，他の原因による血管炎でも側頭動脈病変がみられることがあるため，病理学的特徴により巨細胞性動脈炎と正式には称される．高齢者に好発し，全身症状として，発熱，倦怠感，体重減少，非特異的関節痛・筋痛，朝のこわばりを認める．障害血管に応じた局所症候としては，側頭動脈の腫脹（**図 6-46A**）とこれに沿った頭痛・圧痛，頭皮痛，顎跛行などが，眼動脈病変による眼症状（視力低下・霧視・視野欠損）などがみられる．しばしばリウマチ性多発筋痛症（PMR）による近位部優位の筋痛も合併する．失明，脳梗塞，大動脈瘤・解離による突然死などを防ぐため副腎皮質ステロイド薬による速やかな治療が必要である．血液検査では，CRP陽性，赤沈亢進などの炎症所見があり，超音波検査で浅側頭動脈など動

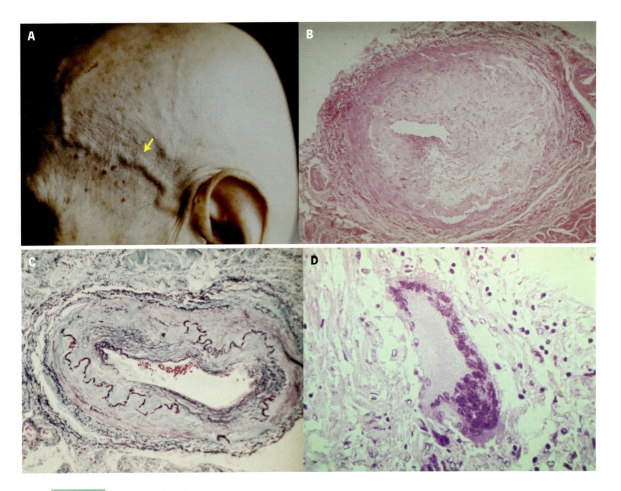

図 6-46　巨細胞性動脈炎
A：浅側頭動脈の腫脹・蛇行
B：同例の浅側頭動脈生検標本．内腔の線維性肥厚による高度狭窄．HE 染色（重松一生博士ご提供）．
C：類似例．浅側頭動脈の内弾性板破壊．Elastica Masson Trichrome 染色．
D：同，強拡大．Langhans 型巨細胞．HE 染色．

B 膠原病，その他の炎症性疾患　　　　9 肥厚性硬膜炎

脈炎部位の浮腫・肥厚，造影 MRI で動脈炎の造影効果，FDG-PET では病変部位への集積を認める．

確定診断には浅側頭動脈の生検が必要であるが感度は 70％程度である．単核球細胞の浸潤，多核巨細胞を伴う肉芽腫性炎症，内膜の線維性肥厚と内弾性板の断裂・消失，内腔狭窄などの所見がみられる（**図6-46B-D**）．

9 肥厚性硬膜炎

肥厚性硬膜炎は脳・脊髄の硬膜が慢性炎症により部分的，あるいは，びまん性に肥厚する疾患で，原因不明の特発性と続発性に分類される．続発性には，ANCA 関連血管炎，ウェゲナー肉芽腫や関節リウマチ，サルコイドーシス，細菌・真菌・結核・梅毒などの感染症が含まれ，その他，多臓器線維症，IgG4 関連疾患など多様である．

初発症状は頭痛がもっとも多く，複視などの脳神経麻痺症候，視力障害，うっ血乳頭，小脳性運動失調，対麻痺，意識障害，けいれん，脊髄神経根症候や脊髄症候などを呈する．経過は単相性，あるいは再発・寛解を繰り返す．

病理像は硬膜の線維性肥厚，多核巨細胞を伴う肉芽腫性変化，血管周囲の炎症細胞浸潤などである．

MRI では T2 で硬膜肥厚と低信号，造影により著明な造影効果を認める（**図6-47A，D-F**）．なお，悪性腫瘍の硬膜転移でも造影効果のある肥厚した硬膜を認めるほか，脳脊髄減少症でも硬膜が造影されるため，鑑別が重要である．

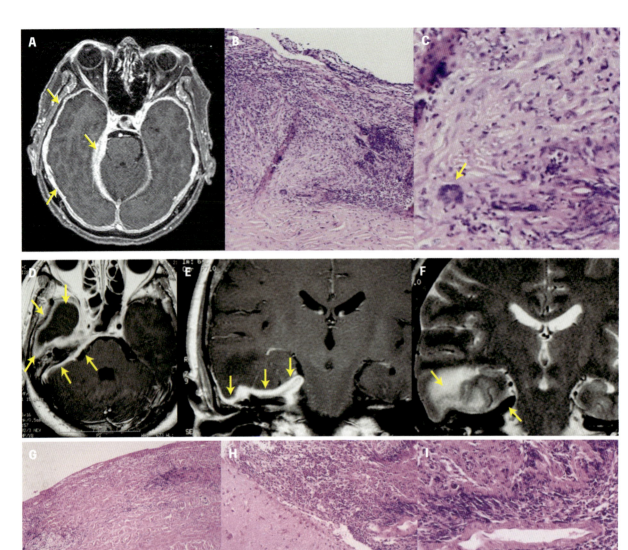

図 6-47　肥厚性硬膜炎 2 例（A-C，D-I）

A ：74 歳男．頭痛なく多発性脳神経麻痺で発症した肥厚性硬膜炎例．MPO-ANCA 陽性，Wegener 肉芽種と診断．小脳テントを含む硬膜全体の造影効果（矢印）．造影 T1．
B ：同，硬膜生検組織．炎症性細胞浸潤．
C ：同，拡大．Langhans 型巨細胞（矢印）．何れも HE 染色．
D-F：54 歳女．右眼痛，複視，体感幻覚で発症した肥厚性硬膜炎．
DE ：硬膜の造影効果（矢印）．造影 T1．
F ：同，T2．側頭葉白質の浮腫による高信号域．
G ：側頭葉に接する硬膜生検組織．硬膜肥厚と炎症性細胞浸潤．
H ：側頭葉底面皮質に接する部位の組織．硬膜の炎症性細胞浸潤は高度だが，接する大脳皮質には著変を認めない．
I ：静脈周囲の細胞浸潤．何れも HE 染色．

C 脱髄性疾患

1 多発性硬化症

　自己免疫による炎症性脱髄疾患であり，多彩な神経症候が増悪と緩解を繰り返しながら慢性化し，症候性・無症候性病変多発による白質の減少，全脳萎縮から認知機能低下や ADL 低下をきたす[15]．脱髄病巣は境界明瞭で大脳，小脳，脳幹，視神経，脊髄の白質や灰白質に多発し，特に髄液と接する脳室周囲に好発する（**図 6-48A-D**）．急性期の脱髄巣には髄鞘崩壊，単核細胞の浸潤，オリゴデンドロサイトの消失とアストログリアの増殖，脂肪顆粒細胞などが認められるが，軸索は保持される（**図 6-49D-F**）．慢性期には軸索も一定程度脱落し，グリア瘢痕が形成される．

　本症に特徴的な MRI 所見として，T2 や FLAIR で高信号を示す卵円形の ovoid lesion（**図 6-48AB**），側脳室壁から皮質に向けて垂直に伸びる Dawson's fingers（**図 6-50D**），病変の中心に静脈が描出される central vein sign，脳梁下部から放射状に広がる callosal-septal interface lesion（**図 6-48C**），皮質下白質に沿って走行する静脈周囲炎を示すとされる isolated U-fiber lesion/juxtacortical lesion（U-fiber を含む点で循環障害による病変とは異なる），小血管病における皮質の微小梗塞に酷似した cortical lesion，慢性期の高度脱髄や軸索減少を示す T1-black hole 等々が指摘されている．脳梗塞の好発部位に生じた場合は鑑別に注意が必要である（**図 6-50**）．脊髄病変は 1 〜 2 椎体程度に留まり，3 椎体を超えることは殆どない[16]．

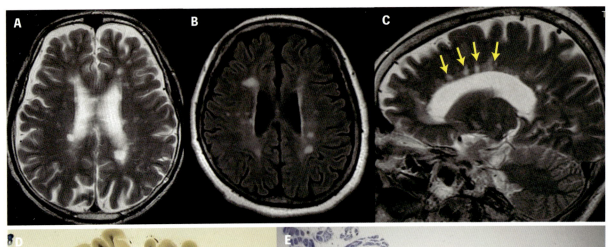
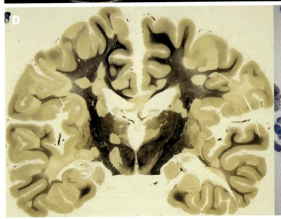
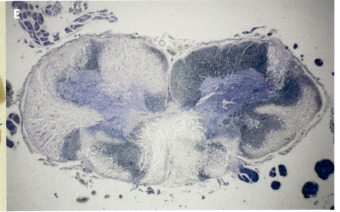

図6-48　多発性硬化症　MRI（A-C）と病理2例（D，E）

A-C：56歳女．20年前，胸髄の脊髄炎で発症した再発緩解型多発性硬化症．
A：T2．
B：同，FLAIR．卵円形の ovoid lesion，periventricular lesion．
C：同，T2．脳室から垂直に高信号が伸びる callosal-septal interface lesion（矢印）．
D：類似例の病理割面．皮質下白質・深部白質，脳梁，視床などの脱髄斑では黒色に染まる髄鞘が染色されず，皮質と同じ黄色の色調を示す．Heidenhain-Woelcke 染色（本邦初剖検例）．
E：横断性脊髄炎を生じた多発性硬化症の中部胸髄．脱髄巣と上行・下降神経路の二次変性が混在．KB染色．

C 脱髄性疾患　　　1 多発性硬化症

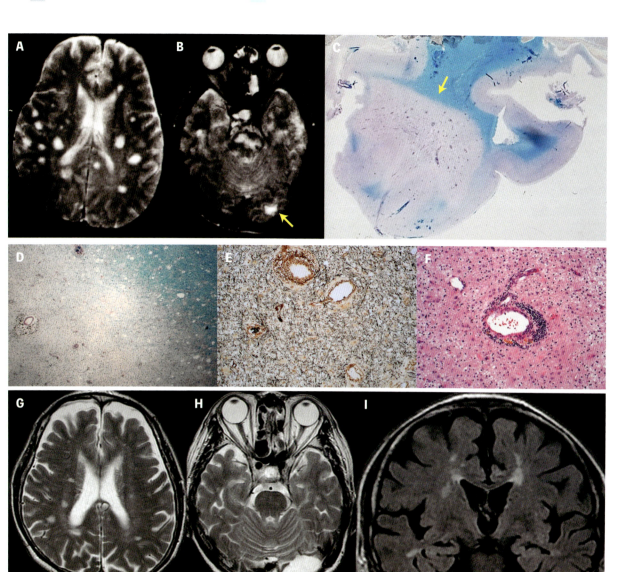

図 6-49　多発性硬化症

54歳男．亜急性の経過で両下肢・左上肢の筋力低下，膀胱直腸障害に続き，傾眠，偽性球麻痺をきたす．T2で大脳白質，脳幹などに高信号域が多発，脳生検により多発性硬化症と診断．

AB ：1か月後のT2．後頭葉の矢印は生検部位．
C ：同，生検標本．炎症性脱髄巣（矢印）．KB染色．
D ：同，脱髄巣の拡大．KB染色．
E ：同，Bielshowsky染色．軸索は保たれる．
F ：同，血管周囲の炎症性細胞浸潤．HE染色．その後，30数年間再発なく一相性の経過であった．
G-I ：30年後のMRI．
GH ：T2．
I ：FLAIR．散在する高信号域は縮小した脱髄巣の痕跡と考えられる．二次変性で脳梁は菲薄化している．

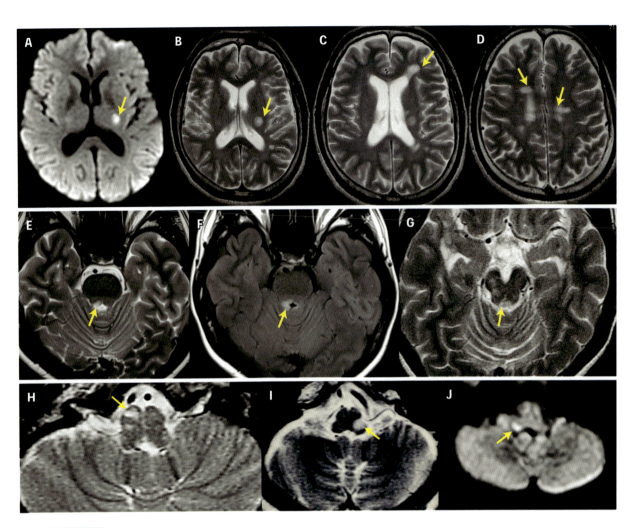

図 6-50 多発性硬化症の症候性限局性病変

A-D：急性発症の右手指の巧緻運動障害．右上肢の軽微な筋力低下，書字困難，右上肢異常感覚，左上下肢腱反射亢進を認めた．

A ：DWI．内包後脚の小高信号域（矢印）．
B ：T2．
CD ：同，T2．ラクナとの鑑別が要るが側脳室壁から皮質にかけて垂直に伸びる "Dawson's fingers"（短矢印）や，陳旧性 ovoid lesion（矢印）などの特徴からラクナ梗塞ではなく多発性硬化症の脱髄斑と診断．
EF ：中脳被蓋部の限局性病変．片側性 MLF 症候群を示した．
E ：T2．
F ：FLAIR．
G ：中脳被蓋の限局性病変による両側性 MLF 症候群．T2．
H ：延髄錐体路の限局性病変．T2．
I,J ：延髄外側病変．
I ：T2．
J ：類似例の DWI．何れも浮動性めまいを認めた．

C 脱髄性疾患　1 多発性硬化症

Memo 20
腫瘍性脱髄と脱髄疾患画像鑑別 A-J

　Tumefactive demyelinating lesion 腫瘍性脱髄は2cmを超える孤発性の脱髄性病変と定義される．神経放射線学的には，CTで高吸収域に描出され，MRIではT1強調画像で低信号，T2強調画像で高信号，造影剤の投与でリング状増強効果を示す．サイズの割に周囲に対する圧排効果が少ないことが特徴とされる．腫瘍性脱髄の発生率は，0.3／10万人／年と稀で，女性に多く，発症年齢は平均37歳と報告されている．症例を提示する．

症例　58歳女

　X年8月27日起床時から左上肢のしびれと左顔面の違和感を自覚し，その後，約2週間の経過でしびれは左腕全体に拡がり，顔面の違和感は左頬から顎に集中するようになった．9月16日に頸部単純MRI（図AD），と頭部単純MRIを撮像，延髄から頸髄移行部の髄内にT2高信号がみられ，脱髄疾患や腫瘍性病変が疑われ脳外科から脳神経内科に対診依頼があった．本症例は亜急性に症状が初発し，画像上，グリオーマで症状出現時期に見られるようなmass effectはなく，病変は長径約3cmの不整形髄内病変で，MS，抗AQP4/抗MOG抗体関連疾患，GFAP astrocytopathyなどの脱髄疾患が最も考えられるが腫瘍，虚血，脱髄病変の鑑別に造影MRIが必須，また髄液検査も場合により必要と返事をした．その後，9月27日の造影MRI T1では造影増強効果はなく，T2高信号 ovoid lesionで一部 heterogeneousな信号強度を示し（図BE），頸髄腫瘍も否定できないとbiopsyも視野に入れて脳外科で再度造影検査を行った頃から症状が軽快し始め，画像上も病変の進展が見られないため経過観察となった．この間，髄液検査では特記所見なく，OCB-，抗AQP4/抗MOG抗体陰性で，ステロイドパルス療法が一度行われたが目立った効果は見られなかった．

　翌年3月30日にMRI検査が施行されたが（図CF），脊髄の腫脹も軽快し病変も消退したままの状態であった．Axialで左優位に中心管部から脊髄半側にかけてT2 high病変が残存．症候としては左半身の自覚的異感覚と軽い感覚鈍麻，左顔面の感覚鈍麻と軽い他覚的異感覚が残存している．

　Tumefactive demyelinating lesion（TDL）は，MRI T1で低信号，T2で高信号，時に造影効果を示し，悪性腫瘍と比較するとサイズの割に周囲に対するmass effectが少ないことが特徴とされる．Tumefactive multiple sclerosis（TMS）はTDLを生じるMSのまれな亜型で，下記の表に示した脱髄疾患を鑑別する必要がある．TMSはまた悪性腫瘍様の画像所見を呈することがある．MSでは，グリオーマや悪性リンパ腫の発生率が高いことも報告されておりTDLと悪性腫瘍との鑑別もまた重要である．

（秋口）

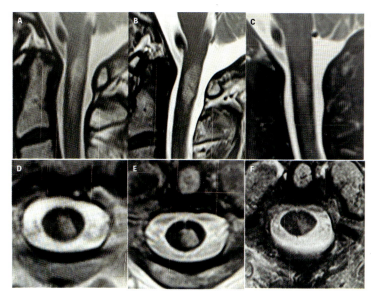

表　脱髄疾患画像鑑別 A-J（秋口）

1. **A**QP4 astrocytopathy/NMOSD
2. **B**alo disease
3. **C**lippers（Chronic lymphocytic inflamm. with pontine perivascular enhancement responsive to steroids）
4. **D**evic's disease（NMO）/MOGAD
5. **E**AE/ADEM
6. **F**IS（false negative/positive MS syndrome）/CIS/RIS
7. **G**FAP astrocytopathy
8. **H**urst disease/Acute hemorrhagic leukoencephalitis
9. **I**solated optic neuritis
10. **J**uvenile MS

| Ⅵ | 炎症性疾患 |

2 視神経脊髄炎関連疾患（NMOSD）と Myelin oligodendrocyte glycoprotein antibody-associated disease（MOG）

　視神経脊髄炎関連疾患（neuromyelitis optica spectrum disorders；NMOSD）は典型的な視神経脊髄炎（NMO）に加え，抗 AQ4 抗体陽性で典型的な症状の一部のみを呈する例も含めて総称する概念である．脱髄の病態が多発性硬化症では一次性であるのに対し，本症ではアストロサイトが障害されることによる二次性脱髄と考えられる．

　主要な臨床症候として，視神経炎と急性脊髄炎のほかに，最後野症候群（難治性吃逆・嘔吐），急性脳幹症候群，間脳病変による症候性ナルコレプシーや急性間脳症候群，大脳症候群などが挙げられる．特徴的な病変は，AQ4 分布の多い第 3 脳室周囲・間脳・視床下部，中脳水道や第 4 脳室周囲病変，最後野を含む延髄背側から上位頸髄，3 椎体を超える長大な脊髄病変などである（**図 6-51**）．

　類縁疾患であるミエリンオリゴデンドロサイト糖蛋白（Myelin oligodendrocyte glycoprotein antibody；MOG）抗体関連疾患（MOG antibody associated disorders；MOGAD）も多くは視神経炎で発症するが，急性脳炎症状を呈することが知られている．MRI 所見は NMOSD に類似するが，両者を比較すると，橋では MOGAD で中小脳脚病変がより多く，延髄では最後野病変が NMOSD でより多い傾向がある．また，MS や NMOSD と比較して特徴的な病変として，片側あるいは両側性に大脳皮質に沿って FLAIR 高信号を呈し，てんかん発作をきたす病変がある[17,18]．

C 脱髄性疾患　　2 視神経脊髄炎関連疾患と Myelin oligodendrocyte glycoprotein antibody-associated disease

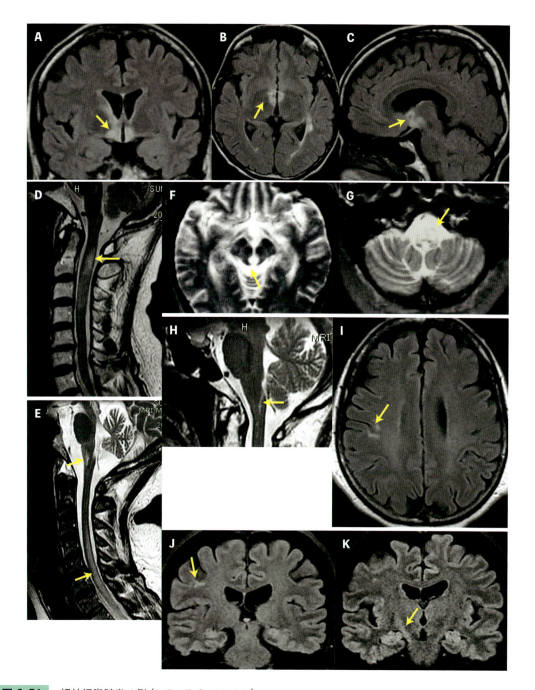

図 6-51　視神経脊髄炎 4 例（A-D，E-G，H，I-K）

A-D：52 歳女．嗜眠，MLF 症候群，平衡障害，四肢しびれ感，排尿障害などが反復して出現．視床下部，視神経，頚髄の高信号域を認めた（矢印）．A-C：FLAIR．D：T2．

E-G：27 歳女．感冒症状に続き，頚部後屈時の後頚部痛，吃逆，悪心，嘔吐，膀胱直腸障害が出現．10 年にわたり脳幹病変の再発寛解を繰り返す．46 歳時，15 椎体に及ぶ長大な脊髄炎を発症．延髄，頚髄〜胸髄，中脳水道周囲の病変（矢印）．T2．

H：67 歳女．30 歳代に難治性吃逆で初発．延髄背側（area postrema を含む）の高信号域（矢印）を認めた．T2．

I：65 歳女．32 歳時頚髄から胸髄まで 8 椎体に及ぶ脊髄炎で発症，腫瘍が疑われ脊柱管拡大術を受ける．その後，多発性硬化症として加療，52 歳時 AQ4 陽性で本症と確定．大脳運動野直下の皮質下に高信号病変（isolated U-fiber lesion）を認める．J：同，冠状断．K：同，一側性の錐体路二次変性．何れも FLAIR．

3 急性散在性脳脊髄炎と急性出血性白質脳炎

急性散在性脳脊髄炎（acute disseminated encephalomyelitis；ADEM）は誘因なく（特発性），あるいはウイルス感染後やワクチン接種後などに急性に発症し単相性の経過で中枢神経系に散在性の炎症・脱髄をきたす．臨床症候は脳炎に類似している．予後は比較的良好である．病理所見はリンパ球を主体とする静脈周囲炎性脳脊髄炎であるが，多発性硬化症とは異なり新旧の病変を混じることはない．T2 では皮質下白質，基底核，視床などに高信号を示す大小の病巣が非対称性，多発性に分布する（図 6-52）．

急性出血性白質脳炎（acute hemorrhagic leukoencephalitis）は ADEM の劇症型であり，発見者の名前から Hurst 脳炎（Hurst 病，または脳症）とも呼ばれる[19]．末梢血の白血球増多，髄液細胞増多，髄液圧上昇などを示す．

病理は血管周囲性の好中球浸潤，浮腫，脱髄，壊死，血管壁内や周囲のフィブリン沈着，点状あるいは斑状の出血などで，ADEM との違いは，血管周囲への多核球浸潤，血管周囲性の出血，壊死性血管炎の合併である（図 6-53）．病理所見を反映し，T2，FALIR では大脳白質の融合性，非融合性の広範な高信号域が急速に拡大・融合し，微小出血を反映する T1 点状低信号域を混じる．病変は脊髄にも生じる[20,21]．

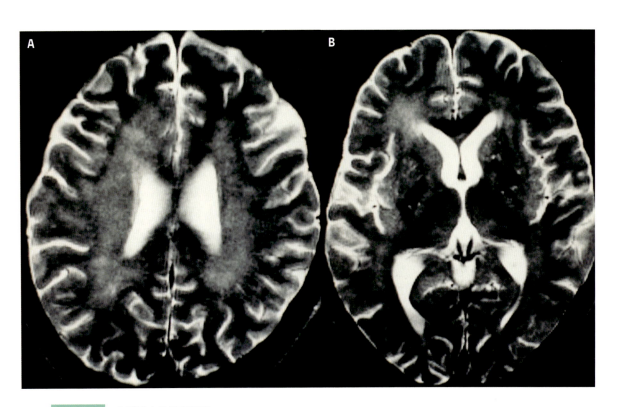

図 6-52　急性散在性脳脊髄炎
40 歳男．感冒症状に続き精神症状，意識障害をきたし，回復後に健忘を残す．
AB：慢性期の T2．不規則な白質高信号域が散在．

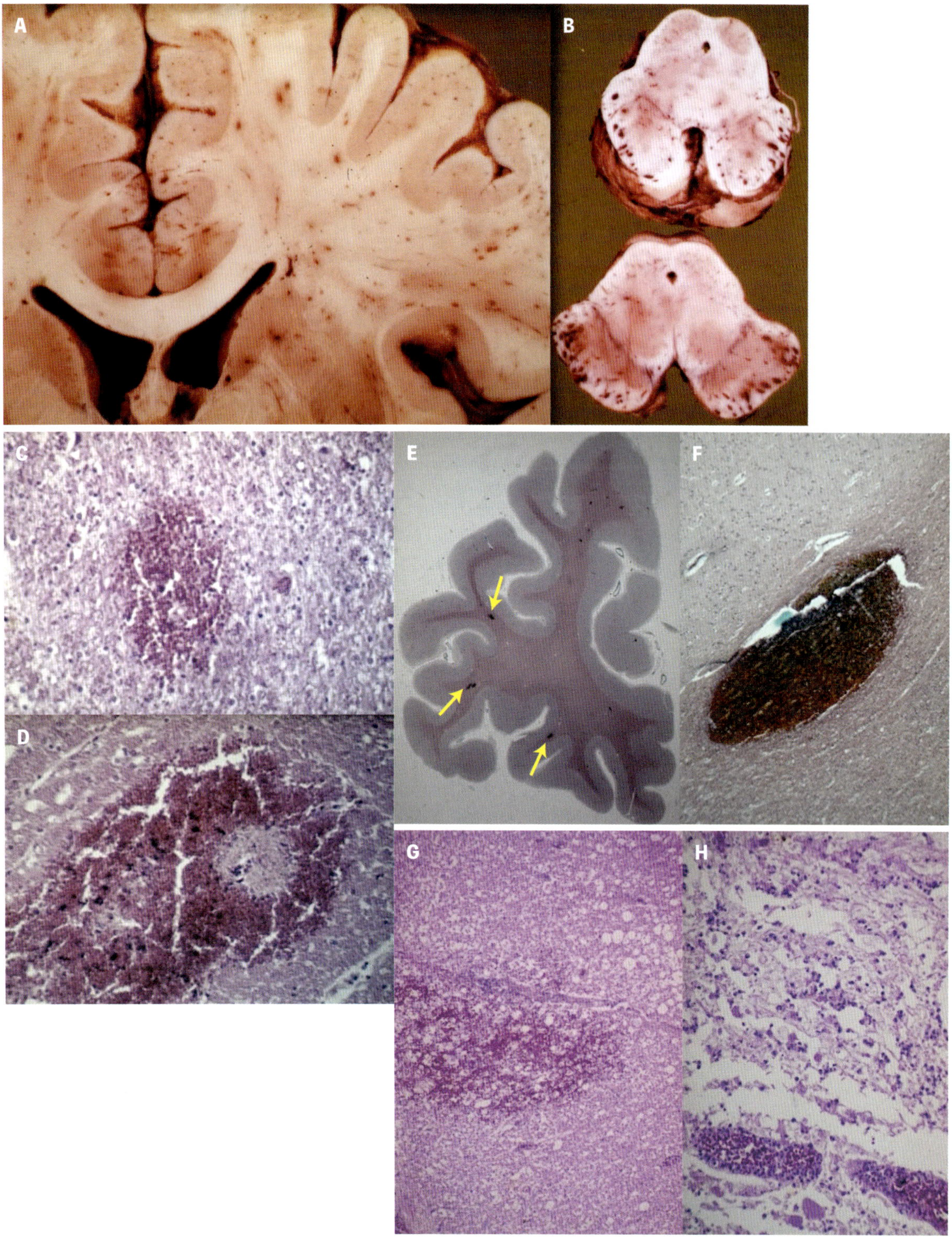

| C | 脱髄性疾患 | 3 | 急性散在性脳脊髄炎と急性出血性白質脳炎 |

図6-53 急性出血性白質脳炎3例（A-D，EF，GH）

A：63歳男．昏睡状態で発見．発熱，左右差ある四肢麻痺，除脳硬直をきたし8日後死亡．大脳白質の多発性
点状出血．B：同，大脳脚の点状出血．C：同，拡大．微小点状出血．D：同，リング状出血．B-D：HE染色．
E：類似例．前頭葉割面の点状出血（矢印）．MTC染色．F：同，点状出血の拡大．
G：別の類似例．頚髄にみられた点状出血．H：同，脊髄への多核球浸潤．HE染色．

VI 炎症性疾患

そうだったのか Case 28

急速な経過を辿った白質脳炎

症例 69歳，男

既往歴 53歳時，大腿動脈瘤で手術．65歳時より高血圧，脂質異常症で服薬．

家族歴 特記事項なし．

主訴 見当識障害，失語．

経過 頭痛に始まり，数日の間に，見当識障害，失語，嘔吐，項部硬直，左方共同偏視などが相次いで出現したため緊急入院．初診時の脳CT，MRIは正常．末梢血液では，血小板減少（1.9万/μl），CRP 40mg/dl，フィブリノーゲン著増などを認めたが，白血球は正常値であった．来院3時間後，右弛緩性片麻痺が出現し，昏睡となった．翌日には瞳孔不同，四肢麻痺が生じ，DICが進行．急速に進行した顕著なMRI異常所見（**図6-54A-D**）より，ADEM，または，その劇症型の急性出血性白質脳炎（Hurst脳炎）と診断，ステロイドパルス，呼吸管理などを行ったが，全身けいれんが頻発．炎症反応とDICはやや改善したが，脳浮腫が進み心肺停止，蘇生後，無尿となり死亡した．全経過2週間．

病理所見 気管支肺炎，大動脈中等度粥状硬化．諸臓器に強いうっ血と浮腫あり．脳は自己融解のため殆ど形態を留めていない．損傷の軽い部位で作成した標本では，大脳の白質に好中球，マクロファージ，炎症性細胞浸潤などを伴う広範な局所的脱髄巣がみられ，一部に小出血を伴っていた．小脳顆粒層の変性，脊髄周囲に出血の跡があり，髄内に出血を伴う多発性脱髄巣を認めた．病理診断：急性出血性白質脳炎．

画像と病理 **図6-54** 参照．

ポイント ①急性出血性白質脳炎（AHLE）はADEMの最重症型として報告されており，ADEM全体の約2%を占める[1]．1941年にWeston Hurstが報告したことに端を発しHurst脳炎とも呼ばれる．感染症やワクチン接種後数日から週単位後に発症することから自己免疫機序が想定されている．急性進行性の白質脳症に出血を伴い，病理学的には血管周囲の炎症細胞浸潤と小血管壊死，脱髄が特徴とされる．ADEM自体は小児での報告が多いが，AHLEは成人例の方が小児例よりも報告が多い．

②本症では上気道炎症状が先駆することが多いが，本例では先行感染や誘因となる薬物の使用もなく，原因は不明であった．末梢血多核白血球の増多が特徴的と記載されているが，本例では正常範囲に留まっていた．

文献 1) Tenembaum S, Chamoles N, Fejerman N. Acute disseminated encephalomyelitis: a long-term follow-up study of 84 pediatric patients. Neurology. 2002; 59: 1224-1231.

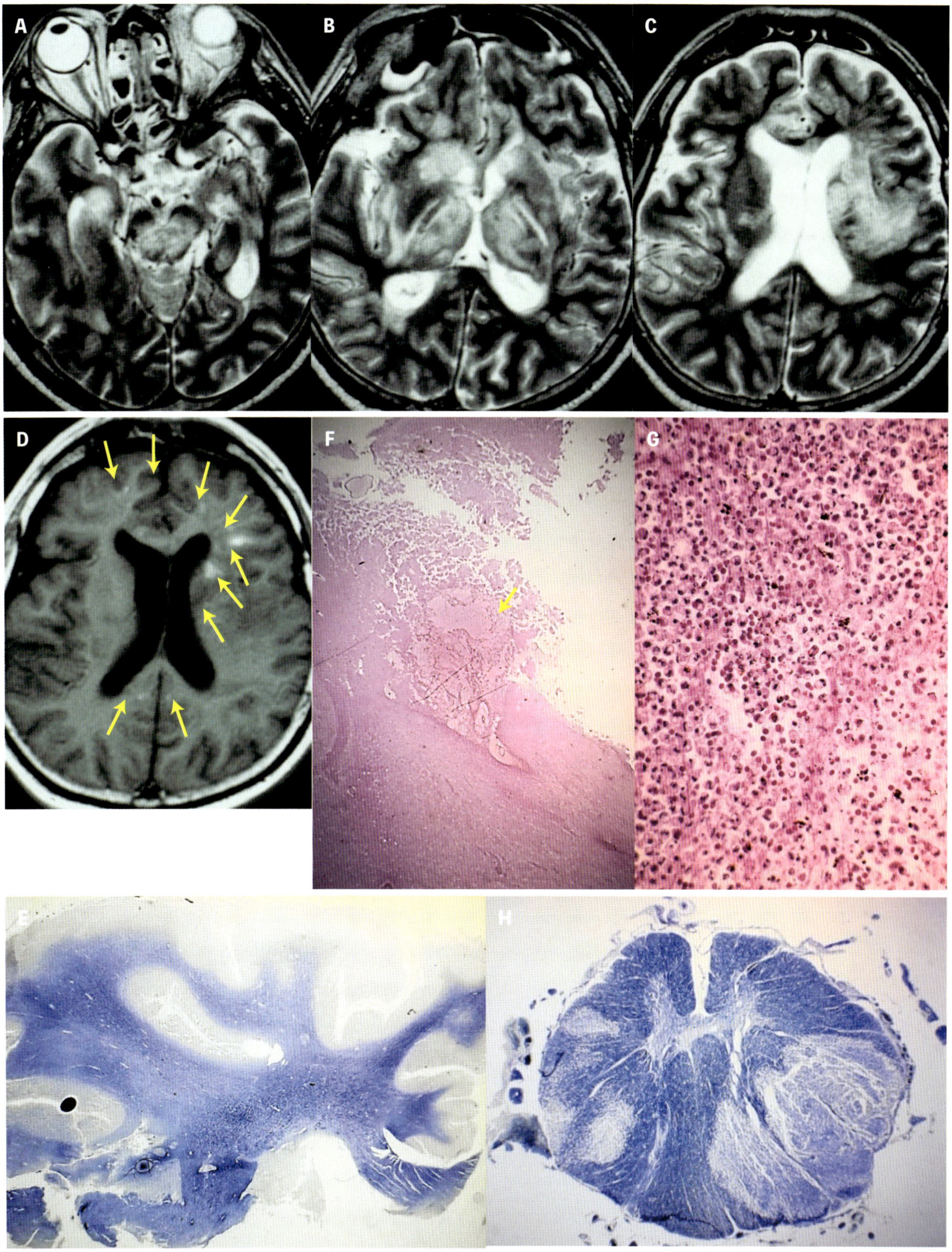

C 脱髄性疾患　　　3 急性散在性脳脊髄炎と急性出血性白質脳炎

図 6-54　MRI と病理

A-C：3 度目の MRI．1 度目は来院直後で正常，2 度目は 3 時間後に昏睡状態となった際に撮像し，白質に小病変が出現．3 度目は翌日撮像．白質優位に左右非対称性，大小様々な高信号域が多発．T2．D：同，出血を示す点状高信号域が多発（矢印）．T1．E：前頭葉冠状断割面．KB 染色．染色性は不良．F：同，HE 染色拡大．壊死巣中央部に出血巣．G：同，出血巣拡大．好中球，マクロファージ，炎症性細胞の浸潤．H：脊髄の脱髄巣．KB 染色．

文献

1) The American College of Rheumatology nomenclature and case definitions for neuropsychiatric lupus syndromes. Arthritis Rheum 1999; 42: 599-608.

2) 髙尾昌樹. BRAIN and NERVE 2019; 71: 483-491.

3) Yoo BW, et al. Lupus 2020; 29: 1115-1120.

4) 杉山淳比古, 桑原 聡. BRAIN and NERVE 2019; 71: 459-471.

5) Matsumoto R, Shintaku M, Suzuki S, et al. Neuroradiology 1998; 40: 583-586.

6) 中根俊成, 一瀬邦弘, 川上 純, 他. BRAIN and NERVE 2021; 73: 516-525.

7) 雪竹基弘. BRAIN and NERVE 2019; 71: 493-505.

8) Samanta D, Cobb S, Arya K. J Stroke Cerebrovasc Dis 2019; 28: 2098-2108.

9) Kikuchi H, Takayama M, Hirohata S. J Neurol Sci 2014; 337: 80-85.

10) Urushitani M, Udaka F, Kameyama M. J Neurol Neurosurg Psychiatry 1995; 58: 241-243.

11) Bando H, Iguchi G, Fukuoka H, et al. Eur J Endocrinol. 2013; 170: 161-172.

12) Guillevin L, Cohen P, Gayraud M, et al. Medicine (Baltimore) 1999; 78: 26-37.

13) 日本循環器学会 編. 血管炎症候群の診療ガイドライン2017年改訂版. 2017. pp65-71.

14) Kwon SU, Kim JC, Kim JS. J Neurol 2001; 248: 279-284.

15) Thompson AJ, Banwell BL, Barkhof F, et al. Lancet Neurol 2018; 17: 162-173.

16) Miki Y. Clin Exp Neuroimmunol 2019; 10 (Suppl. 1): 32-48.

17) Cacciaguerra L , Flanagan EP. Neurol Clin. 2024; 42: 77-114.

18) 富沢雄二. 脳神経内科 2024; 100: 63-66.

19) Hurst EW. Med J Aust 1941; 2: 1-6.

20) Tenembaum S, Chamoles N, Fejerman N. Neurology 2002; 59: 1224-1231.

21) Grzonka P, Scholz MC, De Marchis GM, et al. Front Neurol 2020; 11: 899.

| C | 脱髄性疾患 | 3 | 急性散在性脳脊髄炎と急性出血性白質脳炎 |

Memo 21
Hurst 脳炎の悪夢

"あなたも神経内科医のはしくれなら，何の基礎疾患もない健康人に突然劇症型の脳炎が起こるのを何例か経験しているだろう．もちろん細菌性の髄膜炎ではない．悪いことに日本脳炎も単純ヘルペス脳炎も証拠がつかまらないし，アシクロビルも効かない．あっという間に進行して挿管，呼吸管理になる．そういった悪夢を見たことがなければ一人前の神経内科医とは言えない．そのような悪夢の診断は急性出血性白質脳炎（Hurst脳炎）である". 神経内科医のためのNEJM & Lancet:97-99（https://square.umin.ac.jp/massie-tmd/nejmnrlgy99.html）

このブログは Weston Hurst 脳炎の特徴を的確に捉えている．現在に至るまで予後は極めて不良で，ほとんどの症例で治療に反応せず，経過はまさしく，悪夢をみているかのようである．以下に最近経験した症例を提示する．

55歳男　X年5月16日，急な熱発，意識障害，点状白質病変で某病院入院，その後白質病変が広汎癒合（図MRI），痙攣が発症し宇治徳洲会転院，髄液蛋白550，細胞50，キサントクロミー＋，CTでさらに浮腫白質病変が拡大し昏睡となった．HS-PCR，フィルムアレー検査などすべて（−），Na↑，汎下垂体機能低下，CTで脳腫脹高度，皮髄境界わからず．5月21日（第6病日）死亡．

剖検；HE染色：高度の脳腫脹があり脳の軟化著明，出血斑＋．

まとめ；熱発/意識障害/痙攣で発症した劇症ウィルス脳炎疑い，ただし，先行感染不明，ヘルペス脳炎の根拠なし．MRI；広汎両側性白質病変，ADEMとの鑑別；キサントクロミー＋，脳浮腫が高度，アシクロビル/AED無効（宇治徳洲会病院救急救命センター症例）．

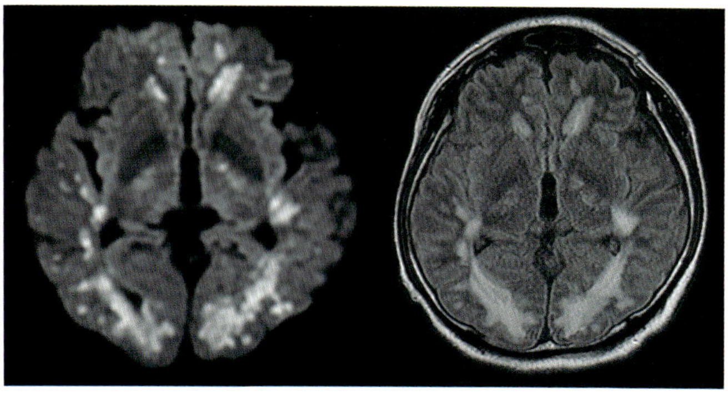

図　5月16日熱発と意識障害により，某病院入院時の MRI 所見．
左 DWI，右 FLAIR．

急性出血性白質脳炎（AHLE: acute hemorrhagic leukoencephalitis）は1941年 Hurst の報告に端を発し，感染症やワクチン接種後数日から週単位後に発症し自己免疫機序が想定されている（Hurst EW. Acute haemorrhagic leucoencephalitis: a previously undefined entity. Medical Journal of Australia 1941;2:1–6）．AHLE は ADEM の最重症型として報告され，ADEM 全体の約2%を占める（Tenembaum S et al. Neurology 2002;59:1224-1231）．急性進行性の白質脳症に出血を伴い，病理学的には血管周囲の炎症細胞浸潤と小血管壊死，脱髄が特徴．MRI 所見は癒合する白質病変に顕著な浮腫を伴い，病変内に微小出血を呈する．この出血性病変が画像上 ADEM との一番の鑑別点である．ADEM 自体は小児での報告が多いが，AHLE は成人例の報告が多い．臨床的な特徴は，50%以上で先行する感染症あり，成人男性に多く，急激な症状進行から昏睡や死亡に至る場合が多い．確立した診断基準はない．このため underrecognized であり，急性進行性で予後不良の原因不明脳炎では本病態の可能性を考慮する必要がある．以下に AHLE に関する最近の二つの review を紹介する．

① **AHLE に関する review1**（Grzonka P et al. Front Neurol 2020:11:899）

43例の AHLE 検討（2000年以降の報告，18歳以上，英語文献）．平均年齢38歳（男性67%，女性33%），感染症との関連35%（上気道感染症状があるが原因微生物の同定は19%），背景の自己免疫疾患あり12%（RA, IBD, PSC, MS, PN）．髄液検査（実施されたのは72%）蛋白上昇87%，細胞数上昇65%（mono50%, poly 40%），RBC39%．病理検査実施は58%（生検26%，剖検35%，両者実施は1例）．

治療（報告は79%）：糖質コルチコイド97%，血漿交換療法26%，経静脈免疫グロブリン12%，1例シクロフォスファミドとリツキシマブ使用例の報告あり．ほとんどの報告で免疫治療と臨床的な改善は確立しておらず，死亡率46.5%，後遺症39.5%，寛解14%．

② **AHLE に関する review2**（Pujari SS et al. Journal of Neuroimmunology 2021; 361: 577751）

8例の報告（成人6，小児2例），MOG抗体測定1例（陰性），AQP4抗体測定3例（全て陰性），生検3例実施．

治療；ステロイドパルス療法；反応性全例なし．血漿交換または IVIg を平均発症から14日後から導入．シクロフォスファミドやリツキシマブ使用例なし．1例脳外科的除圧術実施．予後；生存8例中2例のみ（重度後遺症を残す）．　　　　（秋口）

VII

代謝性脳障害，中毒，物質沈着

VII 代謝性脳障害，中毒，物質沈着

1 一酸化炭素中毒

　一酸化炭素（CO）はヘモグロビンへの親和性が酸素の 20 倍もあり，カルボキシヘモグロビンを形成して酸素の運搬を阻害し組織の酸欠状態をきたすとともに，心筋と結合して心筋収縮力を阻害し低血圧をきたす．また，脳内の鉄含有量の多い淡蒼球と黒質でヘム鉄と直接結合し組織毒性を示す．CO 中毒の脳病変はこれらの機序の複合したもので，両側淡蒼球と大脳白質が主病変部位である（**図 7-1**）．臨床的には急性期から遷延期へと移行する非間欠型と，急性期の意識障害から一旦回復し，一過性の無症状期を過ぎて再び発症する間欠型があり，認知機能障害やパーキンソン症候などを呈する．

　病理所見は急性期の脳浮腫による腫脹，組織のうっ血や点状出血であり，大脳皮質や海馬の神経細胞，小脳 Purkinje 細胞は低酸素性変化を示す．慢性期には淡蒼球と白質の壊死をきたす．白質壊死は間欠型で顕著に見られ，び漫性，あるいは，小病巣が癒合した斑状分布を示し，U-fiber は保

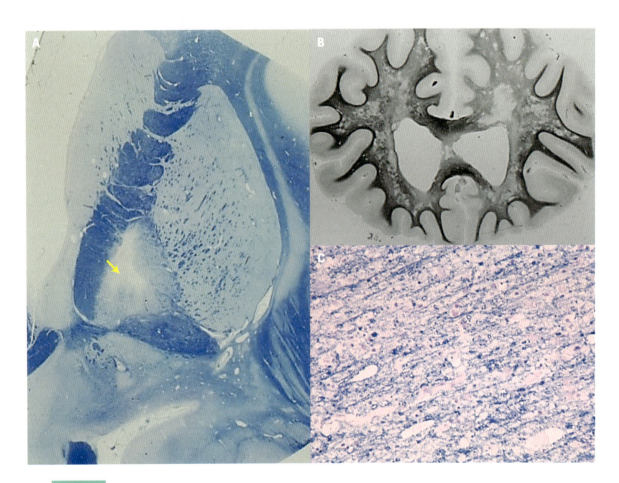

図 7-1 CO 中毒
A：KB 染色冠状断．淡蒼球壊死．
B：慢性期の大脳白質病変．不規則な虫食い状の脱髄巣が散在．Weil-Weigert 染色．
C：白質の脱髄病変．KB 染色．

たれる（図 7-1B）．
　CT では淡蒼球と白質病変が低吸収を示し（図 7-2AB），T2，FLAIR では高信号を示す（図 7-2CF）．急性期に淡蒼球の浮腫が明瞭に描出される例がある（図 7-2DE）．

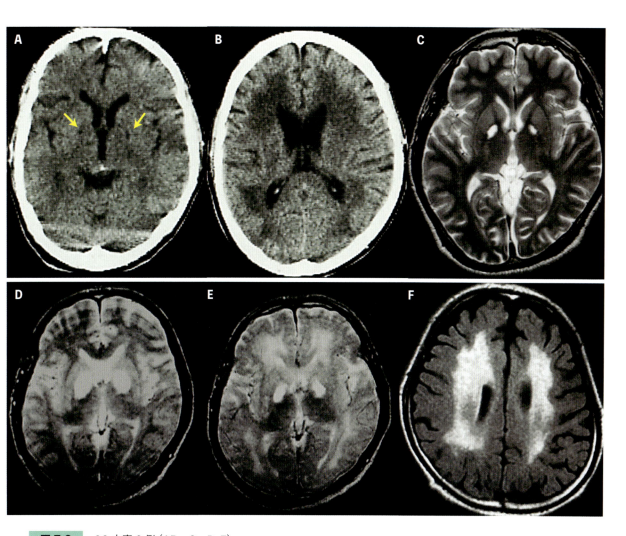

> **図 7-2**　CO 中毒 3 例（AB，C，D-F）
>
> AB：54 歳男．
> A：両側淡蒼球壊死．
> B：同大脳白質病変．
> C：類似例の T2．本例のように両側淡蒼球病変のみで白質病変が見られない例もある．この場合，内包膝梗塞や前乳頭体枝領域梗塞との鑑別に注意する必要がある．
> D：60 歳男．CO 中毒急性期の T2．淡蒼球が強い浮腫により腫脹．T1 は信号異常を示さず．
> E：1 か月後．淡蒼球病変は縮小し白質病変が出現，T1 では低信号を示した．
> F：同，1 年後の FLAIR．白質病変は残存．

VII 代謝性脳障害，中毒，物質沈着

2 低血糖脳症，および，高血糖性舞踏病

　重篤な低血糖では代謝基質の不足により酸素が利用されず，意識障害や精神症状をきたす．DWI で細胞性浮腫を反映し高信号を示す．病変部位は灰白質（皮質，線条体，海馬）（**図 7-3A-D**），白質（半卵円中心，放線冠，内包，脳梁膨大部）であり，左右対称性のことが多いが，非対称，片側性のこともある．内包後脚や橋に小病変を生じ，脳梗塞との鑑別が必要になる例がある[1]．障害が高度の場合，病理像は低酸素性虚血性脳症と形態学的に区別がつかない大脳皮質の広範な層状壊死を示す（**図 7-3E**）．低酸素性虚血性脳症の場合と同様に Perirolandic area が抵抗性を示す傾向がある[2]（**図 7-3A**）．

　高血糖では舞踏病を呈し，症状と反対側の線条体の高信号を認めることがある（**図 7-3F**）．その機序は，高血糖による血液脳関門の異常で赤血球が血管外に漏出し鉄沈着をきたすためと考えられる[3]．

3 痙攣重積発作後の大脳皮質 DWI 高信号

　痙攣重積状態ではニューロンの発火が遷延し，過剰なグルタミン酸放出と Ca イオンの細胞内流入により酸化的ストレスが生じるとともに，脳のグルコース・酸素代謝亢進により相対的な低酸素状態が生じ，低酸素・虚血性脳症や低血糖脳症と同じような変化が引き起こされる．大脳皮質のDWI 高信号（**図 7-4**）は，このようなエネルギー代謝障害による浮腫性の変化を現わしていると考えられるが，急性期梗塞との鑑別が必要である．

　重積状態の遷延により不可逆的変化が生じ，海馬，扁桃体，島葉など辺縁系の細胞減少や大脳皮質層状壊死，小脳 Purkinje 細胞の壊死などをきたす（hyper-metabolic neuronal necrosis）．これらの障害部位は辺縁系回路と一致しており，痙攣重積による神経障害が，線維連絡により波及しているためと推定されている[4]．

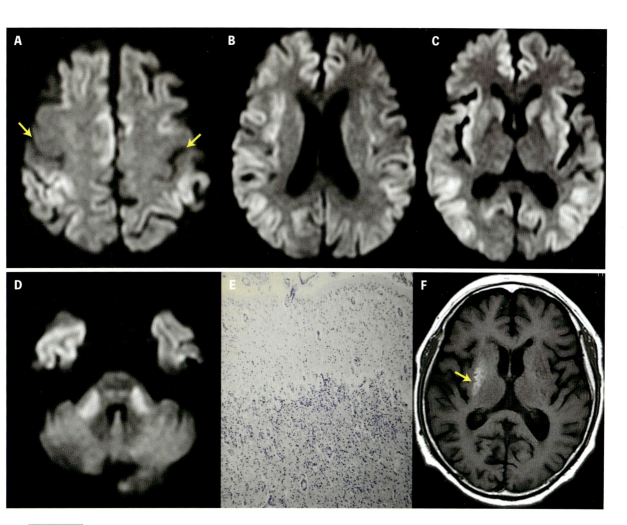

図 7-3 低血糖脳症および高血糖性舞踏病 3 例（A-D，E，F）

A-D：78 歳女，パーキンソン病で 10 年療養，Hoehn-Yahr4 度，認知症あり．3 日前より食思不振，前日より食事摂取できず寝たきり．昏睡状態で発見され救急受診．血糖値 6mg/dl と著明低下，脳波は PSD を示した．A-D は 2 日後の DWI．大脳皮質に層状の高信号域が認められ層状壊死を示すと考えられる．線条体，中小脳脚，橋にも病変を認めた．しかし中心溝周囲（Perirolandic area）は高信号を示さず病変を免れていた（A，矢印）．血糖値は輸液で補充しても 50mg/dl 程度にしか保てず 9 日後死亡．低血糖は原疾患による自律神経障害が主因と考えられた．

E ：類似例．高度の低血糖が持続．KB 染色．大脳皮質の層状壊死．

F ：73 歳男，高血糖（540mg/dl）により舞踏病を呈した類似例の T1．右被殻に高信号病変を認めた（矢印）．

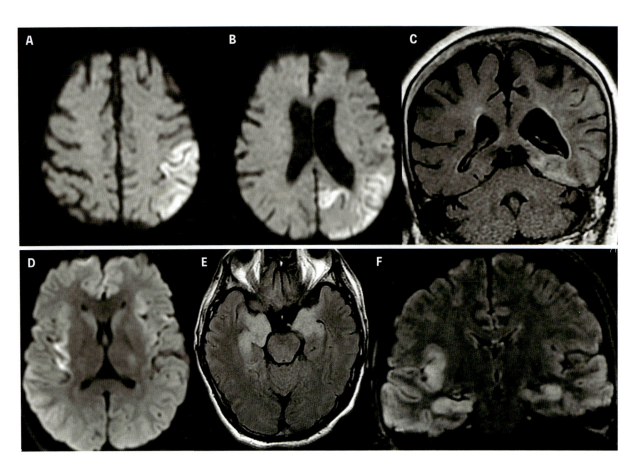

図 7-4 痙攣重積後の皮質 DWI 高信号 2 例（A-C，D-F）

A-C：81 歳女．失語症，半側空間無視などで突然発症し，症状が持続反復した．左側頭葉陳旧性脳梗塞に続発する非痙攣性てんかん重積と診断した．

AB ：左頭頂葉皮質の DWI 高信号．同部位に一致して脳波でてんかん性放電，SPECT で過灌流所見を認めた．

C ：FLAIR でも左半球頭頂葉・後頭葉が淡い高信号を示す．画像所見は可逆性であった．

D-F：38 歳男．C-NORSE（new onset refractory status epilepticus）．発熱後，初発の痙攣に続き，意識障害が遷延，痙攣重積状態となる．諸検査で病原体検出できず，2 週後の MRI．DF は DWI．E は FLAIR．両側の海馬，扁桃体，島葉など辺縁系に高信号を認めた．痙攣重積が遷延したため ICU に入室，呼吸管理下に 1 か月以上，静脈麻酔による鎮静を要した．

4 ビタミン欠乏症

1) Wernicke脳症

　ビタミンB1欠乏による脳症で，Korsakoff症候群（健忘・見当識障害・作話）をきたすこともあるため，Wernicke-Korsakoff症候群とも呼ばれる．古典的3徴候（急性発症の意識障害，眼球運動障害，失調性歩行）が揃う例は少ない．欠乏の原因は様々で，多量飲酒と偏食，妊娠悪阻，摂食障害，長期間のグルコース輸液（水溶性のサイアミンは長期の体内貯蔵ができないので1か月程度のB1補給なしの点滴のみでも欠乏症に至る）などが多い．

　主な病変部位は乳頭体，第3脳室周囲の視床・視床下部，中脳水道周辺灰白質，第4脳室周囲の灰白質，上丘，下丘などで，病変は左右対称性に生じる（図7-5）．急性期には点状出血，毛細血管内皮細胞の腫大，その後は，毛細血管増殖，グリオーシス，乳頭体萎縮などがみられる．

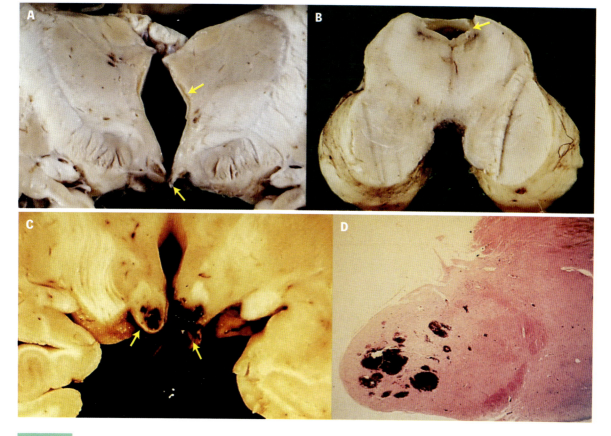

図7-5　Wernicke脳症2例（AB，CD）

A：慢性アルコール中毒にみられたWernicke脳症．乳頭体高度萎縮と第3脳室の拡大・第3脳室壁の壊死（矢印）．
B：同，中脳水道の拡大と中脳被蓋部の萎縮を認める（矢印）．
C：類似例．Wernicke脳症．両側乳頭体の出血（矢印）．
D：同，拡大．出血と共に細血管または小血管の増殖を認める．

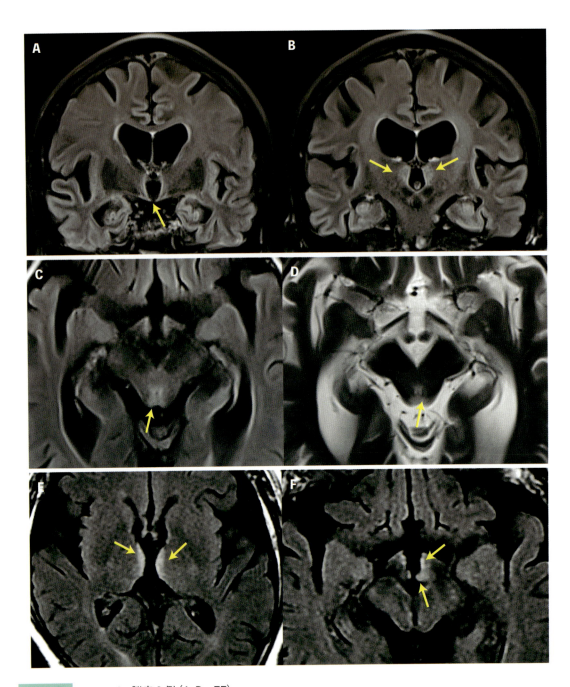

図 7-6　Wernicke 脳症 2 例（A-D，EF）

A-D：62 歳男．慢性アルコール中毒．急性発症の歩行時ふらつきで発症．注視方向性眼振，衝動性眼球運動，四肢体幹の運動失調，下肢腱反射減弱あり．
A：乳頭体萎縮（矢印）．FLAIR．B：第 3 脳室周辺の対称性高信号域（矢印）．FLAIR．
C：中脳被蓋，中脳水道周辺に淡い高信号域．FLAIR．D：同，T2．
EF：60 歳男．視床内側，視床下部・乳頭体の高信号域．FLAIR．

　　　画像は上記の病変部位が DWI，T2，FLAIR で高信号を呈する（図 7-6）．造影効果も認められる．

2) Marchiafava-Bignami 病

ビタミン B1 欠乏により生じる脳梁の脱髄性病変で，病変中心部には壊死を生じる．病変は脳梁全体に，あるいは，膝部や膨大部などに局在して生じる．経過は急性発症から慢性進行性と多様である．急性型では意識障害，けいれんなどを呈し，慢性期には脳梁萎縮を残す．何れも認知機能障害や半球間離断症状などを呈する（**図 7-7**）．痙攣後脳症などで一過性に生じる脳梁膨大部の DWI 高信号（"MERS"；→ 450 頁，Memo 24）との鑑別が必要である．

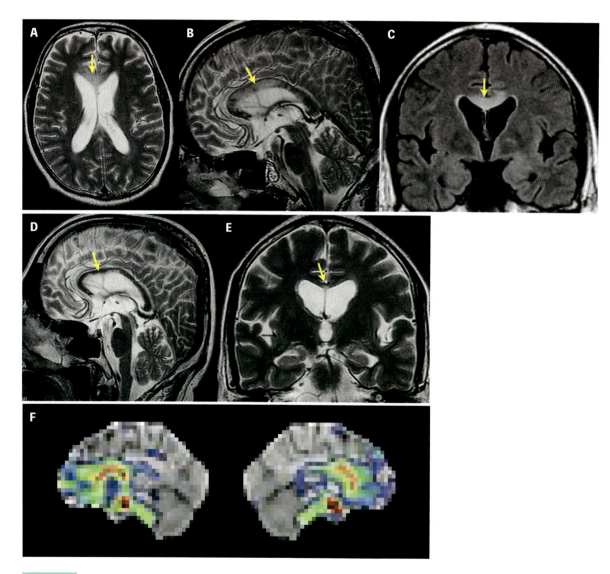

図 7-7 Marchiafava-Bignami 病

61 歳男．多幸感，ふざけ症で亜急性に発症．低栄養が続いたが飲酒歴はなし．後遺症として軽度の認知機能低下を残した．
AB ：脳梁前部の高信号(矢印)．T2．C：同(矢印)，FLAIR．
DE ：同，3 年後の変化．脳梁前部の萎縮(矢印)．T2．
F ：7 年後の IMP-SPECT．脳梁前部および前頭葉内側面の血流減少．

3) 亜急性連合性脊髄変性症 (subacute combined degeneration; SCDC)

B12欠乏（または葉酸欠乏）により生じる．原因の多くは吸収障害で，胃切後のB12補充中止によるものが重要である．手袋靴下型の異常感覚で発症し，亜急性に四肢深部感覚障害，下肢優位の筋力低下・瘙縮が加わり，歩行障害をきたす．後索が側索よりも早期に障害されるため，運動失調が出現しやすい．認知機能低下をきたすこともある．

脊髄病変は後索・側索の小空胞が多発した脱髄性変化で，"連合性"という名称ではあるが，後索病変が主体で，側索病変は目立たない例も多い．進行に伴い泡沫状マクロファージ，軸索の二次変性，グリオーシスなどが出現する．大脳白質にも同様の病変を認めることがある．脊髄MRIはT2で主に後索の病変が長大な高信号域として描出される（**図7-8**）．

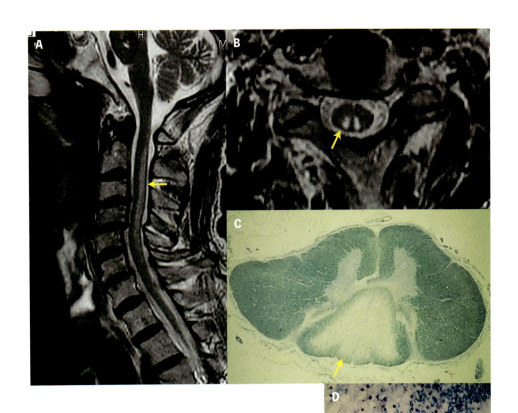

図7-8 亜急性連合性脊髄変性症2例（AB，CD）
AB：胃切後B12補充なく経過，十数年後に発症．後索の高信号域（矢印）．水平段では"ハ"の字型の高信号域を示す．T2．
C：類似例の病理．後索の髄鞘消失が顕著（矢印）．側索も若干淡明化している．KB染色．
D：同，拡大．髄鞘消失部位の空胞化．

4) ペラグラ

　ナイアシン欠乏によるペラグラは，Dermatitis（皮膚の光線過敏症），Dementia（せん妄や認知症），Diarrhea（下痢などの消化器症状）の"3D"が古典的3徴として知られているが，現代ではこれらが揃った古典的症例ではなく，精神症状のみで発症する場合が多い．原因として，多量飲酒，抗結核薬イソニアジド（INH）や抗癌剤内服，神経性食思不振症，極端な偏食などが報告されている．純粋型と，ビタミンB1欠乏症であるMarchiafava-Bignami病やWernicke脳症を合併する複合型がある[5,6]．

　病理は，脳の外観に著変を認めないが，顕微鏡観察で，神経細胞に広範にcentral chromatolysis（神経細胞膨化・Nissl小体消失・核偏在）がみられる（**図7-9**）．これは軸索切断後に生じる変化と同様であり軸索障害による神経細胞変性や細胞質障害を示すと考えられる．MRIは正常，あるいは軽度の脳萎縮を示すに過ぎない．

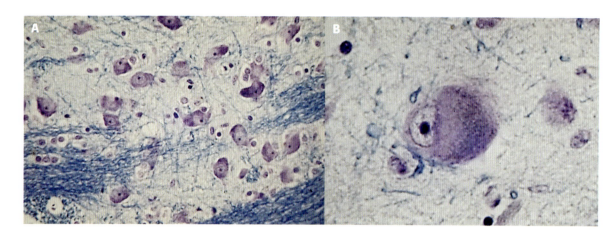

図7-9　ペラグラ
A：橋核の神経細胞にみられたcentral chromatolysis．
B：動眼神経核の神経細胞にみられたcentral chromatolysisの強拡大．細胞膨化，Nissl小体消失，核の偏在．
　　何れもKB染色．

VII 代謝性脳障害，中毒，物質沈着

Memo 22

アルコールてんかん発作は離脱／誘発／急性／亜急性の4つに分けて考える

アルコールてんかん＝離脱ではない．発作は1）離脱，2）誘発と3）急性，4）亜急性の4型に分けて考えるとわかりやすい（**表1**）．対策・治療が別々なのでこの鑑別は重要である．

2と3はわかりやすいと思う．以下4について症例を提示して説明する．

76歳男，歯科医，酒客（ワイン毎日1.5本，ビール350ml＋α），うつ病．

X年3月某日，体動困難，転倒と緊急入院直前までの飲酒で救急搬送され，3月中旬から4月初旬までVB1欠乏症で入院加療を受けた（3月13日が最終飲酒）．このときWernicke脳症の症候やけいれん発作・NCSEは認めなかった．退院後はお酒を飲まず食事も十分にとっていた．退院後自宅で特に問題なく過ごしていたが，某日ご飯を食べたのに「ごはんまだ？」などの異常言動や昏迷が急に出現し持続したため4月中旬に再入院した．入院後，部分複雑発作の反復／重積状態となったがレベチラセタム投与で軽快した．

脳波ではPLEDsは認めなかったがSESA（subacute encephalopathy with epileptic seizures in chronic alcoholism）症候群と診断された（洛和会丸太町病院症例）．

成人てんかんの原因には脳血管障害や外傷とともに必ずアルコールが入る．しかし，その記述の割にはその病態，成因に関する報告があまりにも少なすぎる．またアルコールてんかん＝アルコール離脱と言い切る記述が少なくないが[1]，一つの理由は欧米ではアルコール離脱発作が極めて多いので[2]，そのままの受け売りが日本で一般化したのではないかと思われる．

実はアルコール離脱の診断は意外と難しいし，日本では欧米の教科書にあるようにそんなにアルコール離脱は多くないと思っている人は少なくない．日本人のアルコール摂取量は欧州人の1/2以下とされアルコール離脱に陥る可能性は相対的に低いと考えられる．さらに急性アルコール中毒と痙攣発作はお互いが救急の現場で多いため安易にアルコール多飲歴と痙攣発作を結び付けてアルコール離脱と診断されているのでは，とまで思ってしまう．アルコールとてんかんの関係はそんなに簡単ではなく，SESAはこの辺に一石を投じる重要な臨床概念である[3]．またこれらの論文からいえることは，別にPLEDsがなくても何らかのEEG異常があればいいし，最近，SESAではNCSEが多いことも指摘されている[4,5]．これらの論文に提示されている離脱発作とSESAとの鑑別表をチェックして，両者を鑑別しなければならない．治療対応が全く異なるのでこのことは臨床的に大変重要である．

1) 「アルコールてんかん」e-ヘルスネット，厚生労働省; アルコールの離脱症状のひとつで，飲酒中断後48時間以内に出現するけいれん発作のこと．

2) Lili CS et al. Acute symptomatic seizures in the emergency room: predictors and characteristics. J Neurol 2022; 269:2707.

3) Niedermeyer E et al. subacute encephalopathy with seizures in alcoholics: a clinical-electroencephalographic study. Clin Electroencephalogr 1981; 12:113.

4) Fernandez-Torre JL et al. Subacute encephalopathy with seizures in alcoholics syndrome: A subtype of nonconvulsive status epilepticus. Epilepsy Currents 2019;19:77.

5) Suh J et al. subacute encephalopathy with seizures in alcoholics（SESA）-related abnormalities on EEG and MRI. Neurology 2022; 99:354.

まとめ

「アルコールてんかん／アルコール関連てんかん」は以下の離脱／誘発／急性／亜急性発作の4つに分けて鑑別／対策を考える．

1 アルコール離脱発作/Alcohol Withdrawal in Acute Symptomatic Seizure

表1 「アルコールてんかん／アルコール関連てんかん」の4型*

1 **アルコール離脱発作** Alcohol Withdrawal in Acute Symptomatic Seizure	**離脱症候**／全身強直間代発作が特徴，一般に脳波異常はない，欧米型
2 **アルコール誘発発作** Alcohol-Induced Seizures in Acute Alcohol Intoxication	アルコール誘発型，てんかん歴あり，怠薬が多い
3 **急性アルコール脳症** Acute Encephalopathy with Seizures in Acute Alcohol Intoxication	いわゆる"一気飲み"，若年者に多い，日本型か？
4 **亜急性アルコール脳症**（SESA） Subacute Encephalopathy with Seizures in Alcoholics	**遅発性アルコールてんかん型**，**複雑部分発作**／重積が多い，PREDsをしばしば認める

＊3と4は脳卒中後てんかんの早期発作 early seizure と遅発発作 late seizure に対応する概念と考えればいい．

離脱症候/全身発作，欧米型
2 アルコール誘発発作/Alcohol-Induced Seizures in Acute Alcohol Intoxication
アルコール誘発型，てんかん歴と怠薬あり
3 急性アルコール脳症/Acute Encephalopathy with Seizures in Acute Alcohol Intoxication

いわゆる"一気飲み"，日本型か？
4 亜急性アルコール脳症/SESA Subacute Encephalopathy with Seizures in Alcoholics
遅発性アルコールてんかん型

（秋口）

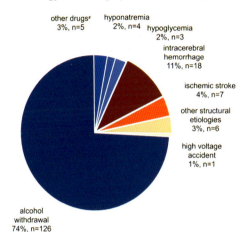
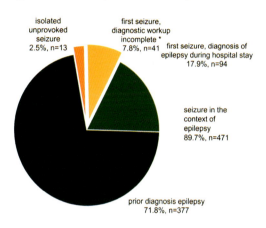

図　急性症候性発作（A）の病因と原因不明の発作（B）の分類と頻度（Lili ら，文献 2）

シャリテーベルリン医科大学付属病院 ER の 2014 年 1 年間のデータ．18 歳以上が対象で，てんかん重積は含まれていない．注目すべきは急性症候性発作の最も一般的な原因はアルコール離脱で（74％！），2 番目に多い脳卒中（15％）をはるかに超えている．

表 2　アルコール離脱発作と SESA 症候群の鑑別（Fernandez-Torre ら，文献 4）

	Alcohol Withdrawal Seizures	SESA Syndrome
Seizure type	Generalized tonic-clonic seizures	Partial focal motor, complex partial and generalized tonic-clonic seizures
Timing	Within 48-72 hours of alcohol cessation	Up to several days after alcohol cessation, not related to cessation or even associated with acute intoxication
Neurological examination	No focal deficits	Hemiparesis, aphasia, neglect, hemianopsia, cortical blindness
EEG	Normal or diffuse slowing	Focal slowing, LPDs, focal seizures
MRI	No acute abnormalities ± chronic vascular lesions	Transient cortical-subcortical T_2-hyperintense areas with and restricted diffusion observed in a patient with atrophy and chronic multifocal vascular lesions.
SPECT	-	Focal hyperperfusion
PET	-	Focal hypermetabolism
Chronic AED treatment	No	Yes. Frequent recurrences if antiepileptic treatment is stopped

Abbreviations: AED, antiepileptic drug; EEG, electroencephalography; LPDs, lateralized periodic discharges; MRI, magnetic resonance imaging; PET, positron emission tomography; SESA, subacute encephalopathy with seizures in alcoholics; SPECT, single-photon emission computed tomography.

VII 代謝性脳障害，中毒，物質沈着

5　肝性脳症

　肝性脳症は血中アンモニアなどの毒性により変動性の意識障害や羽ばたき振戦などを呈する疾患で，一般に，一過性・可逆性の脳障害を指す．劇症肝炎，肝硬変，門脈・体循環シャントなどが原因となる．先天性代謝異常によるものは，Wilson 病，遺伝性無セルロプラスミン血症などの銅代謝異常症，成人型シトルリン血症，猪瀬型肝硬変などがある．

　後天性の慢性肝障害によるものは後天性肝脳変性症（acquired hepatocerebral degeneration；AHCD）とも呼ばれ，神経症候と肝障害が不可逆的に進行する．慢性経過のため基底核などの障害により振戦，ミオクローヌスなどの不随意運動，筋強剛・寡動などのパーキンソン症候，構音障害，運動失調などの運動障害が前景に立つ．病理像は，大脳皮質深層（脳溝の谷に強い）〜皮質下白質の海綿状態・類層状壊死，皮質の菲薄化，基底核の空胞化，アルツハイマー2型グリア（グリ

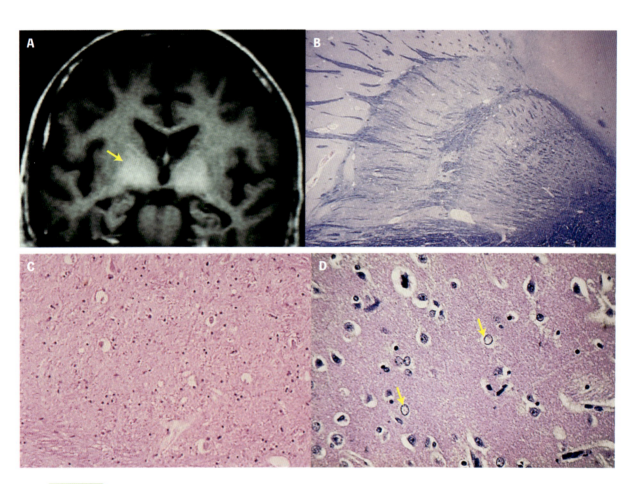

図 7-10　肝性脳症
54 歳男．肝硬変，肝癌，肝性脳症．
A：淡蒼球の両側性高信号（矢印）．T1．
B：同，被殻・淡蒼球の KB 染色ルーペ像．著変を認めない．
C：同，淡蒼球拡大．軽度の粗鬆化．HE 染色．
D：類似例の被殻．アルツハイマーⅡ型グリア（矢印）．LFB・HE 染色．

448

5 肝性脳症

コーゲン等による核内封入体で腫大した，裸核の明るく見えるアストロサイト）の出現などである（図 7-10CD）．脊髄病変（肝性脊髄症）や，他のビタミン欠乏症との合併例もある．

　画像で特徴的なのは，T1 で淡蒼球が高信号を示すことで，肝機能低下によって血中濃度が上昇した Mn が沈着するためである．T2 では皮質脊髄路，大脳白質（特に中心前回白質），脳梁膨大部，小脳白質，中小脳脚などで左右対称性の高信号域を認めることがある（図 7-11）．

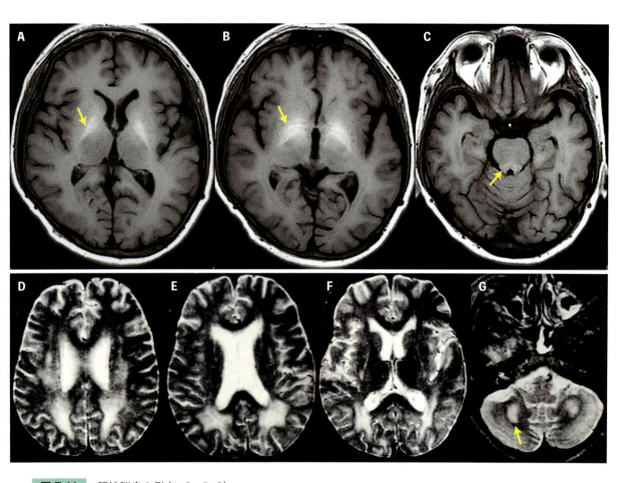

図 7-11 肝性脳症 2 例（A-C，D-G）

A-C：45 歳男．アルコール性肝硬変，肝不全，黄疸，貧血，血小板減少，低栄養あり．
AB ：淡蒼球の高信号．T1．
C ：橋被蓋部も軽度の T1 高信号を示す．T2，FLAIR では異常なし．血清銅・セルロプラスミン低値で肝硬変の家族歴もあったため Wilson 病との鑑別を要したが Kayser-Fleisher 輪認めず．半年後，ARDS で死亡．A で視床が対照的にやや低信号を示すが，これは Mn 沈着の特徴．脳病理は肝性脳症の所見であった．
D-G：肝性脳症の類似例．56 歳女．肝硬変症．認知機能障害，構音障害，運動失調，羽ばたき振戦，けいれん，意識障害などが亜急性に出現し進行．T2 では後方優位の深部白質病変，小脳白質病変（矢印）を認めた．図には示さないが，T1 では典型的な淡蒼球高信号を認めた．

Memo 23 両側対称性中小脳脚病変

　左右対称性に両側中小脳脚に見られる病変（T2・FLAIR高信号，T1低信号）は，橋横走線維の変性，び漫性白質病変の一部として，あるいは，橋底部病変のび漫性拡大などの機序が考えられる．原因となる疾患・病態は多様であるが，一部の代謝性疾患，脱髄性疾患，炎症性疾患において何故この部位が侵されやすいかは不明である．以下に，主な原因を挙げる．

1. **血管障害**：両側AICA領域梗塞
2. **Waller 変性**：傍正中部橋梗塞や橋中心髄鞘崩壊症（CPM）による橋小脳路を介したWaller変性
3. **代謝性疾患**：肝性脳症，低血糖性脳症，成人型シトルリン脳症，Wilson病，ALD，脆弱X随伴振戦/失調症候群（FXTAS）
4. **変性疾患**：多系統萎縮症，脊髄小脳変性症（SCA2，SCA6），神経核内封入体病（NIID）
5. **炎症・脱髄性疾患**：多発性硬化症，NMO，ADEM，ベーチェット病，脳炎
6. **腫瘍性**：脳幹グリオーマ，悪性リンパ腫，癌性髄膜症
7. **機能性・薬物性・中毒性**：PRES，高血圧性脳症，メトロニダゾール脳症，シクロスポリン脳症，トルエン中毒

（Okamoto K, et al: AJNR Am J Neuroradiol 2003;24:1946-1954, Uchino A, et al: Magn Reson Med Sci 2004;3:133-140, Jiang J, et al: Brain Behav. 2020 Oct; 10（10）: e01778.）

（宇高）

Memo 24 一過性の脳梁膨大部病変

　脳梁膨大部に生じた一過性のDWI高信号を，"MERS"（Clinically mild encephalitis/encephalopathy with reversible splenial lesion）と呼ぶ．脳梁膨大部中間層に円形もしくは卵円形を呈する領域を認め，中央部でADC低下を伴う．一部に中小脳脚や頭頂葉・前頭葉白質病変などを伴う例もある．T2高信号，T1等信号を呈し造影されない．当初は小児の病態と考えられていたが，成人でも出現することがある（阿部英治：脳卒中 2014;36:443-448）．類似の概念として，"RESLES"（reversible splenial lesion syndrome；可逆性脳梁膨大部病変症候群）（Tetsuka S:Brain Behav 9:e01440,2019, Garcia-Monco JC,et al:J Neuroimag 21:e1-14,2011）や，Cytotoxic lesions of the corpus callosum（脳梁の細胞毒性病変）（Starkey J,et al:Radiographics 2017;37:562-576）も提唱されている．

　これらはMRI所見による臨床画像症候群であり，様々な病態が基礎にある．脳炎などの感染症，てんかん，代謝障害，悪性腫瘍，脳血管障害，頭部外傷，薬物など多様である（Tada H,et al:Neurology 2004;63:1854-1858，中尾朋未ほか：脳神経内科 2021;95:265-267）（図A，B）．通常，1週以内に改善ないし消失するが，稀に不可逆性のことがある．

　DWI信号変化の機序は，病変部のみかけの拡張係

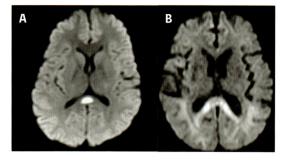

A：30代男．発熱に伴って出現したMERS．経過は良好であった．
B：60代男．多系統萎縮症で心肺停止後蘇生し得たが，DWIで後方優位の白質高信号に加え，脳梁後部も高信号を示した．経過ともに信号強度は低下したが，慢性植物状態で固定した．

数低値を伴う一過性の拡散能低下から，細胞毒性浮腫よりも神経線維が高密度に存在する膨大部を中心とした髄鞘浮腫が一過性に生じたと考えられる．間質性浮腫や軸索浮腫が生じている可能性もあるが詳細は不明である．何故膨大部に生じるか，その局在特異性について原因は解明されていないが，軸索の細胞障害を示唆するタウ蛋白の上昇はなく（Miyata R et al : Brain Dev 2012;34:124-127），低Na血症等，電解質の不均衡や酸化ストレスのマーカーであるIL6が上昇していることが報告され，これらが可逆性病変形成に関与している可能性がある（Takanashi J et al : Brain Dev 2009;31:217-220）．

（宇高）

6 浸透圧性脳症（osmotic demyelination syndrome；ODS）

　ODSは慢性低ナトリウム血症の急速な補正や高ナトリウム血症が原因で生じ，橋中心性髄鞘崩壊症（central pontine myelinolysis；CPM）と橋外髄鞘崩壊症（extra pontine myelinolysis；EPM）がある[7]（図7-12）．病変の大きさにより，無症候から四肢麻痺や昏睡まで重症度は多様である．けいれん，意識障害，構音障害，変動する四肢の運動麻痺などを示す．病変は橋底部の縦走線維よりも横走線維により強く生じる，左右ほぼ対称性，境界明瞭な脱髄巣であり，炎症性細胞浸潤はみられない．EPMは同様の病変が橋以外の部位に，多くは対称性に生じる．基底核，視床，外側膝状体，前交連，脳梁膨大部，大脳白質，小脳白質，中小脳脚などが好発部位である．
　CPM，EPMでは早期のDWIで病変部位が橋中心部に左右対称に三角形あいはコウモリの翼（bat-wing）型の特徴的な高信号を示すことが診断に有用である．T2，FLAIRでも同様の高信号を示し造影効果は認めない．

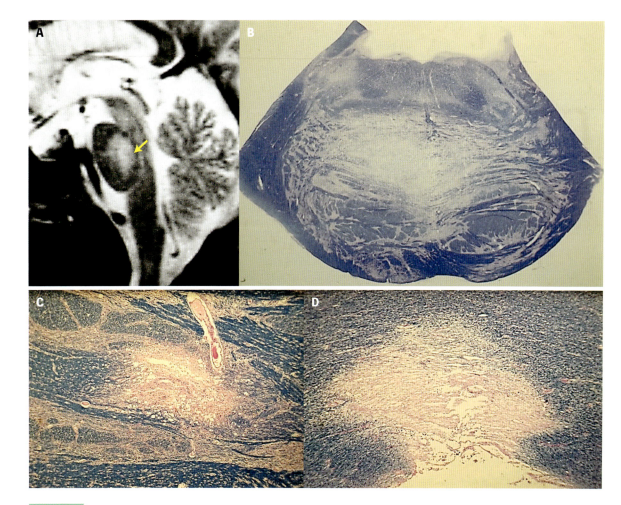

図 7-12　浸透圧性脳症
A：橋中心性髄鞘崩壊．橋底部の高信号（矢印）．T2．
B：類似例．69歳女．大脳皮質下出血でNa補正歴あり．橋底部の淡明化．KB染色．
C：同，拡大．横走線維に，より強い脱髄を認め，軸索も失われている．
D：同，脳梁の病変．KB染色．本例では外側膝状体にも病変が認められた（橋外髄鞘崩壊症の合併）．

7 ミネラル沈着

1) 石灰沈着

　生理的と思われるCT上の頭蓋内石灰化は加齢とともに頻度が増し，左右対称性で，主な部位は淡蒼球，脈絡叢，松果体などで程度は軽い（図7-13）．石灰化巣はCa以外にFeや微量金属も含むため，偽石灰化と呼ばれる．一般には無症状であるが，淡蒼球の偽石灰化で口舌ジスキネジアやパーキンソン症候を呈することがあり，沈着例の15%に淡蒼球梗塞を認めている．頻度については，60歳以上の剖検例の約30%に偽石灰沈着を認め，その1割はKossa染色でCa陽性であった．

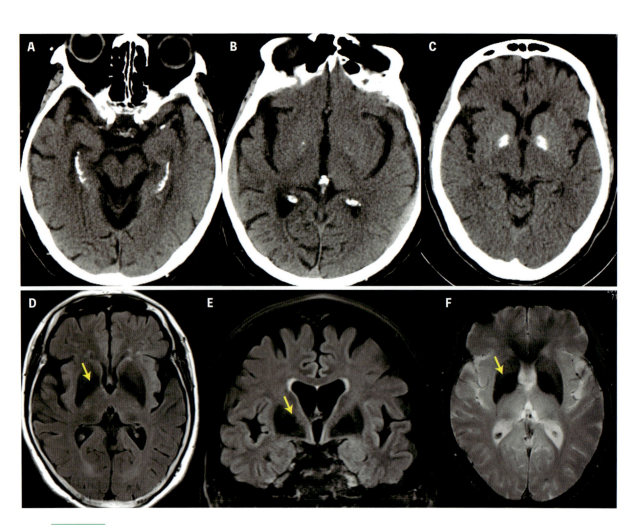

図7-13　生理的石灰化2例（AB, C-F）
A：89歳健常男性のCT．脈絡叢の生理的石灰化．
B：同，松果体石灰化．
C-F：76歳健常女性．
C：淡蒼球石灰化．CT．
DE：同，FLIARで軽度低信号を示す（矢印）．
F：T2*で明瞭な低信号を示す（矢印）．

41歳以上の2.7%にCTで石灰化を認めたことから，Kossa染色で検出される程度にCaが沈着するとCTで検出されると推定される．

原発性家族性脳内石灰化症・特発性基底核石灰化症（primary familial brain calcification；PFBC）は無症候からパーキンソン症候，小脳症候，前頭葉症候や認知症をきたす例まで多様で，若年発症例もあり，緩徐進行性である．小阪・柴山病（Diffuse neurofibrillary tangles with calcification；DNTC；著明な神経原線維変化と脳内石灰化を伴う認知症疾患で老人斑は殆ど認めない）との鑑別に苦慮する例も少なくない．多くは遺伝性で，常染色体顕性遺伝ではリン酸トランスポーターに関する遺伝子SLC20A2やPDGFRB，PDGFB，XPR1，常染色体潜性遺伝ではMYORG，JAM2変異など，6つの原因遺伝子が知られている．過去には"Fahr病"とも呼ばれたが，この概念は臨床的にも，病理学的にも，遺伝子学的にも様々なものを含み曖昧であるため，この名称は使うべきでない．病理組織像では，組織に遊離して散在する微小石灰顆粒や，毛細血管および細動脈壁に石灰顆粒が数珠状に連なって沈着する像がみられる（**図7-14**，**図7-15**）．石灰化が高度になると組織の障害をきたし，循環障害による軟化巣，神経細胞脱落やグリオーシスを伴う[8]．

画像では，Feも沈着しているために，T2，FLAIRで軽度の低信号，T2*で明瞭な低信号を示す．T1での信号強度は石灰化の性状により変化し，高信号または低信号を示す．脳内石灰化を示す病態は多様で，副甲状腺機能低下症あるいは亢進症，偽性偽性副甲状腺機能低下症，Cockayne症候群，前述のDNTC，軸索スフェロイド形成を伴う遺伝性びまん性白質脳症（HDLS）ダウン症候群，炎症性疾患，結節性硬化症，梗塞巣，腫瘍等々，多岐にわたる（**図7-16**～**図7-19**）．

2）マンガン沈着

職業的被曝などによるMn中毒ではT1で，沈着しやすい部位である淡蒼球に著明な高信号を認めるほか，視床下部，視床下核，上部脳幹被蓋部，小脳白質などに高信号域が分布する（**図7-20**）．程度は軽いが同様の所見が肝性脳症でもみられる．また，かつて，長期経静脈栄養患者で微量元素製剤（商品名エレメンミック）のMn含有量がやや多かったために，過剰状態となり沈着して同様の所見を示した．殆どは無症候であったが，ごく稀に，パーキンソン病様症候を呈した例が報告されている．

3）鉄沈着

血管障害関連では，頭蓋内出血後，微小出血，海綿状血管腫，脳表ヘモジデリン沈着症などが，変性疾患関連では，パーキンソン病関連疾患などで組織の鉄沈着が見られるが，これらについては，血管障害，および，変性疾患の項目で述べた．

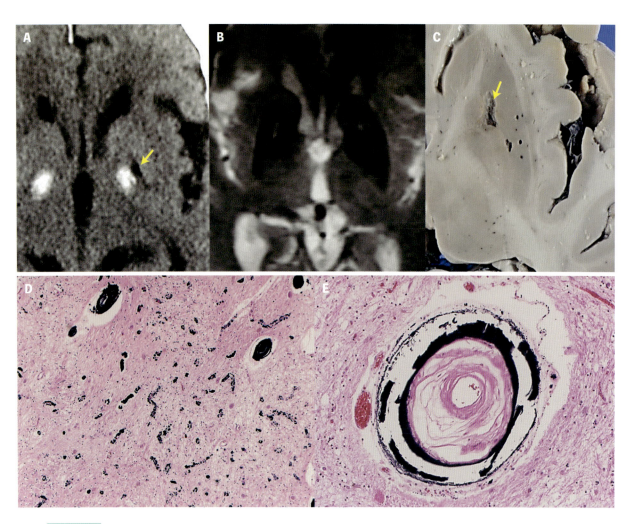

> **図 7-14** 淡蒼球石灰化（そうだったのか Case 3 と同例）

70 歳男．糖尿病，高血圧症，狭心症，無症候性ラクナ梗塞あり．
A：CT．淡蒼球石灰化と近傍のラクナ梗塞（矢印）．
B：T2*．
C：画像対応部位の病理．肉眼的には淡蒼球石灰化はわからない．矢印は A のラクナ梗塞．
D：淡蒼球拡大．組織の粗鬆化と小動脈・毛細血管壁に偽石灰沈着．HE 染色．
E：同，拡大．小動脈の内膜肥厚，中膜の偽石灰沈着．

7 ミネラル沈着

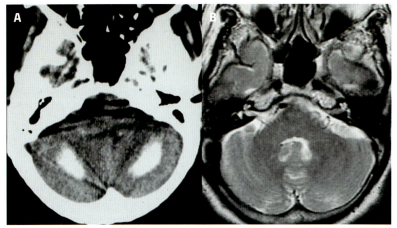

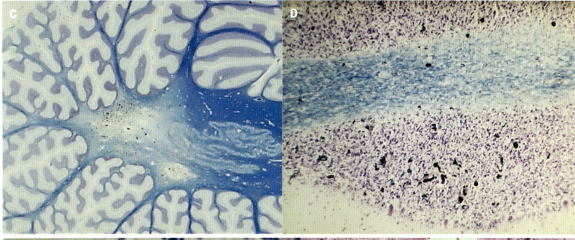

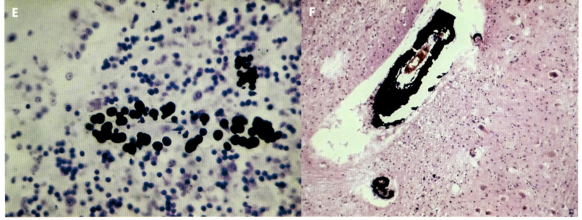

図 7-15　小脳の石灰化 2 例（A-C，D-F）

A：小脳歯状核石灰化．CT．
B：同，T2．異常を認めない．
C：同，病理では歯状核近傍の石灰化と点状の壊死巣を認める．KB 染色．
D：類似例．小脳顆粒層の石灰化．KB 染色．
E：同，拡大．
F：同，歯状核の血管周囲石灰化．HE 染色．

VII 代謝性脳障害，中毒，物質沈着

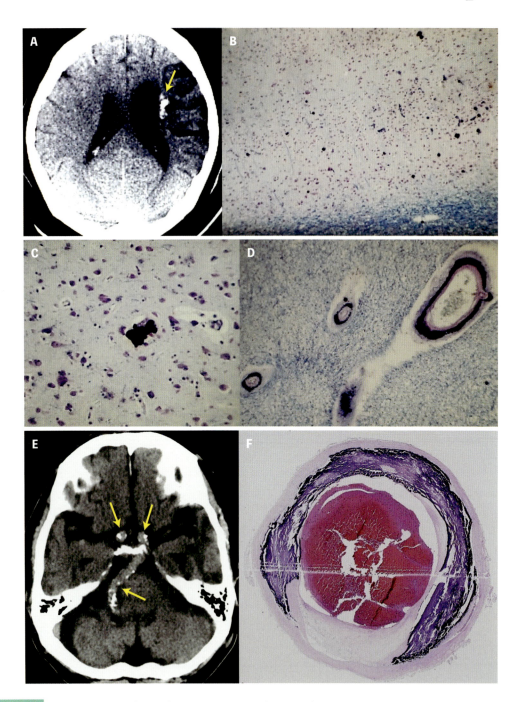

図 7-16　脳内石灰化 2 例（A，BC），動脈石灰化 3 例（D，E，F）

A：陳旧性梗塞巣内の石灰化（矢印）．CT．
B：類似例の大脳皮質内石灰化．KB 染色．
C：同，拡大．
D：大脳半卵円中心の髄質動脈壁石灰化．KB 染色．
E：内頚動脈サイフォン部石灰化（矢印）と延長・蛇行した椎骨動脈の石灰化（矢印大）．CT．
F：頭蓋内 Willis 輪部内頚動脈の石灰化（血管内は血栓ではなく凝血塊）．HE 染色．

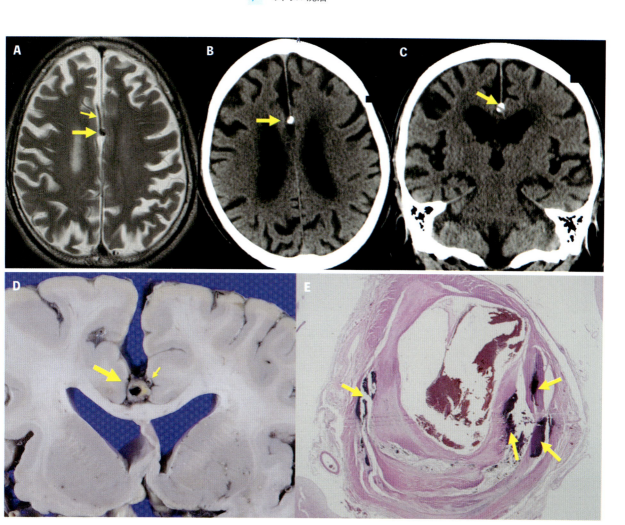

| 図 7-17 | アテローム性動脈硬化巣にみられた石灰化 |

A：80歳代男，アルツハイマー病．全身の動脈硬化高度．T2で脳梁上部に球状の低信号域(矢印大)と，それに連続する線状の低信号域(矢印小)を認める．
BC：同部位はCTで高吸収を示す(矢印)．
D：同部位の病理は動脈硬化で動脈瘤様に拡大した脳梁周囲動脈であった(矢印大)．矢印小は対側の脳梁周囲動脈．
E：HE染色拡大．アテローム性動脈硬化による拡大と内腔狭窄．青い部分(矢印)が石灰化巣．

VII 代謝性脳障害，中毒，物質沈着

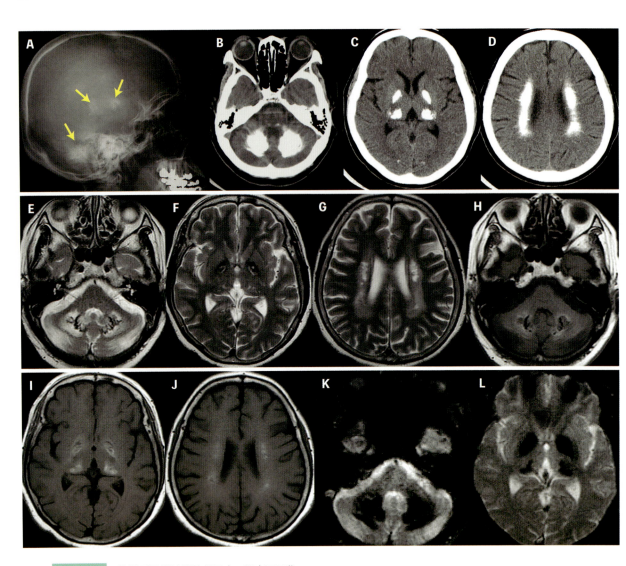

図 7-18　偽性副甲状腺機能低下症の脳内石灰化

59歳女．構音障害，歩行時のふらつきで初診．
A ：頭部単純X線写真．淡蒼球，視床，小脳歯状核に対応する石灰化が認められる（矢印）．
B-D：同，CT．
E-G：T2．
H-J：T1．
KL ：T2*．高度の石灰化部位ではT2で組織障害を示唆する高信号を認める．偽性偽性副甲状腺機能低下症は，遺伝性疾患であり，偽性副甲状腺機能低下症PHPとの症状の類似性に因んで名付けられた．しかしPHPでしばしば認められるような副甲状腺ホルモン抵抗性はない．

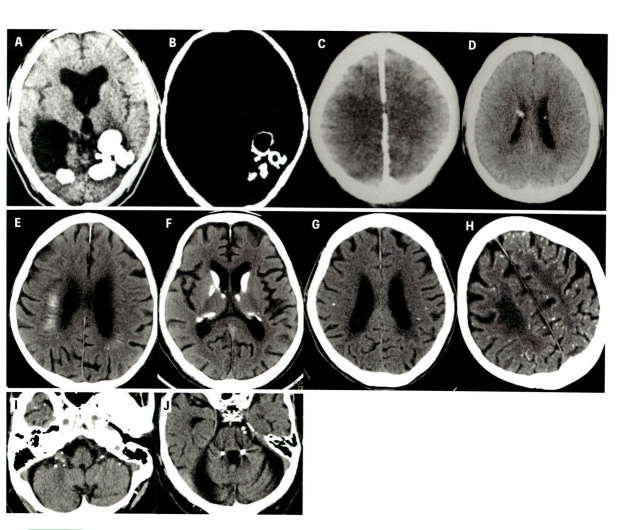

図 7-19 種々の疾患による石灰化の CT 所見

A：脳肺ジストマ症の石灰化．
B：同，骨 window CT で特徴的な石鹸の泡状の "soap bubble appearance" を示す[9]．
C：透析患者でみられた大脳鎌石灰化．
D：結節性硬化症．脳室壁の結節の石灰化．
E：アルツハイマー病合併ダウン症候群．高度認知症．白質の石灰化．淡蒼球や歯状核にも石灰化を認めた．
F：65 歳男．石灰化を伴うび漫性神経原線維変化病．軽度認知症，上肢の歯車様筋強剛・体幹失調あり．線条体，視床などに石灰化を認めた．
G：70 歳女．軸索スフェロイド形成を伴う遺伝性びまん性白質脳症(HDLS)．緩徐進行性の脳梁離断症候を呈した．本症では点状石灰化を伴うことが多い．
H：63 歳男．肺腺癌の粟粒性転移．転移巣の微小石灰化を合併した．
IJ：86 歳男．CT で後頭蓋窩の多発性点状高吸収域は石灰化と紛らわしいが，実は，過去にミエログラフィーで使用された油性造影剤の残存像である．病歴と，実質内に存在せず髄腔のみにみられることで鑑別する．

VII 代謝性脳障害，中毒，物質沈着

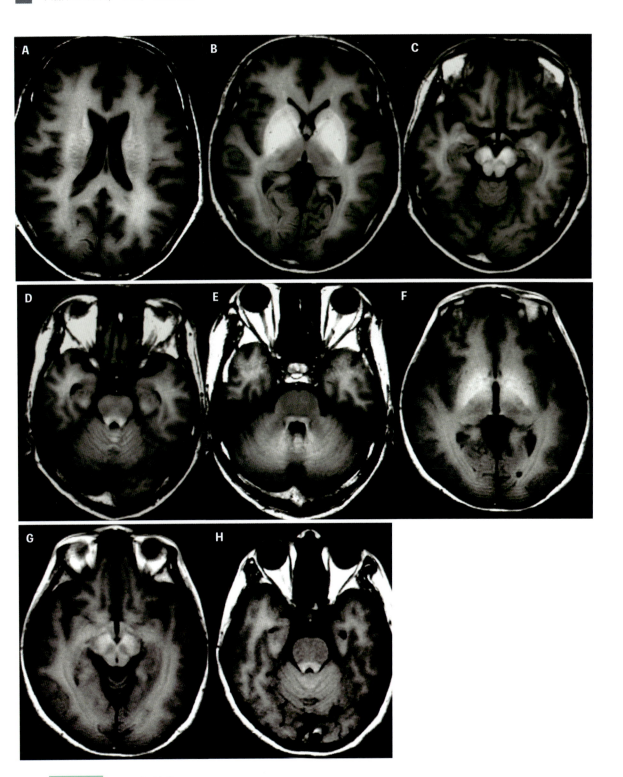

図 7-20　マンガン沈着

A-H：溶接工に発症したマンガン中毒．歩行時のふらつきを自覚．T1 で淡蒼球，脳幹被蓋，小脳歯状核が高信号を示す．

なお，長期間経静脈栄養を実施し，微量元素製剤を投与し続けた患者に見られたマンガン沈着でも，淡蒼球，大脳脚，脳幹被蓋部などが高信号を示し，程度は軽いが A-E と同じ分布を示す．

8 先天性代謝異常症

1) 脂質代謝異常症

a. 副腎白質ジストロフィー（adrenoleukodystrophy；ALD）

　X染色体連鎖潜性遺伝性疾患で，血清や赤血球膜のスフィンゴミエリン分画で極長鎖脂肪酸が増加し，大脳白質に広範な脱髄と副腎皮質機能不全をきたす（**図7-21A-C**）．成人発症例ではより軽症で痙性対麻痺をきたす副腎脊髄ニューロパチー（AMN）が多い．

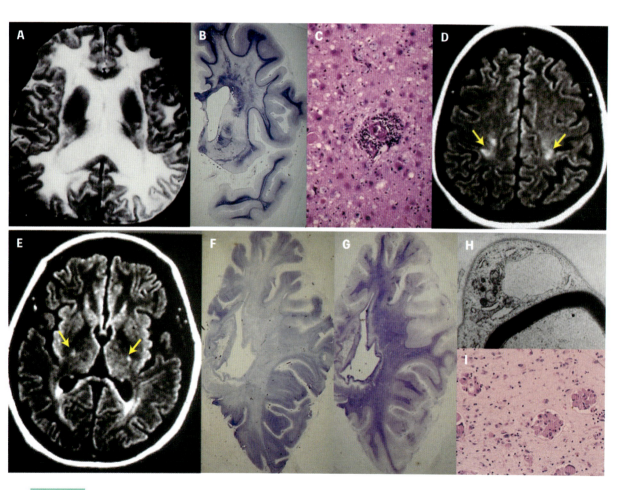

図7-21 先天性脂質代謝異常．副腎白質ジストロフィーおよびKrabbe病
A ：副腎白質ジストロフィー．広範な白質病変．T2．
B ：類似例のKB染色切片．髄鞘が広範に失われているがU-fiberは保たれる．
C ：類似例の組織．脱髄巣の血管周囲細胞浸潤とグリオーシス．HE染色．
DE：Krabbe病．運動皮質下白質から内包後脚錐体路の変性（long tract degeneration）（矢印）．T2．
F ：白質病変が強い別の例．KB染色．
G ：同，Holzer染色．脱髄部に強いグリオーシス．
H ：末梢神経生検電顕像．DE例のSchwann細胞内封入体．
I ：別の例の脳にみられた特徴的なグロボイド細胞．HE染色．

b. Krabbe 病（グロボイド細胞白質ジストロフィー）

常染色体潜性遺伝を示し，galactocerebrosidase の欠損によりライソゾームが蓄積し，オリゴデンドロサイトの障害により脱髄を起こす（**図 7-21D-I**）．これらの疾患により大脳白質が侵されると，long tract である錐体路の異常高信号が T2，FLAIR で認められる（**図 7-21DE**）．

c. 異染性白質ジストロフィー（metachromatic leukodystrophy；MLD）

常染色体潜性遺伝，アリルサルファターゼ A 欠損で生じ，GM1 ガングリオシドーシスはβガラクトシダーゼ欠損によりガングリオシドが蓄積する．

d. 脳腱黄色腫症（cerebrotendinous xanthomatosis；CTX）

常染色体潜性遺伝で，CYP27A1 遺伝子変異により胆汁酸合成が低下し，コレスタノールが組織に沈着する．下痢，白内障，アキレス腱黄色腫，認知知能低下，精神症状，痙性四肢麻痺，偽性球麻痺，小脳性運動失調，末梢神経障害などを示す．小脳萎縮，歯状核病変が特徴的である（**図 7-22**）．

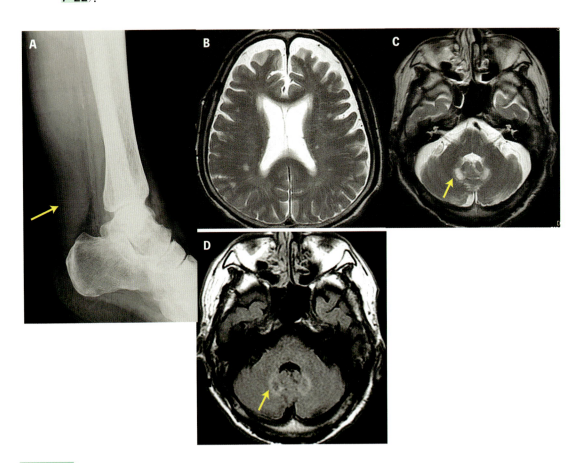

図 7-22 先天性脂質代謝異常．Cerebrotendinous xanthomatosis

63 歳男．30 歳台で発症，著明な腱黄色腫，白内障，運動失調，認知知能低下あり．歩行障害，構音障害，痙性麻痺も出現．
A：アキレス腱の黄色腫による肥厚（矢印）．
BC：T2．前頭葉萎縮，大脳白質の点状高信号病変，小脳および中小脳脚の萎縮，歯状核の高信号（矢印）．
D：同，FLAIR．小脳歯状核白質の高信号（矢印）．

本例では筋強剛を認め，DAT-SPECT で取り込み低下を示した．淡蒼球の脱髄や血管周囲の泡沫細胞の浸潤を認めた病理報告[10,11]があることから，筋強剛は本症の脳病変が原因のパーキンソン症候と推測された．

8 先天性代謝異常症

2) 銅代謝異常症

Wilson病は肝レンズ核変性症とも呼ばれ，肝硬変，神経症候，Kayser-Fleischer角膜輪を3主徴とする先天性銅代謝異常症である．振戦，パーキンソン症候など肝性脳症類似の神経症候を示す．組織では肝性脳症と同様にAlzheimer2型グリアがみられ，T2では基底核，視床，白質などに左右対称性高信号を示す（**図7-23A-C**）．

3) ミトコンドリア脳筋症（ミトコンドリア病）

ミトコンドリアの遺伝子異常により生じ，慢性進行性外眼筋麻痺（Kearns-Sayre症候群），Ragged red fiberを伴うミオクローヌスてんかん（myoclonus epilepsy associated with ragged red fibers；MERRF），ミトコンドリア脳筋症・乳酸アシドーシス・脳卒中様発作症候群（mitochondrial encephalopathy, lactic acidosis and stroke-like episodes；MELAS），Leigh症候群がある．MELASの病変は血管支配に合致せず左右非対称で脳の後方に好発する．組織像は皮質層状壊死と白質の海綿状

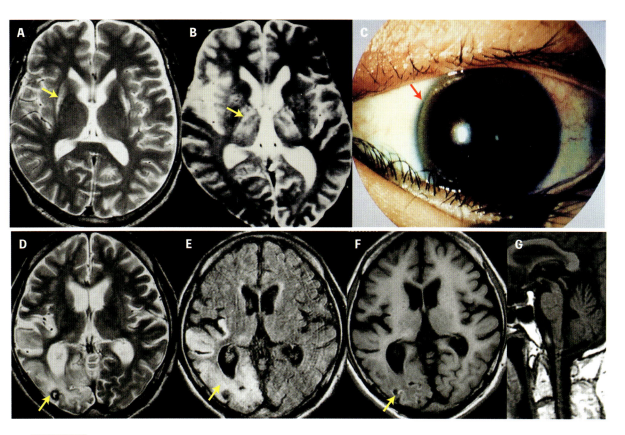

図7-23　先天性代謝異常
AB：Wilson病．Aで両側線条体病変，Bで視床，内包に病変がみられる（矢印）．T2．
C：Kayser-Fleischer角膜輪（矢印）．
D：MELAS．病変は非対称性で血管支配に一致せず後方に多い特徴を示す．一部に出血を伴う（矢印）．T2．
E：同，FLAIR．F：同，T1．一部に皮質層状壊死を示す高信号域を認める（矢印）．
G：成人型Alexander病．橋が保たれ延髄・上位頚髄の著明な萎縮を呈するオタマジャクシ様の脳幹萎縮（tadpole型萎縮）を認める．T1．

態を示し，MRI所見は病理像を反映し，血管支配に合致しない左右非対称のT2高信号病変である（**図7-23D-E**）.

4) Alexander 病

GFAP遺伝子の変異によって生じ，アストロサイトに蓄積するRosenthal線維を特徴とする非常に稀な一次性アストロサイト疾患である．幅広い年齢層で発症し，大脳優位型（1型）は精神運動発達遅延，けいれん，大頭症，前方優位の大脳白質病変を示し乳幼児に多い．延髄・脊髄優位型（2型）は学童期以降に発症し，緩徐進行性の四肢運動障害，球・偽性球麻痺，自律神経症候を示す．MRIでは延髄と上部頚髄の萎縮が目立ち，橋は保たれる，オタマジャクシ（tadpole）型の特徴的な所見を呈する（**図7-23G**）．3型は両者の混合型である[12]．そのほか，特徴的MRI所見として，"メダマチョウ"の眼状紋様の延髄錐体の異常信号（eye spot sign）やFLAIRで中脳の縁取りが見られる[12]．

文献

1) Johkura K, Nakae Y, Kudo Y, et al. AJNR Am J Neuroradiol 2012; 33: 904-909.

2) Yanagawa Y, Isoi N, Tokumaru AM, et al. J Clin Neurosci 2006; 13: 696-699.

3) Mestre TA , Ferreira JJ, Pimentel J. J Neurol Neurosurg Psychiatry 2007; 78: 549-550.

4) 大江康子, 林 健, 内野 晃, 他. 脳卒中 2014; 36: 247-254.

5) Serdaru M, Hausser-Hauw C, Laplane D, et al. Brain 1988; 111: 829-842.

6) Hauw JJ, De Baecque C, Hausser-Hauw C, et al. Brain 1988; 111: 843-857.

7) Sterns RH, Riggs JE, Schochet SS Jr. N Engl J Med 1986; 314: 1535-1542.

8) Xu X, Sun H, Luo J, et al. Neurosci Bull 2023; 39: 659-674.

9) Udaka F, Okuda B, Kameyama M, et al. Neuroradiology 1988; 30: 31-34.

10) Pilo de la Fuente B, Ruiz I, Lopez de Munain A, et al. J Neurol 2008; 255: 839-842.

11) Su CS, Chang WN, Huang SH, et al. Mov Disord 2010; 25: 452-458.

12) 吉田誠克. 臨床神経 2020; 60: 581-588.

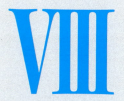

脊髄・筋・末梢神経疾患

Ⅷ 脊髄・筋・末梢神経疾患

A 脊髄疾患

脊髄疾患は四肢・体幹の運動・感覚障害のみならず歩行・移動，排尿排便障害ももたらし，脳病変による症候との鑑別が場合によっては困難なので的確な部位・病態診断が要求される．脊髄疾患の鑑別においては以下の3つが重要である．

①発症様式と時間経過；突然発症か，急性か，慢性か，反復性か，
②脊髄横断面での病変分布；横断性か，半側・前部・後部・偏在性か，
③脊髄高位からみた病変の長さ：頚・胸・腰髄レベル，長いか短いか，

①に関しては病歴，②に関しては神経診察が重要で，例えば両側運動麻痺と温痛覚障害で深部感覚が保たれている場合は前脊髄動脈症候群，運動障害側と温痛覚障害側が逆の場合はBrown-Séquard症候群を疑う．神経診察から病変分布を推測することと同時に，MRI画像で病変の性質と分布を推定することも重要で，診断にあたってはGd造影を加えて判断することを原則とすべきである．なお，これらの情報でも初期には判断がつかず，反復検査や治療経過で診断がつく場合もあるため，「一旦，診断を保留する」ことも時として必要である．

1 脊髄血管障害，他

1）脊髄梗塞

原因としては動脈硬化，大動脈手術，大動脈解離，椎骨動脈解離，線維軟骨塞栓症（FCE；fibrocartilaginous embolism），血管炎，低灌流，凝固障害，潜水病などがあるが，明らかな原因が指摘できない場合も多くある（**図8-1～図8-5**）．症状は「背部痛」から発症することが多く（70-80％），この病歴はきわめて重要である[1]．脊髄内の病変では疼痛は起らないが，脊髄梗塞では周囲の神経根や硬膜へ虚血も同時に起こることで疼痛が起こるとされる．通常脊髄疾患では背部痛は起こらないため，脊髄梗塞との鑑別点として重要である．発症から神経症状完成までは大半が4時間以内であり，76％の患者で12時間以内に症状がピークに達する．また症状には左右差があることも多く（**図8-2**），両側性・左右対称でないからといって脊髄梗塞を否定することはできない．脊髄梗塞では発症直後は画像上異常を認めない場合があるために病歴，神経所見からきちんと臨床的に疑うことが重要．一方，脊髄硬膜外血腫やNMOSD，MSなどの炎症性脱髄性疾患では発症時に画像所見を認め，これが脊髄梗塞との対比で重要である[2]．

横断面での病変分布から見ると前脊髄動脈領域が約半数を占め，症候としては対麻痺と両側感覚障害（前脊髄動脈症候群）が典型で頚髄・胸髄レベルに好発し（**図8-3～図8-6**），中心溝動脈領域虚血による脊髄半側症候が10％，snake eye signを示す分水嶺領域虚血（**図8-6**）による髄節性運動障害が7％，Adamkiewicz動脈虚血による横断性脊髄障害（transvers myelopathy）が30％を占めたと報告されている[3]．

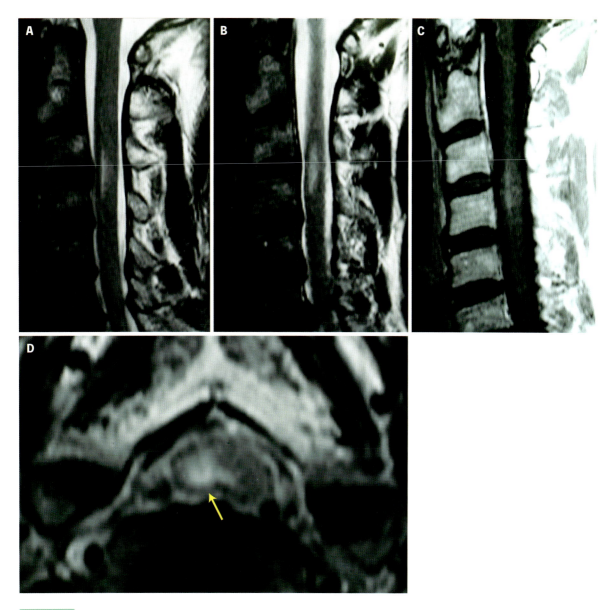

図 8-1 脊髄梗塞

55歳男．一過性の両手筋力低下を示したが、ほぼ完全に回復した．
AB ：T2．
C ：造影 T1. 梗塞病変は C3-4 レベルに限局し淡く造影される．
D ：T2, 水平断．矢印が梗塞巣．

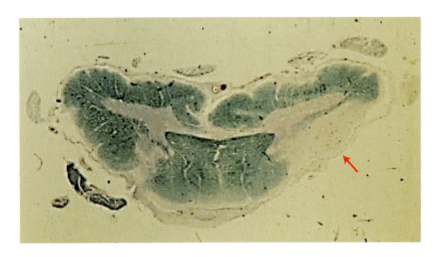

図 8-2　脊髄梗塞による脊髄性片麻痺

82歳女．頚椎症で両上肢のしびれ感が持続．急性発症の不全片麻痺と上下肢の知覚鈍麻が出現，寝たきりとなり，1年後死亡．扁平化した頚髄の片側に錐体路を含む陳旧性梗塞巣（矢印）を認める．片麻痺＝脳病変という固定観念で，極く稀な脊髄性片麻痺を見逃さないよう注意する必要がある．KB染色．

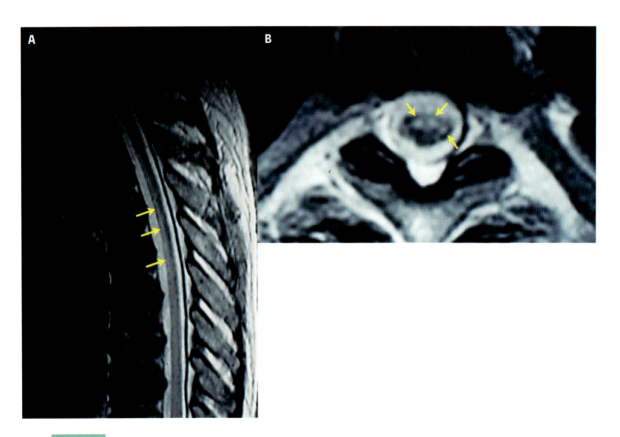

図 8-3　前脊髄動脈症候群

60歳男．対麻痺，尿失禁で発症．自然軽快し，腱反射亢進と左右差のある下肢温痛覚低下を残したが自力歩行可能．
A：T2．胸髄前部の長い高信号域（矢印）．
B：同，水平断．前脊髄動脈が灌流する前2/3の領域に高信号の病変（矢印）が点在．

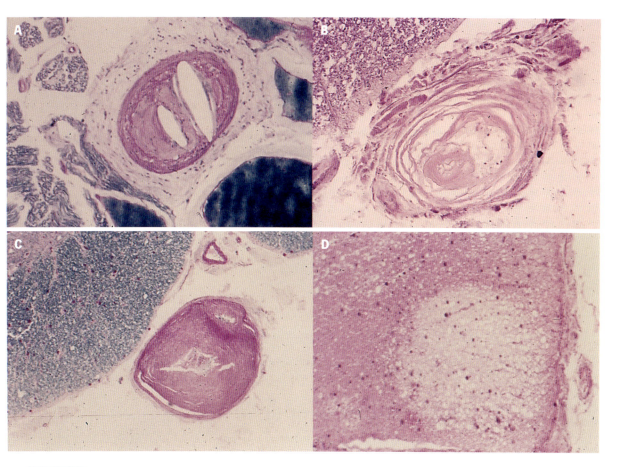

図 8-4 前脊髄動脈（ASA）の硬化，閉塞，小梗塞（4 例全て別の例）

A：馬尾．ASA の硬化（LFB-PAS 染色）．
B：Th10．ASA の fibrinoid necrosis（PTAH 染色）．
C：Th11．ASA 硬化が高度でほぼ閉塞（LFB-PAS 染色）．
D：Th6．ASA 領域の小軟化病変（HE 染色）．

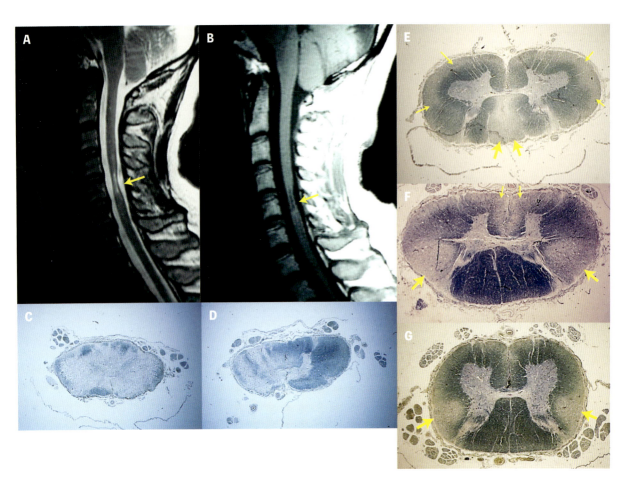

図 8-5 脊髄梗塞 2 例（AB：MRI，C-G：病理）

AB ：30 歳女．急性発症の四肢麻痺．両上肢の麻痺は改善したが，対麻痺と膀胱障害を残す．
A ：慢性期の T2．C4,5 レベルに限局した梗塞巣と頸髄の萎縮（矢印）．
B ：同 , T1．
C-G ：類似例．
C ：Th5 の髄表面を除く大部分が完全な壊死．
D ：同，壊死部位より吻側の Th2．垂直方向の病変の広がりの左右差を示す．
E-G ：同じ例の二次変性．
E ：壊死巣より吻側の頸髄で後索（矢印大）や脊髄小脳路（矢印小）などの上行路が二次変性で淡明化．
FG ：壊死部位より尾側の胸髄と腰髄．下行路の錐体路〔側索（矢印大）および前索（矢印小）〕が二次変性で淡明化．

髄内壊死病変を挟む上行路と下行路の二次変性は ALS の側索病変や後索変性を主体とする他の疾患との鑑別を要することに注意．

A 脊髄疾患　　　　　　　　　　　1 脊髄血管障害，他

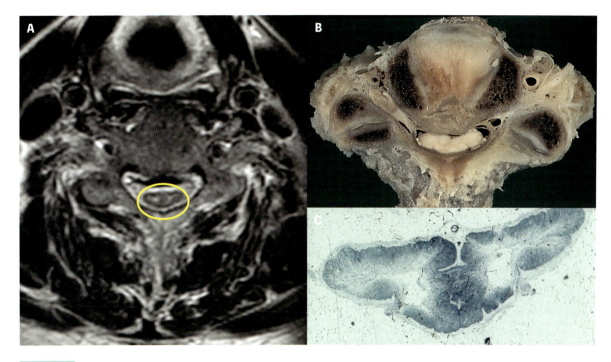

図 8-6　圧迫性循環障害による脊髄梗塞

A：50歳代男．四肢筋力低下と歩行障害．T2．脊柱管狭窄，後縦靱帯骨化があり，頚髄は圧迫されて扁平化し，"snake eye sign"〔蛇の頭が睨んでいる姿（○で囲んだ部位）〕を示す．虚血に弱い脊髄前角を主体とする両側性梗塞病変(myelomalacia)がT1低信号，T2高信号を示し，「蛇の眼」のように見えるため名付けられた．頚椎症性脊髄症で報告が多く，機能予後不良の所見とされる[4]．この脊髄の虚血・壊死巣の成立は圧迫の速度と持続の程度により大きく変化することに注意する必要がある．"snake eye sign"は後縦靱帯骨化症のほか，平山病，ALSでも報告がある．

B：類似例の頚部脊椎一塊横断標本．脊柱管狭窄による頚髄の圧迫・変形．

C：類似例の頚髄 KB 染色．前角を中心に高度の壊死．

2) 脊髄クモ膜下出血

　　脊髄くも膜下出血は全くも膜下出血のうち1%未満と非常にまれな病態である．突然発症の背部痛が最も多い．臨床的には移動性の疼痛が特徴で（脊髄に沿って出血がくも膜下腔を上下へ広がることによって生じると考えられる），部位は胸髄領域が最多である．また，血液がくも膜下腔を通じて上下に広がると髄膜刺激徴候や，意識障害・不穏・頭痛・背部痛や下肢痛を呈する場合もある（図 8-7）．

3) 脊髄硬膜外血腫

　　本症は突然〜急性発症で背部痛を伴う．基本的に硬膜外静脈叢からの出血・血腫が脊髄を圧迫するために起こり，静脈性出血のため，通常疼痛出現から血腫が増大して脊髄圧迫・神経症状出現までに数時間程度の時間差があることが脊髄梗塞（神経症状は疼痛直後から出現）との鑑別点として重要．すなわち脊髄血管障害では，症状は早いが画像が遅れるのが脊髄梗塞で，一方，画像は早いが症状が遅れるのが脊髄硬膜外血腫の特徴である（図 8-8）．

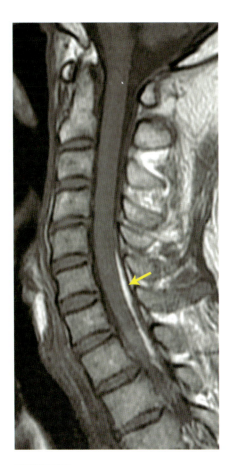

| 図 8-7 | 脊髄くも膜下出血 |

60歳男．突然発症の背部痛を自覚．
T1．胸髄背面に高信号域（矢印）を認め，
脊髄くも膜下出血と診断．
血腫は自然に吸収された．

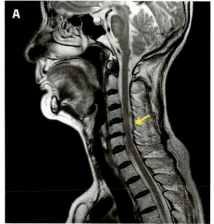
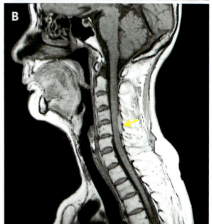
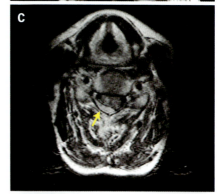
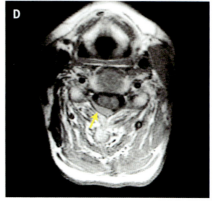

| 図 8-8 | 脊髄硬膜外出血 |

73歳女．一過性の右上下肢脱力と右上肢のしびれ感・痛みが出現．血腫は自然に吸収された．
A：T2．C4-5 レベルの頚髄後方の脊柱管内の高信号病変（矢印）．
B：T1．同，T1．脊髄を圧迫する硬膜外病変がより明瞭（矢印）．
C：同，T2．
D：同，T1．血腫の広がりの左右差がわかる（矢印）．

2 先天異常，脊髄外傷，変性，他

1）脊髄空洞症（図8-9〜図8-11）

脊髄空洞症は，脊髄の中に脳脊髄液が溜まり空洞ができる病態．生来の各種の理由により小脳下端が脊髄へ落ち込むキアリ奇形のために髄液の流れが悪くなり空洞が形成されることが最も多い．キアリ奇形がなくても脊髄損傷や脊髄腫瘍，あるいは脊髄手術後など脊髄の癒着を起こすような病態でも出現する．脊髄に空洞が形成されると感覚障害や運動麻痺が出現するが無症候の場合も少なくない．

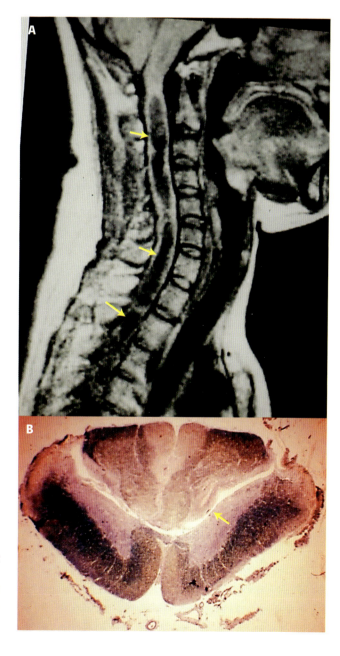

図8-9 脊髄空洞症
A：先天性脊髄空洞症．頚髄・胸髄以下，長大な空洞（矢印）．T2．
B：類似例の病理．HE染色．空洞（矢印）は中心管から両側の脊髄表面に達している．

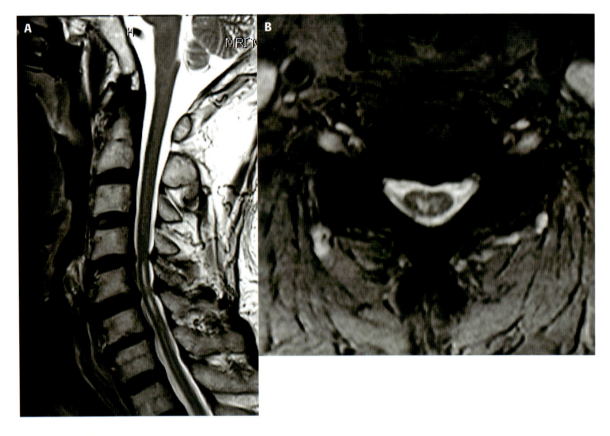

図 8-10　外傷性脊髄空洞症

A：69歳男．20歳代で交通事故外傷後の脊髄空洞症をきたし，右下肢痙性，右上下肢感覚障害，両手のしびれ感と自発痛，右優位の手指巧緻運動障害と手の固有筋筋萎縮が残存．T2．C5-6髄内の高信号域が外傷性空洞症．他に，C4-7椎間板突出・黄色靱帯の肥厚あり．

B：同，T2．髄内高信号は外傷による壊死と空洞を示す．

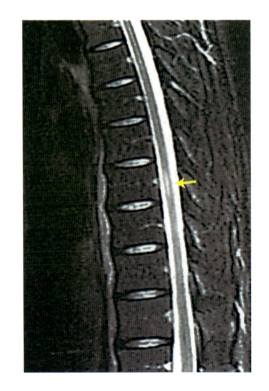

図 8-11　外傷性脊髄空洞症

24歳男．バイクで転倒し背部を強打．両下肢しびれ感と軽度の筋力低下，排尿障害を残す．T2．矢印が空洞症．

2) 後縦靱帯骨化症（ossification of the posterior longitudinal ligament；OPLL）（図 8-12, 図 8-13）

後縦靱帯も異常骨化が生じ，大きくなると脊髄が圧排される．MRI では骨化した後縦靱帯は無信号であるが，一部が内部の骨髄による信号を示すことがある．ときに，転倒や軽微な外傷で急激に症状が悪化する場合がある．

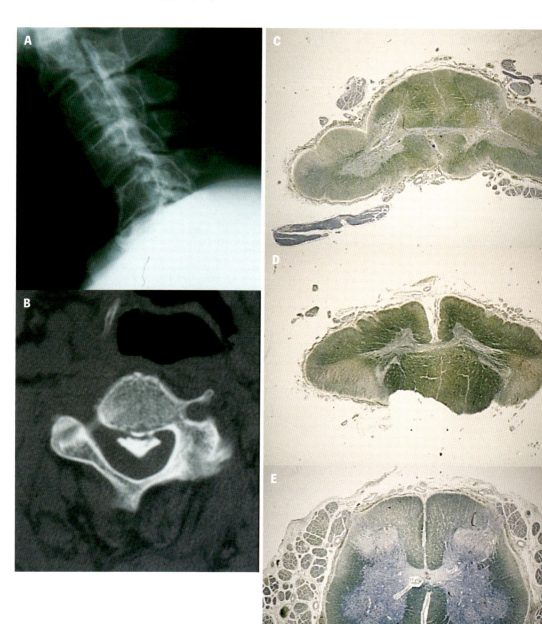

図 8-12 頸椎 OPLL と脊髄病理像

AB：レントゲン写真と CT．OPLL により脊柱管の前後径は半分以下になっている．
C-E：類似例の病理．
C：頸髄の圧迫・扁平化と前角の壊死．
D：同，胸髄の錐体路を中心とした長索路二次変性．
E：同，腰髄の長索路二次変性．

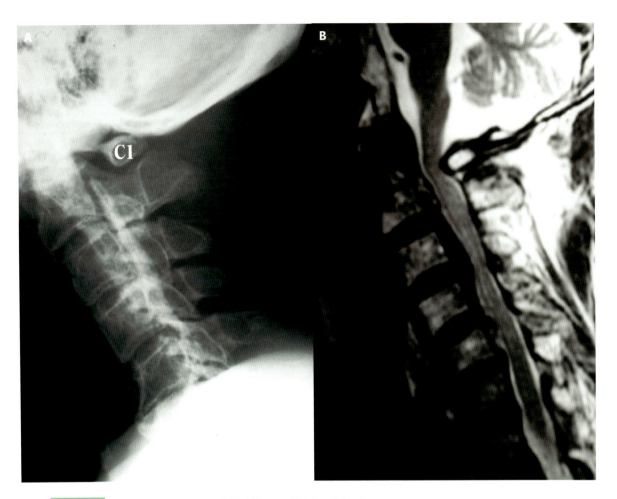

図 8-13　頚椎 OPLL と C1 先天性低形性による狭窄との合併例
A：レントゲン写真.
B：同じ例の T2. C1 レベルでの圧迫と OPLL による圧迫，髄内高信号がみられる.

3）頸椎症性筋萎縮症（Keegan 型筋萎縮）(図 8-14)

　Keegan 型頸椎症ないし筋萎縮症という用語は，上肢近位筋（主に C5,6 髄節筋）の萎縮が顕著で，痛みや感覚障害が軽微な頸椎症という意味でわが国ではしばしば使用されるが，欧米では一般に頸椎症性筋萎縮症と呼称される．本症は自然回復の報告も多いが，高齢になるほど，回復率が下がるとする報告や徒手筋力テスト 2 以下では手術の方がよいという報告などがあるが，手術療法，保存療法のどちらが良いかについて一定の見解は示されていない．

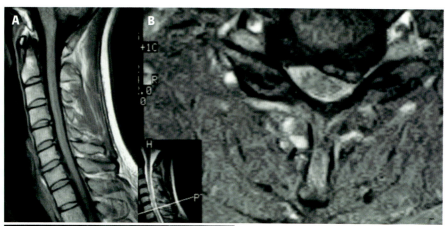

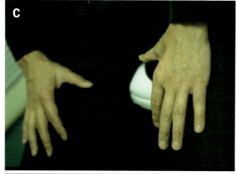

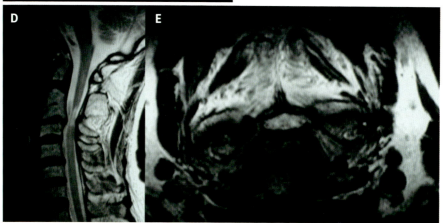

図 8-14 頸椎症性筋萎縮症 2 例（A-C，DE）

A-C：39 歳男．両手の筋力低下と巧緻運動障害．
A：T1．B：T2．椎間板ヘルニアによる頸髄左側の圧迫所見．
C：圧迫された側の左手第 1 骨間筋の萎縮．
DE：58 歳男．両手の筋力低下と巧緻運動障害．T2．頸髄の扁平化と snake eye sign．

4) 関節リウマチによる歯突起病変（図8-15）

　関節リウマチでは過半数に頸椎病変を合併する．上位頸椎（環椎－軸椎）に好発し，歯突起周囲の滑膜炎やパンヌス形成（滑膜組織過形成）による歯突起侵食，滑膜炎の靱帯への波及，靱帯脆弱化などにより環軸椎亜脱臼が生じ，上位頸髄や神経根を圧迫する．進行すると四肢麻痺をきたす場合がある．

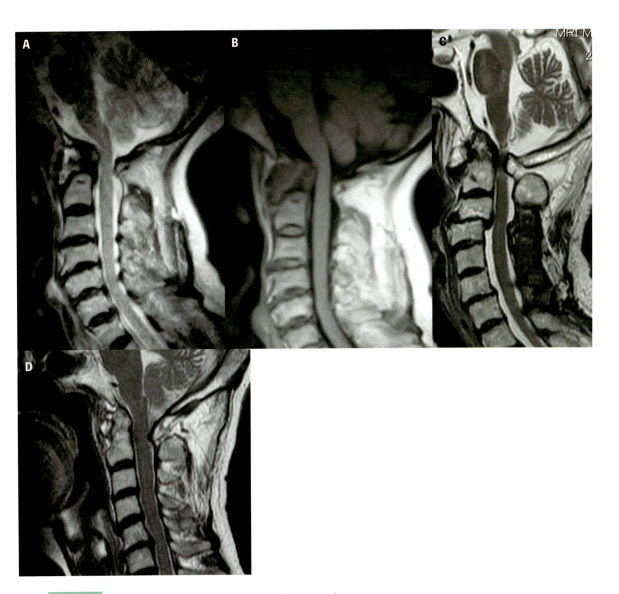

図8-15　関節リウマチによる歯突起病変 3例（AB，C，D）
AB：72歳女．関節リウマチに長期間罹患．頸部痛．
A：T2．
B：T1．歯突起病変による上位頸髄圧迫．
C：類似例．72歳女．四肢のミオクローヌスで来院．T2．環軸亜脱臼による上位頸髄圧迫に加え，C3/4のすべり症による頸髄圧迫が合併．
D：類似例．C1の神経痛が主訴．先天性の頸部脊柱管狭窄と歯突起病変．

5）偽痛風に伴う Crowned dens 症候群（図 8-16）

　　Crowned dens syndrome は頚椎環軸関節偽痛風ないし頚椎偽痛風と呼ばれ，軸椎歯突起周囲の靱帯にピロリン酸カルシウム結晶（CPPD）が沈着し，発熱，頚部痛，炎症所見を示す急性関節炎である．高齢女性に好発し，高齢者の頚部痛では必ず鑑別を考慮する必要のある疾患である[5]．

　　偽痛風は CPPD の結晶沈着による急性関節炎で，代謝性疾患，手術，外傷などに合併しやすい．加齢，安静・運動制限，炎症が誘因となる．無症候の沈着は 70 歳代で 6%，80 歳代で 13.6%，90 歳代で 40% とされる．

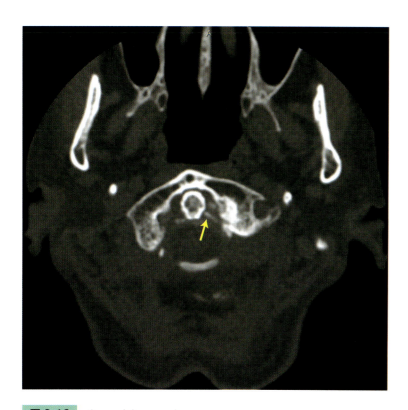

図 8-16 Crowed dens syndrome

86 歳女．上顎の歯痛があり抗菌薬で改善したが，首が痛くて回らなくなった．頭頚部の拍動性疼痛が加わり首を全く動かせなくなった．38℃台の発熱，血液検査で CRP10 にまで上昇．頚椎 CT で歯突起周囲の石灰沈着所見（矢印）を認め本症と診断．

高齢者の頚部痛の多くは筋硬結，頚椎症によるが，発熱や炎症所見がある場合は本症を鑑別診断に挙げる必要がある．

3 脊髄腫瘍

　脊髄腫瘍は髄内腫瘍，硬膜内髄外腫瘍，硬膜外腫瘍に大別される．最も多い硬膜内髄外腫瘍は全脊髄腫瘍のおよそ 2/3 を占め，殆どは良性の神経鞘腫（神経線維腫を含む）と髄膜腫である．これらは稀に硬膜内と硬膜外の両方に存在し，dumbell 型を示すことがある．

　神経鞘腫は殆どが後根の神経鞘から発生する．神経鞘腫の好発部位である胸腰椎移行部〜腰仙椎レベルには，脊髄円錐や馬尾神経が混在するため，円錐上部症候群，脊髄円錐症候群，馬尾症候群等，下肢運動・感覚障害，膀胱直腸障害など多彩な症状を呈する．高齢者の馬尾には病理で微小な神経鞘腫がみつかることが稀ではない．神経鞘腫は孤発性であるが，馬尾および脊髄に多発している場合は，neurofibriomatosis（von Recklinghauzen 病 II 型）の可能性がある．

　硬膜外腫瘍の多くは転移性で，脊椎転移から二次的に硬膜外腔に進展したものが多い．原発巣は肺癌，乳癌，甲状腺癌，腎癌，前立腺癌などが多く，骨髄腫，悪性リンパ腫も硬膜外転移が多い．髄内転移は稀である．

　原発性髄内腫瘍は上衣腫，星状膠細胞腫，多形膠芽腫などのグリオーマや，血管芽細胞腫，海綿状血管腫などが多い．

1）良性腫瘍；神経鞘腫と髄膜腫（図8-17）

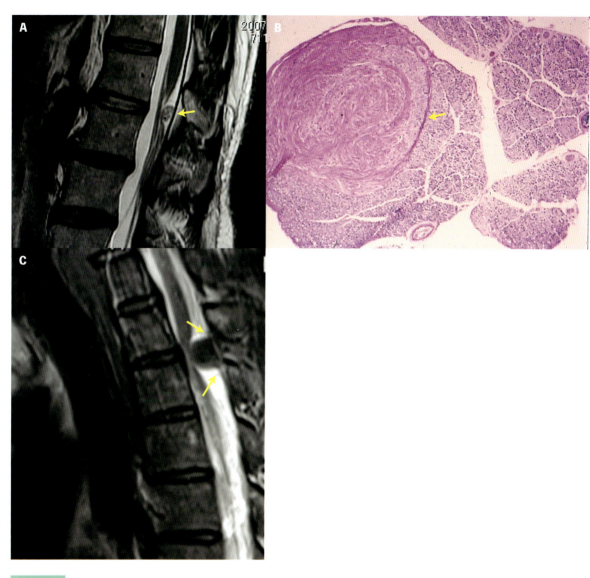

図 8-17　馬尾の神経鞘腫と脊髄の髄膜腫

A：47歳男．足のしびれ感を自覚．T2．馬尾に神経鞘腫（矢印）を認めた．
B：類似例の病理．LFB-PAS染色．矢印が馬尾の中の神経鞘腫．
C：脊髄の髄膜腫．T2．Th2/3の背側に10mm大の硬膜内髄外腫瘍が存在，慢性経過の脊髄圧迫症候を示し手術で髄膜腫と確定．矢印のように髄膜腫のマーカーとも言える dural tail sign（腫瘤と接する硬膜の肥厚）も認める．

2) 膠芽腫（図8-18）

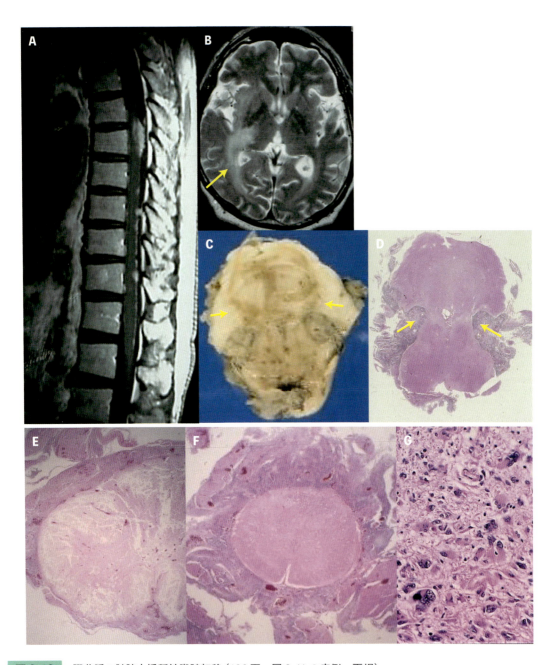

図8-18 膠芽腫の髄腔内播種性脊髄転移（186頁，図3-11の症例，再掲）

67歳男．仙髄症状で発見された膠芽腫．腰痛に続き会陰部の感覚鈍麻が出現．
A：造影T1で胸髄・腰仙髄背面の造影される病変が多発．
B：T2で側頭葉にも病変を認める（矢印）．生検の結果，glioblastomaであった．その後，水頭症を併発しVPシャント施行したが数か月後死亡．
C：橋横断面．脳幹・脊髄くも膜下腔は白っぽい腫瘍で充満（矢印）．
D：同HE染色．腫瘍浸潤（矢印）により橋は圧迫され亜鈴形をしている．
E：胸髄横断面．髄質は壊死．F：仙髄．脊髄くも膜下腔は腫瘍で充満．
G：腫瘍組織のHE染色強拡大．細胞の異形性，多核細胞などglioblastomaの特徴を備えている．

3) 脊髄原発悪性リンパ腫（図8-19）

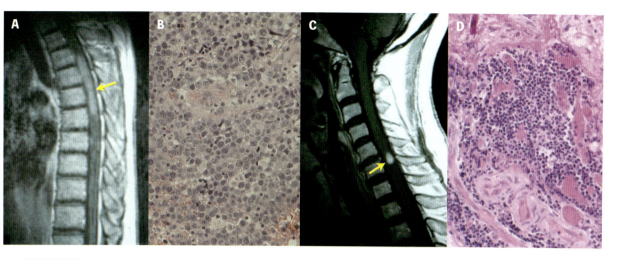

図8-19　脊髄原発悪性リンパ腫
A：脊髄原発B細胞性悪性リンパ腫（矢印）．造影T1．
B：手術標本のHE染色組織像．
C：脊髄原発T細胞性悪性リンパ腫（矢印）．
D：手術標本のHE染色組織像．造影T1

4) 肺癌の胸椎椎体転移（図8-20）

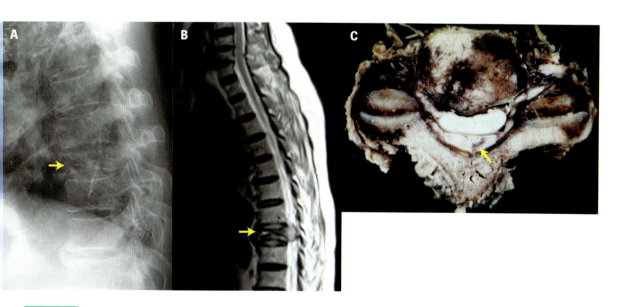

図8-20　肺癌の胸椎椎体転移
A：単純X線写真．転移による椎体の圧迫骨折（矢印）．
B：同じ例のT2．椎体の圧壊（矢印）と脊柱管内への突出．
C：類似例の脊柱一塊横断病理．脊柱管内の転移巣（矢印）による脊髄硬膜外圧迫．

5) 脊髄横断症状を呈した肺腺癌の脊椎転移（図8-21）

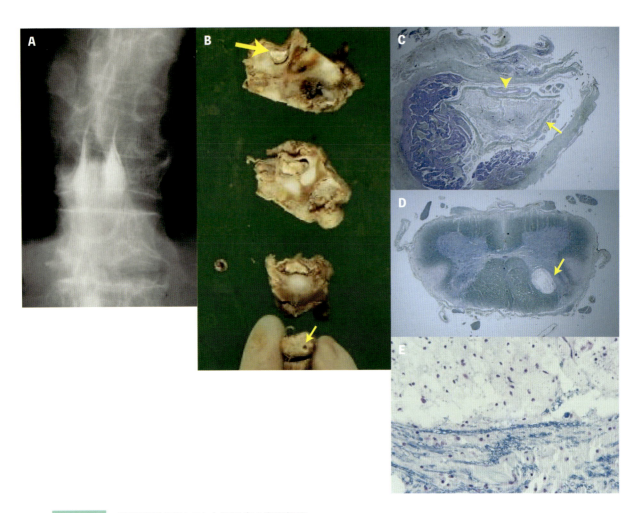

> **図 8-21** 脊髄横断症状を呈した肺腺癌の脊椎転移
> A：ミエログラフィーで硬膜外圧迫の所見．
> B：病理では硬膜外転移巣がTh9〜12までの脊柱管に充満，圧迫された脊髄Th10の完全な壊死（大矢印）とL3の鉛筆状軟化（小矢印）．
> C：Th10胸髄横断面KB染色．青染部位が腫瘍塊．矢印は硬膜，矢頭は前脊髄動脈．硬膜で囲まれた内部が壊死脊髄．
> D：L3横断面KB染色．後角内の鉛筆状軟化（矢印）．鉛筆状軟化は壊死巣と連続してL1〜L3に認められた．両側の淡明部位は錐体路二次変性．
> E：鉛筆状軟化巣内の壊死組織拡大．脂肪顆粒細胞が充満．他の所見として，壊死巣より上向性に後索の，下向性には側索の二次変性が認められた．

鉛筆状軟化は脊髄中心部，特に後索深部ないし後角に境界明瞭な円形ないし楕円形の壊死巣が横断性壊死巣から連続的に上下方向に数髄節（1〜12髄節）認められることが特徴である．外傷性脊髄損傷，悪性腫瘍の硬膜外転移による圧迫性脊髄症，脊髄血管障害など，様々な疾患で認められる．臨床的には脊髄横断性障害を起こす主病変の発症から数時間ないし数日遅れて，障害レベルが亜急性に上行するという特徴がある．主病変の症状に覆われて鉛筆状軟化の臨床は観察しにくいが，MRIの反復検査で，横断性脊髄障害の上下の髄節において，脊髄中心部に数髄節に広がるT2高信号域が観察され，経過とともに吸収・縮小されていく特徴が観察されれば診断が可能である[6]．

A 脊髄疾患　　3 脊髄腫瘍

6) 脊髄内の腫瘍浸潤(図8-22)

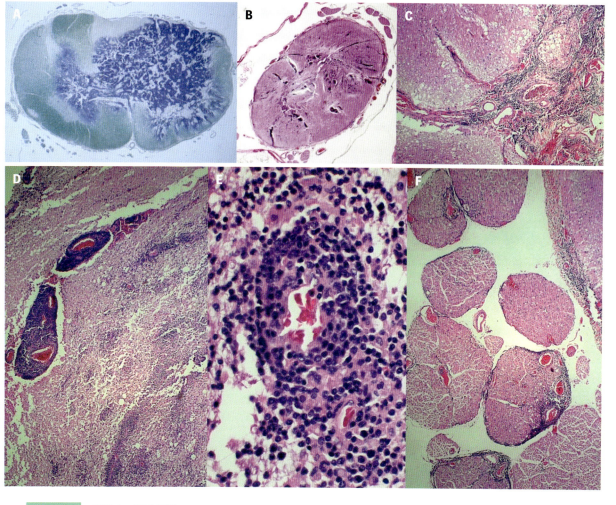

図8-22　脊髄内の腫瘍浸潤

A：C5にみられた肺癌髄内転移．KB染色．
B-F：悪性リンパ腫の髄内浸潤．60歳男．亜急性の下肢筋力低下で発症，腱反射消失．精査する間もなく全身状態が急速に悪化し，数週後死亡．剖検で胸髄上部以下に髄内腫瘍浸潤を認め諸臓器にも浸潤あり，悪性リンパ腫と診断された．
C：髄膜への腫瘍細胞浸潤．
D：実質および髄内血管周囲の腫瘍細胞浸潤．
E：同拡大．血管周囲への浸潤．
F：前根への浸潤．何れもHE染色．

485

VIII 脊髄・筋・末梢神経疾患

文献
1) Zalewski NL, Rabinstein AA, Krecke KN, et al. JAMA Neurol 2019; 76: 56-63.
2) Alblas CL, Bouvy WH, Lycklama À, et al. J Clin Neurol 2012; 8: 218-223.
3) Weidauer S, Nichtweiß M, Hattingen E, et al. Neuroradiology 2015; 57: 241-257.
4) Mizuno J, Nakagawa H, Inoue T, et al. J Neurosurg 2003; 99（2 Suppl）: 162-168.
5) Bouvet JP, le Parc JM, Michalski B, et al. Arthritis Rheum 1985; 28: 1417-1420.
6) 橋詰良夫, 安藤哲朗, 久米明人. 神経内科 2012; 77: 58-63.

Memo 25
MRI 脊髄病変診断のコツ

1　MRI 検査は脊髄病変診断の第一選択

　MRI は非侵襲的に, 脊髄, 脊椎骨等を 1 回の検査で明瞭に画像化できる. 解剖学的な描出能やコントラストも良好で, 病変を直接検出することが可能であり, 画像所見から病変組織像をも推測できる. 脊髄疾患の疑われる場合, 血管障害, 腫瘍, 炎症, 脱髄疾患, 外傷を問わず, すべての患者に対し MRI は第一選択の早急に実施すべき不可欠な検査法である. Gd-DTPA 等による造影検査は, 情報量を増やすために可能な限り行うべきであり, 特に腫瘍の診断には必須である. 脊髄自体は指程度の太さしかなく, 空間分解能を向上し, ノイズの少ないイメージを得るために, 1 回の撮像範囲は限定され表面コイルを使用することが少なくない.

　脊髄腫瘍の診断には, その占拠部位の同定が重要であるが, MRI は任意の方向から断層像を得ることができ, 硬膜内外か, 脊髄内外かの診断が容易である.

　硬膜外腫瘍の診断には, 硬膜による帯状の低信号（extradural sign）や, 腫瘍に接している硬膜外脂肪（epidural fat cap sign）が有用な所見である. 硬膜外腫瘍による脊髄圧迫所見の観察にも MRI は適している.

　硬膜内髄外腫瘍には, 髄膜腫や神経鞘腫などがあり, 造影 MRI で髄膜腫は均一な増強像を示し, 神経鞘腫は辺縁部が増強され内部に囊腫を有する症例も少なくない. 脳腫瘍の胚芽細胞腫, 髄芽腫, 多形成膠芽

腫等にみられる髄腔内播種の検出にも造影 MRI は有用で, 直径 2 ～ 3mm 程度の小結節が造影により描出される.

　髄内腫瘍では, 脊髄腫大, 出血, 反応性囊腫, 浮腫等がみられるが, 非腫瘍性の脊髄浮腫や空洞との鑑別には造影 MRI が有用である. 上衣腫では腫瘍辺縁にヘモジデリンが沈着し（hemosiderin cap sign）, 腫瘍の境界が明瞭となることが多い.

（山本和高. 脊髄・脊椎病変の MRI 診断. 放射線利用振興協会 HP）

2　脊髄疾患の発症経過と MRI 画像診断

1）超急性発症

　脊髄梗塞の発症は通常突然（数分以内）で, 数時間以内には症候が完成することが多い. しかし, MR 画像は T1, T2, FLAIR ともやや遅れて描出されるため**「症候は早く画像は遅れる」**という乖離が出現する. 発症時に疼痛を伴うことが多いが, 高齢者では疼痛を伴わないこともある. 再発は稀で, 再発を繰り返す場合は血管内リンパ腫などの腫瘍塞栓を考慮する必要がある. 脊髄出血 / 硬膜外出血 / 髄内出血も疼痛とともに突然発症のことが多い. 出血ではときに出血が上下に広がるために, 数日以上症候が進行する場合があるが, MR 画像は発症直後から描出されるため, **「画像は早く症候は遅れる」**という脊髄梗塞とは逆の乖離が認められる.

2）急性発症（発症から症候完成まで 6 時間～ 48 時間）と亜急性発症（48 時間～ 21 日）

　Neuromyelitis optica spectrum disorder（NMOSD）では通常は亜急性ないし急性発症であるが, 稀に超急性発症のことがある. その場合, 脊髄梗塞との鑑別が

| A 脊髄疾患 | 3 脊髄腫瘍 |

表 Inflammatory/non-inflammatory spinal cord lesions の MRI 診断（秋口）

A 特殊型

1 Spondylotic myelopathy; "**Pan-cake sign**"; disc compression
2 Spinal dural AVF; "**Missing-piece sign**"; steal phenomenon
3 Sarcoidosis; "**Trident sign**"; long dorsal trident-like enhancing lesion

B 腫瘍

1 Spinal metastasis; "**Rim/Flame**" enhancing mass
2 Spinal astrocytoma; "**Expanding mass**" vague/diffuse enhancement
3 Spinal ependymoma; "**Hemosiderin cap sign**"; hemosiderin deposits

C 脱髄性疾患

1 Multiple Sclerosis; "**Ovoid**" enhancing lesion
2 NMO Spectrum disorders; "**Central spearing**"; long T2 lesion with CE
3 MOG Spectrum disorder; **Lower long non-CE lesion**

D その他

1 Spinal cord infarction; **non-enhancing lesions**
2 **Transverse myelitis**; spinal cord inflammation due to MS, CIS, ADEM, allergy, nutritional, VZV myelitis & others
3 Spinal cord stenosis; **compressive myelopathy** due to disc hernia, osteophytes, extradural mass & OPLL/OYL

(Flanagan EP et al. Specific pattern of gadolinium enhancement in spondylotic myelopathy. Ann Neurol 2014; 76:54-65.

Zalewski NL et al. Unique gadolinium enhancement pattern in spinal dural arteriovenous fistulas. JAMA Neurol 2018; 75:1542-1545.

Zalewski NL et al. Evaluation of idiopathic transverse myelitis revealing specific myelopathy diagnoses. Neurology 2018;90: e96-e102.)

問題となるが **NMOSD の MR 画像は梗塞より早く出現する**．多発性硬化症（MS）では，通常は急性/亜急性発症であり，その後再発緩解性の経過をとるが，ときに慢性進行性のことがある（一次進行型 MS）．感染性/感染後脊髄炎の場合は，通常は急性/亜急性経過をとる．膠原病に伴う脊髄病変（SLE, Sjögren 症候群, MCTD など）では急性/亜急性の脊髄炎を合併することがある．転移性硬膜外腫瘍では，局所の疼痛，神経根痛が前駆し，脊髄症が発症すると急性/亜急性の経過でときに脊髄横断性障害 transverse myelopathy となる．脊髄サルコイドーシスや傍腫瘍性ミエロパチーでは亜急性から慢性進行性の経過をとることが多い．

3）慢性進行性（発症から症候完成まで 21 日以上）

　HAM, HIV vacuolar myelitis, 脊髄癆では慢性進行性経過をとることが多い．脊髄髄内腫瘍では，通常は慢性進行性の経過であるが，稀に腫瘍内出血により急性悪化することがある．頚椎症性脊髄症は全体には慢性進行性であるが，頚椎の動的障害で急性悪化することがあり，その場合には頚椎の良姿勢を保持すると症状が軽減することが多い．脊髄硬膜動静脈瘻は通常は慢性進行性であるが，運動や飲酒などにより急性経過にみえることがある（安藤哲朗. 炎症性および非炎症性脊髄症の鑑別診断　臨床神経 2023; 63: 806-812）．

3　脊髄疾患 MRI 診断レジメ（表）

　脊髄疾患は造影をしないとわからないことが多い（脊髄病変の MRI 診断には造影が必要！）

（秋口）

VIII 脊髄・筋・末梢神経疾患

B 筋疾患

筋疾患は多岐の領域にわたるため，以下の各筋疾患との鑑別が必要である．

a）炎症性筋疾患：皮膚筋炎，多発筋炎，免疫介在性壊死性筋症，封入体筋炎

b）全身性疾患：サルコイドーシス，抗ミトコンドリア抗体関連筋炎，ミトコンドリア病，周期性四肢麻痺（甲状腺機能亢進症），糖原病（ポンペ病）

c）筋ジストロフィー（DMD/BMD，顔面肩甲上腕型筋 FSHD，眼咽頭遠位型筋ジストロフィーOPDM，Dysferlinopathy，Emery-Dreifuss 型），筋強直性ジストロフィー，遠位型ミオパチー（GNEミオパチー）

d）先天性ミオパチー（ネマリンミオパチー，セントラルコア病，中心核病，ミオチュビラーミオパチー）

e）その他：外傷，中毒（ボツリヌス・フグ・ヘビ），感染症，薬剤性（スタチン，ステロイド，免疫チェックポイント阻害薬など）

f）神経筋接合部疾患：重症筋無力症，Lambert Eaton 型筋無力症候群

1 診断へのアプローチ

　これらの筋疾患の診断については，まず，筋疾患としての特徴である近位筋優位の筋力低下・筋痛・筋逸脱酵素上昇・皮膚症状の有無，家族歴，自己抗体や内分泌・電解質・炎症性マーカーの異常値，筋電図における筋原性変化，などの所見を参考に鑑別を行う．

　診断に関しては，①電気生理（筋電図）・②画像（骨格筋 CT/MRI 検査）・③病理（筋生検凍結切片による HE・組織化学・免疫組織化学）の3点セットが基本であり，それに生化学（酵素活性測定，ウエスタンブロット），遺伝子解析（PCR，サザンブロット，direct sequencing），電子顕微鏡による観察などを加えて最終診断を行う．以下では筋生検からみた筋疾患診断の手掛かりについて述べる[1]．なお，本章の筋生検病理（**図8-23**〜**図8-52**）はすべて，元京大脳神経内科神経病理故 中野智先生の作成した標本とスライドを基に構成した．

2 筋生検の有用性，筋生検でわかること

1）HE 染色でわかること

　筋線維の大小不同，群性萎縮，再生筋，壊死筋線維，細胞浸潤，fiber splitting，中心核など．

　筋線維の径は正常では 50〜80 μm である．筋線維についてまず観察するのは線維径の大小不同であるが，筋線維の大小不同の規則性がなく，広汎であれば筋線維疾患（ミオパチー）のことが多く，一方慢性の神経原性変化では小径線維が群をなす（**図8-23**：群性萎縮 grouped atrophy）．大小

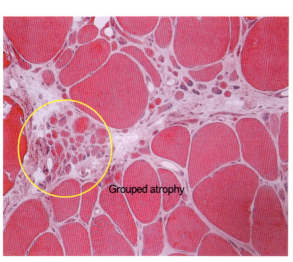

図 8-23　群性萎縮（grouped atrophy）

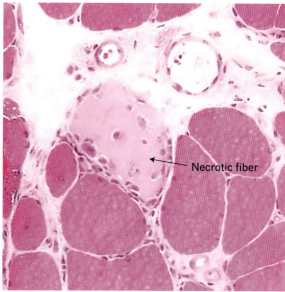

図 8-24　壊死筋線維（necrotic fiber）

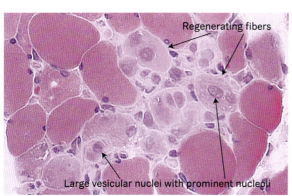

図 8-25　再生筋線維

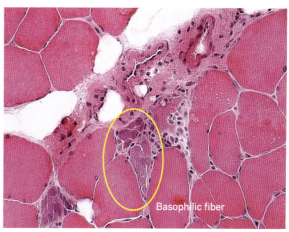

図 8-26　再生筋線維（basophilic fiber）

regenerating fiber; 再生筋線維の形態的特徴を表す表現として "large vesicular nuclei with prominent nucleoli" がよく用いられる．

不同で再生筋線維と壊死筋線維が混在する場合（reg/deg）は（図 8-24 ～図 8-26），先ず筋ジストロフィーを考え，細胞浸潤を伴えば炎症性筋疾患を考える（図 8-27）．多発性筋炎では筋内膜付近に CD8 陽性の細胞障害性 T 細胞が多くみられ，非壊死筋線維を取り囲む，もしくは侵入する像を呈する（図 8-28，図 8-29A）．一方，皮膚筋炎では，筋周膜やその血管周囲において主に B 細胞が CD4 陽性ヘルパー T 細胞やマクロファージを伴って浸潤し，また，筋膜周囲の筋線維の萎縮（perifascicular atrophy）がみられこれらは皮膚筋炎に特徴的な所見である．筋病理学的には，筋束辺縁部の筋線維萎縮（perifascicular atrophy）（図 8-30）と毛細血管への補体 C5b-9（あるいは膜侵襲複合体（membrane attack complex：MAC）とも呼ばれる）沈着が診断的価値が高いとされる（図

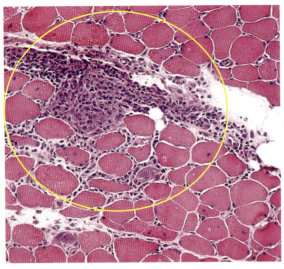

図 8-27 細胞浸潤を伴う筋線維の大小不同
炎症性筋疾患を考える

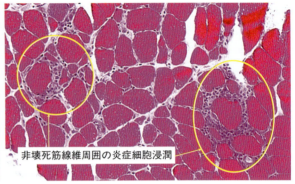

図 8-28 非壊死筋線維を取り囲む，もしくは侵入する炎症細胞浸潤像と内鞘線維化 (endomysial fibrosis)

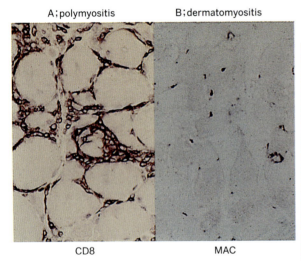

図 8-29
A：多発筋炎．筋内膜にCD8陽性の細胞障害性T細胞がみられる
B：皮膚筋炎．毛細血管への補体C5b-9(あるいは膜侵襲複合体(membrane attack complex：MAC)の沈着．

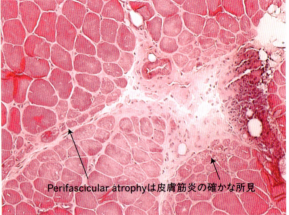

図 8-30 perifascicular atrophy
筋膜周囲の筋線維萎縮は皮膚筋炎の特徴的所見．

8-29B）．なお横紋筋融解症やnecrotizing myopathyでも変性・再生像は出現するので注意を要する．筋線維径の分布が2峰性で，かつ小径線維がランダムに分布する場合，後で述べる筋線維タイプの選択的萎縮を疑う．

nuclear clump（図8-31）は細胞質がほとんどなく，複数の濃染した核が塊状になっているもので，神経原性筋萎縮症，筋強直性ジストロフィーでよくみられるが，ほかの筋原性変化でも出現することがある．

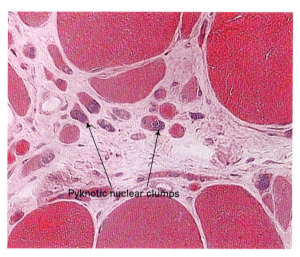

図 8-31 pyknotic nuclear clump
神経原性筋萎縮，筋強直性ジストロフィーでよくみられる．

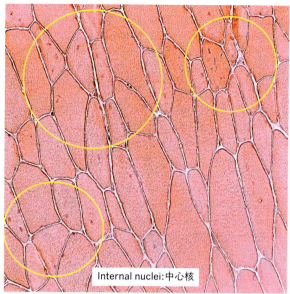

図 8-32 internal nuclei（内在核または中心核）

　筋線維は合胞体であるので，多核細胞である．横断面では正常では1本の筋線維に数個の核がみえる．一般に核は筋線維の細胞膜に接しているが，細胞膜より離れ，細胞質内にみられる場合にはinternal nuclei（内在核または中心核）と呼ばれる（図8-32）．全線維の1〜3%以上に内在核を有する線維がみられれば病的と考え，10%台ではmyopathyを疑うが，慢性の神経原性変化でも出現する．30%台に達すれば筋ジストロフィーを疑い，60%台であれば，筋強直性ジストロフィーを考える．

2）組織化学でわかること

(1) トリクローム染色でわかること；封入体（RRF, cytoplasmic body, nemaline body, など）

　トリクローム（三色）染色では，HE染色でみられた所見を確認できるほか，各種の封入体がこの染色で明らかになる．異常に増加したミトコンドリアは赤染し，赤色ぼろ線維（ragged-red fiber：RRF）と呼ばれる構造を示し（図8-33），ミトコンドリア脳筋症診断の根拠になる．しかし，RRFは高齢者では正常者でもごく少量認めることがある．ネマリン小体は，先天性ミオパチーの一種であるネマリンミオパチーにみられ，暗赤色に染まる糸状の封入体構造である（図8-34）．倍率を上げると，暗紫色の構造物は，点状あるいは棒状構造物の集積像であることがわかる．これがネマリン小体．糸になぞらえるが，実際は点状あるいは棒状に見えることが多い．このnemaline小体はHE染色ではわからずに，トリクローム染色で初めて証明できる．棍棒状の構造物であり英語でnemaline rodと呼ばれる（図8-35）．

　Z-帯と同じ電子密度を持っていて，実際，z-帯由来であることが証明されている（図8-36）．Cytoplasmic bodyは赤から赤紫色の球型の構造物で，封入体筋炎，ミトコンドリア脳筋症，myofibrillar myopathiesなどで多く観察される．縁取り空胞の縁取が赤紫色に染まる（図8-33）．

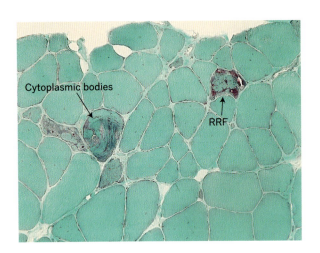

図 8-33
Ragged-red fiber（RRF）；赤色ぼろ線維．
Cytoplasmic body；球型の構造物で，デスミンやミオチリンなど，Z 線やその周辺の構造タンパク質を中心としたタンパク質の凝集体．Cytoplasmic body については図 8-48 の Myofibrillary myopathy のトリクローム染色も参照のこと．

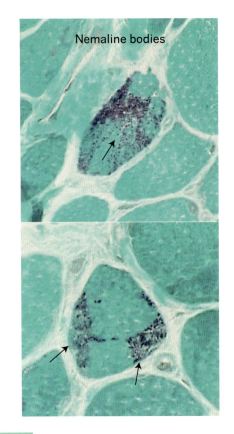

図 8-34　nemaline 小体
暗赤色に染まる糸状の封入体構造で，点状あるいは棒状構造物の集積像（矢印）．

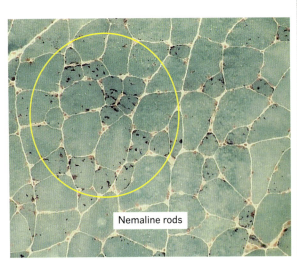

図 8-35　nemaline rod
nemaline 小体は糸くずになぞらえるが，実際は点状あるいは棒状の構造物．

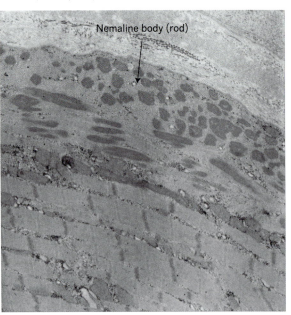

図 8-36　nemaline body（nemaline rod）の電顕像
棍棒状の構造物は Z- 帯と同じ電子密度を持っていて，z- 帯由来であることが証明されている．

(2) NADH dehydrogenase 染色でわかること；筋線維細網（myofibrillar network）の異常がみえる，Myofibrillar network の異常，RRF，セントラルコア病

NADH-TR 染色では，ミトコンドリアと筋小胞体（sarcoplasmic reticulum）が染まり，筋原線維が網目状にみられる（筋原線維間網 intermyofibrillar network）（図 8-37）．筋原線維に異常があるとこの網目構造に異常をきたす．

虫食い像（moth-eaten appearance）は不規則な形をした低活性の部分で，ミオパチーの特に神経再支配（reinnervation）で特徴的にみられる（図 8-38）．セントラルコア病とは，常染色体優性先天性ミオパチーの一つである．1956 年に Shy と Magee によって最初に報告された．NADH dehydrogenase 染色での筋原線維内の central core が特徴的である（図 8-39）．

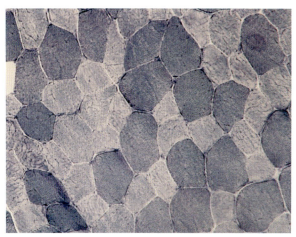

図 8-37　筋原線維間網（intermyofibrillar network）の正常像
NADH-TR 染色ではミトコンドリアと筋小胞体が染まり，筋原線維が網目状にみられる．

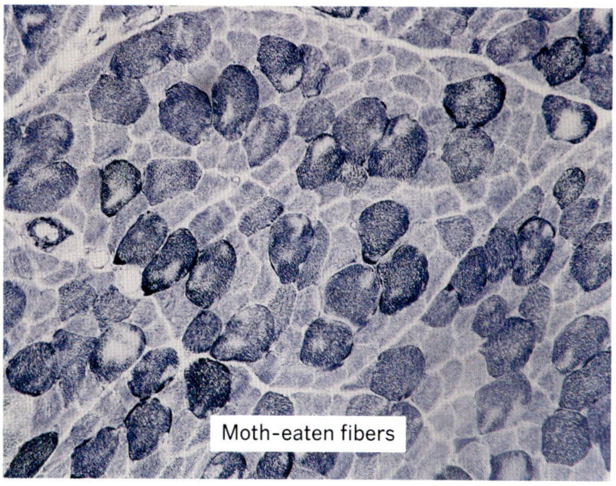

図 8-38　moth-eaten appearance（虫食い像）
不規則な形をした低活性の部分で，ミオパチーの特に神経再支配（reinnervation）で特徴的にみられる．

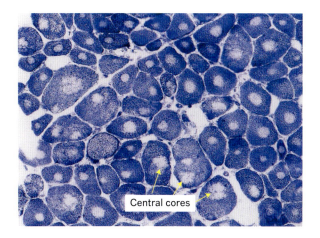

図 8-39　central core
セントラルコア病では NADH dehydrogenase 染色での筋原線維内の central core が特徴的に認められる

(3) ATPase 染色でわかること；Fiber type；Fiber type grouping, predominancy, selective fiber type atrophy

Fiber type の選択性（1）
- ■ Type 1 fiber atrophy：congenital myopathy, myotonic dystrophy
- ■ Type 2 fiber atrophy：Disuse, corticosteroid therapy

Fiber type の選択性（2）
- ■ Type 1 fiber predominancy：muscular dystrophies, congenital myopathies

白筋の性質をもつものをタイプ2筋線維，赤筋線維の性質をもつものをタイプ1筋線維という．ヒトでは純粋な白筋，赤筋はなく，両タイプの筋線維がモザイク状に分布する．上述のNADH-TR染色や本項のATPase染色を行うと，正常では生検筋がチェッカーボードパターンに染め分けられる（図8-40A）．NADH-TR染色では，筋線維の変性状態によっては筋線維タイプが不明瞭になることがある一方，ATPase染色は最後まで特異性が残るため筋線維のタイプ分けには最も適している．（図8-41）のMyosin ATPase染色（pH4.3）で濃く染まっているのがtype 1線維，ほとんど染まっていないのがtype 2線維で，図ではtype 1線維が全体的に細くなっている．これは先天性ミオパチー一般にみられる変化である．慢性の神経原性筋萎縮症では，タイプの同じ筋線維が集合しfiber type groupingがみられる（図8-40B）．これは残存する神経からsproutingが起こるためであり，神経再支配の所見である．ミオパチーでは疲労に抗するため1型線維が多くなる傾向があり，type 1 fiber predominancy（タイプ1線維優位）の所見がみられることがある（図8-42）．一般にタイプ1線維の選択的萎縮type 1 fiber atrophyは筋原性変化を（図8-43），fiber type groupingは神経再支配を反映する．

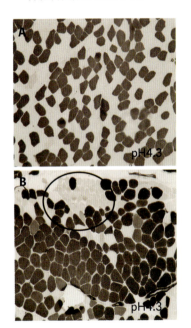

図 8-40
A：ATPase染色正常像；生検筋がチェッカーボードパターンに染め分けられる．Myosin ATPase染色（pH4.3）で濃く染まるのがtype 1線維，ほとんど染まっていないのがtype 2線維．
B：慢性の神経原性筋萎縮症では，タイプの同じ筋線維が集合しfiber type groupingがみられる．

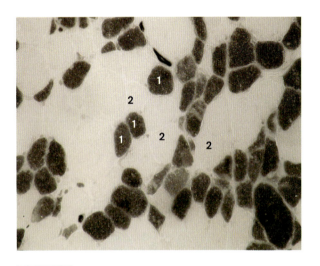

図 8-41　ATPase 染色
濃染されるtype 1線維（1）が全体的に細くなっている．これは先天性ミオパチー一般にみられる変化である．

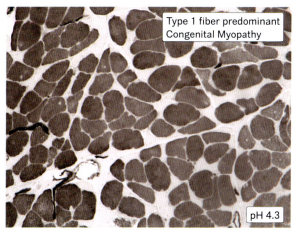

図 8-42 type 1 fiber predominancy（タイプ1線維優位）
ミオパチーでは疲労に抗するため1型線維（標本のほぼ全域を占める濃染筋線維）が多くなる傾向がある．

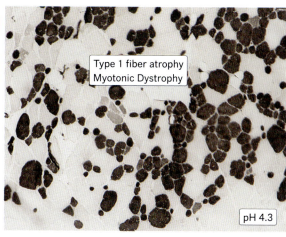

図 8-43 type 1 fiber atrophy
一般にタイプ1線維の選択的萎縮は筋原性変化を，fiber type grouping は神経再支配を反映する．

(4) その他追加する染色

ミトコンドリア病が疑われる場合，ミトコンドリアに特異的な succinate dehydrogenase（SDH）染色を追加する．RRFが青色に明瞭に染めあがるほかに，MELASでは小血管壁の平滑筋細胞が強陽性を示し（strongly SDH-reactive blood vessels：SSV），診断的意義が高い（図8-44）．糖原病の診断にはPAS（図8-45），acid phosphatase 染色が必要である．

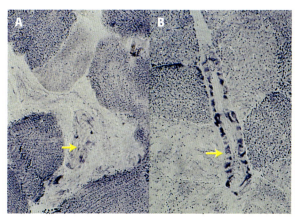

図 8-44 succinate dehydrogenase（SDH）染色
Aは正常像，BはSSV-MELAS（Strongly SDH-reactive blood vessel）．MELASでは小血管壁の平滑筋細胞が強陽性を示し（矢印），診断的意義が高い．

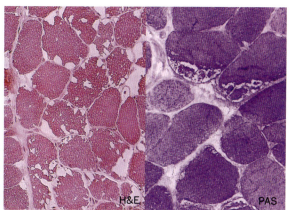

図 8-45 McArdle 病のHEとPAS染色
グリコーゲン病V型，筋ホスホリラーゼ欠損症で筋痛，筋痙攣，ミオグロビン尿を特徴とする．

3）免疫染色で診断できる疾患；

(1) Muscular dystrophy：Duchenne muscular dystrophy，Becker muscular dystrophy，LGMD の一部，Miyoshi myopathy
(2) Myofibrillar myopathy

　免疫組織学的検索は，臨床診断が成人の肢帯型筋ジストロフィーや非特異的ミオパチーであり，生検組織では，非特異的な筋ジストロフィー像（再生壊死の混在）やミオパチーを示した場合に鑑別診断を目的に行われる．dystrophin の N 端，C 端，rod-domain に対する抗体，α〜δ sarcoglycan，dysferlin に対する抗体を使用して免疫染色をする．この免疫染色により Becker 型筋ジストロフィー（図 8-46）や dystrophinopathy の manifesting carrier，sarcoglycan 欠損症，dysferlin 欠損症（三好型遠位型ミオパチーと LGMD2B）が鑑別診断される（図 8-47）．Myofibrillary myopathy（筋原線維性ミオパチー）は筋病理所見により診断される疾患である．トリクローム染色による封入体や，desmin/αB-crystallin の免疫染色による強い陽性染色性により診断される（図 8-48）．

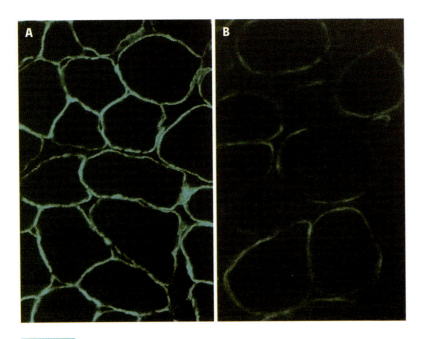

図 8-46　dystrophin の免疫染色
A は正常所見，B は Becker 型筋ジストロフィー例．

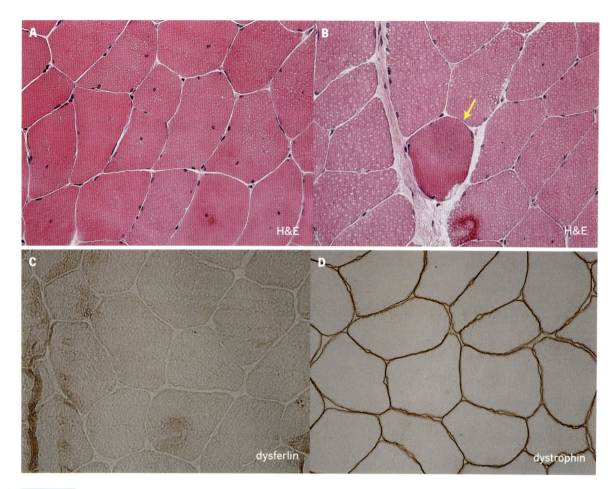

図 8-47 dysferlin 欠損症例

HE 染色では内在核の増加(A), hypercontracted fiber(B)を認める(矢印). dyspherin に対する抗体では細胞膜は全く染まっていない(C). 一方 dystrophin は正常に発現している(D).

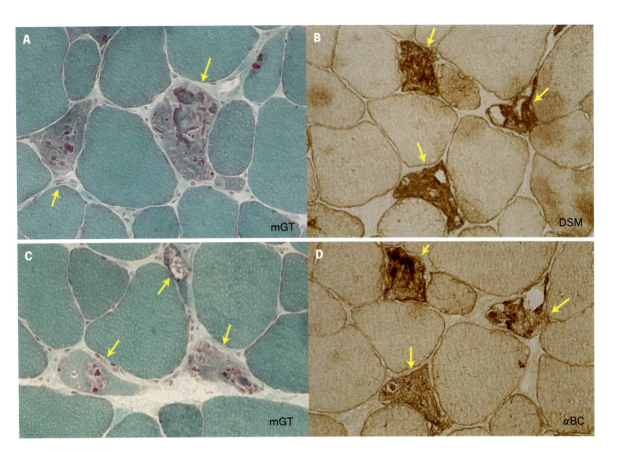

図 8-48　Myofibrillary myopathy（筋原線維性ミオパチー）

AC はトリクローム染色．B は desmin，D は α B-crystallin 免疫染色．トリクローム染色では赤色円形の cytoplasmic body のほか，不整型の封入体や空胞がみられる．免疫染色では一部の筋線維に強い反応がみられる[7]．

3　成人・高齢者特有のミオパチー

1) 封入体筋炎（Inclusion body myositis；IBM）

　封入体筋炎の名称は，1971年にYunis and Samahaが用いたのが最初である[2]．慢性に経過する多発筋炎患者の生検筋の電顕像において，核や細胞質に直径15〜18mmのtubulofilaments（管状フィラメント）と呼ばれる中空のフィラメント構造の封入体がみられたことから，封入体筋炎と名前がつけられた．1978年にはtubulofilamentsとともに筋生検でヘマトキシリンで縁取りされた小空胞（縁取り空胞：rimmed vacuoles；図8-49）の存在することがこの疾患に特徴的であることが指摘された[3]．

　IBMが注目されている理由としては以下のことがある．50歳以降のミオパチーで一番多い．少なくとも北米では多発性筋炎と同頻度で，ステロイドを始めとする免疫抑制剤が無効．病態には依然として謎が多い．例えば，β-アミロイドを始めとし脳変性疾患で蓄積しているタンパクがIBM骨格筋にも蓄積している．その他，ミトコンドリアの異常や核の異常も報告されている．

　IBMには，孤発型S-IBMと遺伝型H-IBM，大腿四頭筋萎縮型のサブタイプがある．IBMの有病率（Olmstead county, Minnesota Myao Clinicの調査）は10万人中約7人で，一方，多発筋炎は3.5人であり，少なくともこの地域では多発筋炎よりIBMの方が高頻度であった．より詳細にみるとS-IBMの年間発症率Incidenceは　0.79/10万人，有病率Prevalenceは7.06/10万人，一方，PMのIncidenceは0.41/10万人Prevalenceは3.45/10万人であった[4]．

　IBMの臨床・検査学的特徴は，(1) 臨床経過が長い，(2) 手指屈筋群，大腿四頭筋が侵されやすい，(3) CKは上昇しても軽度にとどまる，(4) 筋電図では自発放電を伴うことが多く神経原性ユニットもみられる，とまとめられる[1,8]．

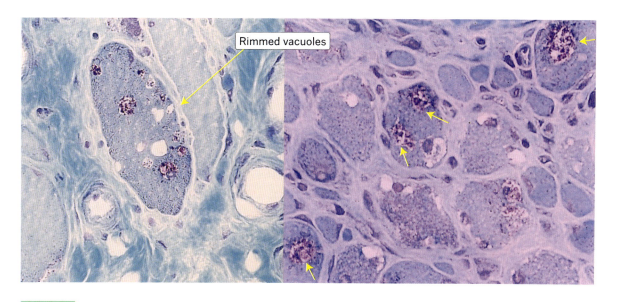

図 8-49　縁取り空胞
rimmed vacuoles.

VIII 脊髄・筋・末梢神経疾患

そうだったのか Case 29

四肢の筋力低下と嚥下困難で発症した高齢者ミオパチー

症例 73 歳，男

現病歴 65 歳時に階段の昇降困難を感じるようになった．また，食事の際むせることが多くなった．元々重い機械を扱う仕事をしていたが，同じころより今まで以上の力がいるようになった．その後四肢の筋力低下と萎縮が進行し，嚥下困難も出現したため，翌年初めに前医脳神経内科を受診，高齢男性に発症し，大腿四頭筋に萎縮を認めること，軽度の CK 高値を認めることなどから封入体筋炎を疑われ，66 歳時，当科を受診した．

既往歴 高脂血症．

家族歴 神経筋疾患なし．

入院時現症 顔面は正常．構音障害を認めず．

徒手筋力テスト 頚前屈 4，大胸筋（右 / 左）4-/4-，三角筋，上腕二頭筋力 5/5，上腕三頭筋 4/4，手関節と手指屈・伸筋力は正常，握力 16/10kg，腸腰筋 4/4，大腿四頭筋 4/4，大腿屈筋群，前脛骨筋，腓腹筋力は正常，深部腱反射は正常，異常反射なし．感覚系，協調運動系，自律神経系は正常，Gowers 徴候陽性で歩行はやや開脚気味である．

検査所見 CK876IU/L その他特記すべき所見なし．抗核抗体，SS-A，SS-B，Jo-1 抗体陰性．骨格筋 MRI では上腕三頭筋，大腿四頭筋に T2-WI で高信号領域を認め，大腿四頭筋 CT 像（**図 8-50**）では特に外・内側広筋と中間広筋の萎縮が著明であったが，他の筋群は比較的よく保たれていた．筋電図では自発放電多数，神経筋ユニットは低電位であるが一部に高電位が散見された．早期動員が主であったが，一部の筋では後期動員を示す筋もあった．左大腿四頭筋で筋生検を施行し，非壊死筋線維周囲の細胞浸潤像（長矢印）や単核細胞の侵入像（短矢印），縁取り空胞を有する変性線維（＊）を認め，封入体筋炎と診断した（**図 8-51**）．

経過 副腎皮質ステロイド投与後一旦筋力低下は改善したが，68 歳時，大腿四頭筋筋力低下が再び進行し，73 歳時，手指固有筋障害が再び出現し始めた．この時の骨格筋 CT 像では 7 年前の初診時と比べ全体の筋萎縮は進行していたが，大腿四頭筋の選択的筋萎縮はそのままであった．現在発症後 10 年経過したが，緩徐進行性である．

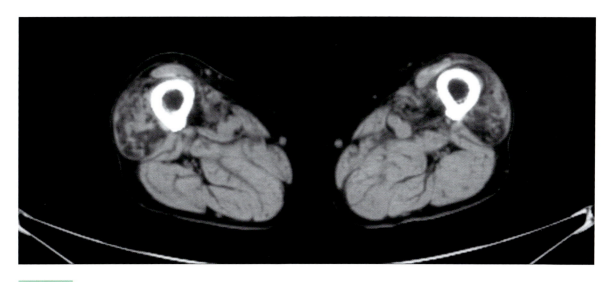

図 8-50　骨格筋 CT 像

大腿四頭筋，特に外・内側広筋と中間広筋の萎縮著明．他の筋群は比較的よく保たれている．7 年後には大腿四頭筋の萎縮がさらに進んだ．

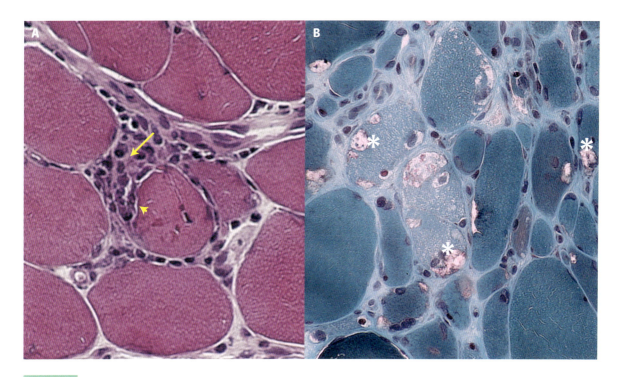

図 8-51　筋生検

A：非壊死筋周囲の細胞浸潤像（長矢印），単核細胞の侵入像（短矢印），HE 染色．
B：縁取り空胞を有する変性線維群（＊），トリクローム変法染色．

VIII 脊髄・筋・末梢神経疾患

2) 遠位型ミオパチー

遠位筋が好んで侵される遺伝性筋疾患の総称で，本邦では「縁取り空胞を伴う遠位型ミオパチー」（常染色体劣性），「三好型ミオパチー」（常染色体劣性），「眼咽頭遠位型ミオパチー」の3疾患が報告されている．

「縁取り空胞を伴う遠位型ミオパチー」は，シアル酸生成経路の律速酵素をコードする *GNE* 遺伝子のミスセンス変異により発症する．10代後半～30代後半にかけて発症し，前脛骨筋を特に強く侵すが，進行すると近位筋も侵される．病理学的に縁取り空胞の出現を特徴とする（**図8-49**）．

「三好型ミオパチー」は，筋鞘膜修復に関係する dysferlin の欠損症である．10代後半～30代後半に発症し，主に下腿後面筋群が侵されるが進行すると近位筋も侵される．病理学的には筋線維の壊死・再生変化が特徴であり，血清 CK 値が高度に上昇する．

「眼咽頭遠位型ミオパチー（OPDM）」の一部は，実際には，眼咽頭型筋ジストロフィー（OPMD）に臨床病理学的に類似する．通常成人期～老年期にかけて発症し，眼瞼下垂，眼球運動障害，嚥下障害，前脛骨筋を呈するミオパチーで，筋病理学的に縁取り空胞を認める．

3) 眼咽頭型筋ジストロフィー（OPMD）と眼咽頭遠位型ミオパチー（OPDM）

OPMD（oculopharyngeal muscular dystrophy）では，眼瞼下垂を主とする外眼筋と咽頭筋，球筋の筋力低下に加えて，四肢近位筋に症状が見られる．球症状は嗄声や舌萎縮，嚥下困難として現れやすい．中高年になってから発症し，緩徐進行性で，高齢になって歩行困難になる患者が多い．大多数の患者で初発症状となる眼瞼下垂のため，それを補正するために首を伸展する姿勢がよく見られる．眼咽頭型筋ジストロフィーは優勢遺伝形式をとる疾患である．遺伝子異常はカナダ・ケベック州のフランス系住民で見いだされた染色体 14q.11.1 の polyadenylate binding protein nuclear 1（PABPN1）遺伝子にある GCG repeat の伸張である．筋病理は比較的軽度のミオパチーで縁取り空胞をもつ萎縮線維が散見され（**図8-49**），その核の一部には PABPN1 の増加が見られ，電子顕微鏡で 10nm の poly A binding protein を含む線維性封入体が観察される．

眼咽頭遠位型ミオパチー（oculopharyngodistal myopathy；OPDM）は OPMD と病態の類似性があり，比較が重要なのでここで記述する．里吉と木下は常染色体性優性遺伝を示し，緩徐進行性の眼瞼下垂，外眼筋麻痺および顔面，咀嚼筋，咽頭筋に加えて四肢遠位筋の萎縮をともなう家系を報告し，OPDM の名称を提唱した[5]．その後，随伴症状や遺伝形式などの点で若干異なる点はあるものの同様の疾患が中国，トルコ，オランド，イタリア，米国などから報告された．筋病理については OPMD と類似点があるが，核内封入体の形状は異なり，また OPMD の遺伝子異常は見いだされないことより，両者は異なる病態と考えられた．OPDM の関連遺伝子として 2019 年に LRP12 遺伝子の非翻訳領域に CGC repeat の伸張が発見され，続いて GIPC1 遺伝子の非翻訳領域で GGC repeat の伸張が発見された．

4) Mitochondrial encephalomyopathy

ミトコンドリア病は，ミトコンドリアの異常が原因で発症する疾患である．1980年代から脚光を浴びるようになった．ミトコンドリア病によって障害の起き易い場所に因んで，ミトコンドリア脳筋症やミトコンドリアミオパチーとも呼ばれる（**図8-52**）．ミトコンドリア病の疫学に関しては，Madrid Health Area 5 での統計で 10 年間に 50 人のミトコンドリア病の患者を確認．有病率は 15 歳以上の人口 10 万人あたり 5.7 人にあたった．50 人の内容は Myopathy only（18），CPEO（18），

外眼筋麻痺，PEO+（2）外眼筋麻痺＋，Kearns-Sayer（1）眼筋・網膜・心ブロック，MELAS（2）筋・脳・脳卒中，MERRF（5）ミオクローヌスてんかん，Encephalopathy（4）であった[6]．臨床像の詳細については文献1に述べられているので省略する[1]．

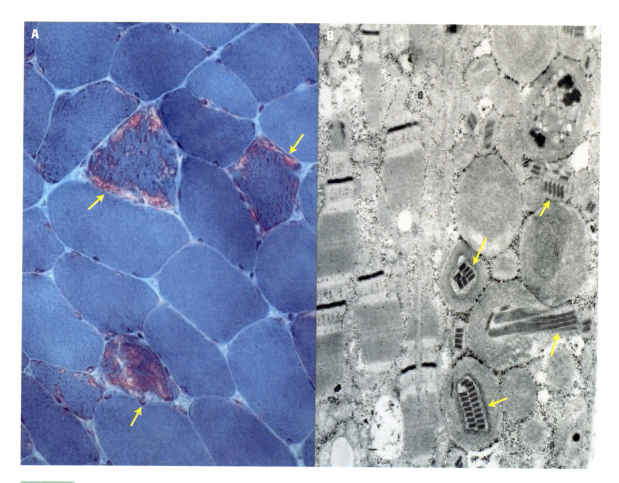

図8-52　MELASの筋生検．
トリクローム染色による，A：ragged-red fiber（RRF，赤色ぼろ線維）と，B：電顕で異常ミトコンドリア集積像（crystalloid inclusion；parking rot inclusion）がみられる．

VIII 脊髄・筋・末梢神経疾患

そうだったのか Case 30

CO2ナルコーシスで発症したミオパチー

症例 78歳女

現病歴 .... 2022年3月，息苦しさ，食欲不振で内科へ入院．入院2日目の朝，意識レベル低下．血液ガスでpH7.1，pCO2; 113Torr，pO2; 142.2Torr，HCO3⁻; 34.1とCO2ナルコーシスの状態でICU入室．NPPV（非侵襲的陽圧換気療法）が開始されたが，2週間経過してもpCO2の異常高値は改善されず．呼吸器・循環器系に病態を示唆する所見なく，神経筋疾患の疑いで神経内科へ転科した．
出生・発達に問題なし．既往歴：関節リウマチ（20年前に診断され，現在，プレドニン1T/分1とプログラフ（0.5）1T/分1を服用中）．家族歴：特記なし．

転科時現症 .... 身長137cm，体重31Kg，BMI16.6（低身長，低体重），
血圧144/78mmHg，脈拍95回/分，体温36.3℃，呼吸回数18回/分，
血液ガス：pH7.3，pCO2; 87.5，pO2; 149.3，HCO3⁻; 44.6（nasal O2; 2L/min）
神経所見：意識は清明で脳神経に異常なし．
徒手筋力テストで二頭筋3+/3，三頭筋3+/3，腸腰筋4/4，大腿四頭筋4/4，足趾屈筋3+/3，四肢腱反射は低下，病的反射はなかった．胸郭の動きは減弱．
血液検査所見：生化学検査でCK 36U/Lと上昇なく，電解質・甲状腺機能は正常，抗アセチルコリン受容体抗体，抗SRP（single recognition particle）抗体，HIV抗体はいずれも陰性．免疫電気泳動検査正常，尿中Bence Jones Protein（BJP）陰性でM蛋白血症はなかった．神経伝導検査では，軽度の末梢神経障害のみ．低頻度反復刺激誘発試験では漸減現象なく重症筋無力症は否定的．
呼吸機能検査：%VC 24.5%（正常は80%以上），FEV1.0% 78.3%（正常は70%以上）

→拘束性換気障害

球麻痺型ALSの可能性を考えたものの，過去に遡って問診すると数年前から労作時の息切れがあったとのこと，また高度の高炭酸ガス血症でありながら意識は清明であり，呼吸不全に至るまでに長期の経過を経ていることが推測された．嚥下障害もなく，臨床症状・経過から筋疾患の鑑別も必要と考え，筋生検（左二頭筋を採取）を行ない，孤発性成人発症型ネマリンミオパチーと診断した．

入院後経過 .... NPPV管理で50日余り経過したが，その間，pCO2は80-120Torrで推移した．当初は神経疾患を疑っていたので，侵襲的人工呼吸管理についての検討も必要に迫られていた．しかし，筋生検でSporadic late onset nemaline myopathy（SLONM）の診断がつき，またM蛋白血症の合併もなかったので，予後は比較的良好と考えられ，高炭酸ガス血症の治療が課題になった．横隔膜の機能は保たれていたので腹式呼吸を指導し，呼気をゆっくり長く吐き切る訓練をしたところ，翌日の血液ガスで，pCO2 < 50Torrとなり，高炭酸ガス血症は軽快，NPPVを中止し退院とした．

SLONMとALSとの鑑別について

当症例では針筋電図検査で慢性の神経原性変化が疑われ，球麻痺型ALSや呼吸筋型ALSとの鑑別が重要であった．一方，SLONMの筋電図検査診断ではmyopathyが84%であったが，混合性10%，神経原性3%，正常3%であり，SLONMには神経原性の病態が関与する可能性がある[1]．また既報告でCO2ナルコーシスで発症した呼吸筋型ALSもあり，この症例は自験例と同様に発症時に歩行が可能であった．しかし，ALSであれば，より進行が早く，針筋電図

査で giant spike などの神経原性変化を認め，横隔膜筋電図が神経原性と筋原性疾患の鑑別に有用であるとの報告もある[2]．

SLONM の自己免疫疾患合併例について

自験例は M 蛋白血症を伴わない SLONM であったが，関節リウマチを合併しており，ステロイドの長期間服用歴があった．既報告で，SLONM の自己免疫疾患の合併例として SLE，Sjögren'overlap 症候群（macrophage 活性化症候群合併）があるが，いずれも免疫抑制剤による基礎疾患の治療がミオパチーの症状を改善した．SLONM は自己免疫疾患と関連して二次的にネマリン小体を形成する可能性がある[3]．

腹式呼吸について

当症例は，陽圧呼吸管理で改善がみられなかったので，陰圧換気で肺気量を上げることを考えた．特に呼気をゆっくり長く吐き切る訓練で，高炭酸ガス血症は著明に改善した．側腹筋を使って横隔膜を十分上昇させることで，それに続く横隔膜の収縮が胸腔内を，より陰圧にして肺気量が増大することが考えられる．本症では当初，ALS も疑われたが，最終的に筋生検で診断が確定した『CO_2 ナルコーシスで発症した孤発性成人発症型ネマリンミオパチー』のまれな一例であった．呼吸不全が onset の神経筋疾患ではそれまでの経過の問診が重要で，筋生検も積極的に考慮する必要がある．腹式呼吸法は筋疾患を背景にした呼吸障害にも有効である可能性がある．

文献
1) Schnitzler LJ, Schreckenbach T, Nadaj-Pakleza A, et al. Orphanet J Rare Dis. 2017; 12: 86.
2) Boon AJ, Sekiguchi H, Harper CJ, et al. Neurology 2014; 83: 1264-1270.
3) Vogel C, Manwani P, Cornford ME, et al. BMC Rheumatol 2022; 6: 21.

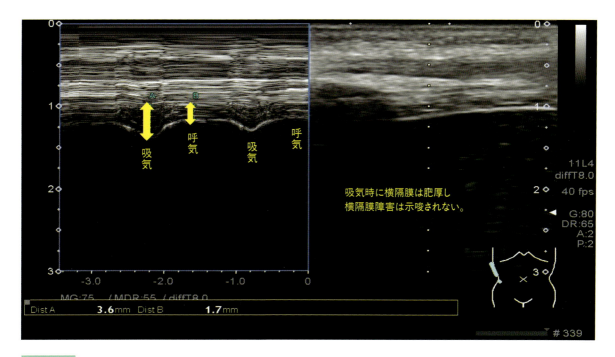

図 8-53 横隔膜エコー

筋の厚さ；吸気時 3.6mm，呼気時 1.7mm，横隔膜の厚さ＞ 1.4mm，吸気時と呼気時の比＞ 1.2 が正常[2]．

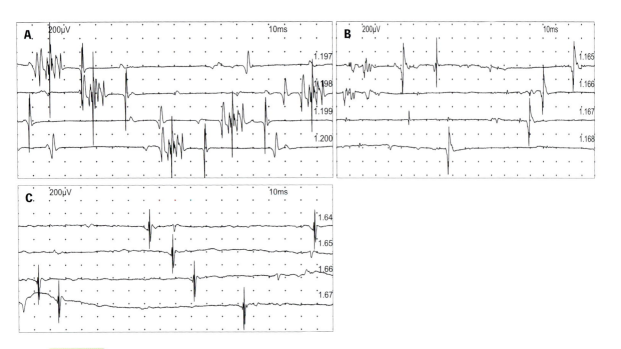

図 8-54　針筋電図

A：右胸部傍脊柱筋．
B：右胸鎖乳突筋．
C：右総指伸筋．
late recruitment，polyphasic を認めた．

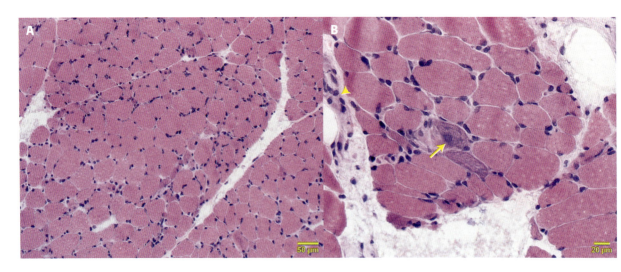

図 8-55　筋生検；HE

A：中等度の筋線維の大小不同あり．
B：少数の再生線維（矢印）とごく少数の内鞘線維化あり（小矢印）．

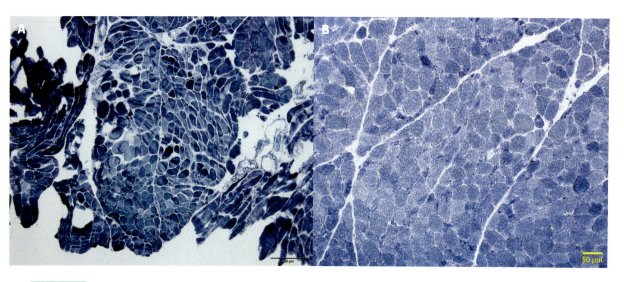

図 8-56　NADH-TR
A：筋線維のタイプの分布に明らかな異常は指摘できない．B：筋原線維間網の軽度の乱れが散在．

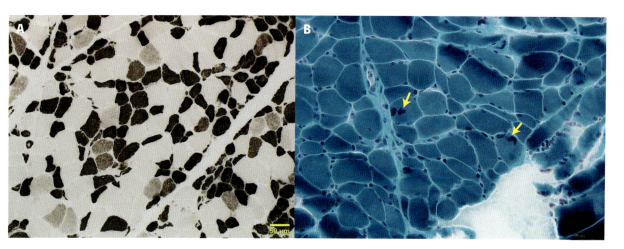

図 8-57
A：ATPase，中程度の type 2 fiber atrophy があり，type 2C fiber を多数認める．
B：Gomori trichrome 変法，少数のネマリン小体様の構造物を認める（矢印）．SLONM に相当する所見．

VIII 脊髄・筋・末梢神経疾患

Memo 26
PMR の 7 不思議

はじめに

PMR（polymyalgia rheumatica）については以下の7つの不思議がある.

1) なぜ老年期の女性に多いのか
2) なぜ低用量プレドニゾロンが劇的な効果を示すか
3) なぜ自己抗体が不明で血沈と CRP のみが特異診断マーカーなのか
4) なぜ筋痛・こわばりがあるのに CK は正常なのか
5) なぜ側頭動脈炎と共通病態があり診断基準と治療が共通なのか
6) なぜわが国では側頭動脈炎との合併が少ないのか
7) なぜ医者冥利に尽きる疾患なのに誤診や未診断例が多いのか

リウマチ性多発筋痛症 PMR は,通常 50 歳以上の中高年者に比較的急に発症し,発熱や頚部・肩・腰・大腿など四肢近位筋の疼痛と朝のこわばりを主訴とする原因不明の炎症性疾患である. 免疫学的には Th17 細胞が増加し,制御性 T 細胞が減少,末梢血では炎症性サイトカインの IL-6 が上昇し,この炎症性サイトカインの上昇が本疾患の全身症状の原因と考えられている. 病態や治療に関し画期的な進歩はないが,近年,PMR/GCA の診断に PET が用いられ,GCA に tocilizumab（アクテムラ）が使われるようになった（Buttgereit F et al. JAMA 2020; 324:993-994, Espígol-Frigolé G et al. Lancet 2023;402:1459-1472）

疫学

発症年齢は,ほぼ例外なく 50 歳以上の成人. 有病率は加齢とともに増加,70 から 80 がピークである

が 80 歳以降もまれでない. 発症の生涯リスクは女性で 2.43%,男性で 1.66% と推定され,欧米では成人発症の膠原病の中で関節リウマチに次ぐ. 家族集積は稀であるが確認されている. 年間発症率は地理的に異なり,米国における 2015 年の年齢・性別を調整した PMR 有病率は,50 歳以上の人口 10 万人あたり 701 人と推定され,GCA は 50 歳以上の 10 万人あたり 204 人と推定された. ヨーロッパでは北欧で最も高く,南欧で低い（ノルウェーでは 10 万人あたり 113 人,イタリアでは 10 万人あたり 13 人）. 本邦での正確な調査はない. 欧米では巨細胞性動脈炎（GCA）の約 50% に PMR を合併し,逆に PMR の 5-30% に GCA を合併するが,本邦での合併は比較的まれ.

診断と治療

PMR のベッドサイド診断には米国・ヨーロッパリウマチ学会による 2012 ACR/EULAR 診断基準（表）が便利である（Dasgupta B et al. Ann Rheum Dis 2012;71:484–492）.

1. PET で GCA の側頭動脈炎確定可能. 大動脈炎等 mimics も鑑別可能.
2. GCA は失明を避けるため即座の PSL 投与が必要. しかし治療を開始すると PET/CT の感度が低下することに注意.
3. PMR と GCA 治療の第 1 選択薬は PSL. GCA には IL-6Rα 阻害薬のアクテムラ /,MTX も投与される. 具体的には PSL40-60mg ± アクテムラないし MTX で以後両者を少しずつ減量,増悪すれば再増量を試みる.
4. PMR の症候学的特徴はまず安静時におこる急性上肢疼痛で,GCA では頭痛と視力低下. 共通してみられるのが発熱,疲労,体重減少,鬱. 両者とも

表 2012 年 ACR/EULAR PMR 分類基準（Ann Rheum Dis. 2012 Apr;71（4）:484-492.）

前提条件：50 歳以上,両肩関節痛,CRP 上昇または赤沈亢進の 3 項目を満たす

項目	点数（エコーなし）	点数（エコーあり）
45 分以上の朝のこわばり	2	2
股部痛または股関節の可動域制限	1	1
リウマチ因子・抗 CCP 抗体陰性	2	2
肩関節・股関節以外の関節に疼痛がない	1	1
エコー所見		
・1 つ以上の肩関節に三角筋下滑液包炎 / 上腕二頭筋腱炎がある ・または肩甲上腕関節滑膜炎があり,かつ 1 つ以上の股関節に滑膜炎 / 転子部滑液包炎がある	-	-
・両肩関節に三角筋下滑液包炎 / 上腕二頭筋腱炎 / 肩甲上腕関節滑膜炎がある	-	1

エコーなしの場合 6 点中 4 点以上,エコーありの場合 8 点中 5 点以上で PMR と診断

ESRとCRPの高値で診断．ただしPMRの2割では最初のESRが40未満であることに注意が必要．

注1；エコーで所見の多い病変

1）肩：肩峰下/三角筋下滑液包炎・上腕二頭筋長頭腱炎が多い（上腕二頭筋長頭腱は関節包内を走行，したがって上腕二頭筋長頭腱の腱鞘は関節包と連続する）．

2）股関節：転子部滑液包炎の有用性の報告があるが，転子部滑液包炎がエコーで確認されるのはPMR患者の20％と少ない．

注2；FDG-PET/CTで取り込みの多い部位

1）肩周囲滑液包と大腿骨転子部滑液包が二大部位．EoRAでは上腕骨頭の周囲に円形・線形の取り込みパターンが多いが，PMRでは局所的・非線形の取り込みパターンが多い（Takahashi H et al. Mod Rheumatol. 2015; 25:546-51）．

2）PMRの50％で椎体棘突起周囲の高取り込み域もあり，これは棘間滑液包炎ないし関節外滑膜組織の炎症によるものと推定されている．

注3；PMR mimics6疾患の鑑別は"ESR"と"CRP"で覚える

1 **E**oRA; elderly-onset RA
2 **S**LE/Sjögren症候群/SSc（全身性強皮症）
3 **R**A mimics（肩OA, 肩回旋腱板障害など）
4 **C**PPD; calcium pyrophosphate dehydrate deposition（偽痛風；ピロリン酸Ca結晶沈着症）
5 **R**S3PE症候群；Remitting Seronegative Symmetrical Synovitis with Pitting Edema
6 **P**araneoplastic PMR

注4；悪性新生物やその他の疾患との共存について

41のPMR論文の解析で有意だったPMRとの疾患共存は，脳卒中，心血管疾患，末梢動脈疾患，甲状腺機能低下症および全悪性新生物合併，消化器癌，白血病，悪性リンパ腫，骨髄増殖性疾患であった．しかし，癌との共存に有意差がないという報告もあった（Partington R et al. Arthritis Research & Therapy 2018; 20:258）．

また23のPMR論文の解析で個別の悪性新生物との共存については白血病，悪性リンパ腫，前立腺がんとの間で有意差があった（Muller S et al. Reumatismo 2018; 70: 23-34）．

著者は個人的にはPMRと膵癌および認知症との共存が多い印象があるがあくまでも個人的な経験に基づく印象である．

終わりに

PMRの原因・病態についてはいまだ不明な点が多い．RooneyらはPMRについてはKersleyが1951年に13例の症例を報告したのが始めで，症候についての最初の記載は135年前まで遡ることができるが，それ以来，PMRの病態・診断・治療について何ら画期的進歩がないと述べている（Rooney PJ et al. Polymyalgia rheumatica: 125 years of progress? Scott Med J 2014;59:220-228）．著者もこのPMRについての長年の経験から「PMRの病態については7つの不思議がある」と2003年9月の京都内科神経懇話会で上記の疑問を述べたがこの7不思議についても現在に至るまで何ら大きな進歩はないことを改めて強調したい

（秋口）

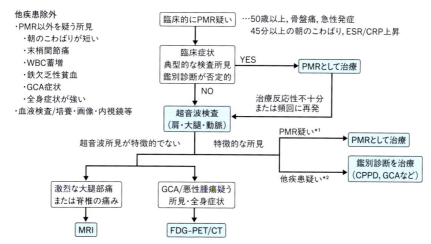

図　**PMR画像診断アルゴリズム案**　（Reumatology(Oxford). 2020 Nov17: keaa646. より）

VIII 脊髄・筋・末梢神経疾患

C 末梢神経疾患

　末梢神経疾患は，手・足を中心とした筋力低下，感覚鈍麻，自覚的・他覚的異常感覚，痛みを主訴とする疾患群で原因は多岐にわたる．障害部位の分布や病態からから以下のように分類される．

表 8-1　末梢神経疾患の分類

a)	単神経障害	絞扼性（手根管症候群・肘部管症候群・橈骨神経麻痺）・多発単神経障害の初期
b)	多発単神経障害	血管炎
c)	多発神経障害（ポリニューロパチー）	代謝障害（糖尿病・ビタミン欠乏など），脱髄など様々
d)	長さ依存性障害 （遠位から障害される：length-dependent）	代謝障害（糖尿病，ビタミン B1 欠乏など）
e)	長さ非依存性障害 （近位も遠位も障害される :non-length-dependent）	自己免疫機序（ギラン・バレー症候群，CIDP など）
f)	軸索障害	血管炎・代謝（糖尿病性・アルコール・ビタミン B1/12 欠乏）・薬剤 / 中毒・浸潤（サルコイドーシス / アミロイドーシス）など
g)	脱髄	ギラン・バレー症候群・CIDP・異常蛋白血症関連（POEMS 症候群）・圧迫など

1　症状の分布

　単ニューロパチー型，多発単ニューロパチー型，多発ニューロパチー型に分類される．単ニューロパチー型では，局所の圧迫，外傷や絞扼に伴う例が多く，手根管症候群，肘部管症候群，橈骨神経麻痺や腓骨神経麻痺があり，特に正中神経の圧迫による手根管症候群は，糖尿病や関節リウマチ，手首を繰り返し使う職業が原因となることも多く，電気生理学的診断が鑑別に有用である．多発単ニューロパチー型は，結合組織疾患や血管炎でみられることが多く，P-ANCA，C-ANCA や自己抗体などの測定が鑑別に必要である．多発ニューロパチー型は，左右対称性に四肢遠位（近位もある）の筋力低下や手足の先端のしびれなどから進展し，手袋靴下型の感覚障害を呈し，深部腱反射の低下・消失をきたすことが多い．

C 末梢神経疾患　　　　　　**3** 末梢神経生検の適応と有用性

2 ｜ 解剖学的パターンはどうか？軸索性か脱髄性か？

　多くの軸索性ニューロパチーは神経の長い部位から症状が出現するパターンをとり（length-dependent），手足の遠位部ほど強い症状を呈する（手袋靴下型）．また運動症状や自律神経の症状よりもしびれなどの感覚障害のほうが（小径線維による症状）先に出現しやすい．

　脱髄性ニューロパチーでは，近位部に強い症状が出る場合もあり，感覚障害とともに運動症状も同等にみられる傾向がある．筋萎縮はすぐには出現しないが，髄鞘と軸索は相互依存の関係にあるため，病変の長期化や高度化につれて軸索数の減少が起こり，筋萎縮が始まることが多い．たとえば髄鞘に発現する PMP22 遺伝子の異常によって発症する CMT1A では，軸索内の細胞骨格にも異常が起こることが知られている．

3 ｜ 末梢神経生検の適応と有用性

　近年の遺伝学的診断や血清免疫学的検査，画像診断の進歩により，生検病理診断の要請は少なくなってきているが，**表8-1** に示すように血管炎症候群や脱髄性疾患，サルコイドーシス・アミロイドーシス・Hansen 病などの末梢神経組織に特徴的な所見が出現する疾患群に関しては末梢神経生検の適応がある．ただし侵襲の強い検査なので，可能な限り慎重な適応判定が必要である．また一般の病理検査に加えて電子顕微鏡技術も準備できる施設で行うことが望まれる．なお末梢神経疾患の診断と病理については，元京大脳神経内科神経病理 岡 伸幸先生達が作成した「カラーアトラス末梢神経の病理 第 2 版」[9] で詳しく述べられているのでここでは省略し，本項では末梢神経障害が関連し，近年鑑別病態が注目されている神経核内封入体病（NIID）と自己免疫性自律神経節障害（AAG）についてのみ述べる[8]．

1) 神経核内封入体病（neuronal intranuclear inclusion disease；NIID）

　NIID は，進行性の神経変性疾患であり，近年まで剖検により診断されていたが，2011 年に皮膚生検が診断に有効と報告された後，症例数が増加している．2019 年には NOTCH2NLC 遺伝子上の GGC リピート配列の延長が原因であると同定され，遺伝子診断も可能となった[10]．NIID では，主に認知機能障害で発症し，頭部 MRI での白質脳症および DWI での皮髄境界の高信号が認められる高齢群と，主に四肢筋力低下や筋萎縮で発症する若中年群の主要な 2 群があり，そのほかにも以下に述べる幼児型，若年型があり各型とも，家族歴がある場合とない場合がある．今後，白質脳症および自律神経症候を伴うニューロパチーの鑑別診断に NIID を含める必要があり，MRI 画像，皮膚生検と遺伝子検査を組み合わせ，NIID を的確に診断し，病態解明を推進する必要がある[11]．

①幼児型；小脳性運動失調，不随意運動を主症状とし，痙攣や腱反射低下，自律神経障害の合併を認める．10 年以内に死亡する．

②若年型；学童期に学習障害，性格変化を初期症状として発症する．進行性に錐体路徴候や不随意運動，運動失調で発症する．多系統萎縮，MND, CMT の診断例もある．

③成人型；60-70 台で発症．認知障害が中核症状．不随意運動，小脳性運動失調，末梢神経症状や

511

自律神経障害，パーキンソニズムが加わるが，症状の多彩さは罹病期間に必ずしも依存しない．記銘力障害・認知障害・失見当識．膀胱直腸障害・起立性低血圧・消化器機能不全の合併は多い．一過性の意識障害や失神，てんかんの合併，反復性の脱力・失調発作もある．画像所見は，①DWIで遷延化する皮髄境界に沿った高信号，②白質の萎縮，白質のT2・FLAIR高信号が特性であり，大脳白質だけでなく，皮質や脳幹，小脳に信号変化を認めることもある．

そうだったのか Case 31

振戦と一過性反復性運動障害を示した例

47歳女，1996年に右手の振戦を主訴に当科初診．
その他，2012年12月，2013年1月，2月，3月にそれぞれ一過性に右半身の脱力．

既往歴 微小変化型ネフローゼ症候群，躁うつ病

診察所見 はっきりとした認知機能障害やパーキンソニズム，末梢神経障害や自律神経障害はなし．上下肢SEP；軽度の潜時延長，下肢右腓腹神経；SNAPの軽度低下（9μV）のみ．

針筋電図 軽度の右C6頚椎症性神経根症の疑い．
DWIとT2の特異なMRI画像（図8-58，図8-59）と皮膚生検（図8-60）により神経核内封入体病（NIID）と診断した．

皮膚生検（5ヵ所：1～2両側足関節，3～5臍部）
HE，Ubiquitin，ユビキチン関連蛋白p62にて染色．5ヵ所のすべての生検部位において，脂肪細胞で封入体を多数認めた．p62の免疫染色において，脂肪細胞，汗腺細胞，線維芽細胞の核内に封入体を認めた．p62染色陽性細胞は，汗腺細胞や線維芽細胞に関しては，足関節部位では中等量，臍部では少量だった．また陽性線維芽細胞は，表皮下の領域に多い傾向があった．感度は，p62 > ユビキチン >> HEの順であった．封入体はユビキチン染色では少量，HE染色ではごく少量であった．上記の所見は，NIIDの皮膚病理に矛盾しない典型的な所見と思われた．

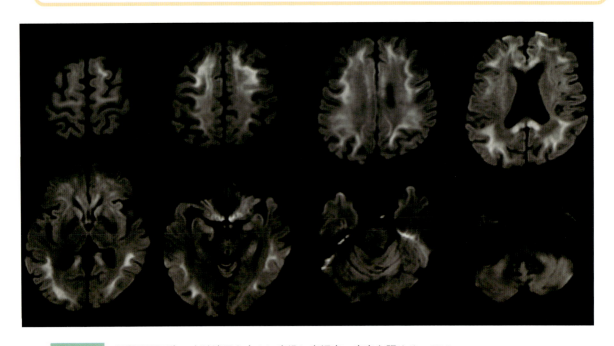

図8-58 拡散強調画像　皮髄境界を中心に広汎に高輝度＝病変を認める．DWI．

C 末梢神経疾患　　　3 末梢神経生検の適応と有用性

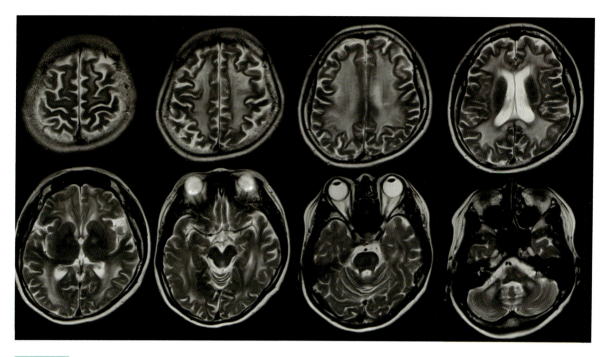

図 8-59　T2　広範な白質病変を認める．FLAIR．

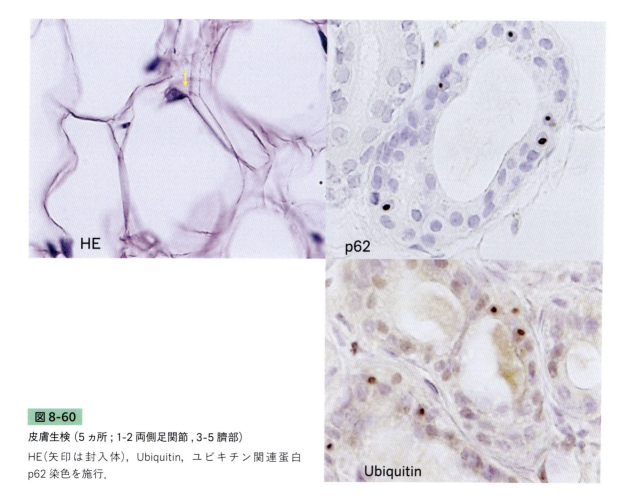

図 8-60
皮膚生検（5ヵ所；1-2 両側足関節, 3-5 臍部）
HE（矢印は封入体），Ubiquitin，ユビキチン関連蛋白 p62 染色を施行．

VIII 脊髄・筋・末梢神経疾患

そうだったのか Case 32

自律神経症状を伴い運動症候を主徴とする末梢神経障害例

15歳四肢筋力低下と膀胱直腸障害で発症．52歳時，呼吸筋麻痺，嚥下障害，感染症で死亡，剖検が行われた．全経過37年．

「自律神経障害を伴うCMT/HMSN neuronal typeの1家系」として1971年に日本神経学会近畿地方会で報告した．

剖検所見 脊髄病変では，粗鬆化が強い（**図8-61**，**図8-62**）．

腰髄；左右非対称，白質への伸展，patchyな病変などが特徴的．

頸髄；脊髄は上へ行くほど障害が軽くなる．

病理的には舌下神経核は保たれていた．

他の変性疾患と比較し，病変部のグリオーシスが貧弱だった．

神経病理診断のまとめ

1．神経核内封入体病 　2．多発性脳梗塞（細菌塞栓）　 3．中心性橋髄鞘崩壊

①神経核内封入体病に関しては，多彩なアストロサイト病変を認め，その結果，空胞変性や組織の粗鬆化が生じたと思われた（**図8-63**，**図8-64**）．

②死線期の細菌塞栓を伴う多発脳梗塞の影響は否定できないが，NIIDではアストロサイトの機能障害が深く関与していると考えられた．

③当症例の長兄が名古屋大学の曽根先生からNeurologyに報告されている[1]．名大例は，病変が軽度（前角，後索とも）．両患者の家計系統樹（**図8-65**；4が提示症例，1が名大例）と両患者の臨床病理の比較を（**表8-2**）に示した．

文献 1) Sone J, Hishikawa N, Koike H, et al. Neuronal intranuclear hyaline inclusion disease showing motor-sensory and autonomic neuropathy. Neurology 2005; 65: 1538-1543.

C 末梢神経疾患　　　3 末梢神経生検の適応と有用性

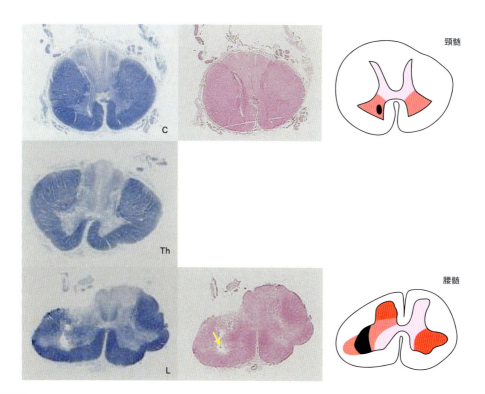

図 8-61　脊髄病変；粗鬆化が強い

腰髄：左右非対称，白質への伸展，patchy な病変（矢印）などが特徴的．頸髄・胸髄：脊髄は上へ行くほど障害が軽くなる．舌下神経核，舌の所見はほぼ保たれている．後索と前角病変が高度．他の変性疾患と比較し，病変部のグリオーシスが貧弱．

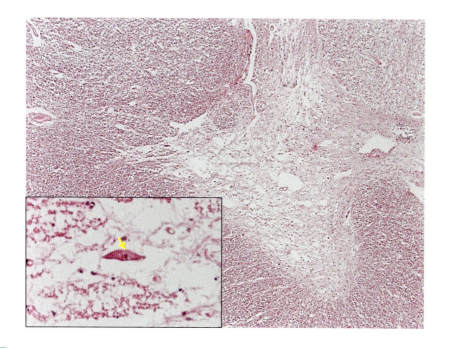

図 8-62　脊髄病変

粗鬆化が強い．左下拡大図の矢印は封入体．

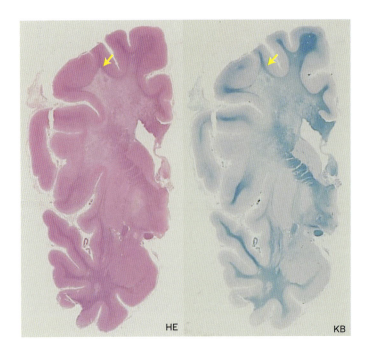

図 8-63　大脳病変
U fiber を残した，典型的な白質病変（矢印）．

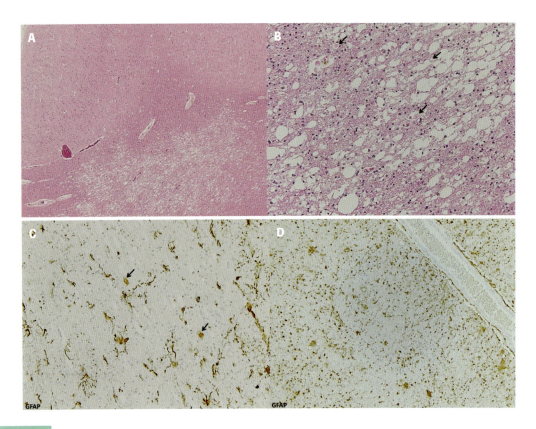

図 8-64
A：拡大すると，大脳白質の海綿状変化を認める（大脳）．B：空胞内に，好酸性の物質（封入体）を認める（大脳白質）．
C：白質病変では，アストロサイトの突起形成が不良．D：突起の断片化（clasmatodendrosis）を認める．

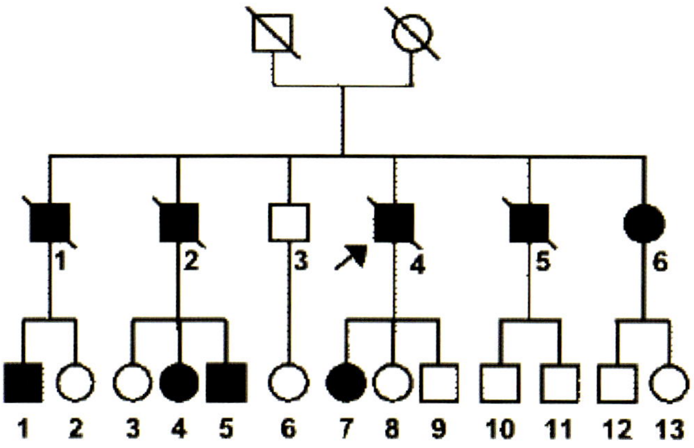

C 末梢神経疾患　　　　3 末梢神経生検の適応と有用性

図 8-65　本例の家系系統樹

表 8-2　本例と名大報告例の比較

	名大症例	本例
発症年齢	30 歳	15 歳
罹病期間	40 年	37 年
初発症状	下肢筋力低下	下肢筋力低下
球症状・顔面麻痺	（＋）	（＋）
感覚障害	（＋） 表在・深部覚障害 遠位優位	（＋）
自律神経症状	嘔吐，吃逆，腹痛 起立性低血圧（－） NA infusion test（＋）	膀胱直腸障害
神経細胞脱落	LMN（脊髄，脳幹） 後根神経節 交感神経節	LMN（脊髄前角細胞） （CN XII は比較的保存）

VIII 脊髄・筋・末梢神経疾患

Memo 27
中枢神経疾患と皮膚生検

中枢神経疾患には末梢神経や皮膚に中枢神経病変と同様の病理変化をきたすものがあり，皮膚生検所見が診断に有用な場合がある．

1）神経核封入体病（NIID）

HE 染色で好酸性核内封入体が汗腺細胞，脂肪細胞，線維芽細胞で観察される．核内封入体はユビキチン抗体や p62 抗体明瞭に染まる．この所見は本症のみに特異的ではないので，遺伝子診断と合わせて診断する．

2）CADASIL

皮下組織を含む皮膚生検で血管平滑筋に異常な Notch3 蛋白の蓄積が免疫染色で証明され，電顕で granular osmiophilic material（GOM）が確認されれば診断できる．

3）血管内悪性リンパ腫（IVL）

皮下脂肪組織を含むランダム皮膚生検が有用である．皮膚浅層，皮下組織の血管内に大細胞型 B 細胞リンパ腫細胞を認めることで診断できる．

4）全身性アミロイドーシス

皮下脂肪組織に Congo red 染色で橙赤色に染まるアミロイド沈着がみられ，偏光顕微鏡で重複屈折を示す．

5）サルコイドーシス

皮膚病変部位の生検で非乾酪性類上皮肉芽腫を認めれば診断できる．

6）コレステロール塞栓症

Blue toe の部位の皮膚生検で，血管内にコレステロールの針状結晶を認めれば診断できる．

7）その他

Fabry 病（皮膚内末梢神経に globotriaosylceramide が沈着），Lewy 小体病（皮膚自律神経内にリン酸化 α - シヌクレインが沈着），ALS（筋内神経束内のリン酸化 TDP-43 沈着（Kurashige T,et al.:JAMA Neurol 2022;79:693-701））などでも皮膚生検でそれぞれに特徴的な所見が得られ，診断に有用である．

(宇高)

Memo 28
NIID の七不思議

神経核内封入体病（neuronal intranuclear inclusion disease; NIID）は，進行性の神経変性疾患であり，近年，頭部 MRI-DWI による皮髄境界の特徴的な高信号と皮膚生検が診断に有効であることが報告され，症例数が増加している．2019 年には NOTCH2NLC 遺伝子上の GGC リピート配列の延長が原因であると同定され，遺伝子診断も可能となった（曽根淳．臨床神経 2020;60:653-662）．NIID は①認知機能障害で発症し，白質脳症および DWI での皮髄境界高信号が認められる群と②四肢筋力低下から発症する群の 2 群に大きく分けられる．今後は白質脳症およびニューロパチーの鑑別診断に NIID を含める必要があり，MRI 画像・皮膚生検と遺伝子検査を組み合わせ，NIID を的確に診断し，病態解明を推進する必要がある．

NIID は発症年齢上，以下の 3 群に分けられる．

1）幼児型；小脳性運動失調，不随意運動を主症状とし，痙攣や腱反射低下，自律神経障害の合併を認める．10 年以内に死亡する．

2）若年型；学童期に学習障害，性格変化を初期症状として発症．進行性に錐体路徴候や不随意運動，運動失調で発症する例や，多系統萎縮症，MND，CMT の診断例もある．

3）成人型；上記の型とは大きく異なる．60-70 台で発症．上記各型とも家族歴がある場合もある．認知障害が中核症状．不随意運動，小脳性運動失調，末梢神経症状や自律神経障害，パーキンソニズムが加わるが，症状の多彩さは罹病期間に必ずしも依存しない．記銘力障害・認知障害・失見当識．膀胱直腸障害・起立性低血圧・消化器機能不全の合併は多い．一過性の意識障害や失神，てんかんの合併，反復性の脱力・失調発作もある．

MRI 画像所見は，DWI で遷延化する皮髄境界に沿った高信号と白質の萎縮・白質の T2・FLAIR 高信号が特徴で，大脳白質だけでなく，皮質や脳幹，小脳に信号変化を認めることもある（図 1）．皮膚生検の特徴はそうだったのか Case 31（→ 512 頁）に示した．

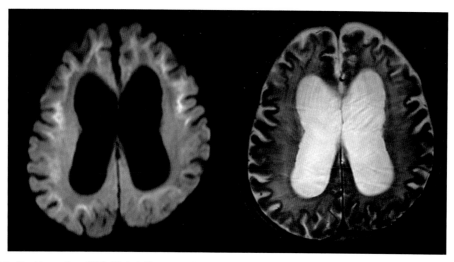

図1 70 M, Parkinsonism/認知障害合併, MIBG低下
左；DWI, 右；FLAIR画像（宇治武田・宇治徳洲会病院症例）.

参考1；DWIで脳皮質に高信号を認める疾患の鑑別診断

①急性期脳梗塞・静脈性梗塞,
②ヘルペス脳炎などのウイルス性脳炎
③高血圧性脳症・子癇・免疫抑制剤による脳症など（PRES含む）
④低酸素脳症・低血糖脳症
⑤てんかん重積（痙攣後脳症）
⑥多発性硬化症（稀）
⑦悪性リンパ腫・神経膠芽腫
⑧CJD
⑨アーチファクト

参考2；DWIで大脳白質に異常高信号域を示す疾患の鑑別診断

①急性期脳梗塞
②HDLS（神経軸索スフェロイドを伴う遺伝性びまん性白質脳症）・POLD（pigmented orthochromatic leukodystrophy）
③Waller変性
④悪性リンパ腫，IVL（intravascular lymphomatosis）
⑤PML・メトトレキセート脳症
⑥尿素回路異常症（小児が多いが成人にもあり）
⑦ヘルペス脳炎などのウイルス性脳炎
⑧Leigh脳症
⑨アーチファクト

NIIDの病態には7つの不思議がある.
①当初は臨床型がPD/Ataxia/MND/autonomic neuropathyであったのが，なぜ，近年は認知症/leukoencephalopathyなのか？
②発症がなぜ，新生児から高齢者まで幅広いのか？
③特異な脳MRI画像がなぜ，近年まで認知されなかったのか？
④神経核内封入体病なのになぜ，中核病理がアストロサイトか？
⑤アストロの崩壊・壊死や基質海綿状態がなぜ，高度なのか？
⑥脳病変の好発部位がなぜ，皮髄境界・白質なのか？
⑦進行性の病理なのになぜ，急性進行・予後不良を示さないのか？

この7不思議に関しては依然，謎のままであるが，以下のような考察が可能である.

①当初は臨床型がPD/Ataxia/MND/autonomic neuropathyであったのが，なぜ，近年は認知症/leukoencephalopathyなのか？
②発症がなぜ，新生児から高齢者まで幅広いのか？
③特異な脳MRI画像がなぜ，近年まで認知されなかったのか？

患者層の高齢化で加齢依存性疾患が中心になったことと，MRI/DWIの普及と検査のルーチン化が一因と思われる．この臨床的価値の高い特異な脳MRI画像は近来にない神経画像のトピックスであるが，この成因についてはアストログリア病理を中心とした背景病理の場と質についての検証が不可欠である．つまり，MR画像の変化は時間と共に，皮髄境界の部位内でも，脳の部位についても経時的に変化をすると思われる（丁度adrenoleukodystrophyがそうであるように）．したがって，同一臨床例での，出来れば同一機

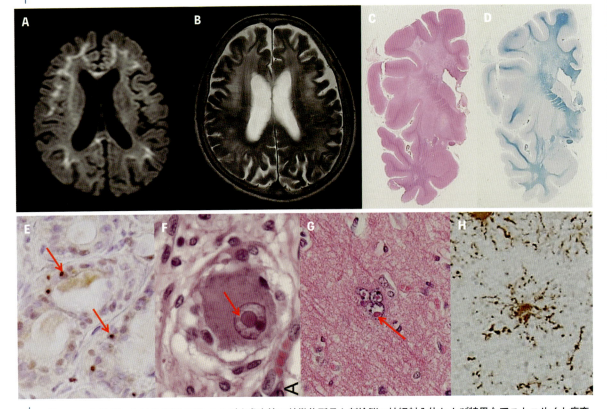

図2 NIID診断におけるMRI-DWIおよび皮膚生検の特徴的所見と剖検脳の神経封入体および特異なアストロサイト病変
MRI DWI/FLAIR（AB），対応する脳病理マクロ（CD），生検（汗腺）；Ubq封入体（E），剖検；神経核内封入体（F），多核アストロサイト核内封入体（G）とGFAP染色による突起腫大断裂；clasmatodendrosis（H）．
病理標本作成は京大神経内科神経病理 辰己新水先生（現八尾徳洲会病院脳神経内科）による．

種でのDWI/ADCとFLAIRによるfollow-upが必要である．

④神経核内封入体病なのになぜ，中核病理がアストロサイトか？
⑤アストロの崩壊・壊死や基質海綿状態がなぜ，高度なのか？
⑥脳病変の好発部位がなぜ，皮髄境界・白質なのか？

NIIDではアストロサイト病変として核内封入体と共にfibrillary astrocyte，肥はんアストロサイトhypertrophic/gemistocytic astrocyte，アストロサイトの突起腫大・断裂を示すclasmatodendrosisを多数認め，それらは皮質深層から皮髄境界に多く出現する傾向があった．これらの強い変性，脳浮腫，皮質の海綿状変化を伴うastrocyteの突起崩壊現象は，脱髄疾患のNMO，尿素サイクル異常の成人シトルリン血症，高度の高血圧性小血管病であるBinswanger病でも認められ，細胞変性を伴う高度のastrocytopathyとして位置づけられる（図2）．このようにNIIDでは，多彩なアストロサイト病変を認め，その結果，空胞変性や組織の粗鬆化が生じたと思われた．NIIDではアストロサイトの機能障害が深く関与していると思われる．

⑦なぜ進行性の病理なのに，急性進行や予後不良を示さないのか？

脱力・運動失調などは，しばしば動揺性・発作性・反復性を示す．これは中心となるアストロサイト病態が必ずしも進行性でなく反復性・修復性のためなのかもしれない．

（秋口）

2）自己免疫性自律神経節障害（autoimmune autonomic ganglionopathy；AAG）

　　従来より pure pandysautonomia, acute pandysautonomia, acute panautonomic neuropathy, autoimmune autonomic neuropathy などとして報告されてきた疾患であり，自律神経障害が数日から数週間のうちにピークに達し，単相性の経過をとる疾患と考えられてきたが，抗 gAChR 抗体が測定可能になってからは PAF に類似した年単位の緩徐進行性の経過をとる場合もあることが明らかになってきた．抗 gAChR 抗体陽性例は抗体価が高い例ほど広汎で重篤な自律神経障害を呈する傾向があるが，抗体陰性例は IOH 特発性起立性低血圧症や POTS 体位性頻脈症候群＊などの限局した自律神経障害をきたす傾向があるといわれている．なお AAG とレビー小体病や重症筋無力症の合併例の報告もある．末梢神経障害は自律神経系のみに限局していると考えられるが，一部の患者はチクチクした感じなどの感覚障害を訴えるといわれている．生検腓腹神経では，抗 gAChR 抗体の有無に関わらず，有髄線維は保たれるのに対し，交感神経節後線維の障害を示唆する無髄線維の減少がみられる場合がある．罹病期間の短い例よりも，罹病期間の長い例で無髄線維の脱落を認める場合が多い．治療に関しては，経静脈的免疫グロブリン療法，血漿浄化療法，副腎皮質ステロイド薬などの免疫療法が有効であったとする報告がある．治療抵抗例に対してアザチオプリン，ミコフェノール酸モフェチル，リツキシマブなどに関する報告もある．

＊体位性頻脈症候群（Postural Orthostatic Tachycardia Syndrome；POTS）；POTS は，身体が横になっている状態から立っている状態へと動いた時に，心拍数が大きく上昇し，起立不耐症（立位の維持が困難となる症状）を特徴とする．

そうだったのか　Case 33

長年の起立性低血圧症に幻視を認めた例

症例　　78歳男，主訴：起立性低血圧

現病歴　1996年頃より，起立性低血圧を自覚．
　　　　　症状は徐々に増悪し，意識消失し転倒することもあったことから，2009年8月に宇治武田病院脳神経内科受診．MIBG 心筋シンチ，DAT スキャンなどの諸検査から Pure Autonomic Failure/LBD と診断され，ドロキシドパを開始された．症状は改善．2014年より，起立性低血圧増悪の自覚あり，アメジニウムメチル硫酸塩（リズミック）も追加したが症状は徐々に増悪し，2014年9月に入院．入院前まで ADL は自立し，認知機能低下を指摘されたことはなかったが，入院時には認知機能低下，幻視・誤認を認めていた．ミドドリン塩酸塩，フルドロコルチゾン追加で自覚症状軽減．また入院時，抗 gAch 抗体陽性であり，Autoimmune Autonomic Ganglionopathy と診断．PSL60mg の内服が開始されたが，幻聴などの副作用を認め減量した．入院中も転倒を認め，今後の治療方針の相談のため京大脳神経内科転院．

既往歴　2009年：Pure Autonomic Failure の診断，その他特記なし．

生活歴　60歳まで事務職，60-78歳：弁当配達のアルバイト，喫煙歴：20-76歳（10～40本/day），飲酒歴：20-76歳（ビール3杯/day 程度）．

内服薬　①プレドニン錠5mg　4錠，②フロリネフ錠0.1mg　2錠，③ミドドリン塩酸錠2mg4錠，④ドプス OD 錠100mg　6錠，⑤アリセプト錠5mg　1錠

検査所見　1）髄液検査：異常なし
　　　　　　2）Repetitive stimulation：左正中 N，眼輪筋で異常なし
　　　　　　3）screening NCS：異常なし

Ⅷ 脊髄・筋・末梢神経疾患

  4) 脳 MRI：びまん性脳萎縮．陳旧性ラクナ梗塞，深部白質の leukoaraiosis，血管周囲腔の拡大顕著など細血管障害所見が強い．

  5) 血中 NA 値：安静臥位 0.11ng/mL →座位 10min 0.16ng/mL

  6) CV-RR：1.75％

  7) SSR（sympathetic skin response）：反応なし

  8) MIBG 心筋シンチ：Early H/M 比＝ 1.4，Delay H/M 比 1.13

  9) DAT scan：DAT view 解析＝右 3.65，左 2.41，左右差 41.0％

  10) IMP-SPECT：左後頭葉内側で血流低下？

  11) 全身 PET/CT：明らかな悪性腫瘍性病変なし．

  12) 抗 gAch α3 抗体は AI=1.7 で陽性．

まとめ ——— 長年不眠・便秘があり，起立性低血圧を主訴に受診，PAF/LBD の診断でフォローされていたが，亜急性に起立性低血圧増悪を認め，抗 gAch α3 抗体が陽性であった．

本症例の起立性低血圧の亜急性増悪には自己免疫の関与があると思われ，ステロイド，免疫抑制剤，免疫グロブリン製剤による治療が一部有効であった．また経過中認知機能に変動があり，立位血圧との間に相関が認められた．

Autoimmune Autonomic Ganglionopathy（AAG）は，1998 年，Mayo clinic のグループが初めて自律神経ニューロパチーの患者からニコチン型 Ach 受容体のα3 サブユニットに結合する自己抗体（抗 gAchR 抗体）を同定．自律神経節における速いシナプス伝達を阻害することが証明され，その後，臨床的に抗 gAchR 抗体の病原性が確かめられた．その他に，Ca チャネルへの抗体なども報告されている[1]．

本例のような LBD レビー小体病における抗 gAch 抗体陽性の意義は？

  ①レビー小体病との鑑別が困難な慢性型 AAG が報告されている．

  ②発病から 20 年以上経過し PAF との鑑別が臨床上は困難であった抗 gAch 抗体陽性の慢性進行性自律神経不全症の症例においても，血漿交換療法や IVIG による劇的な改善が報告されている．抗 gAch 抗体の病原性については疑いの余地なく，高力価の場合は AAG に対する特異度は 100％ に近いと報告されている．しかし，低力価陽性は様々な疾患で報告されており，その場合の特異度に関しては定まった見解がない．免疫治療の効果がほとんどないことを考えると本症例では抗 gAch 抗体は単なる合併である可能性もある．臨床的には，「レビー小体病による自律神経障害」が考えられ，本症例における「抗 Ach 抗体陽性」の病的意義については経過観察が必要である．

文献　1) Vernino S, Low PA, Fealey RD, et al. Autoantibodies to ganglionic acetylcholine receptors in autoimmune autonomic neuropathies. N Engl J Med 2000; 343: 847-855.

C 末梢神経疾患　　3 末梢神経生検の適応と有用性

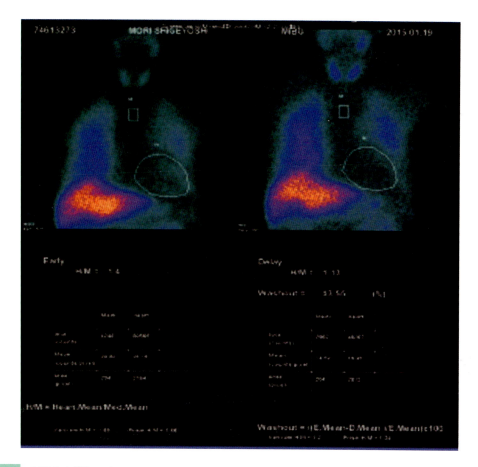

図 8-66　MIBG 心筋シンチ
MIBG 心筋シンチ：EarlyH/M 比 1.4，DelayH/M 比 1.13．

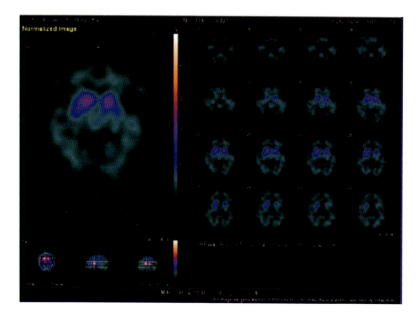

図 8-67　DAT scan
DAT scan：DAT view 解析＝右 3.65，左 2.41，左右差 41.0％．

VIII 脊髄・筋・末梢神経疾患

表8-3 各種疾患における神経節受容体結合抗体の血清レベル[1]

1) 神経節受容体結合抗体は，idiopathic or paraneoplastic autonomic neuropathy 特発性または腫瘍随伴性自律神経障害患者 46 人中 19 人（41％）でみつかり，体位性頻脈症候群，特発性胃腸運動障害，糖尿病性自律神経障害患者 67 人中 6 人（9％）でも見つかった．結合抗体のレベルが高いことは，より重度の自律神経機能障害と相関し，臨床的に改善が見られた患者では，これらの抗体のレベルが減少した．

2) 神経節受容体遮断抗体を有する患者 7 名全員が神経節受容体結合抗体を有しており，特発性または腫瘍随伴性自律神経障害があった．

Diagnostic Category	No. of Patients	Ganglionic-Receptor-Binding Antibodies	Ganglionic-Receptor-Blocking Antibodies
		no. of patients（％）	
Idiopathic autonomic neuropathy	28	14（50）	4（14）
Paraneoplastic autonomic neuropathy	18 †	5（28）	3（17）
Postural tachycardia syndrome	15	1（7）	0
Idiopathic gastrointestinal dysmotility	34	3（9）	0
Diabetic autonomic neuropathy	18	2（11）	0
Nondiabetic sensorimotor and autonomic neuropathy	10	0	0
Pure autonomic failure	24	0	0
Multiple-system atrophy	10	0	0
Total	157	25（16）	7（4）

文献

1) 中野 智. 筋病理学的診断（秋口一郎，岡 伸幸，中野 智 編: 神経筋の検査と症例診断）. 金芳堂. 2015. pp85-97.

2) Yunis EJ, Samaha FJ. Lab Invest 1971; 25: 240-248.

3) Carpenter S, Karpati G, Heller I, et al. Neurology 1978; 28: 8-17.

4) Wilson FC, Ytterberg SR, St Sauver JL, et al. J Rheumatol 2008; 35: 445-447.

5) Satoyoshi E, Kinoshita M. Arch Neurol 1977; 34: 89-92.

6) Arpa J, Cruz-Martínez A, Campos Y, et al. Muscle Nerve 2003; 28: 690-695.

7) Nakano S, Engel AG, Akiguchi I, et al. J Neuropathol Exp Neurol. 1997; 56: 850-856.

8) Nakano S, Akiguchi I, Kimura J, et al. Neurology 1999; 53: 1671-1676.

9) 岡 伸幸，川崎照晃，竹内啓喜（秋口一郎 監修）. カラーアトラス末梢神経の病理 第2版. 中外医学社. 2021. pp1-6.

10) Sone J, Mitsuhashi S, Fujita A, et al. Nat Genet 2019; 51: 1215-1221.

11) 曽根 淳. 臨床神経学 2020; 60: 653-662.

あとがき

　本書は臨床経過からみた個々の症例の画像と神経病理所見の記載を中心に成り立っています．このコンセプトは，言わば臨床神経病理学と呼ばれるもので，病理学の一分野であると同時に，それだけではなく患者の診断・治療に貢献するための臨床神経学の一分野でもあります．したがってその中には，脳脊髄，筋・末梢神経，腸管神経節，皮膚，髄液細胞などの生検病理や脳神経疾患に関する手術中の迅速病理診断も含まれます．一方，個体の臨床経過の帰結である剖検病理もまた重要な領域です．この場合は，当然，生存中の画像診断や検査所見と対比させて，経過からみた最終病理診断を行います．

　この臨床神経病理学という分野はわが国ではあまり馴染みがないかもしれませんが，少なくともヨーロッパ圏ではごく一般的な神経関連領域であり，実際，私が一時所属し，現在も交流を続けているウィーン大学神経研究所（Herbert Budka 教授）では神経病理が臨床神経病理部門と実験神経病理部門に分かれ，両者はお互いに関連を持ちながら異なった臨床・研究活動を行っています．臨床神経病理部門は病院に属し，毎日 2 回ディスカッションタイムが設けられています．術中迅速やその日のうちに治療方針を得るための病理所見を報告しなければならない生検標本，院内や他施設からの生検・剖検診断依頼など，多くの標本がマッペの上に乗っかり，それらが手際よくディスカッション顕微鏡を囲んで議論・診断され，必要に応じて臨床経過や画像情報も提示されます．参加者は部門ドクターのみでなく病棟主治医・指導医，他施設から参加のドクターなどであり，そこではまさにホットな臨床神経病理の討論と診断が行われます．"そうだったのか，成る程"とか"これ別の免疫染色を追加しないと診断できないね"とか．

　さて，私はかつて日本神経学会近畿地区生涯教育講演会の企画をしていましたが，平成22 年度講演会で宇高先生の「中枢神経疾患の画像と病理」という講演を聴いて大変感銘を受けたことを今でも鮮明に覚えています．この時，先生は，我々の共通の恩師である亀山正邦先生の"画像診断は虚像である．画像診断には剖検との対比による厳密な検証が必要である"という言葉を冒頭に示して，画像と病理の対比という極めて重要な，しかし大変検証が困難なテーマについて住友病院の症例を中心に素晴らしい講演をされました．また，養老孟司先生の"── MR や CT に示されるわれわれの身体の画像は，じつは画像ではない．計算機のなかの数字の配列なのである．しかし，われわれは，よく考えないでだまされているのだとしても，それをすでに「身体」だと見なしている──"という言葉も同時に示して，我々が日常陥りやすい画像診断への誤認や過信について警告を発していました．

　この時以来，この亀山先生の指導の元に主に宇高先生を始め住友病院で働く諸先生達が苦労して集積した画像と病理を何とか世に出すお手伝いをしなければならないと思うようになりました．今般，宇高先生と相談の上，金芳堂の黒澤健さん，藤森裕介さん，市井輝和さん，宇山閑文さんのご厚意により本書を上梓することができることになり，私にとってこれ以上の喜びはありません．本書が，神経学を目指す若き臨床医のみならず神経学領域の多くの先生たちの座右の書になることを願っています．画像診断は，臨床神経病理学

525

あとがき

における病理診断に対峙する臨床側の重要なリファランスであるからこそ，剖検が得られにくい昨今だからこそ，この本の示すメッセージが重要であることを確信して止みません．

　最後に私がこの本で主に脳血管障害，認知症疾患，脊髄筋末梢神経疾患で使用した画像および病理のデータは，私が，所属していた京大脳神経内科神経病理グループ関連の先生達（文末に別記）や現在所属している武田病院グループ・京都認知症総合センターの仲間の先生達（八木秀雄，渡邊裕子，仲嶋勝喜，恒石桃子，應儀達徳，浅沼光太郎，白樫義知，三宅あかり，伊辻花佳，小島康祐，川崎照晃 他），私が長年回診・カンファランスを続けながら共に症例を経験した洛和会丸太町病院や宇治徳洲会病院の救急総合診療科の友人達（上田剛士先生 他）との共同作業によるものです．ここに諸先生方に対して心からの感謝の意を表したいと思います．

2025 年春

秋口一郎

京都大学大学院医学研究科臨床神経学神経病理学研究室に在籍していた方々
（敬称略，五十音順）

1）神経病理学研究室
　剖検脳病理担当；加茂久樹，木村透，安原治，田中まや子，末長敏彦，西村正樹，木下彩栄，
　　池本明人，本城靖之，中谷嘉文，大谷良，猪原匡史，北島和人，千葉陽一，柴田益成
　筋生検病理担当；中野智，中村道三，新出明代
　末梢神経生検病理担当；岡伸幸，川崎照晃，里井斉，宮本勝一

2）関連研究施設留学・出向
　京大解剖；猪野正志，広瀬秀一
　京大生体情報科学；木下彩栄，木下美香，松井大
　京大胸部疾患・再生医学研究所老化生物；八木秀雄，上野正樹，芹生直行，大西克則，
　　竹村学，千葉陽一
　滋賀医大解剖；松林公蔵，石川光紀
　滋賀医大分子神経生物学センター・ブリティッシュコロンビア大学；加茂久樹，中村慎一，
　　遠山育夫，秋山治彦，川又敏男，重松一生，安原治，松尾明典，西村正樹，鹿毛眞人，
　　尾崎彰彦，中谷嘉文
　ウィーン大学神経研究所；木村透，杉山博，小沢恭子，秋口一郎，河本恭裕
　メイヨークリニック；岡伸幸，冨本秀和，中野智
　モンテフィオーレ病院神経病理；末長敏彦，池本明人
　国立長寿医療研究センター；脇田英明
　国立宇多野病院；斎木英資

索引

あ

項目	ページ
赤色ぼろ線維	492, 503
亜急性壊死性脊髄炎	118
亜急性傍腫瘍性小脳変性症	247
亜急性連合性脊髄変性症	444
悪性腫瘍に伴う神経障害	239
悪性リンパ腫	198
——の神経系浸潤	228
アストロサイト	147
アスペルギルス症	380
圧迫性循環障害による脊髄梗塞	471
アテローム血栓性梗塞	82
アテローム血栓性脳梗塞	53
アテローム性動脈硬化巣にみられた石灰化	457
アテローム性分枝梗塞	336
アテローム塞栓症	138
アミロイド血管症	143
——による多発性大脳皮質下出血	37
アミロイド小体	335
アミロイド斑	397
アルコールてんかん	446
アルツハイマー型認知症	340
——の画像経過と病理	311
アルツハイマー病	310, 312, 313, 314, 318
——合併ダウン症候群	459
若年発症の——	317

い

項目	ページ
遺残三叉動脈	124
遺残舌下神経動脈	124
遺残聴神経動脈	124
異染性白質ジストロフィー	462
一過性の脳梁膨大部病変	450
一酸化炭素中毒	436, 437
一側広汎性脳神経麻痺症候群	211
遺伝性(家族性)痙性対麻痺	298
遺伝性脊髄小脳変性症	295
遺伝性びまん性白質脳症	459
意味性認知症	330

う

項目	ページ
ウイルス性脳炎	385
渦巻構造	176
渦巻状配列	177
うっ血性低酸素症	151

え

項目	ページ
エオジン好性核内封入体病	302
壊死筋線維	489
遠位型ミオパチー	502
縁取り空胞を伴う——	502
円蓋部髄膜腫	182
延髄	15
延髄外側梗塞	97, 98, 102, 131

項目	ページ
延髄外側症候群	131
延髄偽性肥大	147
延髄梗塞	96, 97
延髄錐体	15
延髄内側梗塞	97
延髄内側症候群	96
延長・蛇行・組織圧迫	130
鉛筆状軟化	184

お

項目	ページ
横断性脊髄障害	466

か

項目	ページ
下位運動ニューロン	252
外傷性脊髄空洞症	474
外傷による前頭葉底面損傷後の認知症	333
外側梗塞	96
外側症候群	91
海馬	
——硬化	360
——梗塞	341
——の血行動態	343
——病変	60
海馬回旋枝領域梗塞	343
海綿状血管腫	120, 121, 123
橋の——	122
下オリーブ核	15
——偽性肥大	146, 147, 148
可逆性後頭葉白質脳症	140, 142
可逆性脳梁膨大部病変症候群	450
核間性眼筋麻痺	91
拡散強調像	2
核内封入体	334
下垂体腺腫	193
クッシング症候群を呈した——	193
下垂体卒中	193
家族性痙性対麻痺	298
脳梁菲薄化を伴う——	298
家族性パーキンソン病	266
化膿性髄膜炎	362
顆粒空胞変性	335
加齢による神経系の変化	16
眼咽頭遠位型ミオパチー	502
眼咽頭型筋ジストロフィー	502
眼窩先端症候群	380
カンジダ症	380
冠状断と重要構造	10
癌性髄膜炎	222
癌性髄膜症	225
肝性脳症	448, 449
関節リウマチによる歯突起病変	478
感染性心内膜炎	375, 376
——と二次性脳病変	374

き

項目	ページ
偽柵状配列	184, 185
偽性肥大	146
延髄——	147

項目	ページ
下オリーブ核——	146, 147, 148
偽性副甲状腺機能低下症の脳内石灰化	458
偽石灰化	
淡蒼球——	73, 74
偽層状壊死	153, 163, 172
偽痛風	479
——に伴う Crowned dens 症候群	479
基底核基部の血管周囲腔拡大	134
嗅溝髄膜腫	180
急性硬膜下血腫	46
急性散在脳脊髄炎	428
急性出血性白質脳炎	428, 429, 430, 433
急性進行性認知症	232, 330
急性大動脈解離	143
急性発症健忘症候群	339
橋	15
——の BAD 型梗塞	95
——の海綿状血管腫	122
——のグリオーマ	184
——のラクナ梗塞	94
境界域梗塞	87, 88
Heubner 動脈と MCA の——	88
深部型——	88
表在型——	88
橋外髄鞘崩壊症	451
橋梗塞	91
BAD(branch atheromatous disease)型	145
橋出血	27
橋中心性髄鞘崩壊症	451
橋底部の虚血性変化	116
橋底部の無症候性微小出血	35
虚血性脊髄症	152
虚血性白質病変	17, 111, 112, 113
虚血性変化	116
巨細胞性動脈炎	418
巨大くも膜嚢胞	195
巨大内頚動脈瘤	42
筋萎縮性側索硬化症	252, 305
——における錐体路変性	255
——の LMN 病変	253
——の UMN 病変	254, 256, 261, 257
——の初発症状や初発部位が語ること	263
筋強直性ジストロフィー	491
筋原線維間網	493
筋原線維性ミオパチー	498
筋疾患	488
筋小胞体	493
筋生検	488
筋線維の大小不同	490

く

項目	ページ
クッシング症候群を呈した下垂体腺腫	193
くも膜下出血	40, 41, 43, 45, 48
細菌性血管炎による——, 脳内出血	

索引

	372
くも膜嚢胞	195
クリプトコッカス髄膜炎	380
グロボイド細胞白質ジストロフィー	462
群性萎縮	489

け

頚椎環軸関節偽痛風	479
頚椎偽痛風	479
頚椎後縦靱帯骨化症	475, 476
頚椎症性筋萎縮症	477
痙攣重積後の皮質 DWI 高信号	440
痙攣重積状態	438
劇症型 A 群連鎖球菌感染症	368
結核	377
結核腫	378
結核性髄膜炎	377
――と結核腫	378
血管壊死	31
血管奇形	118
血管周囲腔	132, 351
血管周囲腔拡大	78, 132, 133, 135
基底核基部の――	134
血管性認知症	336
――の白質病変	113, 114, 115
遅発性――	345
血管性パーキンソン症候群	56
血管内大細胞型 B 細胞性悪性リンパ腫	231
血管内大細胞型 B 細胞性リンパ腫	231, 235
血管内大細胞型悪性リンパ腫	232
血管の発達異常	124
結節性硬化症	459
血栓性血小板減少性紫斑病	143
血栓性微小血管障害症	143
原始遺残動脈	126
原発性家族性脳内石灰化症	453
原発性脊髄腫瘍	176
原発性側索硬化症の UMN 病変	259
原発性年齢関連タウオパチー	316
原発性脳腫瘍	176
健忘症候群	341, 342

こ

口蓋振戦	212
膠芽腫	184, 185, 482
――の髄腔内播種性脊髄転移	482
播種性転移を伴う――	186
高血圧性小血管病	73
高血圧性微小出血	32, 33
高血糖性舞踏病	438, 439
膠原病	400
高好酸球性脳症	416, 417
好酸球性多発性肉芽腫性血管炎	416, 417
後縦靱帯骨化症	475
後頭蓋窩巨大くも膜嚢胞例	195
梗塞後の遠隔部位変化	150
後大脳動脈閉塞症	60

後大脳動脈領域梗塞	59
後天性肝脳変性症	448
行動異常型前頭側頭認知症	330
硬膜下血腫	46, 48
硬膜転移	221
硬膜動静脈瘻	118, 119
抗リン脂質抗体症候群	400
高齢者神経疾患の基本病態	356
高齢者てんかん	357
――と認知症の接点	357
CAA-VCI と――	357
脳血管障害と――	359
高齢者パーキンソン病	325
高齢者ミオパチー	500
小阪・柴山病	453
古典的 Richardson 病	269
古典的視床症候群	86
古典的中脳症候群	91
孤発性 Creutzfeldt-Jakob 病	393, 394, 395
コレステロール塞栓症	137
コロイド嚢胞	195
混合型大出血	26
混合型認知症	318

さ

細菌性血管炎によるくも膜下出血, 脳内出血	372
細菌性髄膜炎	362, 363
――と脳室上衣炎	366
細菌性髄膜炎と脳室上衣炎	364, 365
再生筋線維	489
砂粒体	176
二枝終末領域梗塞	136

し

耳下腺原発腺嚢胞癌の術後脳転移	207
嗜銀顆粒	334
軸索腫大	335
軸索損傷	351
軸索肥大	244
自己免疫性下垂体炎	415
自己免疫性自律神経節障害	521
自己免疫性脳炎	412, 413
脂質代謝異常症	461
視床下核から大脳脚に及ぶ出血	29
歯状核	14
視床関連梗塞による戦略的単発梗塞認知症	339
視床梗塞	85, 90
視床出血	25
視床症候群	86
視床前核の小出血	35
視神経脊髄炎	427
視神経脊髄炎関連疾患	426
失神	358
歯突起病変	478
脂肪顆粒細胞	159, 161, 165
脂肪腫	195, 197

脂肪塞栓症	143
若年発症のアルツハイマー病	317
斜台部硬膜動静脈瘻	120
十字(架)徴候	282, 292
出血性大梗塞	63
出血を伴う食道癌の多発性脳転移	203
出血を伴う転移性脳腫瘍	201
腫瘍性脱髄と脱髄疾患画像鑑別 A-J	425
腫瘍塞栓	199
純粋無動症	269
上位運動ニューロン	252
――の変性が高度であった ALS	259
上眼窩裂症候群	380
症候学的に重要な部位への転移	211
症候性微小出血	34
症候は早く画像は遅れる	486
小細胞肺癌の脳転移と治療後の経過	215
小出血	
視床前核の――	35
被殻の陳旧性――	21
上小脳動脈領域梗塞	104
常染色体顕性遺伝性脳動脈症	140
小脳	
――の MRI と脳割面	14
――の石灰化	455
――の微小出血	36
小脳遠心系萎縮	281
小脳求心系萎縮	281
小脳橋角部髄膜腫	181
小脳系疾患	281
小脳梗塞	101, 102, 103
小脳歯状核赤核淡蒼球変性症	281
小脳出血	28
小脳障害の多様性	299
小脳性運動失調型	269
小脳虫部	14
小脳半球	14
小脳皮質萎縮	281
小脳皮質萎縮症	294
小脳扁桃	14
静脈奇形	123
静脈性血管腫	120
真菌感染症	383
真菌症	379, 380
神経核内封入体病	302, 511, 512, 514, 518
――の七不思議	518
神経原性筋萎縮	491
神経原線維変化	334
神経サルコイドーシス	411
神経軸索スフェロイドを伴う遺伝性び漫性白質脳症	300, 301
神経鞘腫	191, 192, 481
脊髄の――	192
馬尾の――と脊髄の髄膜腫	481
神経節受容体結合抗体	524
神経線維腫	192

528

索引

神経梅毒	379
神経ベーチェット病	409
神経変性疾患と突然死	304
神経変性疾患と排尿障害	292
神経変性疾患における病態と診断手段との関連	4
心原性塞栓	54
——による内頚動脈閉塞，出血性大梗塞，脳ヘルニア	63
進行性核上性麻痺	269, 270, 271, 272
前頭側頭型認知症と——合併例	331
進行性多巣性白質脳症	388, 389, 390, 391
進行性非流暢性失語	330
浸透圧性脳症	451
深部型境界域梗塞	88

す

髄液産生吸収路	319
——A-J	320
髄芽腫	190
錐体外路系疾患	265
錐体路および中小脳脚の二次変性	145
錐体路系疾患	252
錐体路走行部位	255
錐体路二次変性	144, 168
錐体路変性	260, 261, 262
筋萎縮性側索硬化症における——	255
水頭症を併発したリステリア髄膜炎	367
髄膜癌腫症	222, 223, 224
髄膜腫	176, 481
小脳橋角部——	181
馬尾の神経鞘腫と脊髄の——	481
頭蓋咽頭腫	193, 194
頭蓋と硬膜への転移	221
頭蓋内 T 細胞性悪性リンパ腫	228
頭蓋内限局性び漫性脳血管内凝固	143
頭蓋内原発悪性リンパ腫	198
頭蓋内出血	20
スフェロイド	335
スリット状出血性梗塞	66

せ

正常圧水頭症	45
星状膠細胞腫	183
成人型 Alexander 病	463
正中変位	30
青斑核	15
——付近の微小出血	29
生理的石灰化	452
赤核	15
脊髄円錐部血管奇形	119
脊髄横断症状を呈した肺腺癌の脊椎転移	
——	484
脊髄空洞症	473
外傷性——	474
脊髄くも膜下出血	471, 472
脊髄原発悪性リンパ腫	483
脊髄後根神経鞘腫	192

脊髄梗塞	466, 467, 470
——による脊髄性片麻痺	468
圧迫性循環障害による——	471
脊髄硬膜外血腫	471
脊髄硬膜外出血	472
脊髄疾患	466
——の発症経過と MRI 画像診断	486
脊髄腫瘍	480
脊髄髄膜腫	182
脊髄動静脈奇	119
脊髄内の腫瘍浸潤	485
脊髄の神経鞘腫	192
石灰化	459
アテローム性動脈硬化巣にみられた	
——	457
小脳の——	455
生理的——	452
淡蒼球——	454
脳室壁の結節の——	459
脳肺ジストマ症の——	459
石灰沈着	452
前交通動脈瘤破裂	43
潜在性脳塞栓症	239
線状高信号域	159
線条体内包梗塞	82, 83
全身性エリテマトーデス	400
——に合併した Libman-Sacks 心内膜炎による多発性脳塞栓症	401
前脊髄動脈症候群	468
前脊髄動脈の硬化，閉塞，小梗塞	469
前大脳動脈領域梗塞	57
選択的脆弱性	153, 306
先天性脊髄空洞症	473
先天性代謝異常症	461
前頭側頭葉変性症	330
——と進行性核上性麻痺合併例	331
セントラルコア病	493
前内側視床梗塞	339
前脈絡叢動脈領域梗塞	84, 342, 343
腺様嚢胞癌	205
戦略的単発梗塞による認知症	336
戦略的単発梗塞認知症	338
視床関連梗塞による——	339

そ

塞栓性両側前大脳動脈領域梗塞	344
側頭動脈炎	418
粟粒性転移	207
粟粒性脳転移	208, 209
組織化学	491

た

体位性頻脈症候群	521
体幹失調を呈した小脳虫部への転移	211
胎児型後大脳動脈	128
対称性に壊死	171
大脳	6
——の冠状断 MRI と病理	7, 8, 9

——の水平断 MRI と脳割面	11, 12
大脳鎌髄膜腫	177, 178
大脳鎌石灰化	459
大脳脚梗塞	92
大脳脚の錐体路走行部位	255
大脳皮質・皮質下白質梗塞	64
大脳皮質下出血	29
大脳皮質下領域梗塞	69
大脳皮質基底核変性症	277, 278, 279
大脳皮質限局小梗塞	67, 68
大脳皮質の虫食い型の多発性梗塞	68
大脳皮質領域梗塞	53
タイプ 1 筋線維	494
タイプ 1 線維優位	495
タイプ 2 筋線維	494
タウオパチー	316
ダウン症候群	459
多形	184
多系統萎縮症	158, 172, 173, 282, 304
MSA-C	283, 286
MSA-P	288, 289
脱髄疾患画像鑑別 A-J	425
多発筋炎	490
多発梗塞	89
多発性硬化症	421, 422, 423, 424
多発性小梗塞	56
多発性大脳皮質下出血	37
多発性脳梗塞	241
多発性脳塞栓症	401
多発性脳転移	203
多発性皮質下出血	39
多発性微小出血	79
多発性ラクナ梗塞	32, 76, 78, 79, 112, 351
単純ヘルペス脳炎	386
淡蒼球偽石灰化	73, 74
淡蒼球石灰化	454
淡蒼球の組織粗鬆化	73, 74

ち

遅発性血管性認知症	345
中小脳脚	15
錐体路および——の二次変性	145
中心核	491
中心後回一次感覚野の限局梗塞	68
中枢神経疾患と皮膚生検	518
中頭蓋窩巨大くも膜嚢胞例	195
中頭蓋窩髄膜腫	180
中大脳動脈分枝閉塞	55
中大脳動脈閉塞	56
中大脳動脈瘤破裂	43
中大脳動脈領域梗塞	53, 54
中脳	15
中脳梗塞	91, 92, 93
中脳出血	29
中脳症候群	91
中脳性片麻痺	92
中脳背側症候群	91

529

蝶形骨縁髄膜腫	179
聴神経鞘腫	191
陳旧性梗塞	55, 99
陳旧性小出血	22
陳旧性被殻出血	22

つ

椎骨・脳底動脈瘤	44
椎骨・脳底動脈領域梗塞	91
椎骨動脈解離	131
椎骨動脈欠損・低形成	125

て

低血糖脳症	438, 439
低酸素性虚血性脳症	151, 153, 155, 173
——にみられた境界域および終末領域	
梗塞	163
亜急性期	159
急性期	155, 156, 157, 158
虚血後脳症の局所性病変	172
最長例	168
長期経過例	167
慢性期	161, 162, 164, 166, 171
鉄沈着	453
転移	
膠芽腫の髄腔内播種性脊髄——	482
乳癌の下垂体——	221
肺癌の胸椎椎体——	483
肺癌の囊胞性——	205, 206
肺癌の両側乳頭体——	211
肺腺癌の粟粒性——	459
浮腫を伴わない高分化肺腺癌脳——	
	204
未分化肺腺癌の出血を伴う脳——	202
転移性脳腫瘍	199
出血を伴う——	201
肺癌の延髄外側転移	211
浮腫のない——	204

と

動静脈奇形	118
銅代謝異常症	463
動脈解離	130
特発性基底核石灰化症	453
閉じ込め症候群	107
突然死	110, 304
神経変性疾患と——	304
脳幹虚血による——	110
トリクローム染色	491, 498
トリプレットリピート病	330
トルペドゥー	335

な

内頚動脈欠損	125
内頚動脈閉塞	61, 343
心原性塞栓症による——，出血性大梗	
塞，脳ヘルニア	63
内頚動脈閉塞症	61, 62
内在核	491
内鞘線維化	490

内側梗塞	96
内包後脚錐体路走行部位	255
内包後脚錐体路の小梗塞	70
内包後脚病変	256
内包膝・尾状核梗塞	71, 340
内包膝梗塞	339

に

二次性後頭葉梗塞	26
二次性脳幹出血	26
二次性脳病変	374
二次変性	
錐体路および中小脳脚の——	145
錐体路——	144, 168
日本脳炎	387
乳癌の下垂体転移	221
尿失禁	333
尿道癌の脳転移	201
認知症を合併したパーキンソン病	323

の

脳アミロイド血管症	37
——による皮質微小出血	38
脳アミロイド血管症関連認知障害	353
脳萎縮	167, 168, 169
脳割	5
脳幹	
——の水平断 MRI と脳割面	15
——の対称性壊死	170
脳幹虚血による突然死	110
脳空気塞栓症	137, 138
脳血管障害と高齢者てんかん	359
脳血流減少所見	154
脳腱黄色腫症	462
脳梗塞	52
脳室上衣炎	362
細菌性髄膜炎と——	366
細菌性髄膜脳炎と——	364, 365
脳室上衣腫	188
脳室穿破	30
脳室内髄膜腫	181
脳室壁の結節の石灰化	459
脳静脈奇形	120
脳静脈洞・脳深部静脈血栓症	139
脳静脈洞血栓症	139
脳神経麻痺症候群	211
脳深部静脈血栓症	139
脳脊髄炎	428
脳切	5
脳底動脈血栓症	108
脳底動脈窓形成	125, 128
脳底動脈閉塞症	106, 107
脳動静脈奇形	118
脳動脈瘤	40
——とくも膜下出血	40
脳内出血	20
細菌性血管炎によるくも膜下出血，	
——	372

脳内石灰化	456, 458
脳内石灰化症	453
脳内鉄蓄積を伴う神経変性症	280
脳内微小出血	31
脳囊虫症	205
脳膿瘍	370
脳の加齢変化	16, 17
脳の矢状断 MRI と脳割面	13
脳肺ジストマ症の石灰化	459
脳微小出血	31
脳表ヘモジデリン沈着症	50, 51
脳浮腫	199
脳ヘルニア	26, 199, 229
心原性塞栓症による内頚動脈閉塞，出	
血性大梗塞，——	63
囊胞性転移	205
脳葉型出血	29
脳梁の細胞毒性病変	450
脳梁菲薄化を伴う家族性痙性対麻痺	298
脳梁膨大部病変	450

は

パーキンソン症候群	56
パーキンソン病	265, 266, 267, 304
肺炎球菌性髄膜炎	143
肺癌の延髄外側転移	211
肺癌の胸椎椎体転移	483
肺癌の囊胞性転移	205, 206
肺癌の両側乳頭体転移	211
敗血症関連脳障害	373
敗血症の脳病変	372, 373
肺腺癌	208, 225
——の髄膜浸潤	225
——の粟粒性転移	459
——の脳転移巣	218
背側症候群	91
排尿障害	292
白質脳炎	430
播種性転移を伴う膠芽腫	186
馬尾の神経鞘腫と脊髄の髄膜腫	481
半側延髄梗塞	97
ハンチントン病	332
パントテン酸キナーゼ関連神経変性症	
	280

ひ

非 AD 型変性性認知症	316
被殻・淡蒼球・視床のラクナ梗塞	77
被殻・内包の囊胞性および非囊胞性ラク	
ナ梗塞	76
被殻梗塞	90
被殻出血	21, 22, 24
吸引術後	23
被殻の陳旧性小出血	21
被殻の陳旧性ラクナ梗塞	72
非痙攣性てんかん重積	440
肥厚性硬膜炎	419, 420
非細菌性血栓性心内膜炎	239

索引

皮質・皮質下白質梗塞 ……… 65
皮質下血管性認知症 ……… 336
　——における前視床脚病変 … 349
　——における乳頭体視床束および側頭
　　茎病変 ……… 350
　——の臨床診断基準 ……… 338
皮質下梗塞と白質脳症を伴う常染色体顕
　性遺伝性脳動脈症 ……… 140
皮質下梗塞と白質脳症を伴う常染色体潜
　性遺伝性脳動脈症 ……… 140
皮質下大出血 ……… 30
皮質血管性認知症 ……… 336
皮質性小脳萎縮症 ……… 293
皮質直下梗塞 ……… 66
尾状核，内包膝部の小梗塞 ……… 71
尾状核梗塞 ……… 71, 340
微小出血 ……… 32
　高血圧性—— ……… 32, 33
　症候性—— ……… 34
　小脳の—— ……… 36
　青斑核付近の—— ……… 29
　脳内—— ……… 31
微小動脈瘤 ……… 31
微小膿瘍 ……… 371
非対称性の大脳病変 ……… 170
ビタミン欠乏症 ……… 441
びっくり眼 ……… 295
皮膚筋炎 ……… 490
皮膚生検 ……… 518
　中枢神経疾患と——皮膚生検 … 518
び漫性星状膠細胞腫 ……… 183
表在型境界梗塞 ……… 88
平野小体 ……… 335
ビンスワンガー病 ……… 346, 351, 352

ふ
フィブリノイド壊死 ……… 36
封入体 ……… 334
封入体筋炎 ……… 499, 500
副腎白質ジストロフィー ……… 461
腹側症候群 ……… 91
浮腫のない転移性脳腫瘍 ……… 204
浮腫を伴わない高分化肺腺癌脳転移 … 204
縁取り空胞 ……… 499, 501
　——を伴う遠位型ミオパチー … 502
プリオン病 ……… 392
篩状態 ……… 78, 132, 133
分枝粥腫症 ……… 81

へ
併存疾患 ……… 356
蛇の眼 ……… 471
ヘモグロビンの代謝過程とCT，MRI所
　見 ……… 20
ヘモジデリン ……… 20, 36
ヘモジデリン沈着 … 21, 22, 24, 33, 35, 38
ペラグラ ……… 445
変性性認知症 ……… 310

ほ
放射線性白質脳症 ……… 249
傍腫瘍性亜急性小脳変性症 … 245, 246
傍腫瘍性自己免疫脳炎 ……… 250
傍腫瘍性神経症候群 ……… 243
傍腫瘍性辺縁系脳炎 ……… 244
傍正中視床中脳梗塞 ……… 86, 339
傍正中部症候群 ……… 91
乏突起膠細胞腫 ……… 187
北欧の火事 ……… 414
ポリグルタミン病 ……… 295

ま
膜下出血 ……… 44
末梢神経疾患 ……… 510
マンガン沈着 ……… 453, 460
慢性虚血性変化 ……… 111
慢性硬膜下血腫 ……… 46, 47
漫性神経原線維変化病 ……… 459

み
ミエリンオリゴデンドロサイト糖蛋白抗
　体関連疾患 ……… 426
ミオパチー ……… 499, 504
ミトコンドリア ……… 493
ミトコンドリア脳筋症 ……… 463, 502
ミトコンドリア脳筋症・乳酸アシドーシ
　ス・脳卒中様発作症候群 ……… 463
ミトコンドリア病 ……… 463
ミトコンドリアミオパチー ……… 502
ミネラル沈着 ……… 452
未分化肺腺癌の出血を伴う脳転移 … 202
三好型ミオパチー ……… 502

む
ムコール症 ……… 381
虫食い像 ……… 493
無症候性陳旧性被殻出血 ……… 21
無症候性微小出血 ……… 35

め
メダマチョウ ……… 464
目玉焼き ……… 187

も
もやもや病 ……… 136

ゆ
優位側海馬梗塞 ……… 339
優位側後大脳動脈領域梗塞 … 339, 341

よ
腰仙部骨形成不全 ……… 119

ら
ラクナ梗塞 ……… 73, 75, 258
　橋の—— ……… 94
　被殻・淡蒼球・視床の—— … 77
　被殻・内包の嚢胞性および非嚢胞性
　　—— ……… 76
　被殻の陳旧性—— ……… 72
　レンズ核線条体動脈領域の—— … 69

リウマチ性多発筋痛症 ……… 508

　——の七不思議 ……… 508
リポフスチン ……… 335
リボン状高信号 ……… 64
両側対称性中小脳脚病変 ……… 450
両側内包梗塞 ……… 71
菱脳炎 ……… 367
リング状造影効果 … 201, 202, 219, 371
リング状低信号域 ……… 202
リンパ球性汎下垂体炎 ……… 415

る
類上皮腫 ……… 195
類でんぷん小体 ……… 335

れ
レビー小体 ……… 268, 324
レビー小体型認知症 … 304, 322, 327
レビー小体病 ……… 267, 268, 522
レンズ核線条体動脈 ……… 134
　——領域のBAD型梗塞 ……… 81
　——領域のラクナ梗塞 ……… 69

ろ
老化色素顆粒 ……… 335
老人斑 ……… 334

A
AAG；autoimmune autonomic
　ganglionopathy ……… 521, 522
ACA-MCA 境界領域 ……… 87
ACE；arachnoid cuff exit point … 320
achromasia ……… 279
acunar and cribriform state ……… 76
acute hemorrhagic leukoencephalitis … 428
AD；Alzheimer disease ……… 310
　CAA-VCI・——疾患共存例 … 356
　CAA-VCI・——・脳出血共存 … 357
ADEM；acute disseminated
　encephalomyelitis ……… 428
adenoid cystic tumor ……… 205
AHCD；acquired hepatocerebral
　degeneration ……… 448
AICA 領域梗塞 ……… 102
ALD；adrenoleukodystrophy … 461
Alexander 病 ……… 464
ALS；amyotrophic lateral sclerosis
　……… 252, 263, 276
　——の初発症状や初発部位が語ること
　　……… 263
　PSPと——の合併例 ……… 274
　UMNを含む脳梗塞を合併した—— 258
　上位運動ニューロンの変性が高度で
　　あった—— ……… 259
anemic hypoxia ……… 151
anterior thalamoperforating artery … 35
Antoni type A 領域 ……… 191
Antoni type B 領域 ……… 191
arachnoid cyst ……… 195
arterial dolichoectasia ……… 128
Asian variant ……… 231

531

索引

astrocytic plaque ⋯⋯⋯⋯⋯⋯ 334
astrocytoma ⋯⋯⋯⋯⋯⋯⋯⋯ 183
ataxic hemiparesis ⋯⋯⋯⋯⋯⋯ 91
ATPase ⋯⋯⋯⋯⋯⋯⋯⋯⋯⋯ 507
ATPase 染色 ⋯⋯⋯⋯⋯⋯⋯⋯ 494
AVM；arteriovenous malformation ⋯ 118

B

BAD；branch atheromatous disease ⋯ 81, 336
　　――型橋梗塞 ⋯⋯⋯⋯⋯⋯ 145
　　――型梗塞 ⋯⋯⋯⋯⋯⋯⋯ 81
　　橋の―― ⋯⋯⋯⋯⋯⋯⋯⋯ 95
　　レンズ核線条体動脈領域の―― ⋯ 81
ballooned neuron ⋯⋯⋯⋯⋯⋯ 279
basilar artery dolichoectasia ⋯ 128, 129
basophilic fiber ⋯⋯⋯⋯⋯⋯⋯ 489
Becker 型筋ジストロフィー ⋯⋯ 496
Benedikt 症候群 ⋯⋯⋯⋯⋯⋯⋯ 91
Betz 巨細胞 ⋯⋯⋯ 170, 172, 173, 254
Binswanger 病 ⋯ 112, 318, 336, 337, 346, 347
　　――の病理診断基準 ⋯⋯⋯ 348
blooming effect ⋯⋯⋯⋯⋯⋯ 31, 35
blue toe ⋯⋯⋯⋯⋯⋯⋯⋯⋯ 138
BPAS；basi-parallel anatomical scanning
⋯⋯⋯⋯⋯⋯⋯⋯ 124, 130, 131
brain cutting ⋯⋯⋯⋯⋯⋯⋯⋯ 5
bvFTD；behavioral variant frontotemporal
dementia ⋯⋯⋯⋯⋯⋯⋯ 330

C

C-NORSE；crypto-genic NORSE ⋯ 414, 440
CAA；cerebral amyloid angiopathy ⋯ 37
CAA　probable CAA ⋯⋯⋯⋯⋯ 37
CAA-VCI；cerebral amyloid angiopathy
related vascular cognitive impairment
⋯⋯⋯⋯⋯⋯⋯⋯ 353, 354
　　AD 疾患共存例 ⋯⋯⋯⋯⋯ 356
　　――と高齢者てんかん ⋯⋯ 357
CADASIL；cerebral autosomal dominant
arteriopathy with subcortical infarcts and
leukoencephalopathy ⋯⋯ 140, 141
CAG リピート病 ⋯⋯⋯⋯⋯⋯ 295
callosal-septal interface lesion ⋯ 421, 422
capsular warning sign ⋯⋯⋯⋯ 81
caput medusa ⋯⋯⋯⋯⋯⋯⋯ 120
CARASIL；cerebral autosomal resessive
arteriopathy with subcortical infarcts and
leukoencephalopathy ⋯⋯ 140, 141
carcinomatous meningitis ⋯⋯⋯ 222
cavernous angioma ⋯⋯⋯⋯⋯ 120
cavernous malformation ⋯⋯⋯ 120
CBD；corticobasal degeneration ⋯ 277
CCA；cortical cerebellar atrophy ⋯ 293
central chromatolysis ⋯⋯⋯⋯ 445
central core ⋯⋯⋯⋯⋯⋯⋯ 493
central vein sign ⋯⋯⋯⋯⋯⋯ 421
chromophobe adenoma ⋯⋯⋯ 193
CJD；Creutzfeldt-Jacob disease ⋯ 392

clasmatodendrosis ⋯⋯⋯⋯⋯ 516
Claude 症候群 ⋯⋯⋯⋯⋯⋯⋯ 91
CMB；cerebral microbleeds ⋯⋯ 31
colloid cyst ⋯⋯⋯⋯⋯⋯⋯ 195, 197
comorbidity ⋯⋯⋯⋯⋯⋯⋯⋯ 356
corpola amylacea ⋯⋯⋯⋯⋯ 335
CPM；central pontine myelinolysis ⋯ 451
cribriform & lacunar state ⋯⋯ 132
cribriform state ⋯⋯⋯⋯⋯ 78, 132
cross sign ⋯⋯⋯⋯⋯⋯⋯⋯ 292
crossed cerebellar atrophy ⋯⋯ 150
crossed cerebellar diaschisis ⋯⋯ 150
crowned dens syndrome ⋯⋯⋯ 479
crystalloid inclusion ⋯⋯⋯⋯ 503
CTX；cerebrotendinous xanthomatosis ⋯ 462
cutaneous variant ⋯⋯⋯⋯⋯ 231
cysticercosis ⋯⋯⋯⋯⋯⋯⋯ 205
cytoplasmic body ⋯⋯⋯⋯⋯ 492
cytotoxic lesions of the corpus callosum ⋯ 450

D

Dawson's fingers ⋯⋯⋯⋯⋯ 421, 424
Dejerine-Roussy 症候群 ⋯⋯⋯ 86
Dejerine 症候群 ⋯⋯⋯⋯⋯⋯ 96
delayed neuronal death ⋯⋯⋯ 153
delayed post-hypoxic encephalopathy ⋯ 152
dermatomyositis ⋯⋯⋯⋯⋯ 490
desmin ⋯⋯⋯⋯⋯⋯⋯⋯⋯ 498
diffuse astrocytoma ⋯⋯⋯⋯ 183
diffuse metastatic leptomeningeal
carcinomatosis ⋯⋯⋯⋯⋯ 222
DNTC；diffuse neurofibrillary tangles with
calcification ⋯⋯⋯⋯⋯⋯ 453
DRPLA；dentato-rubro-pallido-luysian
atrophy ⋯⋯⋯⋯⋯ 281, 296, 297
dural AVF；dural arteriovenous fistula
⋯⋯⋯⋯⋯⋯⋯⋯⋯ 119, 120
dural tail sign ⋯⋯⋯⋯⋯⋯ 176, 180
Duret hemorrhage ⋯⋯⋯⋯⋯ 26
duropathy ⋯⋯⋯⋯⋯⋯⋯⋯ 50
DVA；developmental venous anomaly
⋯⋯⋯⋯⋯⋯⋯⋯⋯ 120, 123
DWI ⋯⋯⋯⋯⋯⋯⋯⋯⋯⋯⋯ 2
　　――で高信号を示すもの ⋯⋯ 3
　　――で広範な多発性小高信号域を認め
　　た場合 ⋯⋯⋯⋯⋯⋯⋯⋯ 143
dysarthria clumsy hand syndrome ⋯ 79
dysferlin ⋯⋯⋯⋯⋯⋯⋯⋯ 497
dystrophin ⋯⋯⋯⋯⋯⋯⋯ 496, 497

E

EGPA；eosinophilic granulomatosis with
polyAngiitis ⋯⋯⋯⋯⋯⋯ 416
endomysial fibrosis ⋯⋯⋯⋯ 490
ependymoma ⋯⋯⋯⋯⋯⋯⋯ 188
epidermoid carcinoma ⋯⋯⋯ 195, 196
epidermoid cyst ⋯⋯⋯⋯⋯ 195, 196
epidural fat cap sign ⋯⋯⋯⋯ 486

EPM；extra pontine myelinolysis ⋯ 451
ESUS；embolic stroke of undetermined
source ⋯⋯⋯⋯⋯⋯⋯⋯ 239
état criblé ⋯⋯⋯⋯⋯⋯ 78, 132, 133
expanding lacune ⋯⋯⋯⋯⋯ 132
extradural sign ⋯⋯⋯⋯⋯⋯ 486
eye spot sign ⋯⋯⋯⋯⋯⋯⋯ 464

F

Fazekas 分類 ⋯⋯⋯⋯⋯⋯⋯ 112
fenestration ⋯⋯⋯⋯⋯⋯⋯ 124
fiber type ⋯⋯⋯⋯⋯⋯⋯⋯ 494
fiber type grouping ⋯⋯⋯⋯ 494
fibrillary astrocytoma ⋯⋯⋯⋯ 183
FIRES；febrile infection-related epilepsy
syndrome ⋯⋯⋯⋯⋯⋯⋯ 414
Foix-Alajouanine 症候群 ⋯⋯⋯ 118
Foville 症候群 ⋯⋯⋯⋯⋯⋯⋯ 91
FTLD；frontotemporal lobar degeneration
⋯⋯⋯⋯⋯⋯⋯⋯⋯⋯⋯ 330

G

Garcin 症候群 ⋯⋯⋯⋯⋯⋯⋯ 211
GCI；glial cytoplasmic inclusion ⋯ 334
gemistocyticastrocyte ⋯⋯⋯⋯ 183
giant cell arteritis ⋯⋯⋯⋯⋯ 418
glioblastoma multiforme ⋯⋯⋯ 184
gliomatosis cerebri ⋯⋯⋯⋯⋯ 189
glymphatic system ⋯⋯⋯⋯ 314, 319
granulovacuolar degeneration ⋯⋯ 335
grouped atrophy ⋯⋯⋯⋯⋯⋯ 489
GSS 症候群；Gerstmann-Sträussler-
Scheinker 症候群 ⋯⋯ 392, 396, 398
Guillain-Mollaret 三角 ⋯⋯⋯ 146
　　――の血管性病変 ⋯⋯⋯⋯ 146
gyral hyperintensity ⋯⋯⋯⋯⋯ 159

H

hand knob ⋯⋯⋯⋯⋯⋯⋯⋯ 67
HDLS；hereditary diffuse
leukoencephalopathy with spheroids ⋯ 300
hemosiderin cap sign ⋯⋯⋯⋯ 486
HE 染色 ⋯⋯⋯⋯⋯⋯⋯⋯⋯ 488
Heubner 動脈と MCA の境界領域梗塞 ⋯ 88
histotoxic hypoxia ⋯⋯⋯⋯⋯ 151
hot cross bun sign ⋯⋯⋯ 282, 286, 292
HS；hippocampal sclerosis ⋯⋯ 360
Humming bird sign ⋯⋯⋯⋯ 269, 271
Hurst 脳炎 ⋯⋯⋯⋯⋯⋯⋯ 428, 430
　　――の悪夢 ⋯⋯⋯⋯⋯⋯ 433
hyper-metabolic neuronal necrosis ⋯ 438
hypoglycemia ⋯⋯⋯⋯⋯⋯⋯ 151
hypoxic hypoxia ⋯⋯⋯⋯⋯⋯ 151
hypoxic-ischemic encephalopathy ⋯ 151

I

IBM；inclusion body myositis ⋯ 499
IC-PC 動脈瘤 ⋯⋯⋯⋯⋯⋯⋯ 41
incidental meningioma ⋯⋯⋯ 176, 182
iNPH；idiopathic normal pressure

hydrocephalus 352, 356
insular branch 54
intermyofibrillar network 493
internal nuclei 491
IPAD；intramural peri-arterial drainage 321
ishemic pontine rarefaction 112
IVL；intravascular lymphomatosis 231

K

Kayser-Fleischer 角膜輪 463
Keegan 型筋萎縮 477
Korsakoff 症候群 441
Krabbe 病 461, 462
Kuru 斑 397

L

lacunar & cribriform state 80
lacunes de désintégration 132
Lance-Adams 症候群 152
large vesicular nuclei with prominent nucleoli 489
Lewy 小体 265, 266, 334
lipid laden macrophage 159
lipoma 195
listeria monocytogenes 367
LMN；lower motor neuron 252
——病変 252, 253
locked-in syndrome 106, 107
long tract degeneration 461

M

MAC；membrane attack complex 490
Machado-Joseph 病 295
macroadenoma 193
man-in the-barrel 症候群 152
Marchiafava-Bignami 病 443
marginal hemosiderosis 50
Marinesco 小体 335
MCA-PCA 境界領域 87
McArdle 病 495
megadolichobasilar artery 128
MELAS；mitochondrial encephalopathy, lactic acidosis and stroke-like episodes 463, 495, 503
meningioma 176
MERS；mild encephalitis/encephalopathy with reversible splenial lesion 375, 450
microadenoma 193
midline linear hyperintensity 292
Millard-Gubler 症候群 91
mitochondrial encephalomyopathy 502
MLD；metachromatic leukodystrophy 462
MLF 症候群 91, 93
MOG；Myelin oligodendrocyte glycoprotein antibody 426
MOGAD；MOG antibody associated disorders 426
moth-eaten appearance 493
MRI でみた脳の加齢変化 16

MSA；multiple system atrophy 282
MSA-C の経時的 MRI 290
MSA-P の経時的 MRI 291
multiforme 184
myofibrillary myopathy 498
myorhythmia 212

N

NADH dehydrogenase 染色 493
NADH-TR 507
NBIA；neurodegeneration with brain iron accumulation 280
NBTE；non-bacterial thrombotic endocarditis 239, 241, 243
necrotic fiber 489
nemaline body 492
nemaline rod 492
neurinoma 191
neurofibroma 192
NIHID；neuronal intranuclear hyaline inclusion disease 302
NIID；neuronal intranuclear inclusion disease 302, 511, 518
——の七不思議 518
niveau 51, 201
NMOSD；neuromyelitis optica spectrum disorders 426
Norse Fires 414
NORSE；new onset refractory status epilepticus 414
NPSLE；neuropsychiatric SLE 400, 402

O

ODS；osmotic demyelination syndrome 451
oligodendroglioma 187
olivary pseudo-hypertrophy 146
Ondine'curse 107
Onuf-Mannen 核 253
OPDM；oculopharyngodistal myopathy 502
OPLL；ossification of the posterior longitudinal ligament 475
OPMD；oculopharyngeal muscular dystrophy 502
ovoid lesion 422, 424

P

palatal tremor 212
pancerebral necrosis 153
paraneoplastic neurological syndrome 243
parking rot inclusion 503
PART；primary age-related tauopathy 316
PD；Parkinson disease 265
pearl and string sign 130, 131
peri-Rolandic area 167, 170
——の虚血耐性 170
perifascicular atrophy 490
perivacsular cuffing 409
perivascular lymphocytic cuffing 184
periventricular lesion 422

PFBC；primary familial brain calcification 453
PICA・AICA 領域梗塞 102
Pick 嗜銀球 334
Pick 小体 334
pituitary apoplexy 193
PKAN；pantothenate kinase-associated neurodegeneration 280
PML；progressive multifocal leukoencephalopathy 388
PMR；polymyalgia rheumatica 508
——の七不思議 508
PNFA；progressive non-fluent aphasia 330
Poirier による小孔（広義のラクナ）病理分類 132
polymyositis 490
possible CAA 37
post-stroke dementia 336, 345
POTS；postural orthostatic tachycardia syndrome 521
PRES；reversible posterior encephalopathy syndrome 140
primitive hypoglossal artery 124
primitive otic artery 124
primitive trigeminal artery 124, 126
proatlantal intersegmental artery 124, 126
probable CAA 37
progressive subcortical vascular encephalopathy 112
psammoma body 176
pseudo-laminar necrosis 153
pseudo-palisading 184, 185
pseudo SAH 155, 158
PSP；Progressive supranuclear palsy 269, 272, 275, 276
——と ALS の合併例 274
見逃されている——，——と鑑別が必要な他疾患 272
PSP-Parkinsonism 269
PSP-PAGF；PSP-pure akinesia with gait freezing 269
PSVE；progressive subcortical vascular encephalopathy of Binswanger type 337
pure motor hemiparesis 69, 91
pure sensory stroke 34
PVS；perivascular space 132
pyknotic nuclear clump 491

R

rapid progressive dementia 232
recuplication 124
regenerating fiber 489
RESLES；reversible splenial lesion syndrome 450
rhombencephalitis 367
Richardson 型 270
Richardson 病 269

索引

rimmed vacuoles ⋯⋯⋯ 499	——からの回復例 ⋯⋯⋯ 154	tuft-shaped astrocyte ⋯⋯⋯ 334
round inclusion ⋯⋯⋯ 334	status criblosus ⋯⋯⋯ 132	tumefactive demyelinating lesion ⋯⋯⋯ 425
RPD；rapidly progressive dementia ⋯⋯⋯ 330	strategic hemorrhagic dementia ⋯⋯⋯ 35	type 1 fiber atrophy ⋯⋯⋯ 495
RRF；ragged-red fiber ⋯⋯⋯ 492, 503	strategic infarct dementia ⋯⋯⋯ 71	type 1 fiber predominancy ⋯⋯⋯ 495
S	strategic single-infarct dementia ⋯⋯⋯ 336, 338	type 1 線維 ⋯⋯⋯ 494
SABD；sepsis-associated brain dysfunction	striatocapsular infarction ⋯⋯⋯ 82, 83, 338	type 2 fiber atrophy ⋯⋯⋯ 507
⋯⋯⋯ 373	STSS；Streptococcal Toxic Shock Syndrome	type 2C fiber ⋯⋯⋯ 507
sarcoplasmic reticulum ⋯⋯⋯ 493	⋯⋯⋯ 368	type 2 線維 ⋯⋯⋯ 494
SCA3 ⋯⋯⋯ 295	subinsular infarct ⋯⋯⋯ 90	**U**
SCA 領域梗塞 ⋯⋯⋯ 103	superficial siderosis ⋯⋯⋯ 50	umbrella sign ⋯⋯⋯ 120
SCDC；subacute combined degeneration	SVD；subcortical vascular dementia ⋯⋯⋯ 336	UMN；upper motor neuron ⋯⋯⋯ 252
⋯⋯⋯ 444	SWEDD；scans without evidence of	——病変 ⋯⋯⋯ 252, 259
Scedosporium prolificans ⋯⋯⋯ 383	dopaminergic deficit ⋯⋯⋯ 265	——を含む脳梗塞を合併した ALS ⋯ 258
Schwannoma ⋯⋯⋯ 191	**T**	筋萎縮性側索硬化症の ——病変
SD；semantic dementia ⋯⋯⋯ 330	T1 強調像 ⋯⋯⋯ 2	⋯⋯⋯ 254, 256, 257, 261
SDH（succinate dehydrogenase）染色 ⋯⋯⋯ 495	T1 で高信号を示すもの ⋯⋯⋯ 3	原発性側索硬化症の ——病変 ⋯⋯⋯ 259
selective neuronal necrosis ⋯⋯⋯ 153	T1W1 ⋯⋯⋯ 2	**V**
selective vulnerability ⋯⋯⋯ 153, 306	T2 強調像 ⋯⋯⋯ 2	VD；vascular dementia ⋯⋯⋯ 336
septic embolism ⋯⋯⋯ 39	T2 で低信号を示すもの ⋯⋯⋯ 3	venous angioma ⋯⋯⋯ 120
skein-like inclusion ⋯⋯⋯ 334	T2 shine-through effect ⋯⋯⋯ 168	venous malformation ⋯⋯⋯ 120
SLE；systemic lupus erythematosus ⋯⋯⋯ 400	T2WI ⋯⋯⋯ 2	Virchow-Robin 腔 ⋯⋯⋯ 132
SLONM；sporadic late onset nemaline	tadpole 型萎縮 ⋯⋯⋯ 463	**W**
myopathy ⋯⋯⋯ 504	three territory borderzone ⋯⋯⋯ 161, 163	Wallenberg 症候群 ⋯⋯⋯ 97, 98
SLYM；subarachnoid lymphatic-like	—— infarct ⋯⋯⋯ 136	Waller 変性 ⋯⋯⋯ 144, 145, 150
membrane ⋯⋯⋯ 320	—— infarction ⋯⋯⋯ 136	Weber 症候群 ⋯⋯⋯ 91, 92
snake eye sign ⋯⋯⋯ 471, 477	three territory sign ⋯⋯⋯ 239	Wernicke-Korsakoff 症候群 ⋯⋯⋯ 441
SNAP；suspected non-Alzheimer's disease	TMA；thrombotic microangiopathy ⋯⋯⋯ 143	Wernicke 脳症 ⋯⋯⋯ 441, 442
pathophysiology ⋯⋯⋯ 316	TMS；tumefactive multiple sclerosis ⋯⋯⋯ 425	Western variant ⋯⋯⋯ 231
Sneddon 症候群 ⋯⋯⋯ 405	top of the basilar syndrome ⋯⋯⋯ 107	whorl formation ⋯⋯⋯ 176
——から SLE に移行した多発性脳梗塞	torpedo ⋯⋯⋯ 244, 245, 335	Willis 動脈輪 ⋯⋯⋯ 127, 128
例 ⋯⋯⋯ 406	trans-synaptic degeneration ⋯⋯⋯ 146	Willis 動脈輪閉塞症 ⋯⋯⋯ 136
soap bubble appearance ⋯⋯⋯ 459	transneuronal degeneration ⋯⋯⋯ 162	Wilson 病 ⋯⋯⋯ 463
spinal stroke ⋯⋯⋯ 152	transvers myelopathy ⋯⋯⋯ 466	**その他**
spread wings sign ⋯⋯⋯ 271	Trousseau 症候群 ⋯⋯⋯ 143, 239, 240, 241	3 枝境界域梗塞 ⋯⋯⋯ 89
SSV；strongly SDH-reactive blood vessels	TTP；thrombotic thrombocytopenic purpura	α B-crystallin 免疫染色 ⋯⋯⋯ 498
⋯⋯⋯ 495	⋯⋯⋯ 143	
stagnant hypoxia ⋯⋯⋯ 151, 153, 155	tuberothalamic artery ⋯⋯⋯ 35	

著者略歴

［著者略歴］

宇高 不可思（うだか ふかし）

1977 年　京都大学医学部卒業
1981 年　東京都養育院附属病院（現東京都健康長寿医療センター）
1983 年　京都大学医学部大学院医学研究科博士課程
1987 年　住友病院神経内科
1988 年　同主任部長
2008 年　同副院長
2017 年　同特別顧問

秋口 一郎（あきぐち いちろう）

1970 年　京都大学医学部卒業
1977 年　京都大学老年科助手
1985 年　京都大学神経内科講師
1991 年　京都大学神経内科助教授
1993 年　ウィーン大学神経研究所研究員
1995 年　京都大学医学研究科臨床神経学助教授（〜 2001）
2001 年　康生会武田病院神経脳血管センター長（〜 2023）
　　　　　ウィーン大学神経研究所客員教授（〜 2011）
2011 年　京都光華女子大学健康科学部教授（〜 2017）
2017 年　京都認知症総合センター顧問・支援研究所長
2023 年　宇治武田病院脳神経内科顧問

同一症例の経過・画像・病理で紐解く　臨床神経病理ワールド

2025 年 3 月 31 日　第 1 版第 1 刷 ©

著 ……………… 宇高不可思　UDAKA, Fukashi
　　　　　　　　秋口一郎　AKIGUCHI, Ichiro
発行者 ………… 宇山閑文
発行所 ………… 株式会社金芳堂
　　　　　　　　〒 606-8425 京都市左京区鹿ケ谷西寺ノ前町 34 番地
　　　　　　　　振替　01030-1-15605
　　　　　　　　電話　075-751-1111（代）
　　　　　　　　https://www.kinpodo-pub.co.jp/
印刷・製本 …… シナノ書籍印刷株式会社

落丁・乱丁本は直接小社へお送りください．お取替え致します．

Printed in Japan
ISBN978-4-7653-2041-2

JCOPY ＜（社）出版者著作権管理機構　委託出版物＞
本書の無断複写は著作権法上での例外を除き禁じられています．複写される
場合は，そのつど事前に，（社）出版者著作権管理機構（電話 03-5244-5088,
FAX 03-5244-5089, e-mail: info@jcopy.or.jp）の許諾を得てください．

●本書のコピー，スキャン，デジタル化等の無断複製は著作権法上での例外
を除き禁じられています．本書を代行業者等の第三者に依頼してスキャンや
デジタル化することは，たとえ個人や家庭内の利用でも著作権法違反です．